现代病毒性皮肤病学

Modern Viral Dermatology

主编　杨慧兰　高兴华

主审　陈洪铎　王侠生　廖万清

北京大学医学出版社

XIANDAI BINGDUXING PIFUBINGXUE

图书在版编目（CIP）数据

现代病毒性皮肤病学/杨慧兰，高兴华主编．—北
京：北京大学医学出版社，2022.10
ISBN 978-7-5659-2692-1

Ⅰ．①现…　Ⅱ．①杨…　②高…　Ⅲ．①皮肤病毒病—
皮肤病学　Ⅳ．①R752

中国版本图书馆 CIP 数据核字（2022）第 130463 号

现代病毒性皮肤病学

主　　编：杨慧兰　高兴华
出版发行：北京大学医学出版社
地　　址：（100191）北京市海淀区学院路 38 号　北京大学医学部院内
电　　话：发行部 010-82802230；图书邮购 010-82802495
网　　址：http://www.pumpress.com.cn
E-mail：booksale@bjmu.edu.cn
印　　刷：北京信彩瑞禾印刷厂
经　　销：新华书店
责任编辑：李　娜　责任校对：靳新强　责任印制：李　啸
开　　本：889 mm×1194 mm　1/16　印张：24.5　字数：700 千字
版　　次：2022 年 10 月第 1 版　2022 年 10 月第 1 次印刷
书　　号：ISBN 978-7-5659-2692-1
定　　价：180.00 元

编委会名单

主　编　杨慧兰（中国人民解放军南部战区总医院）

　　　　高兴华（中国医科大学附属第一医院）

主　审　陈洪铎（中国医科大学附属第一医院）

　　　　王侠生（复旦大学附属华山医院）

　　　　廖万清（海军军医大学第二附属医院）

副主编　程　浩（浙江大学医学院附属邵逸夫医院）

　　　　陈宏翔（华中科技大学同济医学院附属协和医院）

　　　　李玉叶（昆明医科大学第一附属医院）

　　　　单士军（厦门大学附属翔安医院）

　　　　齐瑞群（中国医科大学附属第一医院）

　　　　樊建勇（中国人民解放军南部战区总医院）

　　　　林　挺（中国人民解放军南部战区总医院）

编　者（按姓名汉语拼音排序）

　　　　陈韦君（中国人民解放军南部战区总医院）

　　　　段晓茹（华中科技大学同济医学院附属协和医院）

　　　　高　睿（中国人民解放军南部战区总医院）

　　　　贺赛玉（中国人民解放军南部战区总医院）

　　　　蓝晓婕（中国人民解放军南部战区总医院）

　　　　李翠华（中国人民解放军南部战区总医院）

　　　　李　丽（华中科技大学同济医学院附属协和医院）

　　　　李雪梅（中国人民解放军南部战区总医院）

　　　　梁　洁（中国人民解放军南部战区总医院）

林世颖（华中科技大学同济医学院附属协和医院）

刘　鑫（华中科技大学同济医学院附属协和医院）

陆捷洁（海南省第五人民医院）

孙朝晖（中国人民解放军南部战区总医院）

田　晨（中国人民解放军南部战区总医院）

涂海燕（中国人民解放军南部战区总医院）

王红梅（昆明医科大学第一附属医院）

王兴旺（中国人民解放军南部战区总医院）

王　颖（中国人民解放军南部战区总医院）

魏　芬（华中科技大学同济医学院附属协和医院）

吴伟伟（海南省第五人民医院）

许爱虹（中国人民解放军南部战区总医院）

杨雨清（中山大学附属第一医院）

元慧杰（华中科技大学协和深圳医院）

袁　羞（中国人民解放军南部战区总医院）

曾子珣（昆明医科大学第一附属医院）

张功恺（中国人民解放军南部战区总医院）

赵　阳（中国人民解放军南部战区总医院）

周晓燕（昆明医科大学第一附属医院）

朱　江（浙江大学医学院附属邵逸夫医院）

秘　书　张功恺　王兴旺　赵　阳

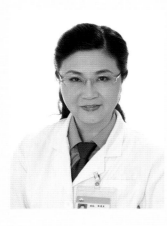

杨慧兰，教授，主任医师，医学博士，博士生导师，专业技术三级。现任中国人民解放军南部战区总医院皮肤科主任，国家临床重点专科（军队建设项目）负责人，中国人民解放军皮肤病专业委员会副主任委员，中华医学会皮肤性病学分会委员及激光学组副主任委员，广东省医学会皮肤性病学分会副主任委员，广东省整形美容协会皮肤美容分会主任委员。荣获第一届"国之名医·优秀风范"荣誉称号。从事皮肤性病学基础临床研究、激光美容 40 年余，擅长病毒性皮肤病（带状疱疹）、白癜风、痤疮（激光美容）等皮肤常见病和疑难病的诊治。承担多项国家自然科学基金、全军杰出人才基金及广东省自然科学基金课题。发表论文 100 余篇，主编多部皮肤科专著。获全军科技进步奖及医疗成果奖二等奖 3 次、广东省科技进步二等奖 3 次。

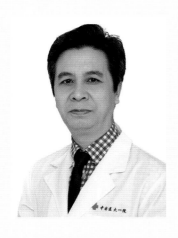

高兴华，1988 年毕业于中国医科大学，1997 年获皮肤性病学博士学位，"长江学者"特聘教授，享受国务院政府特殊津贴。曾留学日本大阪大学和英国牛津大学。现任中国医科大学附属第一医院副院长、皮肤科主任、免疫性皮肤病诊治技术国家地方联合工程研究中心主任、教育部暨科技部创新团队带头人；兼任中华医学会皮肤性病学分会候任主任委员、中国医师协会皮肤科医师分会候任会长、国际皮肤科学会常务理事、国际美容皮肤科学会副会长、爱丁堡皇家医学院成员；*Dermatologic Therapy*、*Journal of the American Academy of Dermatology* 等国内外杂志副主编或编委。主持开展科研课题 10 余项，发表学术文章 350 余篇，授权国内外专利 10 余项。主编、副主编或参编教材或中英文专著 43 部。获吴阶平医药创新奖、国际皮肤科联盟突出贡献奖等学术荣誉和奖励多项。

　　病毒是生物界最小的微生物，也是引起人类疾病最常见的病原体之一。随着病毒学研究的不断深入，病毒性皮肤病的发病机制逐渐被阐明，诊断及防治技术也得到了长足的发展。《现代病毒性皮肤病学》是一部基础与临床密切结合的专著，既反映了近十年来国内外病毒性皮肤病基础研究的最新进展，也从临床角度全面介绍了病毒性皮肤病的发病机制、诊断及防治等许多临床普遍关心的问题。各章节内容丰富、新颖，可读性强。为了方便阅读，书中配有精挑细选的常见及罕见病例图片，给临床医生提供了珍贵难得的图像资料。

　　《现代病毒性皮肤病学》由长期从事病毒性皮肤病研究的专家杨慧兰和高兴华教授主编，一批年富力强的中青年学者和临床一线医生共同参与编写。我和王侠生教授、廖万清院士参与了本书的审校工作。

　　主编杨慧兰教授是我国皮肤科学界较早专注于病毒性皮肤病研究的专家，对生殖器疱疹、带状疱疹等进行了大量基础免疫与临床研究，获得过军队"十一五"杰出人才基金和多项国家自然科学基金，在疱疹病毒相关领域得到高度认可。

　　主编高兴华教授长期致力于病毒性皮肤病的临床诊治、技术创新和成果转化工作，尤其在人乳头瘤病毒感染性皮肤和黏膜疾病方面，在国际上首创红外光热诱导人体产生抗病毒免疫而无创清除全身病毒疣的成套临床治疗技术和创新设备，救治了大量难治性人乳头瘤病毒感染性皮肤病患者。

　　本书是在长期积累和充分酝酿的基础上编写而成，学术性和创新性强，在当前新型冠状病毒肆虐的特殊环境下亦具有重大的出版意义。我相信本书不仅能给皮肤科临床工作者提供很好的参考，也值得相关领域的学者和研究生借鉴及学习。

中国工程院院士
中国医科大学终身教授

病毒是目前所知体积最小但危害最大的病原微生物，病毒引起的人类疾病远远超过了其他病原微生物引发的感染。常见的病毒感染所致疾病包括肝炎、流行性感冒、脑炎、水痘、麻疹等，传染性强、流行广，有效药物甚少。病毒可造成急性感染和持续性感染，严重情况下甚至可危及生命。病毒分为 DNA 病毒或 RNA 病毒，其中，RNA 病毒 2019-nCoV 导致的新冠肺炎至今仍在全球肆虐，对人类社会产生了极其严重的影响！病毒所致的许多皮肤病如生殖器疱疹、带状疱疹、尖锐湿疣等给人类带来了极大危害。深入研究、探讨病毒与皮肤的关系，可为阐明病毒性皮肤病的发病机制及其防治提供思路和依据。将皮肤作为一个方便的器官模型来对病毒的生物学特点进行研究，可以以小见大、见微知著，从而为人类病毒学的研究作出贡献。实际上，病毒性皮肤病及病毒在许多皮肤病发生发展中的作用也一直受到广大皮肤科临床医生及研究者的关注，病毒性皮肤病领域的研究大有可为。

《病毒性皮肤病学》自 2008 年出版以来，作为我国首部全面反映病毒性皮肤病基础与临床研究方面的专著，受到广大皮肤科医生及科研工作者的喜爱。近年来，病毒变异明显加快，病毒性皮肤病的临床及基础研究日新月异，国内外的研究现状有了很大更新。为此，我们组织了国内在病毒性皮肤病方面有造诣的一批中青年学者及临床一线医生编写了新一版的《现代病毒性皮肤病学》。本书的主编及编者们不仅有丰富的临床经验，还是各个亚专业方面出色的专家。我们力图在密切结合临床的基础上，跟踪国内外前沿研究，充分反映该领域的国内外研究新动态，给皮肤科临床工作者和相关领域的医生及研究人员提供一些参考和借鉴。

全书共 20 章。上篇总论共 8 章，重点阐述了病毒性皮肤病的发展现状，流行病学，感染与免疫，致皮肤病病毒的分类，病毒性皮肤病的诊断、防治、护理基本技术，以及病毒性皮肤病疫苗的最新应用。我们力求把人类病毒学的最新研究进展和皮肤这一特定的器官紧密结合起来，把病毒的共性和病毒性皮肤病的常见病原体如单纯疱疹病毒、人乳头瘤病毒、艾滋病病毒等结合起来，由面到点，由总体到个体，希望能给读者了解病毒性皮肤病的基础理论及未来发展的方向提供较为清晰的思路。下篇各论共 12 章，详细介绍了临床各种病毒性皮肤病的病原学特征、发病机制的基础理论，并在此基础上全面介绍了相关疾病的临床表现、诊断和防治。对临床较常见的危害较大的病种如生殖器疱疹、尖锐湿疣等，重点介绍了其基础研究及防治方面的最新进展；对主要以系统表现为主的病种如肝炎、艾滋病等侧重介绍其相关的皮肤表现；而对于可能与病毒感染有关的皮肤病，我们尽可能荟萃有代表性的不同观点，力图从皮肤科专科的角度对人类病毒性感染的诊断、防治及其他临床普遍关心的问题进行较为全面系统的介绍，同时又能做到重点突出，富有专科特色。同时，我们在书中精心编入了数十幅临床彩色图片，希望给临床医生提供直观形象的图像资料。

　　本书几位副主编程浩、陈宏翔、李玉叶、单士军、齐瑞群等教授都是大家熟知的在研究乳头瘤病毒性皮肤病、艾滋病等专病方面的专家。在最后一章中，陈宏翔教授专门介绍了新型冠状病毒感染相关皮肤病表现及其防治，希望能对目前疫情中的皮肤病研究起到积极的作用。

　　本书很荣幸得到了皮肤病学界泰斗陈洪铎院士、王侠生教授和廖万清院士的精心审阅，并给予了宝贵的意见，在此表示衷心感谢！本书的编写还得到了许多专家的无私支持，他们为本书提供了精彩的病例照片；中国医科大学高兴华教授团队及我科几位年轻医生利用业余时间做了大量审校工作，在此一并致谢！

　　衷心希望这部由老、中、青专家共同合作的病毒性皮肤病学专著能为大家提供病毒及相关皮肤病研究方面的崭新视野，为以后的研究提供一定的参考和指导。本书虽经多次反复审阅，仍然可能有不尽如人意之处，错误在所难免，期望广大读者专家不吝指正！

杨慧兰

目 录

上 篇·总 论

下 篇·各 论

上 篇

总 论

第一章

病毒性皮肤病的发展现状

病毒是一种非细胞生命形态的微生物，病毒体主要由核酸和蛋白质组成。其核心为核酸，衣壳为包绕在核酸外层的一层蛋白质，某些病毒衣壳外面还包有一层由类脂、蛋白质和糖类组成的包膜。病毒自身不能进行代谢，只能寄生在活的宿主细胞内增殖。

病毒感染是人类疾病的主要原因之一。病毒可引起全身性传染性疾病，只有一小部分以皮肤、黏膜病变为主。这类由病毒感染引起皮肤黏膜病变的疾病统称为病毒性皮肤病。这些病毒侵入人体后，对各种组织有其特殊的亲嗜性，如嗜神经及表皮者引起带状疱疹，对全身器官和皮肤都有影响者如麻疹、水痘等。病毒感染引起的临床症状严重程度各不相同，症状的轻重取决于机体的免疫状态以及病毒的毒力。

随着医学技术的不断进步，人们对病毒及病毒性疾病的认识已从过去的一般生物学水平进入到分子生物学水平，使过去一些原因不明的疾病病原体得以确定，提高了跟踪病毒性传染病扩散的能力，增加了新的防护措施，为深入研究病毒和病毒性疾病创造了条件，也为预防和处理这些疾病提供了有效手段。

目前，病毒性皮肤病的诊断主要依据临床表现及实验室检查。在临床上，我们需要采集病史和做好体格检查。其中，采集病史的关键点在于患者年龄，皮疹特点（如部位、形态、发疹顺序、皮疹演变等），皮疹是否有瘙痒或疼痛，是否有其他伴随症状如发热、咽痛、关节痛、腹痛、腹泻、淋巴结肿大等（其中热型以及发热与出疹的关系需要特别关注），是否有患者或患畜接触史，既往史、旅居史、外伤史、冶游史等。体格检查的关键点在于皮疹的分布特点、形态，原发疹与继发疹，以及可能相关的一些阳性体征，如咽红、口腔黏膜溃疡、浅表淋巴结肿大等。

为进一步确诊，需要做实验室检查。要证明某种疾病是由某一感染因子所引起，则必须满足以下几点：①从患病者体内分离出病毒；②在实验动物或宿主细胞中可以培养；③在原始宿主或相关种群内能产生同样的病症；④能重新分离出病毒。

实验室检查包括病毒培养、分离与鉴定，病毒数量与感染性测定，电镜技术，免疫学诊断和新的分子生物学技术。分子生物学技术的发展促使了利用核酸碱基互补原理的基因诊断方法（亦称为第三代诊断方法）的产生。它由核酸分子杂交法和体外基因扩增法组成，优点是特异性强、敏感性高[1]。

核酸分子杂交技术、体外基因扩增技术、生物芯片技术、基因检测技术、生物质谱技术的广泛应用，对病毒感染的临床分型和诊断提供了极大的帮助。其中，蛋白质芯片是继基因芯片后发展起来的一种生物芯片技术，可适用于抗原血症的检测，但是目前尚未在临床广泛应用。

目前对已发现的病毒全基因测序已基本完成，故可将所检测的病毒进行特征性基因序列测定，并与这些基因库的病毒标准序列进行比较，以达到诊断病毒感染的目的。基因测序技术目前常用 PCR 产物直接序列测定法，直接对目的基因的碱基序列进行定，结果可靠、直接、准确。该项技术已从最早的设备昂贵、检测繁琐到目前的自动化程度不断提高，已在临床上得到越来越广泛的应用，特别是新冠肺炎疫情暴发以来，PCR 技术为我国的传染病防控做出了巨大贡献。但需要指出的是，由于体外基因扩增技术的高敏感性，有时可因污染而出现假阳性，并且即使病毒核酸检测阳性，也并不代表标本中或病变部位一定存在活病毒[2]。

人类经过长期不懈的努力，探索研制了许多抗病毒制剂，尤其是病毒疫苗的研究成功和应用，使一些病毒性疾病的流行规律得以被打破，流行得到控制。但人类仍面临着病毒性疾病的严重威胁，许多老的病毒性传染病还有待控制，而新的病毒性传染病又不断出现。据 1995 年统计，在世界最猖獗的十大传染病中，急性呼吸道病毒感染、病毒性腹泻、乙型肝炎、艾滋病、麻疹的致死人数都在 100 万以上。而且研究发现，临床各科许多疾病包括某些肿瘤与病毒感染之间的关系亦十分密切，并日益受到重视。因此，在新的世纪里，人类控制病毒性疾病还需做出巨大努力，任重而道远。

一、病毒性皮肤病主要病原体的研究现状及进展

在自然界中，每年几乎都有 2 ~ 3 种新的病毒病产生，只是多数都局限于森林里，仅在动物中流行，还没有感染到人。但研究发现已经有超过 400 种不同病毒可感染人类，在新发现的病毒性传染病中，部分疾病在国内已有报告。鉴于现代交通的进步，一些所谓"国外才有的地域性新病毒性疾病"很可能突破洲际界线，从自然条件相似或相近的地域向远距离传播。我国改革开放以来，与世界交流日益密切，很有可能由国外输入那些国内至今还未发现的新的病毒性传染病。加之人类不良行为，如非固定性生活活跃、静脉注射毒品等可导致性病、艾滋病、病毒性肝炎等的传播。输血和血制品的广泛应用等引起的医源性感染使经血液传播的病毒性疾病增多。随着全球气候变暖，自然开发、旅游、宠物热等因素，使得在动物中流行的病毒性疾病也可能转向人类传播。因此，加强研究新的病毒性疾病的病原及其传播规律，及时制订有效的防治策略，具有十分重要的现实意义。

综合文献报道，在 1973—1999 年的 27 年中，已发现的病毒性病原体和相关的传染病就有 20 余种。分子生物学的兴起，特别是 20 世纪 70 年代以来，基因操作技术的飞速发展，为病毒的进化研究提供了最直接的研究方法[3]。病毒在进化中有以下几个基本特征：

（1）新病毒不断产生，而且基本是从另一种宿主的病毒演化而来，也就是说，新病毒其实不完全"新"，主要是从一种生物的病毒演变为另一种生物的病毒。

（2）新病毒产生后，在新的宿主体内以较快的速度进行变异分化。例如，人流感病毒进化速度较快；对于慢病毒而言，人类免疫缺陷病毒是新病毒，猴免疫缺陷病毒是老病毒，人类免疫缺陷病毒比猴免疫缺陷病毒变异快。

（3）新病毒稳定后，病毒的毒力大多处在中等水平。例如，兔黏液瘤病在澳大利亚释放之后的十几年的跟踪研究发现，强毒株逐渐演变为以中等毒力为主的病毒。

（4）病毒的进化既有一定的随机性，又受到一定的选择压力而呈现一定的方向性和稳定性。

病毒性皮肤病多种多样，目前常见的病毒就有 500 多种，不同的病毒感染在皮肤上有不同的表现。一些病毒感染具有上皮组织的组织特异性，其临床改变大多仅限于皮肤黏膜，其主要包括由人乳头瘤病毒引起的疣、鲍温样丘疹病、疣状表皮发育不良及传染性软疣病毒所致的传染性软疣；一些病毒感染在临床上则以皮肤黏膜的改变为主，但也可有全身的病毒血症，引起程度不同的全身症状及其他组织器官受累，临床上常见的包括疱疹病毒性皮肤病、痘病毒性皮肤病、手足口病、传染性红斑等都可以归到这一类；还有一些病毒感染通常归类到传染病的范畴，但其某些皮肤表现有一些特征性，如由乙型肝炎病毒感染引起的儿童丘疹性肢端皮炎、人类免疫缺陷病毒感染所致的卡波西肉瘤等。近年来发现的与皮肤病相关的病毒见表 1-1。

表 1-1　与皮肤病相关的病毒

序号	英文名	中文名	分类学	病毒种类	英文缩写
1	avian influenza virus	禽流感病毒	正黏病毒科	RNA 病毒	AIV
2	B virus	猴疱疹病毒	甲型疱疹病毒亚科单纯疱疹病毒属	DNA 病毒	BV
3	capripox virus	羊痘病毒	痘病毒科脊索动物痘病毒亚科	DNA 病毒	CPV
4	cowpox virus	牛痘病毒	痘病毒科	DNA 病毒	CPV
5	Coxsackie virus	柯萨奇病毒	小 RNA 病毒科肠道病毒属	RNA 病毒	CV
6	cytomegalovirus	巨细胞病毒	疱疹病毒 β 亚科	DNA 病毒	CMV
7	deer tick virus	鹿蜱病毒	黄病毒科	RNA 病毒	DTV
8	dengue virus	登革病毒	黄病毒科黄病毒属	RNA 病毒	DEN
9	Ebola virus	埃博拉病毒	丝病毒科埃博拉病毒属	RNA 病毒	EBV
10	entericcytopatho-genic human orphan virus	埃可病毒	小核糖核酸病毒科肠道病毒属	RNA 病毒	ECHO
11	Epstein-Barr virus	EB 病毒	γ 疱疹病毒科	DNA 病毒	EB
12	erythrovirus	红病毒	红病毒属	DNA 病毒	—
13	filoviridae	—	丝病毒科	RNA 病毒	—
14	foot and mouth disease virus	口蹄疫病毒	小核糖核酸病毒科口蹄疫病毒属	RNA 病毒	FAMDV
15	Guanarito virus	瓜纳瑞托病毒	沙粒病毒科	RNA 病毒	GV
16	Hantaan virus	汉坦病毒	布尼亚病毒科汉坦病毒属	RNA 病毒	HTV
17	hepatitis A virus	甲型肝炎病毒	小核糖核酸病毒科嗜肝 RNA 病毒属	DNA 病毒	HAV
18	hepatitis B virus	乙型肝炎病毒	嗜肝 DNA 病毒科	DNA 病毒	HBV
19	hepatitis C virus	丙型肝炎病毒	黄病毒科黄病毒属	DNA 病毒	HCV
20	hepatitis D virus	丁型肝炎病毒	卫星病毒	DNA 病毒	HDV
21	hepatitis E virus	戊型肝炎病毒	未定	RNA 病毒	HEV
22	herpes simplex virus 1	单纯疱疹病毒 1 型	疱疹病毒科	DNA 病毒	HSV-1
23	herpes simplex virus 2	单纯疱疹病毒 2 型	疱疹病毒科	DNA 病毒	HSV-2

续表

序号	英文名	中文名	分类学	病毒种类	英文缩写
24	human herpes virus 6	人类疱疹病毒 6 型	疱疹病毒科	DNA 病毒	HHV-6
25	human herpes virus 7	人类疱疹病毒 7 型	疱疹病毒科	DNA 病毒	HHV-7
26	human herpes virus 8	人类疱疹病毒 8 型	疱疹病毒科	DNA 病毒	HHV-8
27	human immunodeficiency virus	人类免疫缺陷病毒	逆转录病毒科慢病毒属	逆转录病毒	HIV
28	human papillomavirus	人乳头瘤病毒	乳多空病毒科乳头瘤病毒属	DNA 病毒	HPV
29	human parvovirus B19	人类细小病毒 B19	细小病毒属	RNA 病毒	HPV-B19
30	human T-lymphotropic virus 1	人类嗜 T 细胞病毒 1 型	逆转录病毒科人 T 细胞逆转录病毒属	逆转录病毒	HTLV-1
31	human T-lymphotropic virus 2	人类嗜 T 细胞病毒 2 型	逆转录病毒科人 T 细胞逆转录病毒属	逆转录病毒	HTLV-2
32	measles virus	麻疹病毒	副黏病毒科麻疹病毒属	RNA 病毒	MV
33	molluscum contagiosum virus	传染性软疣病毒	痘病毒科软疣痘病毒属	DNA 病毒	MCV
34	respiratory syncytial virus	呼吸道合胞病毒	黏病毒科肺炎病毒属	RNA 病毒	RSV
35	rotavirus	轮状病毒	呼肠孤病毒科	RNA 病毒	RV
36	Sin Nombre virus	辛诺柏病毒	布尼亚病毒科	RNA 病毒	SNV
37	Sabin virus	萨比亚病毒	砂粒病毒科砂粒病毒属	RNA 病毒	—
38	SARS coronavirus	SARS 冠状病毒	冠状病毒科	RNA 病毒	SARS-CoV
39	Swine vesicular disease virus	猪水疱病病毒	小 RNA 病毒科肠道病毒属	RNA 病毒	SVDV
40	transfusion-transmitted virus	TT 病毒	—	DNA 病毒	TTV
41	varicella-zoster virus	水痘-带状疱疹病毒	α 疱疹病毒组	DNA 病毒	VZV
42	West Nile virus	西尼罗病毒	虫媒病毒黄病毒科黄病毒属	RNA 病毒	WNV
43	2019-novel coronavirus	2019 新型冠状病毒	冠状病毒科	RNA 病毒	2019-nCoV

　　轮状病毒（rotavirus）：1973 年发现，是引起世界范围婴儿腹泻的主要病原体。

　　细小病毒 B19（parvovirus B19）：1975 年发现，属细小病毒科（Parvoviridae）细小病毒亚科（Parvovirinae）红病毒属（Erythrovirus）。该病毒感染几乎呈世界性流行，是引起慢性溶血性贫血中再生障碍性危象（aplastic crisis）和小儿红疹的病因，又称第五病。

　　埃博拉病毒（Ebola virus）：1977 年发现，属丝病毒科（Filoviridae）埃博拉病毒属（Ebola-like viruses），引起的出血热可呈地方性暴发流行，病死率高，主要流行于刚果（金）和苏丹。

汉坦病毒（Hantaan virus）：1978年发现，属布尼亚病毒科（Bunyaviridae）汉坦病毒属（Hantavirus），可引起出血热，在欧亚大陆许多国家流行。

丁型肝炎病毒（hepatitis D virus）或称 Delta 病毒（Delta virus）：1977 年发现，属于亚病毒因子（subviral agents）中卫星病毒（satellites）。丁型肝炎病毒感染呈世界性分布，是丁型肝炎的病原体。

人类嗜 T 细胞病毒 1 型（human T-lymphotropic virus 1，HTLV-1）：1980 年发现，属逆转录病毒科（Retroviridae）人 T 细胞逆转录病毒属（HTLV retroviruses），在世界许多国家呈散在病例出现，致人 T 细胞白血病（human T-cell leukemia）和 T 细胞淋巴瘤（lymphoma）。

人类嗜 T 细胞病毒 2 型（human T-lymphotropic virus 2，HTLV-2）：1982 年发现，属逆转录病毒科人 T 细胞逆转录病毒属，与毛细胞白血病（hairy-cell leukemia）发生有关。

人类免疫缺陷病毒（human immunodeficiency virus，HIV）：1981 年发现，属逆转录病毒科慢病毒属（Lentivirus）。HIV 是引起世界范围流行的艾滋病的病原体。迄今为止已发现的 HIV 有两型，即 HIV-1 型和 HIV-2 型。

艾滋病是由 HIV 感染所致的获得性免疫缺陷综合征（acquired immunodeficiency syndrome，AIDS）。自 1981 年确认第 1 例艾滋病以来，发病率急剧上升，2007 年估计全球有 3330 万 HIV 感染者。我国艾滋病已由吸毒者、性工作者等高危人群向一般人群扩散，疫情已覆盖全国所有省、自治区、市，流行范围广，传播途径已由静脉吸毒为主转变为性传播为主。艾滋病可导致被感染者免疫功能部分或完全丧失，CD4$^+$ T 细胞数目减少，继而发生各种机会性感染、肿瘤等，临床表现多种多样。该病的病死率高，且目前无法治愈，已成为全球的重大公共卫生问题和社会问题[4-5]。

人类疱疹病毒 6 型（human herpes virus 6）：1986 年发现，属疱疹病毒科（Herpesviridae）疱疹病毒乙亚科（Betaherpesvirinae）玫瑰疹病毒属（Roseolovirus），系急性玫瑰疹的病原，在世界各地流行。

戊型肝炎病毒（hepatitis E virus）：1988 年发现，归属未定，曾归属嵌杯病毒科（Caliciviridae）嵌杯病毒属（Calicivirus）。戊型肝炎病毒是引起戊型肝炎的病原，主要见于亚洲、非洲和中美洲一些发展中国家。我国各省区市均有病例存在，呈散发或流行的态势。

丙型肝炎病毒（Hepatitis C virus，HCV）：1989 年发现，属黄病毒科（Flaviviridae）黄病毒属（Flavivirus）。丙型肝炎病毒是引起丙型肝炎的病原体，流行呈世界范围分布。

Guanarito 病毒（Guanarito virus）：1991 年发现，是引起委内瑞拉出血热的病原。

辛诺柏病毒（Sin Nombre virus）：是引起汉坦病毒肺综合征（Hantavirus pulmonary syndrome，HPS）的病毒，1993 年发现，属布尼亚病毒科。HPS 主要见于美国西南部、南美洲及德国等地。

萨比亚病毒（Sabin virus）：1994 年发现，是引起巴西出血热的病原。

人类疱疹病毒 8 型（human herpes virus 8）：1994 年发现，主要存在于卡波西肉瘤（kaposi sarcoma）组织及艾滋病患者淋巴瘤组织中。

庚型肝炎病毒（GBV-C/hepatitis G virus，HGV）：1995 年发现，属黄病毒属，其致病情况未定。

TT 病毒（transfusion-transmitted virus，TTV）：1997 年发现，可能与人输血后肝炎和散发性急、慢性肝炎有关。

鹿蜱病毒（deer tick virus）：1997 年发现，可引起地方性蜱传脑炎。

SEN-Y 病毒（SEN-Y virus）：是 1999 年由美国报道经血液传播的一种肝炎新病原，其致病意义尚待明确。

此外，1999 年在澳大利亚召开的第 11 届国际病毒学大会上报道了几种新的病毒性疾病，有的已形成暴发流行，造成极大危害：① Nipah 病毒（Nipah virus），属新副黏病毒（paramyxovirus），可引起脑炎暴发流行，死亡率高；② Oropouche 病毒（Oropouche virus），属于布尼亚病毒科 Simbu 组，近年在南美洲引起 Oropouche 热流行，总发病患者数达 11 万人次；③ Liungan 病毒（Liungan virus），在瑞典发现，是一种与心肌炎有关的病毒，基因组序列具有某些冠状病毒基因组特征；④ Menangle 病毒（Menangle virus），在澳大利亚发现，属副黏病毒科的新成员，可以感染猪、人和蝙蝠。

SARS 病毒：2003 年 2 月全世界范围内 SARS 暴发流行后，美国疾病预防控制中心从泰国患者标本中用电镜观察到冠状病毒样颗粒（70 ~ 100 nm），中国香港、加拿大和法国的实验室也分别通过电镜和 PCR 方法检测出冠状病毒。根据病原体确定原则（即①发现病原体；②将病原体接种于生物体；③该生物体出现已知症状；④从该生物体检测出的病原体与原病原体具有同源性），确认冠状病毒为 SARS 的病原体。4 月 16 日，世界卫生组织（WHO）宣布 SARS 的致病原因是一种人类从未见过的新型冠状病毒，将其命名为 SARS 病毒（又称 SARS-CoV）。

禽流感病毒：曾称真性鸡瘟或欧洲鸡瘟病毒。1981 年在美国马里兰州召开的第 1 届国际禽流感学术讨论会上废除"鸡瘟"这一病名，改称高致病性禽流感（highly pathogenic avian influenza，HPAI），是由 A 型流感病毒引起禽类的一种从呼吸系统到严重全身败血症等多种症状的综合病症。禽流感病毒属正黏病毒科、流感病毒属的 A 型流感病毒。依据病毒表面的两种糖蛋白血凝素（HA）和神经氨酸酶（NA）可将 A 型流感病毒分成若干亚型，目前已有 15 种 HA 和 9 种 NA。禽流感病毒没有超常的稳定性，可在加热、极端 pH 值、非等渗和干燥的条件下失活。但是，禽流感病毒在凉爽和潮湿的条件下存活时间很长，可以保持长达 30 ~ 50 天，20 ℃时为 7 天。禽类是流感病毒基因天然和巨大的贮存库，是甲型流感病毒新亚型起源的重要物质基础。目前普遍认为，造成人间大流行的甲型流感病毒新亚型毒株是间接或直接由人与禽流感病毒通过基因重组而来的，而猪是发生这种基因重组的重要场所。禽流感病毒的致病性与亚型有关，虽然各种亚型都可能具有致病性，但近年来大部分禽流感的暴发都与 H5 和 H7 亚型有关，这两种亚型几乎能造成 100% 的患病鸡死亡。目前证实人类感染的禽流感亚型有 H5N1（香港，1997；越南，2004）、H9N2（内地和香港，1999）、H7N7（荷兰）。

2019 新型冠状病毒（2019 novel coronavirus，2019-nCoV）：2019 年 12 月发现，并引起全球大流行，是一种急性呼吸道传染病（被 WHO 命名为 COVID-19）。2019-nCoV 属于 β 属的冠状病毒，是正链单股 RNA 病毒，也是以前从未在人体中发现的冠状病毒新毒株。该病毒对紫外线和热敏感，56 ℃ 30 min、乙醚、75% 乙醇、含氯消毒剂、过氧乙酸和氯仿等脂溶剂均可有效灭活病毒，氯己定不能有效灭活病毒。到目前为止，对该病毒的密切监测表明，不论是环境中分离的病毒，还是近日在人体中分离的病毒，均已出现变异。新型冠状病毒感染的皮肤表现具有多形性，可表现为红斑、水疱、丘疹、风团等形态的皮损，较有特征的为肢端冻疮样皮损，被称为"新冠趾"（详见相应章节）。

二、病毒性疾病的流行趋势

随着科技的飞速发展以及人类同传染病作斗争的不懈努力，病毒性疾病的防治取得了举世瞩目的成就。1980 年 5 月 8 日，第 33 届世界卫生大会庄严宣告全世界消灭了天花。1991 年 8 月，WHO 宣布美洲消灭了脊髓灰质炎。2000 年 9 月和 2002 年 6 月，西太平洋地区和欧洲先后宣布已消灭本土脊髓灰质炎病毒传播。2015 年和 2019 年，WHO 相继宣布Ⅱ型和Ⅲ型脊髓灰质炎野病毒已在全球范围内被消灭。这是病毒性疾病防治史上又一重大的历史事件。

在消灭天花和脊髓灰质炎的同时，由于广泛开展计划免疫和相应的预防措施，一些常见病毒性疾病的发病率和死亡率也有不同程度的下降。许多发达国家的人口死因顺序已由以传染病为主转向以心脑血管病和肿瘤为主。但是，在占世界人口约 75% 的发展中国家，传染病仍然是一个严重的公共卫生问题。据 WHO 报告，对人类危害最严重的 48 种疾病中，40 种是传染病和寄生虫病，占总发病患者数的 85%。1995 年全球死亡 5200 万人中，1700 万人死于传染病，占 32%，其中相当数量的人是死于病毒性疾病。

特别应该指出的是，在 20 世纪 70 年代以后，由于各种因素的影响，全球传染病（包括病毒性疾病）的发病率大幅度上升，流行和暴发不断发生。WHO 在《1996 年世界卫生报告》中惊呼："我们正处于一场传染病全球危机的边缘，没有一个国家可以躲过这场危机。"

而自 2019 年 12 月以来，一种与 SARS 病毒同属的可引起急性呼吸道传染病的新型冠状病毒在中国湖北省武汉市被发现，并迅速蔓延全球。该病毒被 WHO 命名为 2019 新型冠状病毒（2019-nCoV）。截至 2022 年 9 月 1 日，估计全球有超 6 亿新冠肺炎感染者[6-8]。

除此之外，有一部分原已被控制的病毒性疾病又死灰复燃，卷土重来，如黄热病和登革热等。据 WHO 报告，在非洲大陆，黄热病呈地方性流行的 33 个国家每年发生黄热病病例 20 余万例。1981—1990 年，多数国家报告的登革热病例数已超过以往 25 年（1956—1980 年）的总和。1996 年，全世界有 60 余万人患登革热，死亡 2400 例[9-11]。此外，病毒性脑炎、病毒性心肌炎和病毒性腹泻的发病患者数也有上升趋势。另一部分是新发现的病毒性疾病，如艾滋病、肾综合征出血热、丙型肝炎、戊型肝炎和禽流感等，严重威胁人类的健康和生命，并造成巨大的经济损失。如艾滋病，我国自 1985 年首次发现 HIV 感染者以来，艾滋病已波及 31 个省区市，截至 2006 年 10 月，全国历年累计报告感染艾滋病 183 733 例，其中艾滋病患者 40 667 例，死亡 12 464 例。又如 1997 年，我国香港特别行政区发现首例人感染 H5N1 型高致病性禽流感，当年累计发病 20 例，死亡 4 例，共销毁 130 万只鸡，严重干扰了人民的正常生活秩序。据报道，截至 2006 年 10 月 16 日，全球累计报告人感染 H5N1 型高致病性禽流感病例数 278 例，其中 158 人死亡，病死率超过 50%。而我国内地于 2005 年 10 月 14 日发现首例人感染 H5N1 型高致病性禽流感病例以来，截至 2006 年 10 月 16 日，共报告病例数 21 例，14 例死亡，病死率 67%。

在新发现的病毒性疾病中，按其在人群中存在的历史，大致可分为三类：

（1）疾病本身早已被认识，但未被认为是病毒性疾病，如 T 淋巴细胞白血病和突发性玫瑰疹等。

（2）疾病在人群中可能早已存在，但在发现病毒后才被真正认识，如丙型肝炎和戊型肝炎等。

（3）疾病在人群中以往可能不存在，是新出现的病毒性疾病，如艾滋病和新冠肺炎等。

三、病毒性疾病的流行过程

任何病毒性疾病都是由其特异的病毒引起的，如艾滋病是由 HIV 引起，乙型肝炎是由乙型肝炎病毒引起等。病毒性疾病的发生和传播则是由病毒与宿主相互作用的结果。疾病在人群中发生和传播的过程称为流行过程，也就是病毒从感染者体内排出，经过一定的传播途径，又侵入易感者体内而发生新的感染，并不断传播给新易感者的过程。因此，病毒性疾病的流行过程包括传染源（感染者）、传播途径和易感人群这三个环节。但疾病流行还受自然因素和社会因素的影响，如全球气候变暖，加快了媒介昆虫的繁殖生长，从而促进了流行性乙型脑炎（乙脑）、登革热等传染病的暴发和流行；人类行为的改变如男性同性性行为数量增多、静脉注射毒品滥用等，引起艾滋病、丙型肝炎等性传播、血液传播病毒性疾病流行。

（一）传染源

传染源是指体内有病原体生长、繁殖，并能从体内排出病原体的人和动物。病毒性疾病的传染源即是指患病毒性疾病的患者、病毒携带者和感染病毒的动物。

1. 患者 患者是病毒性疾病的重要传染源，尤其是急性期患者，由于其体内的病毒含量高，并有明显症状，如流行性感冒（流感）、麻疹患者的打喷嚏、咳嗽等，病毒性胃肠炎患者的呕吐、腹泻等，均可使体内的病毒大量排出，从而感染易感者。

轻型或不典型患者由于其病情较轻，不易被发现，并且他们常常随意出入各种公共场所，不易引起人们的警惕和防范。因此，他们作为传染源的意义也不容忽视。

有些病毒性疾病只有急性期患者是传染源，它们不发展成慢性，也无潜伏感染和健康携带者，如天花、麻疹等。此类疾病的传染源易于追踪，并能及时隔离和采取相应措施，如接种疫苗等，故此类病毒性疾病相对易于控制。

在病毒性疾病中，有一部分可发展成持续性潜伏感染，如单纯疱疹病毒、水痘-带状疱疹病毒，感染者可呈间歇性传染，在其活动期具有传染性。因此，有人在儿童时期感染单纯疱疹病毒或水痘-带状疱疹病毒，在50年后再活动时仍可感染他人。

另有一部分病毒性疾病可发展成慢性感染，如乙型肝炎病毒和HIV，这些病毒的慢性感染者可具有传染性长达数年，甚至几十年，但其传染性相对较低。

2. 病毒携带者 病毒携带者是指无任何临床症状而能排出病毒者，可分为潜伏期病毒携带者、恢复期病毒携带者和健康病毒携带者。

（1）潜伏期病毒携带者：是指在潜伏期内携带病毒者。有许多病毒性疾病在其潜伏期即有传染性，如麻疹、脊髓灰质炎、甲型肝炎、丙型肝炎等。此类人群无临床表现，并且常规血清学方法也难以检出，因此难以察觉，是疾病的重要传染源。如此时他们献血或从事餐饮行业等活动，就可能引起疾病的传播。

（2）恢复期病毒携带者：是指临床症状消失后，仍能在一定时间内排出病毒者，如单纯疱疹病毒感染、乙型肝炎等。有人报道，在疱疹性口炎痊愈7周后仍能从唾液中分离到病毒。在一般情况下，恢复期病毒携带者排出病毒量低，持续时间较短。但少数人可长期携带病毒，甚至终身。凡在症状消失后3个月内仍能排出病毒者，称为暂时病毒携带者；超过3个月者称为慢性病毒携带者。乙型肝炎病毒慢性携带者人数众多，虽其传染性相对较低，但却是重要的传染源。

（3）健康病毒携带者：是指未曾患病，但却能排出病毒，如脊髓灰质炎、手足口病等。据调查，在手足口病流行期间，健康携带Cox A16病毒者的比例可高达11%～82%。但一般健康携带者排出病毒量较少，且持续时间较短，其流行病学意义不大。

3. 受感染的动物 动物性传染病主要发生于动物，偶尔传染给人。人可通过直接接触患病动物的肉（如牛痘），喝污染的牛、羊奶（如新疆出血热、森林脑炎等），吸入患病动物排泄物（如肾综合征出血热、马尔堡病毒病等），吃被患病动物污染的食物（如淋巴细胞脉络丛脑膜炎），被媒介昆虫叮咬（如森林脑炎、登革热等），被患病动物咬伤（如狂犬病、B 型疱疹病毒脑炎等）等方式或途径被感染。

（二）传播途径

传染源体内的病毒通过飞沫、粪便及尿液等排泄物，以及血液、唾液、汗液及精液等分泌物排出体外。排出体外的病毒如果引起人群中个体之间的传播，称为水平传播（horizontal transmission），包括空气飞沫传播、粪-口途径传播、血液传播、性接触及皮肤黏膜直接接触传播和经媒介昆虫传播等。如果孕妇携带的某种病毒在子宫内传染给其胎儿，或在分娩过程中以及产后哺乳和密切接触传染给其新生儿，称为母婴传播，又称为垂直传播（vertical transmission）。有些病毒既能水平传播又能垂直传播，称为"Z"型传播，如 HIV、乙型肝炎病毒、风疹病毒等。此外，还有可经多种水平途径传播的病毒，如脊髓灰质炎病毒、汉坦病毒等，它们不仅可经粪-口途径传播，还可经空气飞沫和接触传播，但它们常以某一种传播途径为主。

1. 空气飞沫传播 亦称呼吸道传播，主要有以下三种形式。

（1）飞沫传播：某些病毒存在于呼吸道黏膜表面的黏液中或呼吸道黏膜纤毛上皮细胞的碎片里，当感染者打喷嚏、咳嗽及大声谈话时，形成气溶胶颗粒排入空气中。飞沫颗粒的直径一般为 10 μm 左右，最初的移动速度约 100 m/s，甚至可达 200 m/h。一般大的飞沫迅速落到地上，小的飞沫则可在空气中悬浮一段时间。飞沫传播是指感染者喷出的飞沫直接被易感者吸入而发生感染。由于飞沫在空气中停留时间相对较短，且移动的距离也较短，一般不超过 1 m，因此，通过此种途径只能传染给周围的密切接触者，如麻疹病毒、风疹病毒、流感病毒、新型冠状病毒等。飞沫传播常为引起暴发或流行甚至大流行的原因。

（2）飞沫核传播：病毒感染者在咳嗽和打喷嚏时排出的飞沫，在空气中悬浮过程中逐渐失去水分，剩下的蛋白质和病毒形成飞沫核，直径为 1 ~ 4 μm，它们是由大的飞沫颗粒（直径为 10 μm 或以上）水分蒸发后形成。这种飞沫核可在空气中悬浮数小时甚至数天，且飘浮的距离也较远。易感者吸入此种带病毒的飞沫核即可感染，称为飞沫核传播。

（3）尘埃传播：病毒感染者排出的大飞沫颗粒迅速落到地上，或者是一些患病动物的排泄物污染地面的尘土，干燥后随尘埃重新悬浮于空气中，易感者吸入这些带病毒的尘埃即被感染。尘埃传播在医院内感染和一些动物性传染病的传播中起重要作用，如水痘、流感、风疹、腮腺炎、脊髓灰质炎、病毒性肺炎、汉坦病毒肺综合征、肾综合征出血热和狂犬病等。

一般经空气飞沫传播的病毒性疾病常具有下列流行病学特点：①常引起暴发或流行，患者多为传染源周围的易感者；②一般发病多呈冬春季节性升高；③如无有效的预防措施（如计划免疫），发病多有周期性升高；④发病以儿童多见，成年人因在幼年时受感染多具有免疫力；⑤常与居住条件和拥挤程度有关。

2. 粪-口途径传播 亦称为肠道传播，主要是指在肝细胞或肠黏膜上皮细胞内复制的病毒，进入肠道后随粪便排出体外，再污染水源、食物、手和日常生活用品，然后经口进入而感染易感者。经肠道传播的常见病毒有脊髓灰质炎病毒、甲型肝炎病毒、戊型肝炎病毒和轮状病毒等。此类病毒易引起暴发或流行。此外，一些动物传染病如淋巴细胞脉络丛脑膜炎、肾综合征出血热、新疆出血热、狂犬病等，人摄入被患病动物排泄物污染的食物也可感染。

经粪-口途径传播最常见的是经水传播和经食物传播。

（1）经水传播：是肠道病毒的主要传播途径之一。水源被污染的原因有多种，但最常见的是：①粪便和污水直接排入水源；②在水源中洗涤污染物品；③雨水、洪水和融雪水将地表污物冲入水源；④因自来水网管破裂渗入污水或工业用自来水管与生活用自来水管误接造成污染；⑤因海潮倒灌导致地下水倒流污染水源等。

经水传播的病毒性疾病暴发的主要流行病学特点如下：①患者有饮用同水源史，其地区分布与供水范围一致；②除哺乳婴儿外，任何年龄、性别、职业均可发病，但喝生水和接触污水机会多者发病率高；③如水源系一次性大量污染，发病主要集中在该病的最短和最长潜伏期之间，发病高峰在该病的平均潜伏期，在最长潜伏期后可出现第二代或第三代因接触传播引起的病例；如水源被持续污染，则病例可终年发生；④如该病的潜伏期较长，则在该病暴发前可出现大量急性腹泻患者；⑤水源消毒或封闭后，暴发即可终止。

（2）经食物传播：是肠道病毒的另一个重要传播途径之一。食物主要是在生产、加工、运输、储存和销售过程中被污染，最常见的是：①炊事员的手污染食物；②用人粪便施肥污染供生吃的蔬菜和瓜果；③用污染的水洗食品和食具；④携带病毒的昆虫（苍蝇、蟑螂等）以及患病动物的排泄物污染食物等。

除食物被污染外，食物本身也可能带有病毒，如贝壳类食物携带甲型肝炎病毒，一些动物性食品携带可传染给人的动物病毒等。如1997年我国宁波市因生吃毛蚶发生甲型肝炎流行，发病2千余例。1983年及1988年上海先后发生两次甲型肝炎流行，均与生吃毛蚶有关，前一次发生3万余例，后一次发生30余万例。

经食物传播引起病毒性疾病暴发的主要流行病学特点如下：①患者有吃该食物的历史，并有剂量反应关系，吃该食物量大者发病率高，不吃该食物者不发病；②如系一次性大量污染，可在吃该食物者中出现疾病暴发，病例主要集中在该病的最短和最长潜伏期之间，发病高峰在该病的平均潜伏期；③一般潜伏期较常规为短，病情相对较重；④停止供应该食物后，暴发即可终止。

3. 血液传播　亦称经皮传播，指存在于感染者外周血液中的病毒，经输血、血制品、器官和骨髓移植及被血液污染的注射器、医疗器械和针灸针等，将病毒注入或经破损伤口带入易感者体内。从广义上讲，凡能引起感染者病毒血症的病毒均可经血液传播，其中危害最严重的经血液传播的病毒有HIV、乙型和丙型肝炎病毒等。

4. 接触传播　主要有以下两种形式。

（1）直接接触传播：包括性接触和皮肤黏膜直接接触传播，是指当易感者与感染者发生性接触、深度接吻等，感染者血液、阴道分泌物、精液及唾液内携带的病毒通过易感者的破损皮肤或黏膜传播。例如，HIV、乙型和丙型肝炎病毒等均可经性接触传播；腮腺炎病毒、疱疹病毒、人乳头瘤病毒和EB病毒等可经接吻传播。此种传播方式也称人传人。此外，狂犬病毒主要存在于犬、猫、狼、狐狸和蝙蝠等动物的唾液腺内，经咬伤皮肤或黏膜而感染人体，也属于直接接触传播。易感者直接接触患病动物或患病动物材料也可发生感染。

（2）间接接触传播：是指间接接触被污染的物品而造成传播。如传染源（人或动物）排出的病毒直接污染物品，或由传染源自己的手再污染各种物品，如温度计、餐具、饮水杯和床单等。易感者在日常生活中接触这些被污染的物品而发生感染。此种传播方式也称日常生活接触传播。对外环境抵抗力强的肠道和呼吸道病毒常可通过此途径传播，如甲型肝炎病毒、汉坦病毒等。

经直接和间接接触传播的病毒性疾病具有以下主要流行病学特点：①病例一般呈散在发生，流行过程缓慢；②常在同家、同班或同室内传播；③一年四季均可发病，无明显季节性升高；④发病与个人卫生习惯、居住条件和拥挤程度有关，个人卫生习惯和卫生条件差、居住拥挤的地区发病率高；对传染源加强管理和疫源地消毒后可减少发病。

5. 虫媒传播　虫媒传播是指蚊、蚤、虱、蜱和螨等吸血节肢动物在叮咬患者或患病动物时，将含有病毒的血液和组织液吸取并贮存于唾液腺内，然后再去叮咬其他易感者即可传播病毒。常见的虫媒传播病毒有乙脑病毒、森林脑炎病毒、登革病毒、黄热病毒和新疆出血热病毒等。苍蝇的肢体及体表可携带含有病毒的粪便和呕吐物等，它们污染食物后可引起粪-口途径传播，此种情况不属于虫媒传播。

经虫媒传播的病毒性疾病具有以下主要流行病学特点：①病例分布与吸血节肢动物的地区分布一致，有明显的地区性；②发病有一定的季节性，其季节性升高与吸血节肢动物的活动季节一致；③患者有明显的职业特点，如森林脑炎多见于林区工人，登革热多发生于农村或城市居住条件较拥挤的居民；④新来疫区的人群因无免疫力易发生感染；⑤动物是病毒的主要宿主，一般患者不作为主要传染源。

6. 垂直传播　垂直传播（母婴传播）包括宫内感染胎儿、产程感染新生儿和生后哺乳及密切接触感染婴幼儿。宫内感染属于先天性感染，其被感染的胎儿或新生儿日后易发展变成病毒慢性携带者。经母婴传播的病毒主要有 HIV、乙型肝炎病毒、风疹病毒、EB 病毒、巨细胞病毒、人乳头瘤病毒和人类细小病毒 B19 等。已证实乙型肝炎病毒也可经父-子传播，但也有人认为主要是水平传播。

7. 医源性传播　医源性传播是指在医疗和预防工作中，由于未执行严格的消毒隔离制度，或使用带病毒的血液和血制品，人为地造成疾病的传播。其主要有以下三种形式。

（1）接触传播：是指在医务人员执行检查、治疗和预防等，由于所用医疗器械、体温表、导尿管等未经严格消毒或被污染，并通过直接接触或间接接触感染患者或健康人。

（2）经血传播：如使用污染的针头和注射器，或输入带病毒的血液及血制品等引起疾病传播。如我国由于在单采血浆或抽血细胞过程中未严格执行消毒制度，在单采血浆供血员中曾发生丙型肝炎暴发。

（3）直接植入带病毒的供体：如移植带病毒的器官等。

由于科学技术的发展，新的医疗技术将不断用于临床，因此对医源性传播应引起足够的重视。

（三）人群易感性

宿主（个体）易感性与人群易感性是两个不同的概念。所谓宿主易感性是指个体而言，它与病原体的致病性（毒力）及宿主本身的特异性和非特异性免疫力有关。人群易感性则是指整个人群对疾病的易感程度，它与人群中每个个体的特异性免疫状况有关，常以人群中非免疫人口占全部人口的百分比来表示。因此，人群易感性与人群免疫水平呈反比，人群易感性高表示该人群的免疫水平低。所谓人群的免疫水平是指人群中具有特异性免疫力的人口占全人口的百分比。如果人群中具有免疫力的人口比例很高，则疾病就不可能流行，整个人群就能得到保护。一般致病力高和传染期长的病毒需要较高比例的免疫力人群才能防止其流行，而致病力弱和传染期短的病毒只需较低比例的免疫力人群即可防止其流行。根据美国脊髓灰质炎免疫资料估计，在一个大的人群中，如果有 70% 的人群已获得脊髓灰质炎免疫，则在该人群中即不会出现脊髓灰质炎流行，说明免疫的人群保护了非免疫人群。但对于传染性强的疾病如流感，则需要较高的人群免疫力（90%～95%）才能防止其流行。

1. 影响人群易感性升高的主要因素

（1）新生儿增加：一般新生儿在出生6个月后从母体获得的被动抗体逐渐消失，开始对许多病毒性疾病易感。例如甲型肝炎，婴儿于出生后6个月时，其从母体获得的抗甲型肝炎病毒的阳性率由出生时97.4%降至32.4%，至16月龄时仅为3.8%。其他病毒性疾病也有类似情况。我国在实行麻疹计划免疫前，一般城市麻疹每隔一年发生一次流行，这与麻疹易感儿的积累有关。

（2）易感人群进入：如20世纪50年代初，大批来自非乙脑流行地区的解放军战士进入北京市，他们对乙脑缺乏免疫力，因此，进入北京后感染乙脑病毒而发病，从而使北京市在1949年、1950年出现乙脑的流行高峰，且多数为20～30岁人群。

（3）免疫人群的免疫水平自然消退：除少数病毒性疾病如甲型肝炎，病后可获得稳固的免疫力外，多数病毒性疾病在病后（包括隐性感染）或是人工免疫后，其免疫力随时间延长而逐渐下降，最终有可能成为易感者。如戊型肝炎患者于病后12个月时，其抗HEV IgG抗体阳性率由病后半个月时的93.9%降至29.0%。

（4）免疫人群因病毒变异而成为易感者：病毒的变异是经常发生的，一种是在传播过程中自然发生变异，称为自然突变（natural mutation）；另一种是在人群传播过程中，由于受人群免疫的压力及其他因素的影响，其基因发生突变，称为选择性突变（selected mutation）。自20世纪以来，流感发生35次世界性大流行，我国自1953年以来共发生大、中、小规模的流感流行17次，均与流感病毒的变异有关。

（5）免疫人群死亡：人群通过自然感染或人工免疫可获得对病毒性疾病的免疫力，这些具有免疫力的人群由于年老或其他疾病死亡，可使总人口中的易感人群比例增加。

2. 影响人群易感性降低的主要因素

（1）预防接种：包括人工自动免疫和人工被动免疫，这是降低人群易感性的主要手段。20世纪70年代初，WHO根据全世界消灭天花及一些国家降低麻疹和脊髓灰质炎发病率的经验，提出扩大免疫规划（expanded programme on immunization，EPI），其中心内容是：①扩大免疫接种的覆盖面，使每一名儿童在出生后都有获得免疫接种的机会；②不断扩大免疫接种的疫苗种类。我国于1980年正式参加EPI活动。目前我国计划免疫的主要内容是：对7周岁及以下儿童进行卡介苗、脊髓灰质炎三价疫苗、百白破混合制剂和麻疹疫苗的免疫接种，以及以后的加强免疫。1992年我国又将乙型肝炎疫苗纳入计划免疫管理。通过EPI活动，提高了人群对上述传染病的免疫力，从而降低了这些传染病的发病率。截至2021年，针对2019-nCoV，全球已有超过30种疫苗进入临床试验阶段，已经进入Ⅲ期临床试验阶段的有12种。中国有5种疫苗已经进入Ⅲ期临床试验，据统计数据显示，疫苗的保护效力为79.34%[12-14]（具体详见相应章节）。

（2）传染病流行：当人群的易感性达到一定高的水平，一旦有某种传染病传入，即可发生流行，此时该人群中有相当数量的易感者因发病或隐性感染而获得免疫力。因此，在传染病流行后，人群免疫力升高，而易感性下降。

（3）隐性感染：许多病毒性疾病的隐性感染比例较高，如脊髓灰质炎的麻痹型患者与隐性感染者之比为1：100至1：1431，人群主要通过隐性感染而获得免疫力。甲型肝炎、戊型肝炎和乙脑病毒的隐性感染也较多见。

四、病毒感染的分子机制

病毒感染就其本质而言实际上是一种分子感染，其感染包括了病毒在宿主细胞内复制和增殖过程，即病毒吸附、穿入、脱壳、生物合成及装配、释放等感染周期，也包括了病毒致病和宿主产生免疫的分子机制。这些内容涉及病毒吸附蛋白（viral attachment protein，VAP）与宿主细胞受体蛋白的相互识别和作用，病毒基因表达的调控以及病毒的急性感染与持续性感染的发生机制等，特别是病毒在持续性感染过程中，产生非杀伤细胞感染和病毒逃逸宿主免疫识别的作用机制。

（一）病毒受体

所谓病毒受体（virus receptor，VR）是指能够与VAP产生特异性结合，介导病毒侵入细胞，启动病毒感染的特殊性细胞表面位点。病毒受体决定了病毒的宿主谱，是影响病毒的组织亲嗜性和病毒致病性的主要决定因素之一。近几年研究表明，病毒是利用细胞表面的自然受体系统进入细胞的。不同种属的病毒有着不同的细胞病毒受体，有时甚至同种不同型的病毒及同型不同株的病毒受体也不尽相同。

此外，病毒受体还有许多特点，包括：①不同的病毒可共用相同的病毒受体，如正黏及副黏病毒都可与寡糖侧键上的末端唾液酸结合；②同一种病毒可有多种不同的病毒受体，如狂犬病毒既可与唾液酸化的神经节苷脂结合，又可识别乙酰胆碱受体；③不同的组织细胞存在相同的病毒受体，从而使识别该类病毒受体的病毒具有广泛的宿主范围；④同一细胞上分布有不同的病毒受体，如呼吸道上皮既有副流感病毒的神经节苷脂受体，又有人冠状病毒的氨基肽酶N受体；⑤相关病毒如乙型肝炎病毒与鸭乙型肝炎病毒却与完全不同的受体结合；⑥同一组织细胞在不同分化生长阶段，病毒受体表达可不尽相同。

大多数病毒受体分布于细胞表面。少数病毒还需要细胞内的受体介导才能侵入细胞，如细小病毒不仅需要细胞膜受体介导进入细胞质，还需要细胞内受体介导进入细胞核。某些病毒进入细胞内还需多个细胞受体和分子辅助，以增强病毒结合的有效性和专一性。近年发现，抗体分子虽然不是细胞膜表面结构，然而亦可作为一类特殊的病毒受体，介导病毒吸附和穿入，如登革病毒、HIV、流感病毒等，其抗体在亚中和滴度水平时（此时称为感染增强抗体）与病毒形成病毒-抗体复合物，能明显增强Fc受体或补体受体阳性细胞对此种病毒感染，病毒大量繁殖，导致疾病进展、恶化，对疫苗的应用产生明显影响。这种通过抗体分子介导的感染增强称为抗体依赖的增强作用（antibody-dependent enhancement，ADE）。

近年来，病毒受体的研究不断深入，从定位、定量深入到分子结构和分子构象的研究。研究方法除传统的方法外，还采用分子克隆及多肽合成技术等。目前，借助这些方法已阐明了病毒受体成分及某些病毒受体基因。深入研究病毒受体有助于阐明病毒感染的分子机制，并可为设计抗病毒因子或药物进行抗病毒治疗及预防提供理论依据。

（二）病毒基因表达调控

病毒基因表达调控是病毒复制过程中的中心环节，病毒能否感染宿主细胞、病毒复制及与宿主细胞代谢的相互作用、病毒在细胞内增殖的特性以及病毒感染引起细胞转化，都与病毒基因组的转录调控有着密切关系。病毒基因表达包括 mRNA 转录和蛋白质翻译两个步骤。病毒感染细胞后，首先以病毒基因 DNA 或 RNA 为模板，在病毒或宿主特异性 RNA 聚合酶的作用下，依照碱基配对互补的原则，转录成为 mRNA，后者携带病毒的基因信息，进入宿主细胞的核糖体上，再经过翻译，合成蛋白质。病毒蛋白包括病毒衣壳蛋白，病毒基因组复制、转录所需的酶如复制酶、转录酶以及调节蛋白等。病毒蛋白的翻译必须依赖于宿主的翻译系统。

病毒基因表达调控涉及三方面内容：①转录水平的调控；②翻译水平的调控；③复制水平的调控。整个调控过程既受病毒自身编码的调节蛋白的影响，也受宿主细胞的酶或蛋白分子的控制，从而使病毒能够完成复制周期，甚至在适当条件下可进入潜伏感染状态。

（三）持续性病毒感染

病毒除引起急性感染外，与其他的病原微生物相比，导致持续性感染较多见。持续性病毒感染临床上可分为三大类：①潜伏性感染，如单纯疱疹病毒 1 型和 2 型、水痘-带状疱疹病毒、巨细胞病毒等；②慢性感染，如乙型肝炎病毒、丙型肝炎病毒、HIV 等；③慢病毒感染，如麻疹病毒慢性感染引起的亚急性硬化性全脑炎等。

持续性病毒感染机制主要由以下两方面因素决定。

1. 病毒感染呈非溶细胞型感染 根据病毒感染细胞后的结果，分为溶细胞性病毒及非溶细胞性病毒。非溶细胞性病毒如逆转录病毒一般感染后均呈持续性感染状态。溶细胞性病毒则主要通过以下机制发展为持续性感染：①病毒变异，逃逸对原有病毒株已诱发的体液或细胞免疫，不能清除突变株而持续存在于体内；②缺损性干扰颗粒（defective interfering particle，DIP）的存在，DIP 为不完全病毒，可干扰完整病毒的复制，在与完整病毒同时复制时可使原有感染性的病毒颗粒减少，但又不能完全取代完整病毒，使得这种干扰状态持续存在，从而形成病毒的持续性感染；③温度敏感株的出现，是由于病毒核苷酸序列中发生点突变，使其编码的蛋白在非允许温度下不能发挥其功能，致使原来的溶细胞型感染转变为持续性感染；④感染非允许性或静止性或非分化型细胞，如 EB 病毒感染非允许细胞 B 细胞，HIV 感染静止的 $CD4^+$ 细胞，HPV 感染非分化型上皮细胞，均可导致病毒的持续性感染。

2. 逃避机体的免疫机制 病毒感染细胞后，通过体液免疫和细胞免疫发挥清除病毒的作用。但是，慢病毒（如 HIV）、副黏病毒（如麻疹病毒）、疱疹病毒（如巨细胞病毒）等可通过细胞融合扩散作用，避免暴露于中和抗体；一些病毒感染后还可产生非中和抗体并与之结合，造成空间阻碍，阻断中和抗体发挥作用，并且这些抗体可使感染细胞表面的病毒抗原发生变化，避免细胞毒性 T 淋巴细胞（cytotoxic T lymphocyte，CTL）的作用，从而使病毒持续存在于宿主细胞内。

CTL 在清除感染细胞的病毒方面起着至关重要的作用。CTL 的杀伤效应受主要组织相容性复合体（major histocompatibility complex，MHC）的约束，即 CTL 在识别感染细胞表面病毒抗原的同时，必须识别感染细胞表面 MHC-Ⅰ类分子，才能发挥其杀伤效应。由于机体的多数细胞能表达 MHC-Ⅰ类分子，所以 CTL 具有广泛的杀伤病毒感染细胞的效应。但是，有些细胞如神经细胞不能表达 MHC-Ⅰ类分子，故像水痘-带状疱疹病毒等某些病毒能潜伏在神经细胞内不被清除而成为持续性感染的原因。

此外，病毒感染免疫细胞造成免疫抑制；某些病毒编码一些病毒因子，抑制干扰素调控蛋白的抗病毒作用；胚胎期或围产期病毒感染诱导免疫耐受状态等因素，均可导致病毒的持续性感染。

五、病毒感染与临床

病毒感染与临床关系十分密切。由病毒引起的疾病，其临床表现多种多样。有的病毒感染后可表现为显性临床病症，有的可无明显症状或呈亚临床感染；有的病毒感染呈急性和自限性临床经过，病后能产生持久性免疫，如甲型肝炎，而有的则可呈潜伏或静止状态，一旦受到某些因素的刺激或免疫力下降，可转变成活跃状态引起发病，如水痘-带状疱疹病毒感染、单纯疱疹病毒感染；有的病毒仅引起急性感染，而有的不仅可引起急性感染，还可转为持续性感染，如逆转录病毒感染；有些病毒具有泛嗜性，可致多器官受损，如乙型肝炎病毒除引起肝损害外，还可累及全身各系统、组织，引起肝外疾病。一种临床表现，多种病毒都可以引起，如可引起腹泻的病毒已知的有轮状病毒、腺病毒、冠状病毒、嵌杯状病毒、星状病毒等。又如腺病毒、流感病毒、副流感病毒、腮腺炎病毒、呼吸道合胞病毒、鼻病毒等，均能引起急性呼吸道疾病。有些病毒如虫媒病毒（如乙脑病毒）、肠道病毒（如脊髓灰质炎病毒、柯萨奇病毒、埃可病毒等）以及狂犬病毒等，均能引起中枢神经系统损害。风疹病毒、巨细胞病毒、乙型肝炎病毒、HIV 等均可引起宫内和围产期感染，导致胎儿流产、早产，甚至先天性畸形。

随着临床研究的日益深入，人们发现临床各科的许多疾病与病毒感染有关，甚至密切相关。如婴儿玫瑰疹、玫瑰糠疹与人类疱疹病毒 6 和 7 型感染相关；传染性红斑和人类细小病毒 B19 感染相关；丘疹紫癜性“手套和短袜”样综合征和人类细小病毒 B19、麻疹病毒、柯萨奇病毒 B6、巨细胞病毒、EB 病毒感染相关；川崎病和 EB 病毒感染相关。另外，如儿童不对称性屈侧周围疹、结节性红斑、多形红斑、儿童丘疹性肢端皮炎、Kikuchi-Fujimoto 病也可能和病毒感染相关[15-17]（详见相应章节）。还有内科的肺炎、胃肠炎、胰腺炎、糖尿病、甲状腺功能亢进症、肾病、心肌炎、心肌病、溶血性贫血、血小板减少性紫癜、关节炎、多发性神经根炎、多发性肌炎；泌尿生殖系统的尿路感染、睾丸炎、卵巢炎；儿科的婴幼儿腹泻、婴幼儿肺炎、新生儿和婴儿先天性畸形、新生儿肝炎综合征、婴幼儿脑膜脑炎以及某些血液系统疾病；眼科的角膜结膜炎、视网膜炎、视神经炎；耳鼻咽喉科的耳聋等许多疾病都可由病毒引起，或与病毒感染有关。目前发现，病毒感染还是心脑血管病猝死的诱因之一。

肿瘤是当今世界上引起人类死亡的三大病因之一，人们对病毒的致癌性也有了新的认识。研究人员发现许多人类肿瘤与病毒感染相关，其中以 DNA 病毒居多，如 EB 病毒与鼻咽癌、人乳头瘤病毒与宫颈癌、人类疱疹病毒 8 型与卡波西肉瘤、乙型肝炎病毒与肝细胞癌等。此外，有的 RNA 病毒如丙型肝炎病毒与肝细胞癌的发生亦有密切关系[18-19]。

近年来，器官移植发展迅速，人们发现由于器官移植后需长期使用大量免疫抑制剂，易招致巨细胞病毒、水痘-带状疱疹病毒、猴疱疹病毒、丙型肝炎病毒、人乳头瘤病毒感染，成为移植失败或肝炎复发的重要原因。在医院感染中，病毒作为一种病原也日益受到重视。

提高临床各科对病毒性疾病的认识，不断探索临床各科疾病与病毒感染的因果关系及其发病机制和诊治技术，是今后病毒性疾病防治的重要方向。

六、病毒性疾病实验诊断技术的发展

病毒培养、分离、鉴定技术以及血清学试验等经典的传统实验技术，在病毒研究及病毒性疾病的流行病学调查、诊断、疫情监测等方面曾起着十分重要的作用，迄今仍然有它的特殊地位和作用。组织培养作病毒分离仍然是发现新病毒的重要技术手段；测定急性期患者血清中病毒特异性 IgM 抗体以及急性期和恢复期血清抗体效价比较，是判断是否为近期急性病毒感染的重要依据；评价病毒感染者个体免疫状态时，血清学试验结果仍然是很有价值的依据。然而，传统的实验室诊断方法费时、敏感性较低，往往不能满足临床诊断的要求，故寻找和建立快速、特异、敏感、简便的实验技术，一直是临床病毒工作者研究的重要课题之一。

免疫标记技术的发展大大提高了病毒感染者抗原和抗体检测的敏感性。酶联免疫吸附试验（enzyme linked immunosorbent assay，ELISA）的敏感性高、特异性强，既可检测抗体，又可检测抗原，操作简便，易于观察，并且兼具荧光素免疫和放射免疫的许多优点，避免了它们的缺点。国际上评价 ELISA 技术为近代血清学上的革命性新成果，很快被广泛应用于病毒性感染的诊断。

随着分子生物学技术的应用，病原微生物的诊断已达到了基因水平。病毒核酸限制性内切酶图谱分析、核酸分子杂交、限制性片段长度多态性连锁分析、聚合酶链反应（polymerase chain reaction，PCR）以及近年发展起来的生物芯片技术，使得病毒性疾病的诊断又提高到一个崭新水平。

七、抗病毒治疗研究现状

病毒是最小的生命单位，主要由核酸和蛋白质组成。它是一类严格细胞内寄生的非细胞型微生物。随着分子生物学技术的发展，现已对病毒组成、复制周期有了更深入的了解，已能鉴别特异的病毒核酸、病毒受体、病毒编码蛋白等。因此，通过影响病毒吸附、穿入、脱壳、病毒 mRNA 转录、病毒核酸和蛋白质的合成、病毒装配和释放等某一环节，以达到阻断病毒复制增殖的目的，是当今指导抗病毒药物研发的原则。一种理想的抗病毒药物要求能穿入细胞内只选择性抑制杀伤病毒，而又不损伤宿主细胞。如近年来随着抗逆转录病毒治疗的推广普及，艾滋病逐渐变为可防可控的慢性疾病，感染者寿命显著延长。

（一）分子模拟

设计病毒吸附蛋白（VAP）模拟分子，封闭病毒受体，阻断病毒吸附及进入细胞内引起感染，是当前研究的课题之一。抗体、结合受体的天然配体和人工合成的配体类似物均可作为 VAP 模拟分子。病毒受体配体模拟分子也可封闭病毒受体，阻断病毒感染。如抗 CD4 的独特型抗体可以模拟 CD4 分子结合 HIV 糖蛋白，并可部分中和 HIV 的感染性。

病毒感染造成的免疫病理损伤主要通过以下机制起作用：①通过抗体依赖性细胞介导的细胞毒作用（antibody-dependent cell-mediated cytotoxicity，ADCC）、激活补体等方式杀伤靶细胞；②CTL 介导，识别感染靶细胞膜上 MHC-Ⅰ类分子呈递病毒抗原，特异性杀伤靶细胞。因此，抑制病毒感染导致的免疫病理损伤可通过分子模拟手段，模拟抗体分子结合的抗原表位序列或 CTL 识别结合的 MHC/ 抗原多肽，以可溶性的分子模拟物竞争结合抗体互补决定区及 CTL 的 T 细胞受体（T cell receptor，TCR），抑制其结合靶细胞表面的病毒抗原，阻止抗体介导的病理损害，或抑制某一病毒介导的 CTL 杀伤作用。因此，分子模拟特别是 TCR 结合序列的分子模拟可能成为某些病毒性疾病治疗的潜在途径。

（二）干扰病毒的核酸和蛋白质代谢

1. 干扰素   干扰素具有广泛的抗病毒活性，通过直接或间接激活细胞基因而合成多种抗病毒蛋白，抑制病毒在细胞内的复制，使显性病毒感染变为不显性感染，促进感染的恢复、缩短病程，减轻抗原抗体复合物所致组织损伤及防止某些病毒的 DNA 整合到细胞 DNA 中去。此外，干扰素还具有明显的调节免疫活性作用。临床上系统或局部应用干扰素治疗的病毒性疾病有：慢性乙型肝炎、丙型肝炎、生殖器复发性疱疹、带状疱疹、病毒性角膜炎、出血性结膜炎、肛门-生殖器尖锐湿疣、寻常疣、巨细胞病毒感染等，均具有不同程度的疗效。干扰素与其他抗病毒药物联合应用，对某些病毒性疾病的治疗如丙型肝炎等可能会取得更好的疗效。

2. 化学合成药物   化学合成药物主要是针对某些病毒复制过程中必需的代谢底物的类似物，竞争抑制病毒复制的酶类如多聚酶、转录酶、复制酶及蛋白水解酶的活性，从而抑制病毒的复制。当前的研究集中于对核苷类抗病毒药物的开发应用上。核苷类化合物在结构上与细胞中的嘌呤、嘧啶核苷和核苷酸相似。该类药物进入细胞后转化为三磷酸化合物，通过对底物的竞争，抑制病毒的聚合酶或逆转录酶，最终抑制病毒合成的 DNA 和增殖。以阿昔洛韦为代表的核苷类药物已经成为临床上最重要的抗病毒药物。目前临床应用的核苷类药物还有利巴韦林、更昔洛韦、泛昔洛韦等。但已经上市的品种在疗效和临床应用方面还存在局限性和不足之处，尚需进一步开发安全性好、特异性高、效果明显的品种 [20-21]。

3. 抗病毒基因治疗

（1）反义 RNA（antisense RNA）技术：通过反义 RNA 结合细胞中特异 mRNA，可以抑制一些有害基因的表达或者失控基因的过度表达。无论是在细胞水平，还是整体水平，反义 RNA 的调节作用都已经得到证实。

反义 RNA 的应用方法有两种：一种是体外合成反义 RNA，直接作用于培养细胞，RNA 被细胞摄取后发挥作用。近年来，国内外研究观察到体外合成的反义核酸在细胞培养系统中对疱疹病毒、乙型肝炎病毒、HIV、流感病毒等有抑制作用，鸭乙肝动物模型实验也观察到可抑制鸭乙型肝炎病毒的复制和表达。另一种是构建一些能转录反义 RNA 的重组质粒，将这些质粒转入细胞中，转录出反义 RNA 而发挥作用。也可用脱氧核苷酸代替核苷酸，称为反义脱氧寡核苷酸，能与双链 DNA 专一性序列结合，形成三链 DNA，阻止基因转录或 DNA 复制。为了与作用在 mRNA 水平的反义脱氧寡核苷酸技术相区别，这种技术又被称为反基因技术。

但基因治疗还存在许多问题需解决，如反义核酸在体内的稳定性，以及修饰后的反义核酸有可能在体内积聚而对人体产生毒性。此外，目的基因的选择、病毒表达载体的安全性、基因转移靶细胞选择、导入方法以及治疗后如何终止导入基因的表达等还需深入研究。

（2）核酶（ribozyme）技术：核酶是一类具有特异性剪切 RNA 活性的 RNA 分子，可以序列特异性切割靶 RNA，抑制基因表达，特别是抑制有害基因表达。目前已发现了数十种核酶，有些是真核生物 mRNA 前体的内含子和核小 RNA（snRNA），另外一些则来自于植物的 RNA 病毒。

核酶是 RNA 分子，分子中保守的序列是酶活性的必要结构，而两端与底物 RNA 互补的片段则起着识别和结合底物的作用。这两段序列可以根据底物的核苷酸顺序而随意变动。因此，在基因治疗研究中，可以根据治疗的靶基因序列的特点设计和合成特定的核酶。但多数研究仍处于实验阶段，要使核酶用于临床治疗，首先要从以下几方面进行研究：①设计最佳的核酶结构；②寻找有效的导入及表达系统；③提高核酶在细胞内的稳定性；④改善和提高核酶活力。

目前已有一些使用核酶在培养细胞中干预基因表达的报道。这些被干预的基因有 HIV 的 RNA、白血病癌基因 Ha-ras 等。核酶的抑制效应明显强于反义核酸。

（3）RNA 干扰（RNA interference，RNAi）技术。RNAi 是高度特异的在 mRNA 水平上的基因沉默机制，由内源性或外源性双链 RNA（double-stranded RNA，dsRNA）诱发。dsRNA 在细胞内被切割成 21 ~ 25 nt 干扰性小 RNA（small interfering RNA，siRNA），siRNA 介导识别并靶向切割同源性靶 mRNA 分子，从而导致该基因不表达。RNAi 被发现仅短短 5 年的时间，由于其高效性和高度特异性，成为理想的细胞水平基因敲除工具，并迅速成为后基因组时代功能基因组学研究中不可或缺的重要手段。这一突破性研究进展开创了人类疾病治疗的新领域，其在艾滋病、乙肝和丙肝等病毒感染性疾病及肿瘤治疗中的应用研究最为活跃和深入，并取得了令人鼓舞的成果。

2001 年，Tuschl 研究组的突破性研究开创了 RNAi 技术治疗人类疾病的新途径，siRNA 迅速成为治疗 HIV 的新武器。在艾滋病的治疗上，RNAi 可能成为对抗 HIV 感染、复制的最有利方式。研究者针对 HIV 生活周期的不同阶段设计了多种 siRNA，针对 HIVgag、tat、rev、nef 等基因的 siRNA 可用于控制病毒复制，针对宿主细胞 HIV 受体基因的 siRNA 可用于控制病毒进入宿主细胞内，抑制病毒的感染过程。

由于 HIV 病毒基因组的复杂多样性和易突变性，单独针对某一病毒基因的 siRNA 可能无法达到令人满意的抑制病毒复制的效果，采取针对宿主细胞 HIV 受体的 siRNA 以阻止病毒进入细胞内也许更具实用价值。CD4 是 HIV 与之结合并进入宿主细胞内的主要受体，研究发现针对宿主细胞受体 CD4 的 anti-CD4 siRNA，可以有效抑制 HIV 的感染能力，并进而影响其复制水平。

RNAi 技术除用于抗 HIV 研究以外，还用于抗其他多种病毒的探索，包括乙型肝炎病毒、丙型肝炎病毒、呼吸道合胞病毒、流感病毒、脊髓灰质炎病毒等。以上研究均取得了令人欣喜的体外病毒抑制作用，但体内清除病毒的效果尚须在动物实验模型中进一步验证。总之，RNAi 技术可能会给病毒性疾病的治疗带来一场革命，但真正用于抗病毒治疗还有待进一步验证[22-24]。

八、病毒疫苗的发展方向

病毒疫苗是预防病毒感染最有效的手段。常规的病毒疫苗如减毒活疫苗或灭活疫苗在控制诸如麻疹病毒、风疹病毒、脊髓灰质炎病毒、腮腺炎病毒、乙脑病毒等流行及感染上发挥了巨大作用。但是，有些病毒还不能在体外培养或缺乏易感动物模型；有些病毒变异性大，有些疫苗株在长期传代或对人群接种中可能发生毒力回复突变，甚至有的病毒还可能存在潜在的致癌性或有免疫病理作用，因此常规疫苗不能解决所有病毒感染的防治问题。

近年来，随着分子生物学技术的不断发展，以及对病毒学、免疫学的深入了解，病毒疫苗研制的发展方向发生了很大变化，新型病毒疫苗的研制成为病毒性疾病防治的重要研究方向。理想的病毒疫苗应该具有很好的安全性、稳定性以及可以诱导机体产生特异性体液免疫、细胞免疫和局部免疫应答，并且可不受不同个体间 MHC 抗原分子限制的影响，能诱导记忆细胞产生高水平免疫效价，保持持久的免疫效果。因此，新型病毒疫苗的分子设计关键是选择理想的疫苗靶抗原，并经过合理的构建，制备成疫苗。

完整的病毒结构和非结构蛋白以及这些蛋白分子片段、基因工程重组表达蛋白和人工合成多肽均可作为疫苗靶抗原。但这种疫苗靶抗原应包括结构稳定的具有保护性 T 细胞和 B 细胞抗原表位，同时应注意避免选用含有可抑制免疫反应产生或改变免疫反应类型的抗原表位。对所选择的靶抗原，可采用化学合成、融合基因表达或抗体桥联等方法合理构建、制备成疫苗。疫苗靶抗原合理构建的目的在于改变原来抗原分子的物理性状及分子量，改变抗原的释放及呈递方式，根据需要还可复合不同的抗原成分或加入某些免疫调节分子以获得最佳的免疫效果。近几年采用 DNA 重组技术、多肽人工合成技术、裸露DNA 免疫技术等研制的基因工程疫苗、合成多肽疫苗、DNA 疫苗等，已在乙肝、HIV 感染、登革热、日本乙型脑炎等疾病中应用或在进行临床试验。新型病毒疫苗将在病毒感染的预防中占据重要地位，将成为今后病毒疫苗研究最活跃的领域。

目前，国际上病毒疫苗研究的进展主要体现在以下三个方面。

（一）重组活载体疫苗

运用无病原性或弱病毒疫苗株病毒，例如痘病毒、鸡痘病毒、火鸡疱疹病毒、伪狂犬病毒等作为载体，插入外源性保护基因，构建重组活载体疫苗。因为外源基因已是载体病毒"本身"的成分，其所引起的免疫应答常不低于完整病毒相应成分引起的免疫强度，而且各成分之间一般不发生相互干扰或排斥现象，又因可以同时插入几个外源基因，能够做到一种疫苗同时防治多种疾病，故被认为是当前最有开发和应用前景的动物疫苗。

（二）基因缺失疫苗

构建缺失某一毒力基因的所谓基因缺失疫苗，其突出优点是疫苗株不易返组而重新获得毒力，例如牛传染性气管炎病毒和伪狂犬病毒的 tK 基因缺失疫苗、猴和 HIV 的 nef 基因缺失株已构建成功。由于基因缺失疫苗株病毒的复制能力并不明显降低，其所导致的免疫应答不低于常规的弱毒活疫苗。最近构建成功双基因缺失疫苗，也就是缺失 2 个毒力相关基因，这样的疫苗株显然更为安全。基因缺失疫苗的生产工艺与相应的弱毒疫苗相同，关键是其实际应用中具有更高的安全性。因为病毒在自然状态下可能与野病毒株发生重组，或者发生核酸修补，使疫苗株原来缺失的基因恢复而重新获得毒力。

（三）基因疫苗

基因疫苗又称核酸疫苗，是将编码某种抗原蛋白的基因置于真核表达元件的控制之下，构建成重组质粒 DNA，将其直接导入动物机体内，通过宿主细胞的转录翻译系统合成抗原蛋白，从而诱导宿主产生对该抗原蛋白的免疫应答，以达到预防和治疗疾病的目的。重组质粒 DNA 在细胞内表达的多肽抗原与宿主的 MHC-Ⅰ和 MHC-Ⅱ类分子结合后，提呈给免疫活性细胞（immuno competent cell，ICC），诱导免疫反应。许多研究者将不同病原的保护性抗原基因直接导入动物体内，引起特异性免疫应答，并已在一些疾病如流感、狂犬病、乙肝、艾滋病等取得初步结果。

基因疫苗具有一些明显的优点：①基因疫苗在接种后，蛋白抗原在宿主细胞内表达，加工处理过程与病原的自然感染相似，抗原提呈过程也相同，因而可以诱导产生细胞和体液免疫；②外源基因在体内存在较长时间，不断表达外源蛋白，持续给免疫系统提供刺激，因此能够刺激产生较强和较持久的免疫应答；③基因疫苗具有共同的理化特性，因此可以将含有不同抗原基因的质粒混合起来进行联合免疫；

④质粒载体没有免疫原性，因此可以反复使用。抗原基因可以是单个基因或具有协同保护功能的一组基因，一般以 pBR322 或 pUC 质粒为基本骨架，带有细菌复制子、真核细胞启动子和 poly（A）加尾信号，有的还含有增强子。

基因疫苗可作肌肉、皮下、皮内、腹腔内和滴鼻接种。目前认为横纹肌是唯一能高效摄取并表达外源基因的组织，但是肌肉内的 ICC 很少，提呈给淋巴细胞的效率低。皮肤内具有很多 ICC，包括淋巴细胞、巨噬细胞和树突状细胞。皮肤的朗格汉斯细胞在接触抗原后能有效激活 T 淋巴细胞，因此皮内注射是最理想的接种途径。

基因疫苗的安全性一直是人们关心的问题。人们担心外源基因导入体内后，与细胞染色体基因组发生整合，从而导致细胞转化、癌变在内的种种负面后果，但迄今尚未发现有整合的证据，故作为病毒基因疫苗方面的危险性并不高于各病毒的自然感染。基因疫苗目前存在的主要问题是引发的免疫应答反应（包括体液免疫和细胞免疫）经常达不到预期水平。一个关键问题是外源目的基因真正进入细胞特别是细胞核的量非常少，不能表达出足够量的免疫原。研究者正进行这方面的探索性基础研究，希望能提高外源性基因的入核水平 [25-26]。

九、展望

随着医学技术的发展、人类生活水平的提高、生活方式的转变和老龄人口的增多，疾病谱将发生明显的变化。分子病毒学研究显示，病毒具有很强的演化、适应和产生抗药性的能力。新的病毒特别是致死性很强的病毒不断被发现，老的病毒性疾病又时有起伏，潜在威胁严重，而且病毒感染与临床各科疾病的关系日益受到重视。因此在新的世纪里，病毒性疾病仍然是威胁人类健康的重要问题，需要积极加强研究，继续寻找新的防治对策，保障人类健康。

当前，我们皮肤科临床和科研工作者及其他相关领域研究人员的工作重点包括以下几方面：

（1）切实加强病毒性疾病流行病学调查和监测，建立快速反应的监测网络系统，根据疾病的流行特点、疫情变化及时制订防疫措施。同时加强国境检疫，防止病毒性疾病的入侵。

（2）建立专业队伍，加强宣传教育，要让寻常百姓了解重要病毒性疾病的预防措施，杜绝不良的生活习惯和行为方式，制止病毒性疾病的社会蔓延及医源性传播。

（3）深入开展病毒学的基础研究。当前主要研究病毒基因组中与致病及诱发免疫应答相关的基因及其基因组复制和基因表达调控，阐明病毒致病和宿主抗病毒感染的分子机制，以达到控制和消灭一些重要病毒性疾病的目的。

（4）加强临床研究，重点是：①探讨新、老病毒性疾病新的检测方法和试剂，不断提高实验诊断水平；②研制影响病毒基因调控和抗病毒复制多环节的靶向作用的药物，以及能提高特异性免疫的治疗制剂；③加强中医中药研究，从中草药中提取有效的抗病毒成分，并研究其作用机制，发展中药制剂。

（5）免疫预防工作进一步科学化、规范化、标准化，保障人人享有高质量的免疫预防服务，同时进一步研制和发展新型的治疗和预防性病毒疫苗，预防和终止病毒感染，特别是终止病毒持续性感染。开展国际合作，控制和消灭洲际流行的病毒性疾病。

（高睿　樊建勇　杨慧兰）

参考文献

[1] Kyoung C Park, Won S Han. Viral skin infections: diagnosis and treatment considerations. Drugs, 2002, 62（3）: 479-490.

[2] Zhu H, Fohlerová Z, Pekárek J, et al. Recent advances in lab-on-a-chip technologies for viral diagnosis. Biosens Bioelectron, 2020, 153: 112041.

[3] 樊建勇，谭伟华，杨慧兰. 病毒性皮肤病的现状和分类. 中国医学文摘（皮肤科学），2017，34（1）: 3-8.

[4] Carlson JM, Schaefer M, Monaco DC, et al. HIV transmission. Selection bias at the heterosexual HIV-1 transmission bottleneck. Science, 2014, 345（6193）: 1254031.

[5] Pan SW, Li D, Carpiano RM, et al. Ethnicity and HIV epidemiology research in China. Lancet, 2016, 388（10049）: 1052-1053.

[6] Giovanetti M, Benedetti F, Campisi G, et al. Evolution patterns of SARS-CoV-2: Snapshot on its genome variants. Biochem Biophys Res Commun, 2021, 538: 88-91.

[7] Azgari C, Kilinc Z, Turhan B, et al. The mutation profile of SARS-CoV-2 is primarily shaped by the host antiviral defense. Viruses, 2021, 13（3）: 394.

[8] Callaway E. Omicron likely to weaken COVID vaccine protection. Nature, 2021, 600（7889）: 367-368.

[9] Harapan H, Michie A, Sasmono RT, et al. Dengue: a minireview. Viruses, 2020, 12（8）: 829.

[10] 张复春，何剑峰，彭劼，等. 中国登革热临床诊断和治疗指南. 中华传染病杂志，2018，36（09）: 513-520.

[11] Halstead S. Recent advances in understanding dengue. F1000Res, 2019. 8: F1000.

[12] McLean HQ, Fiebelkorn AP, Temte JL, et al. Prevention of measles, rubella, congenital rubella syndrome, and mumps, 2013: summary recommendations of the Advisory Committee on Immunization Practices（ACIP）. MMWR Recomm Rep, 2013, 62（Rr-04）: 1-34.

[13] Su Q, Ma C, Wen N, et al. Epidemiological profile and progress toward rubella elimination in China. 10 years after nationwide introduction of rubella vaccine. Vaccine, 2018, 36（16）: 2079-2085.

[14] Yee PTI, Poh CL. T cell immunity to enterovirus 71 infection in humans and implications for vaccine development. Int J Med Sci, 2018, 15（11）: 1143-1152.

[15] Leung AKC, Sergi CM, Lam JM, et al. Gianotti-Crosti syndrome（papular acrodermatitis of childhood）in the era of a viral recrudescence and vaccine opposition. World J Pediatr, 2019, 15（6）: 521-527.

[16] Chuh A, Zawar V, Law M, et al. Gianotti-Crosti syndrome, pityriasis rosea, asymmetrical periflexural exanthem, unilateral mediothoracic exanthem, eruptive pseudoangiomatosis, and papular-purpuric gloves and socks syndrome: a brief review and arguments for diagnostic criteria. Infect Dis Rep, 2012, 4（1）: e12.

[17] Brandt O, Abeck D, Gianotti R, et al. Gianotti-Crosti syndrome. J Am Acad Dermatol, 2006, 54（1）: 136-145.

[18] Cerqueira C, Schiller JT. Papillomavirus assembly: an overview and perspectives. Virus Res, 2017, 231:103-107.

[19] Doorbar J. Molecular biology of human papillomavirus infection and cervical cancer. Clin Sci（Lond）, 2006, 110: 525-541.

[20] De Clercq E. Highlights in the development of new antiviral agents. Mini Rev Med Chem, 2002, 2（2）: 163-175.

[21] Evans TY, Tyring SK. Advances in antiviral therapy in dermatology. Dermatol Clin, 1998, 16（2）: 409-419.

[22] Thaker HK, Snow MH. HIV viral suppression in the era of antiretroviral therapy. Postgrad Med J, 2003, 79（927）: 36-42.

[23] Maliar T, Balaz S, Tandlich R, et al. Viral proteinases—possible targets of antiviral drugs. Acta Virol, 2002, 46（3）: 131-140.

[24] Liu Y, Li H, Pi R, et al. Current strategies against persistent human papillomavirus infection（Review）. Int J Oncol, 2019, 55（3）: 570-584.

[25] Zhou X, Sun L, Yao X, et al. Progress in vaccination of prophylactic human papillomavirus vaccine. Front Immunol, 2020, 11: 1434.

第二章

病毒性皮肤病的流行病学

病毒性皮肤病的流行病学是用流行病学的方法研究由病毒引起的皮肤疾病的分布及其影响因素、病因及防治对策的一门科学。它是流行病学的一个分支，是流行病学的基本方法在病毒性皮肤病及皮肤病毒感染研究中的具体应用。

根据流行病学的病因概念，一切与疾病发生有关的因素均称为病因，包括致病因子（病毒）、宿主和环境。用流行病学的方法研究病毒性皮肤病的病因，既包括对病毒的研究，亦包括对与发病有关的环境因素和宿主因素的研究。

所谓研究病毒性皮肤病的分布，是指研究其在时间、地区和人群方面的分布模式，通过对分布特点的分析，可以探讨病毒性皮肤病发生或流行的原因，进而为病毒性皮肤病的预防和控制提供理论指导。

对病毒性皮肤病防治措施的研究是在病因和分布研究的基础上进行的，针对病因采取措施，并在人群中考核和评价其效果。流行病学更重视病毒性皮肤病的人群防治，因为流行病学工作的目标不仅是保护个体免受病毒的危害，还在于消除人群中的病毒性皮肤病和病毒感染。

第一节　病毒性皮肤病的分布

通过观察疾病在人群中的发生、发展和消退，描述疾病在不同时间、不同地区和不同人群中的频率与分布的现象，这就是疾病的分布。疾病的分布是一个变化的动态过程，它受病因、环境及人群特征等自然因素和社会因素的影响而变化。每种疾病都具有各自特异的、有一定规律的分布特征。

一、病毒性皮肤病的流行强度

某种病毒性皮肤病在某地区、一定时期内、某人群中发病数量的变化及其病例间的连续强度，常用散发、暴发和流行等表示。

1. 散发（sporadic） 散发是指在一个国家或地区内，某病毒性皮肤病发生的频率维持在历年的水平，散在发生的各病例间在发病时间和地点方面无明显联系。在一个特定的人群中，某病种发生很少，病例在时间和空间上没有明显的聚集性，既看不出病例间有互相传播，也看不出他们有共同的暴露，在此种情况下，亦可称为散发。尖锐湿疣、生殖器疱疹等性传播疾病由于其发病的特殊性，多表现为散发。

2. 流行（epidemic） 在一个单位或地区，某段时间内，某病毒性皮肤病发病的水平显著高于历年散发发病率水平时，称为流行。对于当地未曾发生过或多年来未曾发生过的病种，即使发生少数病例，亦算流行。而对于当地常见的疾病，一般认为发病水平超过当地15年来平均发病率的3~5倍才算流行。

3. 暴发（outbreak） 在一个局部地区或集体单位中，在短时间内突然发生相同病例增多的现象，称为暴发。这些人多有相同的传染源或传播途径。若为对共同致病因子的单次暴露，则流行过程相当于该病种的一个最长潜伏期；若为多次暴露，则流行过程可较长。

4. 大流行（pandemic） 大流行是指某病发病率水平超过该地一定历史条件下的流行水平且跨越国界、洲界的流行。在历史上，流感、天花等均曾发生过世界性大流行。

二、病毒性皮肤病的分布形式

（一）地区分布

各种病毒性皮肤病均有其特定的地区分布谱，了解其地区分布规律不仅可以帮助我们对流行或发生的病毒性皮肤病作出诊断，还可为我们制订防治对策提供依据。

在描述病毒性皮肤病的地区分布时，需先对地区进行划分。在一个国家内，常以行政区为基础，例如省、市、县、区等。在国际上，常以洲、大陆、国家为描述单位。表示不同地区疾病的分布情况时，常用该病种的发病率、死亡率的高低来说明。

病毒性皮肤病的地区分布一般表现为下述几种形式：

1. 普遍性分布 表现为普遍性分布的病毒性皮肤病有：麻疹、单纯疱疹病毒感染、EB病毒感染、柯萨奇病毒感染、埃可病毒感染、风疹、水痘。这类病毒性皮肤病在世界各地都有发生，但不同国家和地区之间有很大差异。这种地区差异主要是由社会因素造成的，例如我国沿海城市尖锐湿疣发病率较内地城市高，人口密集的城市较人口稀少的农村高。

2. 地方性分布 有些病毒性皮肤病在地区分布上表现为明显的局限性，这类疾病被称为地方性病毒性皮肤病。在地方性分布的病毒性皮肤病中，有相当一部分是由动物传播给人的，这类病毒性皮肤病又称为自然疫源性病毒性皮肤病。这些病毒以动物为宿主，不依赖于人在自然界循环，当人进入自然疫源地时可以被感染。自然疫源地的存在是自然地理条件决定的，特定的环境条件决定了特定的生物群落，特定的生物群落为自然疫源性病毒性皮肤病的存在提供了条件。例如肾综合征出血热分布于山谷林草地、水网稻田和江河湖沼低洼地内，这是由于这些地区存在大量野鼠，病毒可以通过鼠间的接触或其体外的寄生虫叮刺在鼠间传播，维持疫源性。

3. 暴发或流行时的地区分布 病毒性皮肤病暴发或流行时，病例集中于一定的地区或单位内。由食物引起的暴发，病例集中在污染食物供应的范围内。由饮水污染引起的病毒性皮肤病流行，病例集中分布于污染水源的周围。当由呼吸道传播的病毒性皮肤病暴发时，多按住宅或单位分布，病例出现明显的聚集性。

（二）时间分布

研究疾病的时间分布是描述流行病学的基本内容。通过对时间分布的分析，不仅可以对病毒性皮肤病的病因研究指明方向，还可为预防措施的制订提供依据。

根据研究目的和疾病种类的不同，对时间的划分亦不同。在研究疾病长期变异时一般以世纪、年或10年为单位；研究疾病季节性时一般以月、旬或季度为单位；研究疾病暴发或流行时，一般以时、日、周、旬、月为单位，视研究的疾病潜伏期及流行过程长短而不同。

1. 短期波动（rapid fluctuation） 短期波动的含义与暴发相近，区别在于暴发常用于少量人群，而短期波动常用于较大数量的人群。

2. 季节性 疾病每年在一定季节内呈现发病率升高的现象称为季节性。有些病毒病具有严格的季节性分布，仅发生于某几个月份，而在其他时间绝不会发生，称为有严格季节性的病毒病。有些病毒病全年均可发生，但有明显的季节性增多，例如手足口病一年中均可发生，但以夏秋季为主；肾综合征出血热全年散发，而野鼠型发病高峰多在秋冬季，从10月到次年1月，家鼠型则主要发生在春季和夏初。还有些病毒病全年均可发生，看不出流行高峰，称为无季节性病毒病，如病毒性性传播疾病等。

3. 周期性 周期性是指疾病发生频率经过相当规律的时间间隔，呈现规律性变动的状况。疾病的周期性变化多见于呼吸道传染病，在强有力的预防措施的干预下，其周期性流行可以被打破。例如，在麻疹疫苗应用前，一般每2~4年有一次麻疹流行，1965年以来，由于麻疹疫苗的普遍接种，目前这种周期性已不复存在。

4. 长期变异（secular change）或变化趋势（trend of variation） 在较长时间内，若能用固定的观察方法记录疾病的数量，则可观察到各种病毒性皮肤病都在变化。这种发病、患病或死亡数（率）的变化可能是病毒自然变异的结果，亦可能是自然或社会环境条件的变化造成的，抑或受强有力的防治措施的影响。

近年来，大多数病毒病呈现下降的趋势，但少数病毒病却有所增多，例如性病、病毒性肝炎、病毒性出血热等。艾滋病作为一种新的病毒病正在给人类造成越来越严重的危害。有些历史悠久的病毒病虽尚未消失，但由于强有力的预防措施的干预，已使其流行情况发生了根本的变化。在这类病毒病中，麻疹是最典型的例子。由于麻疹疫苗的接种，麻疹的发病大大减少，且临床表现亦以轻型、不典型者居多，并发症亦减少。

5. 暴发或流行时的时间分布 当病毒性皮肤病暴发或流行时，其时间分布模式取决于流行强度和流行过程的长短。流行过程取决于病毒病潜伏期长短和人群暴露于致病因子持续的时间以及疾病传播方式。一次暴露于污染的水或食物引起的暴发，其流行过程相当于该病毒性皮肤病的一个潜伏期，流行曲线突起、突落，无拖尾。由于持续暴露于污染的水或食物引起的流行，则流行过程较长，流行曲线上升较快，高峰持续时间久，下降亦较缓慢。通过接触和空气飞沫传播引起的流行，一般流行曲线缓慢上升，持续一段时间后再缓慢下降。经虫媒传播病毒病的流行曲线上升和下降亦较缓慢。流行高峰的高低取决于致病因子毒力强弱、暴露人数和暴露程度、疾病潜伏期的长短和人群免疫水平。

（三）人群分布

人群可以按年龄、性别、职业、民族、社会经济地位等分组，不同病毒性皮肤病侵害不同的人群。

研究病毒性皮肤病的人群分布，有助于探讨病毒性皮肤病的发病因素，并可为制定预防措施提供依据。

1. 年龄　病毒性皮肤病的年龄分布有四种类型：幼年高发型、青壮年高发型、老年高发型和幼年-高年高发型。影响病毒性皮肤病年龄分布的因素有暴露机会、免疫特点、宿主的遗传和生理特点、疾病的潜伏期、病毒的作用方式、人们的生活习惯和工作环境等。

①幼年高发型：见于以潜隐性流行为主的病毒性皮肤病，成年人由于反复隐性感染获得了免疫力，很少发病。缺乏免疫力的儿童暴露于足够数量的病毒后才发病，如各种发热性出疹性病毒性皮肤病。②青壮年高发型：主要是由于暴露机会造成的。例如病毒性性传播疾病在青壮年多发是因为该病主要通过性生活传播，此年龄组人群暴露机会多；由于母婴间也可传播，故婴幼儿也有发病。③老年高发型：如带状疱疹。④幼年-高年高发型：可能与机体的免疫特点有关。幼年时免疫力低，易发病；随着年龄的增长，免疫功能逐渐完善，到老年期免疫功能减退，发病又增多。其年龄分布曲线形成马鞍形，如单纯疱疹病毒感染等。

2. 性别　决定病毒性皮肤病性别分布的因素是暴露机会和生理特点。如肾综合征出血热在男性多发，是由于他们有更多的暴露机会。生殖器疱疹在女性多见，其发病率为男性的 6 倍，是由于女性生殖器黏膜更易损伤而引发感染。此外，孕妇感染率较一般人高 2～3 倍，且病情较严重。另有许多病毒性皮肤病在男女之间没有明显差别，例如水痘、带状疱疹、单纯疱疹、EB 病毒感染等。

3. 职业　病毒性皮肤病职业分布的差异主要是由于暴露机会造成的。例如肾综合征出血热以农民和林业工人多发；尖锐湿疣、生殖器疱疹、艾滋病等性传播疾病在性工作者、司机、经商及个体经营人员中发病率较高，是因为这些职业有更多的暴露。

4. 种族　病毒病的种族差异受遗传、生活习惯、经济发展水平等因素的影响。在美国，曾发现黑人人群比白人的单纯疱疹抗体水平高，这可能是由于生活水平的不同和活动范围差异造成的，而并非先天易感性的反映。有些资料表明，波利尼西亚人和美洲印第安人患麻疹时比高加索人、蒙古人及黑人更严重，但一般认为这可能是由于首次流行时这些人群中缺乏免疫力所致，而并不反映不同种族对麻疹病毒反应性的差异。

5. 社会经济水平　在不同社会经济水平的人群中，病毒感染和病毒性皮肤病发生的情况不同。文献报道，传染性单核细胞增多症在大学生、白领职员、年轻的医生和护士中多发，是由于这些人群有较高的社会经济水平，他们年轻时大多未受过感染。单纯疱疹病毒感染较多发生于社会经济水平较低的人群，与该病毒有关的宫颈癌亦多发于经济水平低的阶层。麻疹、呼吸道合胞病毒感染等呼吸道病毒病多发于低经济水平人群，这可能和他们居住拥挤，传播易于实现有关。

第二节　病毒性皮肤病的传播与流行

病毒性皮肤病在人群中传播和流行有其一定的规律性，只有认识这些规律，采取有效措施，才能预防和控制病毒性皮肤病的传播和流行，最后达到消灭这些疾病的目的。

一、病毒性皮肤病传播与流行的基本条件

病毒作为人体患病的病原体，从已感染者体内排出，经过一定传播途径，又侵入易感者而形成新的感染，这个过程中必须具备三个条件，即传染源、传播途径和易感者。只有这三个环节同时存在并相互联系才能形成疾病的流行过程。

（一）传染源

传染源（source of infection/reservoir of infection）是指体内有病原体生长、繁殖，并能排出病原体的人和动物，包括患者、病毒携带者和受感染动物。

病原体赖以生存的生物统称为宿主（host），包括人和动物。病毒进入宿主体内，可以有三种结果：①宿主发病死亡或自然死亡，病毒也因失去生活条件而随同死亡；②宿主产生免疫，病毒被消除；③在宿主死亡或产生免疫前，病毒在宿主体内生长、繁殖，并从宿主不同的部位排出。只有在第三种情况下，才有可能发生病毒性皮肤病的传播或流行。这种情况下的人或动物即称为传染源。

1. 人类宿主　人类宿主在病毒病的传播和流行中起主要作用。有些病毒病没有动物宿主，受到感染的人是唯一的传染源，例如麻疹、天花等。能排出病毒的人类宿主有患者和病毒携带者，像尖锐湿疣患者和病毒携带者均可传播人乳头瘤病毒。

（1）患者（patient）：在很多病毒病中，患者是重要的传染源。其传播作用的大小因不同的病程阶段和不同的临床类型而异。

病毒病的病程经过可分为潜伏期、临床症状期、恢复期三个阶段。患者在不同病程阶段传染性的大小主要取决于他们是否排出病原体以及排出病原体的数量和频度。①潜伏期（incubation period）：指病原体侵入机体至临床症状出现的这段时间。各种病毒病有其不同的潜伏期，即使同一种疾病潜伏期也有一定的波动范围，这与侵入机体内病原体的数量、毒力以及机体的抵抗力等因素有关。大多数病毒病在潜伏期间不排出病原体，故无传染性，但有些病在潜伏期末就有传染性，如麻疹、甲型肝炎等。②临床症状期：为出现该病的特异症状和体征的时期。此期患者传染性最强，起到传染源的作用最大。因为患者体内繁殖和排出的病毒最多，并有促使病毒排出的症状如咳嗽、腹泻、呕吐等；患者需要护理，增加了传播机会；有些病在此期内可经多种途径排出病毒，从而增加了传染周围人的机会。③恢复期：是机体遭受的各种损害逐渐恢复到正常状态的时期。一般来说，此期的传染性逐渐减少或消失，如麻疹、水痘等的传染性与临床症状同时消失。

病毒性皮肤病有以下不同的临床类型，在传播疾病时各有不同的流行病学意义。①典型患者：典型患者排出的病毒数量大，次数频繁，所以传染性较强，但因症状明显，易于发现与管理，因而在一定程度上限制了病毒传播的作用。②非典型患者或轻型患者：这类患者常常因症状不典型而被误诊或漏诊，或因症状轻，甚至完全无临床症状，在人群中正常活动，容易散播病毒。③慢性或迁延患者：能长期排出病毒，在治疗和管理上较困难，对疾病的传播起着桥梁作用。

总之，患者作为传染源的作用，视病毒在其体内存在时间的长短、排出数量以及散播病毒的可能性大小而不同。

（2）病毒携带者：是指无临床症状但携带并能排出病毒的人。病毒携带者可分为以下三类。①潜伏携带者（incubatory carrier）：指在潜伏期内携带病原体的人，如麻疹、水痘、乙型肝炎等。②恢复期携

带者（convalescent carrier）：指临床症状消失后，仍能在一定时期内排出病原体的人，如乙型肝炎等。一般情况下，恢复期携带状态持续时间较短，但少数人则持续时间较长，个别人甚至可延续终生。凡临床症状消失后，3 个月内仍有病原体排出的称为暂时携带者，超过 3 个月的称为慢性携带者（chronic carrier）。慢性携带者往往呈现间歇排出病原体现象，因此必须多次反复检查，至少连续 3 次阴性，才可认为病原携带状态已经消除。③健康携带者（healthy carrier）：指未曾患过疾病，但仍能排出病原体的人。这类携带者在整个感染过程中无明显症状，只能由实验室检查方法证实，如尖锐湿疣、生殖器疱疹均有此表现。

病毒携带者作为传染源意义的大小与排出病毒的数量、携带时间有关，但更重要的是取决于携带者的职业、卫生习惯、社会活动范围以及携带者所处环境的卫生水平、卫生防疫工作的质量等。

2. 动物宿主　有些病毒，除人外，动物也是宿主。动物感染病毒后有的发病，如牛感染口蹄疫病毒；有的则不发病，呈隐性感染状态，如感染肾综合征出血热病毒的啮齿动物。带有病毒的动物可通过不同方式使人感染，如饮用被感染动物的奶而发病（如口蹄疫）。

动物宿主在传播疾病中所起的作用取决于感染动物的数量、与人接触的机会以及人们生产活动、卫生条件、生活习惯、防护措施等。

（二）传播途径

病原体不仅能在宿主体内寄生，而且在长期进化过程中适应了从一个宿主转移到另一个宿主的过程，这种病原体更换宿主的过程称为传播机制（mechanism of transmission）。其过程包括排出途径、传播途径和侵入途径。

病原体从传染源排出后，除少数在排出当时直接侵入新宿主外，一般在侵入新宿主以前都需要在外界环境中依附各种有生命的或无生命的媒介物停留或长或短的时间，有些病毒需在外环境中或媒介生物体内发育或繁殖。病原体在外环境中停留或转移所经历的全过程，称为传播途径（route of transmission）。这些媒介物称为传播因素。传播途径实际上就是传播因素的组合。

病原体的排出和侵入与其在宿主体内的定位有关，往往在瞬间即可完成，而传播途径则比较复杂，一般概括为以下几种。

1. 经呼吸道传播　病毒由口鼻腔排出，以空气作媒介，再由口鼻腔进入宿主体内。

（1）飞沫传播：患者或病毒携带者在讲话，尤其在咳嗽、打喷嚏时，可从鼻腔部喷出大量含有病毒的飞沫。若易感者与患者近距离接触、谈话，可直接吸入喷射出来的飞沫引起感染，如麻疹病毒、疱疹病毒、水痘-带状疱疹病毒等多经由这种方式传播。

（2）飞沫核传播：病毒从患者呼吸道排出，较小的颗粒在空气中停留一定时间后，表层水分被蒸发，剩下蛋白质和病原体组成核。这种飞沫核可以在空气中悬浮数小时甚至更长，吸入带病原体的飞沫核引起感染，称为飞沫核传播，如流感病毒。

（3）尘埃传播：患者排出较大飞沫，落在地面或物体上干燥后成为尘埃，可重新扬起。易感者吸入含有这种尘埃的空气也可以引起感染。

2. 经胃肠道传播　粪-口途径传播也是病毒感染的常见传播方式。病毒能直接感染口咽部的易感细胞，但必须吞入含有病毒的物质，成功地抵抗胃中的盐酸和十二指肠中的胆酸，进入肠道内的易感细胞才能引起肠道传染，如肠道病毒中的埃可病毒、柯萨奇病毒和传染性肝炎（甲型肝炎）病毒。

3. 经皮肤传播　皮肤是病毒感染的第三个重要出入门户。如擦伤的皮肤可成为人乳头瘤病毒感染的入口，引起疣。有皮肤损伤如湿疹的患者感染单纯疱疹病毒、柯萨奇病毒 A16 或牛痘病毒后可发生卡波西水痘样疹。

只在那些能引起皮肤疱疹或脓疱，在裂口处释放传染颗粒的病毒，皮肤才成为出口，这些病毒有单纯疱疹、天花、水痘和牛痘病毒。某些病毒也在皮肤中存在，如风疹病毒，但因为不形成水疱，而且病毒在疾病晚期可能被抗体结合，故此时发生的皮肤损伤似乎不是重要的排出途径。实际上，抗原抗体复合物可能是发疹本身的原因，如病毒性肝炎患者中常见的各种皮肤损害等。

4. 经生殖系统传播　生殖系统在性活动时是伴侣双方的传染门户，并在胎儿通过产道时成为胎儿疾病的传染来源。各种病毒性性病包括生殖器疱疹、尖锐湿疣、艾滋病等均可通过生殖系统破损的皮肤或黏膜感染，而疱疹病毒潜伏的能力使得长期携带状态显得很突出。此外，有越来越多的流行病学、病毒学和血清学证据证明单纯疱疹病毒 2 型感染和宫颈癌之间有联系。在分娩时，新生儿可发生疱疹病毒、巨细胞病毒和风疹病毒的感染。

5. 经接触传播　包括直接接触传播和间接接触传播。

（1）直接接触：是指在没有外界因素参与下，传染源直接与易感者接触的一种传播途径，如经呼吸道、胃肠道、生殖系统的传播均可包括在内。

（2）间接接触：又称日常生活接触传播。病毒随同患者或带病毒者的排泄物或分泌物排出后，污染周围的日常生活用品，如衣服、毛巾、食物、玩具、器皿等。手起着重要作用。实际上，很多常见的病毒性皮肤病是通过该途径传播的，例如人乳头瘤病毒、小核糖核酸病毒等。

6. 经水和食物传播　许多肠道传染病、某些寄生虫病及个别呼吸道传染病可经水和食物传播。

7. 虫媒传播　指经过节肢动物叮咬吸血或机械携带而传播疾病，可分为机械性传播和生物性传播两类。

8. 血液、体液、血制品传播　见于乙型肝炎、丙型肝炎、艾滋病等。

（三）易感者

大多数病毒不能在自然界长期生长，必须侵入新宿主。但是，侵入新宿主的病毒能否寄生下去构成传播，以及传染结果所表现的轻重程度，除了同病毒本身的毒力与数量有关外，主要取决于机体状态。如机体具有充分的免疫力，病毒可被消灭，不形成传播。若机体易感，则病毒侵入后便能到达适合于其生物特性的组织生存、繁殖，构成新的传播。

人群作为一个整体对传染病的易感程度称为人群易感性（herd susceptibility）。在一个人群中，一旦有传染源输入，如果缺乏特异性免疫力的人口多，即人群易感性高，通过合适的传播途径即可引起某种疾病的流行。随着免疫人口的比例增大，一方面由于有免疫力的人不会受染发病，另一方面由于免疫者分布在传染源周围，对易感者可起到屏障和保护作用。当免疫人口达到一定比例时，可终止流行或只见散发病例。

二、影响病毒性皮肤病流行过程的因素

流行过程是指病原体从已受感染的机体排出，经过一定的途径，侵入另一易感机体而形成新的感染，

并在外环境因素的影响下不断发生和连续传播的过程。构成病毒性皮肤病的流行过程与其他传染病一样，必须具备传染源、传播途径及易感人群三个基本环节，但能否引起疾病流行及流行的范围是通过环境因素，即自然因素和社会因素对三个基本环节的作用而发生的。环境因素可促进或终止病毒病的流行过程。

1. 自然因素　自然因素包括气候、地理、土壤、动植物等。自然因素对流行过程的影响，主要反映在发病率高的地区分布和季节性升高两个方面。例如肾综合征出血热病例分布只局限在具有一定地理地形条件的地区，这可能与肾综合征出血热的传染源——黑线姬鼠活动场所的局限性有关。

2. 社会因素　社会因素包括人类的一切活动，如社会制度、医疗卫生状况、风俗习惯、宗教信仰、人口移动、卫生习惯、居住环境、生活卫生水平和文化水平等。社会因素可直接作用于病毒性皮肤病的三个流行环节，也可通过影响自然因素间接作用于三个流行环节。社会因素对流行过程可以起到促进作用，也可以制止病毒性皮肤病的产生、蔓延，以至消灭。

三、病毒性皮肤病的预防与控制

在充分了解病毒性皮肤病及其传播流行特点与影响因素的前提下，根据人们对疾病的认识水平和现有的卫生资源，并充分利用现有的科学技术和社会资源，提出有针对性的合理的控制策略。我国的基本策略是：一是坚持"预防为主"的方针；二是宏观目标与微观目标相结合；三是普遍性预防与特殊性控制相结合；四是坚持综合防治的策略。

例如对于性病、艾滋病，一方面可以对一般人群和高危人群进行有针对性的教育，在学校开展预防性病、艾滋病的教育；另一方面，通过改变个人行为和推广避孕套的使用，吸毒者不共用注射器，对医务人员进行培训等。这两方面要有机结合，以加强预防和控制性病、艾滋病的流行和发生。又如对于艾滋病的预防与控制工作，一般人群应以普遍性预防为主；而对于高危人群和感染者，则应该实行特殊性控制措施。对于麻疹和性病，除进行免疫预防外，还需要采取加强监测和健康教育等措施进行普遍性预防。

第三节　病毒性皮肤病的血清流行病学

血清流行病学（seroepidemiology）是用血清学的方法，通过测定人群血清中特异性抗体、抗原、生物化学成分及细胞免疫状态，来研究疾病或某种检测指标的分布规律，借以探讨病因，并指导预防对策及考核预防措施的效果。用血清流行病学的方法研究病毒性疾病，不仅可以正确地描述原有和新发现的病原微生物在人群中的分布特点，对病毒性疾病在人群中发生的危险性及危险人群作出估计和判断，还可以为制订公共卫生计划和拟订及修改预防接种方案提供可靠的依据。

一、血清流行病学在病毒性皮肤病研究中的应用

（1）描述不同病毒性皮肤病及不同血清型的分布。

（2）查明病毒性皮肤病的感染情况。欲了解新近感染情况可采用双份血清法，即在起病初期和发病

后 2 周左右或恢复期各采集一次血清，分别测定其特异性抗体，如果第二份血清的滴度是第一份的 4 倍或更多，则表明有新近感染存在。另外，血清中 IgM 在感染后最早出现，而且持续时间短。IgG 出现较晚且持续时间长。目前常测定 IgM 以佐证新近感染。

（3）查明人群免疫水平以预测疾病。

（4）评价病毒疫苗的预防接种效果。

（5）探索病毒病的病因。对于原因未明的疾病，可采用血清流行病学的方法探测其病毒病因。例如应用血清流行病学研究单纯疱疹病毒 2 型（HSV-2）感染与宫颈糜烂之间的关系，病例组血清中 HSV-2 中和抗体阳性检出率为对照组的 3.3 倍；宫颈糜烂组的宫颈癌的发生率，是宫颈光滑组发生率的 7 倍，从而推断 HSV-2 感染、宫颈糜烂和宫颈癌之间的关系。

（6）疾病的流行特点及传染性病毒性皮肤病传播方式的研究。

二、病毒性皮肤病血清流行病学研究的种类和方法

血清流行病学不同于个例血清学化验，而是运用血清学的方法对群体的研究。在进行研究设计时要考虑到病毒感染的血清学和流行病学两个方面的要求。由于进行血清流行病学研究所需的费用较多，因此通常是在描述性流行病学研究的基础上进行。

（一）调查的种类

根据调查目的不同，大致可将血清流行病学分为以下几类：①现况调查；②重复性横断面调查；③队列研究或纵向调查；④病例对照调查；⑤前瞻性调查。

（二）研究方法

1. 调查对象的选择　血清流行病学是以人群为调查对象。根据调查的目的不同，可选择不同的人群。例如，为了研究某病毒性皮肤病的人群免疫水平，选择自然人群；为了研究某疫苗预防接种的免疫学效果，则应选择血清抗体阴性的人群为对象；为了研究某病毒性皮肤病病后免疫的持久性，则应选择诊断明确的患者。对于自然疫源性疾病，还可按研究的目的，选择特定的动物进行调查。

2. 样本大小的确定　样本数量取决于研究目的。由于进行血清流行病学研究所需开支较大，因此，既要考虑到研究工作的质量，也要考虑到实验室的工作量和所需的费用，故样本量的选择应适量而不必过大。

3. 检验方法的选择及评价　血清流行病学的研究对象是人群，所以往往要求所采用的检测方法具有简单、快速、灵敏度及特异度高、非特异性抑制因子干扰小、对实验人员安全的优点。常用的血清学检测方法有以下几种。

（1）体液免疫的检测方法：血凝试验、反向血凝试验、免疫扩增试验、双向免疫扩散试验、免疫电泳、中和试验、补体结合试验、血凝抑制试验、间接血凝抑制试验、反向血凝抑制试验、免疫荧光试验、酶联免疫吸附试验、普通免疫球蛋白测定、免疫电镜检查、放射免疫试验、固相放射免疫试验等。

（2）细胞免疫的检测方法：淋巴细胞计数、E 玫瑰花试验、巨噬细胞移动抑制试验、皮上划痕、皮内注射及斑贴试验等。

（三）常用的血清学检测指标

1. 血清抗体滴度　血清试验中，抗体水平通常以血清滴度（或称效价）来表示，即试验呈现阳性反应时血清最高稀释倍数（终点滴度），如某人麻疹血清抗体滴度为 1∶256，即表示原血清稀释 256 倍时，麻疹血清抗体仍为阳性，而下一个稀释度即 1∶512 则为阴性。

2. 抗体阳转率　表示某一人群抗体水平时，可按该人群中抗体阳性者所占比值计算，即抗体阳转率。抗体阳转率越高，人群免疫水平越高。

$$抗体阳转率 = \frac{抗体阳性人数}{检查总人数} \times 100\%$$

3. 抗体正常临界值　任何血清学试验不论是定性或是定量，皆应有一个阳性判断标准。此标准不仅对个体作血清学诊断是必要的，对人群血清学研究也是不可缺少的。确定抗体正常临界值的方法如下：①选择一定数量的正常人为调查对象，通常应在 100 人以上；②对选定的人群要做统一而准确的测定，测定的方法、试剂、仪器都应实现标准化，误差应控制在最低限度；③估计正常值范围。

4. 半数抗体阳性价　人群抗体水平通常随年龄而增加，当某年龄或年龄组的抗体阳性率为 50% 时，该年龄（组）值即为半数抗体阳性价（若接近 50% 可用内插法推算）。人群免疫水平与半数抗体阳性价呈反比关系。

5. 抗体阳转率　此指标多用于连续性的血清学观察，如预防接种前后或某种传染病流行前后，人群抗体阳性率的变化。抗体阳转包括两种情况，即第一次检测时为阴性，第二次为阳性；第一次检测抗体时即现阳性，第二次仍为阳性，且抗体滴度≥第一次的 4 倍。

$$抗体阳转率 = \frac{T+I}{N} \times 100\%$$

式中：N 为接受两次血清检查的人数，T 为抗体由阴性转为阳性的人数，I 为抗体≥4 倍增长的人数。

（四）调查结果的统计分析

1. 几何平均滴度及标准误可信区间的计算　现以普通对数转换法为例说明几何平均滴度的计算方法。通常血清抗体滴度呈偏态分布，如经对数转换后则可按常态分布做有关统计计算。具体计算时应首先计算出对数平均滴度及对数滴度的标准误和可信区间，然后经反对数转换，即可获得几何平均滴度、标准误及可信区间。

2. 样本差别的显著性检验　在比较两个独立的人群某种抗体滴度的差异时，通常可采用 t 检验的方法及有关的非参数统计方法。

另外，血清流行病学调查数据的比较也可采用非参数统计的方法，如 Ridit 分析、顺序检验、符号检验等。

第四节　病毒性皮肤病的分子流行病学

病毒性皮肤病的分子流行病学主要是通过对造成疾病流行的病原体在基因水平上分析其特征，从分子水平阐明病毒性皮肤病在人群中分布规律和影响因素的学科，从而更准确地解决传染源、传播途径和流行病学其他问题。

一、分子流行病学在病毒性皮肤病研究中的应用

在病毒性皮肤病的流行病学研究中，分子流行病学研究的主要内容是比较病毒蛋白和核酸的不同，以阐明病毒变异和疾病流行之间的关系，并可追踪传染源，查明传播途径，研究病毒疫苗等。无论是病毒性皮肤病的散发还是流行，在传染源的确定、传播途径的判断和疾病流行规律的分析等方面，与传统的流行病学方法相比，分子流行病学都发挥了无与伦比的作用。例如，尽管传染源与接触者之间的病原体的血清学型别一致，但如果基因型不一样，就不能确切判定两者的传播关系。

（一）疾病的快速诊断及鉴别诊断

例如，EV71 是近年来研究较多的肠道病毒。EV71 和柯萨奇病毒 A 组和 B 组的一些病毒感染的主要症状都是手足口病，在临床上难以区分，而且柯萨奇 A16 往往伴随着 EV71 的流行；另外，EV71 可引起与脊髓灰质炎病毒同样的中枢神经系统症状，因此 EV71 是肠道病毒中最难鉴定的病毒之一。EV71 的常规诊断方法为利用荧光标记的特异性单克隆抗体对细胞培养病毒进行鉴定。由于需要对病毒进行分离和培养细胞，该方法费时、费力，整个过程一般需要 5 ~ 10 天时间，因此无法满足病毒流行期间同时处理大量标本的需要。而 RT-PCR 技术克服了以上缺点，已成为 EV71 快速诊断的重要手段。Chiueh 等利用多重半巢式 PCR 技术成功地在一个反应体系中鉴别了 EV71 和其他肠道病毒（包括柯萨奇 A16 和脊髓灰质炎病毒）。

魏文杰等针对巨细胞病毒、单纯疱疹病毒 1 型、沙眼衣原体、麻疹病毒、风疹病毒、细小病毒 19 和乙肝病毒、丙肝病毒、丁肝病毒等特异毒力基因，设计了三套三基因 PCR 引物，用于性传播疾病的快速诊断。

（二）传染源的追踪

判定传染来源或两人之间的传播关系应符合如下 4 条原则：① A（传染源）与 B（受染者）的接触是有效接触（暴露）；②接触发生在 A 的传染期内；③ B 的发病时间是在暴露后该病最短与最长潜伏期之间；④ A 和 B 受染致病的血清学型别一致。如今看来，第 4 条应该用基因型别来代替，而基因序列的测定与性别差异的鉴定虽然比较复杂与精细，但可靠得多。

Ou 等于 1992 年报道，有 1 例艾滋病患者没有明确的患者接触史，也不具有 HIV 感染的其他危险因素。进一步调查发现，该患者曾接受一位牙科医生的治疗，检查发现该医生 HIV 阳性，还有 6 名接受该医生治疗的患者都感染了 HIV。为确立他们之间的传播关系，Ou 等对这 7 个患者、牙科医生和当地收集到的其他 35 例艾滋病患者的血清进行 PCR 扩增，然后做核酸序列分析。结果表明，5 例患者的

HIV 与牙科医生的病毒有克隆关系，从而认为这些患者的 HIV 是他们在接受牙科医生手术时感染的。

（三）传播途径的判定

以往，疾病流行中传播途径或传播媒介的调查通常使用排除法，同时尽可能在媒介物中分离到引起流行的病原体或检测到病原学标志。近年来，分子流行病学引入了一些新的技术，如分子进化诊断（molecular evolutionary diagnosis）。

（四）疾病流行规律分析

根据抗原性及其基因结构的差异，HIV 可分为 1 型（HIV-1）和 2 型（HIV-2），其中，HIV-1 的传播能力更强。根据 HIV 遗传变异程度和遗传树或根据 gag 和 env 基因分析的结果，可将 HIV-1 划分为 M 组（Main group）和 O 组（Outline group），其中 M 组的病毒对人类健康构成的威胁较大，在全世界范围内广泛流行，主要包括 A～J 10 个亚型。其中，在北美洲、欧洲、澳洲流行的主要是 B 亚型，主要通过性行为传播（同性恋为主）及在静脉吸毒者中传播；在南美洲流行的主要是 B、C、F 亚型，主要通过性行为传播（异性恋为主）；在亚洲流行的包括 A、B（B′）、C、D、E 和 F 型，主要在静脉吸毒者中传播以及通过异性性行为传播；所有的 HIV-1 M 族亚型均发现在非洲流行，而且有些亚型到目前为止只在非洲被发现，主要通过异性性行为传播（超过 80%）以及输血和母婴传播（约各占 10%）。而根据 1996—1997 年中国首次 HIV 分子流行病学调查研究发现，我国目前流行的 HIV 毒株中泰国 B 亚型最多，约占总数的一半；C 亚型其次，约占总数的 1/3；而 E 亚型则在 10% 以上，另有少量的欧美 B 亚型（＜5%）和个别的 A 亚型和 D 亚型，未发现 HIV-2。而且上述亚型在我国呈不平衡分布，泰国 B 亚型流行区域最广，几乎见于所有调查地区；E 亚型分布范围其次，多见于西南及华南的边境和沿海地区；C 亚型则主要分布于吸毒人群较多的云南、四川和新疆 3 个地区。此外，绝大多数经输血途径感染者（98.2%）均是被泰国 B 亚型株感染的；云南的吸毒人群多数（2/3）感染了泰国 B 亚型，少数（1/3）感染了 C 亚型，而四川及新疆的吸毒人群中仅见到 C 亚型，广西的吸毒人群多数感染了 E 亚型，少数为泰国 B 亚型；在性传播人群则所有的亚型均有，但以欧美 B 亚型为主，泰国 E 和 C 亚型为辅。根据 HIV 的流行病学调查，可以分析 HIV 的流行规律，发现新的 HIV 亚型，追踪传染源，阻断 HIV 新亚型的输入及传播。此外，进一步分析 HIV 与不同传播途径之间的关系，有利于疾病的控制和防治。

二、病毒性皮肤病常用的分子流行病学研究方法

病毒性皮肤病的分子流行病学是采用分子生物学和分子遗传学的检测技术，对与人体病毒性皮肤病密切相关的病毒进行群体调查研究。该检测技术方法繁多，发展迅速，为适应群体调查大量样本的检测需要，其方法特点应为更微量、准确、快速、简便。

（一）核酸杂交

核酸杂交（nucleic acid hybridization）是基因诊断及分子生物学领域中最常用的基本技术之一。它是根据核酸碱基互补的原则，用特定已知顺序的核酸片段（DNA 或 RNA）作为探针，经特殊的标识后，与提纯或组织细胞中的靶核酸进行杂交，对其进行检测。按照杂交体系中介质的不同可分为液相杂交和

固相杂交两种。

液相杂交是指杂交过程及杂交的核酸均在液体之中，杂交后测定其放射性强度或经特殊核酸酶消化处理后行电泳分离等，包括核糖核酸酶切保护法和 RNA 酶保护分析法。固相杂交是将被检测核酸经过电泳分离后转移到固相介质上（主要为硝酸纤维素膜或尼龙膜），或将核酸直接点于膜上，甚至直接应用组织切片、细胞涂片与特殊标记的核酸探针对特异核酸片段进行检测，包括 Southern 印迹杂交法（Southern blot）、Northern 印迹杂交法（Northern blot）、斑点杂交（Spot blot）或狭缝杂交法（Slot blot）、菌落杂交法（colony hybridization）、固相夹心杂交法（Sandwich hybridization）以及原位杂交（in situ hybridization）。

根据被检测核酸与探针的类型，核酸杂交又可分为 DNA-DNA、DNA-RNA 和 RNA-RNA 杂交。

核酸杂交是基因诊断的常用方法，但作为临床常规诊断技术尚有不足，操作较繁杂，灵敏度也有待提高。最敏感的核酸探针仅能检出 $10^3 \sim 10^4$ 拷贝靶分子，多数临床标本中靶分子量远低于此限。

（二）聚合酶链反应

聚合酶链反应（PCR）是一种快速体外基因扩增技术。如体内核酸分子合成过程一样，该技术也依赖特异性寡聚核苷酸引物的引导，在 DNA 聚合酶的催化下进行核酸的合成、复制。将待扩增的模板核酸双链在高温 92 ~ 95 ℃下变性为单链，再在低的退火温度（40 ~ 64 ℃）下使合成的特异引物核酸片段与其复性，然后在适当的延伸温度（70 ~ 80 ℃）下进行引物链的延伸，即可体外合成新的互补核酸分子，迅速、特异地进行复制，可以在数小时内增加 10^6 倍，极大提高了检测灵敏度。

PCR 扩增产物的分析方法主要包括凝胶电泳分析法、核酸杂交法、限制性酶切分析法、微孔板夹心杂交法和 PCR-ELISA 法。

PCR 技术问世以来，不断创新和发展，衍生了众多适用不同目的的特殊方法，最常用的 PCR 方法有：逆转录 PCR（reversal transcription PCR，RT-PCR）、原位 PCR（in situ PCR，ISPCR）、巢式 PCR（nested primers-PCR，NP-PCR）、多重 PCR、通用引物 PCR、荧光定量 PCR（FQ-PCR）、反向 PCR（inverted PCR，IPCR）等。

（三）聚丙烯酰胺凝胶电泳分析

聚丙烯酰胺凝胶是由丙烯酰胺与双丙烯酰胺在催化剂（如过硫酰胺、核黄素等）作用下聚合而成的网状结构的凝胶。由于凝胶孔径可控，因此聚丙烯酰胺凝胶电泳（polyacrylamide gel electrophoresis，PAGE）兼有分子筛和电泳双重作用。因待测样品中各种分子的电荷不同，分子量大小或构型上有差异，因而聚丙烯酰胺凝胶电泳能将高分子化合物精确地分离和鉴定，属高分辨率电泳技术之一。所提取的特异核酸（RNA 或 DNA）片段通过聚丙烯酰胺凝胶电泳后，由于所含分子量数目不同，迁移率各异而形成各自分开的电泳带，然后通过银染色等处理形成不同的电泳图形从而进行分析。

（四）限制性片段长度多态性分析

当基因组中 DNA 序列的差异发生在限制性内切酶的识别位点时，或当 DNA 片段的插入、缺失或重复致使基因组 DNA 经限制性内切酶水解而发生片段长度改变，通过分析这种变异基因片段可推测基因结构是否有改变。这些由限制性内切酶产生的特异基因片段即限制性片段，这种在同种生物不同个体间出现不同长度限制性片段类型，称为限制性片段长度多态性（restriction fragment length polymorphism，RFLP）。

RFLP 具有极其广泛的用途，主要分析方法可将不同的样品用限制性内切酶剪切不同长度的 DNA 片段，与寡核苷酸探针应用 Southern 印迹杂交进行检测，或经 PCR 扩增后杂交，基因缺陷或变化可由杂交后显示的 DNA 带的变化来判断，并能判断基因突变的性质和位置。

（五）寡核苷酸图谱分析

寡核苷酸图谱分析（oligonucleotide fingerprinting）很有效且重复性好，任何病毒 RNA 均可用此法分析。基本原理是 RNA 经某种特殊的核糖核酸酶（RNase）消化后，产生很多大小不同的片段，这些片段经电泳后形成一个图谱，对一定结构的 RNA 表现一定的图谱。常用的酶是 RNaseT1，RNA 经此酶消化后，产生只有末端为鸟苷酸的片段，这些寡核苷酸在双向电泳中分开。双向电泳的第一向是用 pH 3.5 的缓冲液，由于寡核苷酸含有的 A、C、G、U 量不同，造成净电荷不同，在 pH 3.5 时此 4 种核苷酸的电荷差最大，故第一向电泳是由核苷酸组成不同造成的电荷差而分开的。第二向电泳是用 pH 8.0 的缓冲液，根据寡核苷酸分子量大小而分开。此法非常灵敏，甚至只有个别碱基差别也能显示出来。其方法为：首先提取 RNA，加入 RNaseT1 消化产生寡核苷酸，再进行两次聚丙烯酰胺电泳（即双向电泳），最后放射自显影检查。

（六）RNA 基因节段电泳分析

对于具有节段 RNA 基因组的病毒，可用聚丙烯酰胺电泳对其 RNA 节段进行分析，此法简单、易行、可靠。试验方法为：先分离收集病毒，提取病毒 RNA，再进行电泳。聚丙烯酰胺电泳常用来做 RNA 节段分析，电泳后的 RNA 带有硝酸银染色后进行观察和拍照。

（七）核酸序列分析

此法是最精确的基因结构分析方法，能直接测定核酸序列的异同程度。通过序列分析，可以了解核苷酸的序列，了解基因突变、缺失及对病毒的来源和变异进行研究。

（八）生物芯片技术

生物芯片是指通过微电子、微加工技术在平方厘米大小的固相介质表面构建的微型分析系统，以实现对组织细胞中 DNA、蛋白质及其他生物组分的快速、高效、敏感的处理与分析。目前，生物芯片可以分为两大类：一类是信息芯片，以 DNA 芯片为代表，还包括蛋白质芯片、组织芯片、细胞芯片等。通过将与生命相关的信息分子高度集成，来实现对基因、蛋白等生物活性物质进行高通量的检测与分析。另一类是功能芯片，即在芯片上完成生命科学研究中样品的分离、扩增、生化反应等功能，包括生物样品制备芯片、核酸扩增芯片、毛细管电泳芯片、微缩芯片等。

感染性病原体诊断芯片就是将待测病原体的特征基因片段（靶基因）固定于玻片上制成芯片，将从患者血清中抽提出病原体的 DNA 或 RNA 经扩增标记荧光后与芯片进行杂交，杂交信号由扫描仪扫描，再经计算机分析判断。

现已研制出 HIV 的基因芯片，是将 PCR 技术和核酸分子杂交完美结合，通过对 HIV 基因组分析，将该病毒的高度保守序列作为鉴定指标，可以直接对病毒病原体进行检测，极大地提高了诊断的准确性。

（齐瑞群　高兴华）

参考文献

[1] Wang D, Wang X, Geng Y, et al. Detection of enterovirus 71 gene from clinical specimens by reverse-transcription loop-mediated isothermal amplification. Indian J Med Microbiol, 2014, 32（2）: 124-129.

[2] Wang D, Coscoy L, Zylberberg M, et al. Microarray-based detection and genotyping of viral pathogens. Proc Natl Acad Sci USA, 2002, 99（24）: 15687-15692.

[3] Wang D, Urisman A, Liu YT, et al. Viral discovery and sequence recovery using DNA microarrays. PLoS Biol, 2003, 1（2）: E2.

[4] Chiu CY, Alizadeh AA, Rouskin S, et al. Diagnosis of a critical respiratory illness caused by human metapneumovirus by use of a pan-virus microarray. J Clin Microbiol, 2007, 45（7）: 2340-2343.

[5] Chiu CY, Rouskin S, Koshy A, et al. Microarray detection of human parainfluenzavirus 4 infection associated with respiratory failure in an immunocompetent adult. Clin Infect Dis, 2006, 43（8）: e71-76.

[6] Dong B, Kim S, Hong S, et al. An infectious retrovirus susceptible to an IFN antiviral pathway from human prostate tumors. Proc Natl Acad Sci USA, 2007, 104（5）: 1655-1660.

[7] Kistler A, Avila PC, Rouskin S, et al. Pan-viral screening of respiratory tract infections in adults with and without asthma reveals unexpected human coronavirus and human rhinovirus diversity. J Infect Dis, 2007, 196（6）: 817-825.

[8] Polson AG, Wang D, DeRisi J, et al. Modulation of host gene expression by the constitutively active G protein-coupled receptor of Kaposi's sarcoma-associated herpesvirus. Cancer Res, 2002, 62（15）: 4525-4530.

[9] Urisman A, Molinaro RJ, Fischer N, et al. Identification of a novel Gammaretrovirus in prostate tumors of patients homozygous for R462Q RNASEL variant. PLoS Pathog, 2006, 2（3）: e25.

第三章

病毒感染与免疫

第一节 概 述

一、人体免疫系统和抗病毒免疫应答概述

抗感染免疫是免疫系统的主要功能之一。病毒、病毒感染的靶细胞及宿主的抗病毒免疫间的相互作用决定了疾病的发展和预后，其中宿主的抗病毒免疫不仅在病毒控制中发挥重要作用，而且可影响疾病进程。免疫系统分为固有免疫和适应性免疫两部分，前者包括单核/巨噬细胞、树突状细胞、NK细胞、粒细胞、肥大细胞及参与固有免疫应答的淋巴细胞如自然杀伤T细胞（natural killer T cell，NKT细胞）等；后者则包括T淋巴细胞、B淋巴细胞及其产生的免疫球蛋白等。

固有免疫系统与适应性免疫系统在抗病毒免疫应答过程中有着很好的衔接、协作和互补关系。病毒在入侵机体形成感染的同时被机体免疫系统所识别，依次诱导固有免疫和适应性免疫应答。固有免疫的应答是即时性的，在适应性免疫系统有效发挥作用之前承担着防止病毒在体内迅速扩散的作用，是抗感染免疫过程中名副其实的"急先锋"，但固有免疫没有病毒特异性，也没有记忆效应。在病毒成功突破固有免疫防线之后，对病毒的彻底清除主要由感染后期的适应性免疫系统执行。固有免疫细胞中的抗原提呈细胞提呈抗原，迁移至引流淋巴结，经T细胞受体（T cell receptor，TCR）、B细胞受体（B cell receptor，BCR）识别后活化T、B淋巴细胞，使之分化为各种效应性CD4$^+$辅助性T淋巴细胞（Th1、Th2、Th17）、CD8$^+$细胞毒性T淋巴细胞（CTL）和浆细胞，执行特异性细胞免疫和体液免疫功能，清除病原体而终止感染。病毒感染1周之后，体液中可出现针对该病毒的特异性抗体。分泌型IgA是病毒进入宿主后在黏膜局部发挥作用的主要抗体。而当病毒扩散至全身后，IgM和IgG型抗体则更为重要。然而病毒一旦进入血液循环，仅靠抗体不可能将其完全清除。Th细胞一方面为B淋巴细胞及CTL的活化提供必不可少的辅助，另一方面也通过分泌细胞因子加强巨噬细胞的吞噬和抗原提呈功能；而CTL则能特异性地杀伤被病毒感染的靶细胞。病毒被清除后，外周循环中的特异性T淋巴细胞迅速减少，而血清中针对病毒的IgG型抗体及黏膜表面的IgA型抗体可在体内维持几个月甚至更长时间。当机体再次遭到同

一种病毒感染，记忆性 T 和 B 淋巴细胞就被迅速活化，进行更为快速而有效地应答。

通常来讲，机体产生抗感染免疫应答的最终目标有两个：①清除已经进入机体的病原微生物；②防止同一微生物的再次感染。然而，由于病毒基因突变频繁，病毒对机体的每一次感染都相当于一次在免疫应答压力下新的进化过程的开始，因此病毒在长期进化过程中发展了多种免疫逃逸机制，可诱导机体免疫耐受而引起慢性感染性疾病；而机体也因易感性不同、免疫状态和应答类型的差异，对同一病原体呈现出不同的抗感染应答结局。

二、皮肤免疫细胞概述

皮肤是一个具备免疫功能并与全身免疫系统密切相关的外周淋巴器官。机体完整的皮肤组成了抵御病原体入侵的第一道防线，而皮肤内的免疫反应主要发生在真皮。真皮内的免疫细胞包括巨噬细胞、NK 细胞、树突状细胞、肥大细胞、淋巴细胞和成纤维细胞等。皮肤免疫系统的有效性在很大程度上取决于免疫细胞与皮肤环境（例如相邻的角质形成细胞和成纤维细胞）之间密切的相互作用。

（一）巨噬细胞

巨噬细胞存在于皮肤的真皮层，需要白介素（IL）-34 才能存活。真皮巨噬细胞有两种来源，第一种是胚胎来源的祖细胞，它们在出生前定居于皮肤；第二种是来自循环单核细胞即单核细胞来源的巨噬细胞，是真皮巨噬细胞的主要来源，它们一旦到达皮肤就会成熟。产生真皮巨噬细胞的单核细胞表达淋巴细胞抗原 6C（Ly6C），并以 CCR2 依赖性方式进入皮肤。随着单核细胞成熟为皮肤定居巨噬细胞，CCR2 的表达也随即下调。真皮巨噬细胞表面高表达 CD64，该分子也被用作区分巨噬细胞与树突状细胞的标志物。CD36、DC-SIGN 和 IL-10 高表达于从健康皮肤分离的巨噬细胞，表明它们适应免疫调节表型。巨噬细胞在感染发生后可快速动员，是吞噬清除病原体的重要效应细胞。巨噬细胞和树突状细胞通过表达于内体膜上的 Toll 样受体（Toll-like receptor，TLR）和胞质中的 RIG 样受体（RIG-like receptor，RLR），识别病毒核酸成分，从而诱导炎症细胞因子和 I 型干扰素的分泌。

（二）树突状细胞

位于真皮中的树突状细胞（dendritic cell，DC）被称为真皮树突状细胞（dermal dendritic cell，dDC），是有效启动适应性免疫反应的专职抗原提呈细胞，其特征在于可表达 IL-10 和低密度脂蛋白相关蛋白 1（CD91），并刺激 B 细胞分化成为可分泌 IgM 的浆细胞。dDC 的可塑性非常强，根据其功能、亚定位和环境的不同，可产生表型多样的细胞亚群。dDC 的两种主要类型是 Langerin⁺CD103⁺ dDC 和 Langerin⁻ dDC，前者与小鼠淋巴器官中的 CD8⁺ 交叉呈递 DC 相似。dDC 的主要作用是通过有效的细胞因子和趋化因子网络参与炎症反应，从而提供针对病原体的免疫监视。根据文献报道，dDC 和组织定居巨噬细胞具有共同的前体。在小鼠中，CD115⁺LY6C⁺LY6G⁺CCR2⁺ 的炎症型单核细胞分化成为炎症型 DC，而 LY6C⁻LY6G⁻CX3CR1⁺ 单核细胞转变为活化的巨噬细胞；在人体中，炎症型单核细胞属于 CD14⁺CD16⁻ 循环单核细胞。皮肤中 DC、单核细胞和巨噬细胞形成的复杂网络保证了有效的免疫监视和高度多样化的免疫反应。

（三）肥大细胞

肥大细胞主要位于皮肤的上部分真皮，在那里它们很容易与病原体相遇并对其产生反应，从而保护机体免受侵害。肥大细胞含有组胺，传统上被称为典型的过敏细胞。而在人类的皮肤中，存在有蛋白酶含量最丰富的 TC 型肥大细胞（类胰蛋白酶阳性、糜蛋白酶阳性）。除了类胰蛋白酶外，TC 型肥大细胞还含有糜蛋白酶、羧肽酶和组织蛋白酶 G 样蛋白酶。类胰蛋白酶作用于纤连蛋白，并通过降解细胞外基质蛋白使中性粒细胞、单核细胞和淋巴细胞等免疫细胞侵入表皮。它对角质形成细胞和金属蛋白酶的激活作用进一步证实了其在免疫活性细胞激活和募集中的作用。糜蛋白酶已被证实可以吸引和激活多种免疫细胞，并通过影响 IL-1b 和 IL-18 来增强炎症反应。此外，这两种酶可通过分解几种促炎因子（如细胞因子和趋化因子）来下调免疫反应。除了通过分泌酶间接调节肥大细胞的免疫反应外，它们还通过细胞–细胞接触或分泌细胞因子影响免疫活性细胞的功能，如通过表达 OX-40L 和产生肿瘤坏死因子 -α（tumor necrosis factor-α，TNF-α），影响包括调节性 T 细胞（Treg）在内的不同 T 细胞亚群的功能。OX-40L 阳性的肥大细胞及其产生的 TNF-α 与来源于 T 细胞的 IL-6，共同为组织炎症创造了环境。肥大细胞可以通过 TLR 的表达来实现与其他细胞和病原体抗原的交流。

（四）淋巴细胞

皮肤含有不同类型的淋巴细胞，所有这些细胞在稳态和炎症反应中都很重要。人和鼠皮肤都含有 γδ T 淋巴细胞和 αβ T 淋巴细胞以及 NKT 细胞。γδ T 淋巴细胞是鼠皮肤中的主要细胞群，而 αβ T 淋巴细胞是人皮肤中的主要 T 细胞群。在小鼠和人类中，αβ T 淋巴细胞都存在于表皮和真皮中，并通过皮肤淋巴细胞相关抗原（cutaneous lymphoid-associated antigen，CLA）与 E-选择素（在内皮细胞上表达）相互作用从外周转移到皮肤，E- 选择素在炎症条件下可上调。皮肤中的 αβ T 淋巴细胞是定居记忆 T 细胞（resident memory T cell，TRM），寿命长且与循环中的记忆 T 细胞不同。皮肤中的大多数 TRM 来自抗原特异性效应 T 细胞，而这些 T 细胞因感染而渗透进入组织。有趣的是，TRM 还通过促进其他记忆 T 细胞从外周募集到感染部位来发挥哨兵样功能。目前研究最多的皮肤 TRM 是 CD8[+] T 细胞，皮肤 CD8[+] TRM 通过在组织中诱导 γ 干扰素（IFN-γ）相关的抗病毒状态而被证实对抗单纯疱疹病毒感染有效。

非传统 T 淋巴细胞：除了可与 MHC 大分子抗原肽复合物结合的 T 淋巴细胞之外，有的 T 细胞也可以识别游离的可溶性抗原或与非经典 MHC 样分子复合的非肽抗原，这些 T 细胞被称为非传统 T 淋巴细胞。皮肤中存在的非传统 T 淋巴细胞主要有 γδ T 淋巴细胞和 NKT 细胞。与 αβ T 淋巴细胞不同，γδ T 淋巴细胞在发育过程中不会经历同样严格的阴性选择，而是以波的形式从胸腺中释放出来，第一波 γδ T 淋巴细胞定居在皮肤真皮层，皮肤中的 γδ T 淋巴细胞可以在皮肤防御中发挥保护作用。

B 淋巴细胞：B 淋巴细胞在稳定状态下的皮肤中相当稀少，目前尚不清楚它们是否确实存在于皮肤中。然而 B 淋巴细胞在皮肤炎症状态中的作用已得到充分证实。人和小鼠的炎症性皮损中有一群 B-1 样细胞，它们通过整合素 α4β1 从腹膜迁移至皮肤。外周 B-1 细胞在用卵清蛋白诱导后的第一天就产生过敏原特异性 IgM 型抗体，这意味着 IgM 型抗体和过敏原之间形成免疫复合物并激活补体级联机制，最终导致 T 细胞被募集到感染的皮肤部位。

（五）固有淋巴样细胞

根据分泌细胞因子的不同，固有淋巴样细胞（innate lymphoid cell，ILC）分为三个亚群，均存在于皮肤组织中。尚不清楚 ILC1 在皮肤免疫中的作用；ILC2 可能通过诱导 Th2 应答，参与过敏性皮炎的发生；ILC3 可能诱导上皮炎症，参与银屑病的发生和发展。

（六）成纤维细胞

成纤维细胞表达模式识别受体（pattern recognition receptors，PRR），分泌细胞因子，并产生抗菌肽（antimicrobial peptides，AMPs）。真皮成纤维细胞和角质形成细胞对 PRR 信号发生反应，产生血清淀粉样蛋白 A，进而诱导各种免疫细胞产生促炎细胞因子。最近的一项研究表明，体外培养的人成纤维细胞在受到热应激时会产生大量的 TNF-α、IL-1β、IL-6、IL-8 和 IL-25 等。

第二节　固有免疫应答

机体对进入体内的外来病原体的应答包含循序渐进的三个阶段。首先出现一个快速的应答，然后进入早期诱导性应答阶段，最后出现由淋巴细胞介导的适应性免疫应答。而固有免疫作为抗病毒免疫的第一道防线，发挥重要的快速应答作用。固有免疫通过如下几种机制发挥抗病毒感染的作用：①通过其屏障、吞噬病原体、分泌炎症细胞因子等效应，于感染早期在局部有效控制病毒数量和规模，避免全身传播；②提呈病毒抗原，启动适应性免疫应答；③调节适应性抗病毒免疫。近年来，随着对固有免疫识别受体及识别机制的不断发现，对抗病毒免疫的组成、分子识别和效应机制有了许多新的认识。

一、NK 细胞

1956 年，自然杀伤（natural killer，NK）细胞被首次报道。该类细胞具有淋巴细胞形态，表达多种淋巴细胞标志，目前仅将 CD3⁻CD56⁺ 作为人类 NK 细胞的专一性表面分子。人们对 NK 细胞最初的认识是由于 NK 细胞无须抗原预先致敏就能破坏靶细胞，且其杀伤无 MHC 限制性，应答速度快，在免疫应答的早期即可发挥作用。NK 细胞与病毒感染细胞接触后，主要通过以下途径发挥细胞毒作用。

1. 抗体依赖性细胞介导的细胞毒作用（ADCC）　在病毒特异性 IgG 抗体参与下，NK 细胞通过表面 IgG Fc 受体（CD16）与特异性识别靶细胞表面抗原的 IgG 抗体结合后迅速激活，直接杀伤靶细胞。IL-2 和 IFN-γ 能明显增强 NK 细胞介导的 ADCC 作用。

2. 穿孔素 / 颗粒酶作用途径　NK 细胞组成性表达穿孔素（perforin），在细胞活化后释放出来并可在靶细胞上形成穿孔素分子聚合而成的"孔道"，使水、电解质进入靶细胞而导致细胞裂解。颗粒酶（granzyme）即丝氨酸蛋白酶，可通过破坏细胞膜或参与激活胱天蛋白酶级联反应，诱导靶细胞死亡。

3. 死亡相关受体途径　活化的 NK 细胞可表达 FasL 或 TNF-α，通过与靶细胞表面受体 Fas（CD95）或 TNFR-I 结合介导靶细胞凋亡。

二、单核 / 巨噬细胞

单核 / 巨噬细胞是机体固有免疫系统中重要的细胞组分，包括血液中的单核细胞和组织中固定或游走的巨噬细胞，它们在功能上都具有很强的吞噬作用。单核 / 巨噬细胞来源于 CD34[+] 造血干细胞，并与中性粒细胞等源自共同的髓样前体细胞。人体中单核细胞占外周血白细胞总数的 3% ~ 8%，其中一半左右储存在脾的红髓髓索中。在炎症信号的刺激下，单核细胞能从血液中进入受损的组织部位，经过一系列变化而分化成为巨噬细胞。巨噬细胞的形态和功能较单核细胞有更大的变化，细胞体积增加 5 ~ 10 倍，细胞器数量增加，吞噬功能和分泌细胞因子能力增强。

单核 / 巨噬细胞在抗病毒的固有免疫中主要执行以下功能：① 作为抗原提呈细胞，吞噬病原体并将其降解为抗原肽；②上调细胞表面 MHC 分子和共刺激分子表达，提供了 T 细胞激活所需的 MHC- 抗原肽信号和共刺激信号，促进适应性免疫应答。

三、γδT 细胞

γδT 细胞可以快速、直接地在抗病毒过程中发挥作用。当黏膜和皮下组织发生病毒或寄生虫感染时，γδT 细胞可释放细胞毒性分子如穿孔素和颗粒酶 B 等，表达 Fas/FasL 并分泌 IFN-γ，对病毒感染的靶细胞进行识别和杀伤。

四、干扰素

最初因发现病毒感染的细胞能产生一种物质，可干扰另一种病毒的感染和复制，而将该物质命名为干扰素（interferon，IFN），主要由白细胞、成纤维细胞和活化 T 细胞所产生。根据来源与结构不同，干扰素分为 IFN-α、IFN-β、IFN-ω、IFN-γ 和 IFN-λ，其中，α、β 干扰素称为 I 型干扰素，IFN-γ 称为免疫干扰素或 II 型干扰素，IFN-λ 称为 III 型干扰素。

目前已知 I 型干扰素是感染早期最重要的抗病毒细胞因子，几乎所有的细胞在遭受病毒感染后都能即刻分泌 I 型干扰素。此外，浆细胞样树突状细胞（plasmacytoid dendritic cell，pDC）是专职的天然抗病毒免疫细胞，它们通过 TLR7 和 TLR9 识别病毒来源的核酸分子后释放超量的 I 型干扰素，不但会干扰病毒的复制，还具有聚集并活化巨噬细胞的作用。表达在巨噬细胞和 DC 等固有免疫细胞内体膜上的 TLR 和胞质中的 RLR，可识别病毒核酸成分，诱导炎症细胞因子和 I 型干扰素的分泌。I 型干扰素通过与邻近细胞表面相应受体的作用，激活多种干扰素激活基因（interferon-stimulated gene，ISG）的转录而使感染和未感染细胞处于"抗病毒状态"。同时，I 型干扰素还可诱导细胞凋亡，上调 MHC- I 类分子表达，增强 NK 细胞的天然杀伤活性，综合发挥抗病毒效应。

第三节　适应性免疫应答

固有免疫系统主要通过识别微生物表面特有的多糖及脂多糖物质区别"自我"与"非我"。这种识别方式特异性较差（即固有免疫系统对不同种属的病毒会做出同样的反应），而且缺乏记忆效应。适应性免疫系统是在固有免疫系统的基础上进化的结果，这一免疫系统不仅能够特异地识别包括蛋白质分子在内的几乎所有外来抗原，对抗原刺激做出有效的体液及细胞免疫应答，还能保持长期的记忆效应（即个体在经历过某种病毒或其他病原体感染之后，再次遇到该病原体的侵袭时，即做出更为迅速而有效的应答），因此可以认为，由于适应性免疫系统的存在，每个人的免疫系统都会留下其所经历过的病原体感染以及各种免疫反应的痕迹。

适应性免疫系统在功能上的飞跃主要依赖于 T 及 B 淋巴细胞的作用。单核/巨噬细胞、NK 细胞等固有免疫细胞主要通过模式识别受体（PRR）识别病原体相关分子模式（pathogen-associated molecular pattern，PAMP）。而外周循环中的淋巴细胞则不同，主要通过表面抗原受体 TCR 和 BCR 以不同的方式进行识别。B 细胞借助 BCR 直接识别完整的抗原分子，该分子可以处于游离状态，也可以表达在细胞表面。而 T 细胞只能凭借 TCR 识别抗原提呈细胞表面由 MHC 分子提呈的蛋白质抗原片段，称为肽 -MHC 复合物（pMHC）。此外，T 细胞和 B 细胞通常识别同一抗原分子上的不同表位，分别称为该抗原的 T 细胞表位和 B 细胞表位。简言之，PRR 对 PAMP 的识别是类别相对单一的反应，而 TCR/BCR 对抗原的识别则是抗原表位对受体储备库存中带有特定 TCR/BCR 淋巴细胞克隆的一种选择。因为克隆的多样性可达 $10^7 \sim 10^{11}$ 之多，被选择出来的淋巴细胞受体对抗原的识别有很高的特异性和分辨力，而且相应的淋巴细胞克隆可长期存在，因此适应性免疫系统就具备了受体结构多样性、抗原识别特异性和免疫应答记忆性三个基本特性。

除了淋巴细胞之外，在适应性免疫系统对抗原的识别过程中，T、B 淋巴细胞受体以及主要组织相容性复合体（MHC）分子起到了关键作用，以下将对这几种分子的结构和功能进行简要介绍。

一、MHC 分子与抗原提呈

MHC 是哺乳动物基因组中多态性最为显著的一组基因，人类的 MHC 又称为人类白细胞抗原（human leukocyte antigen，HLA）。MHC 包括三类基因：第三类 MHC 基因属于非多态性基因，编码补体等分子；第一和第二类 MHC 基因为多态性基因，分别编码 I 类（MHC-I）和 II 类（MHC-II）分子。

几乎所有的有核细胞均表达 MHC-I 类分子，而 MHC-II 类分子通常只表达于专职抗原提呈细胞（antigen presenting cell，APC）（如 DC 和巨噬细胞）表面，有些非专职 APC 只有在炎症和细胞因子的作用下才会表达。MHC 分子执行两方面的功能：①结合抗原肽并将其提呈至细胞表面；②与 TCR 直接接触，使 TCR 对所提呈抗原肽进行特异性识别。

MHC 分子所提呈的抗原肽有内源和外源两条途径，内源性抗原指在宿主细胞内合成的蛋白质抗原（如在胞质内合成的病毒蛋白），而外源性抗原则指通过吞噬或者胞饮而获取的细胞周围环境中的蛋白质抗原，两种抗原均需经细胞内切酶处理为小的肽段，并具有一定序列的肽段才可能与 MHC 分子结合而被提呈。一般来说，内源性抗原肽只能被 MHC-I 类分子提呈，而外源性抗原肽只能被 MHC-II 类分子提呈。作为 αβ TCR 复合受体的 CD8 和 CD4 分子分别识别 MHC-Ⅰ类和 MHC-Ⅱ类分子相对保守的区域，因此 MHC-Ⅰ类分子只能将抗原肽提呈给 CD8+ 杀伤性 T 细胞，而 MHC-Ⅱ类分子则将抗原肽提呈给 CD4+ 辅助性 T 细胞。

二、抗体分子与 B 淋巴细胞

免疫球蛋白（immunoglobulin，Ig）又称抗体，是 B 细胞被 B 细胞抗原表位特异性刺激后增殖分化为浆细胞所产生的效应免疫分子，介导体液免疫。B 淋巴细胞占外周血淋巴细胞总数的 20% ~ 25%。Ig 可分为分泌型 Ig（secreted Ig，sIg）和膜型 Ig（membrane Ig，mIg），前者主要存在于血液及组织液中，发挥抗感染功能，而后者是 B 细胞表面的抗原受体（BCR，mIgM）。BCR 既是 B 淋巴细胞的抗原识别单位，也是其主要的表面标记分子。B 淋巴细胞通过 BCR 识别并捕获外源性抗原，然后将抗原处理并与 MHC-Ⅱ类分子一起提呈于细胞表面。当活化的 Th 细胞识别了 B 淋巴细胞表面的 MHC-Ⅱ/抗原肽时，Th 细胞通过表达 CD40L 和分泌细胞因子等，促进 B 淋巴细胞的活化、增殖和分化。B 淋巴细胞激活后，一部分 B 细胞形成原发灶，直接转化为主要分泌 IgM 抗体的短寿浆细胞；另一部分在生发中心经历抗体亲和力成熟及类别转换等过程，最终分化成为记忆 B 细胞和长寿浆细胞，介导对抗原的二次体液免疫应答和免疫记忆。

Ig 的基本结构是一个"Y"形的四肽链，由两条完全相同的重链（heavy chain，H）和两条完全相同的轻链（light chain，L）组成，重链和重链之间、重链和轻链之间以二硫键相连。两条重链和两条轻链可折叠为数个结构域。对不同特异性 Ig 分子的氨基酸序列进行比较发现，同类重链和同型轻链的近 N 端约 110 个氨基酸序列的变化很大，称为可变区（variable region，V）；其他部分的氨基酸序列相对恒定，称为恒定区（constant region，C）。而在重链和轻链的 V 区（分别称为 V_H 和 V_L）中，各有 3 个区域的氨基酸组成和排列顺序高度变化，称为高变区（hypervariable region，HVR）或互补决定区（complementarity determining region，CDR），分别为 CDR1、CDR2 和 CDR3。

Ig 分子的 V 区和 C 区分别执行不同的功能，重链和轻链的各 3 个 CDR 共同组成 Ig 的抗原结合部位，并决定抗体识别抗原的特异性，也是独特型表位的组成部分。同一种属生物体内针对不同抗原的同一类别 Ig 的 C 区氨基酸组成和排列顺序比较恒定，其抗原性相同。C 区不结合抗原，但可介导抗体的许多效应功能。

Ig 的重链有 μ、δ、γ、α 和 ε 链 5 种，由它们参与组成的抗体分子分别被命名为 IgM、IgD、IgG、IgA 和 IgE。① IgM：单体 IgM 以膜结合型（mIgM）表达于 B 细胞表面，是 BCR 的主要构成部分；分泌型 IgM（sIgM）为五聚体，主要存在于血清中，占血清 Ig 总量的 5% ~ 10%。IgM 是个体发育中最早合成的抗体，也是初次体液免疫应答中最早出现的抗体。血清 IgM 的检出表明有新近感染发生，可用于感染的早期诊断。② IgD：仅占血清 Ig 总量的 0.2%，主要分为两型，血清 IgD 的生物学功能尚不清楚；膜结合型 IgD（mIgD）是 BCR 的重要组成成分，为 B 细胞分化发育成熟的标志。③ IgG：是血清和体液中的主要抗体成分，约占血清 Ig 总量的 80%。人的 IgG 有 4 个亚类，IgG1、IgG3 和 IgG4 可通过胎盘屏障，在新生儿抗感染免疫中起重要作用，而 IgG1 和 IgG3 不仅可高效激活补体，还可与巨噬细胞、NK 细胞等细胞表面的 Fc 受体结合，发挥免疫调理和 ADCC 等作用。④ IgA：有血清型和分泌型两种，前者主要存在于血清中，仅占血清 Ig 总量的 10% ~ 15%；而分泌型 IgA 为双体，是外分泌液中的主要抗体，存在于乳汁、唾液、泪液和呼吸道、消化道、生殖道黏膜表面，参与局部的黏膜保护。⑤ IgE：在正常人血清中含量最少，血清浓度仅为 0.3 μg/ml。IgE 具有很强的亲细胞性，可与肥大细胞、嗜碱性粒细胞表面的高亲和力受体结合，促使细胞脱颗粒，释放生物活性介质，引起 I 型超敏反应。

三、T 淋巴细胞及其介导的免疫应答

T 淋巴细胞占外周血液循环中淋巴细胞总数的 65% ~ 70%。在与特异性抗原相遇之前，成熟的 T 细胞被称为初始 T 细胞，它不识别完整的抗原分子，仅识别经 APC 加工、由 MHC 分子提呈的抗原肽（peptide-MHC，pMHC），初始 T 细胞与 pMHC 结合是 T 细胞特异性活化的第一步。在抗原与其他辅助因素作用下，T 细胞活化、扩增、分化成为能清除病原微生物的细胞，称为效应 T 细胞，这一过程即为免疫应答。此过程分为三个阶段：①抗原识别阶段；②T 细胞活化、增殖、分化阶段；③效应性 T 细胞的产生及反应阶段，包括对抗原的清除及对免疫应答的调节。需要强调的是，T 细胞识别细胞表面抗原肽的同时，还需特异性地识别提交抗原肽的 MHC 等位基因分子，这一现象被称为 MHC 限制性（MHC restriction），表明只有具备同一 MHC 表型的免疫细胞之间才能发生有效的相互作用。

初始 T 细胞的激活需要双重信号。T 细胞在借助 TCR 识别与 MHC 分子结合的抗原肽之后，通过 TCR-CD3 复合体传递抗原识别信号（第一信号），以 CD28 为主的 T 细胞表面受体分子识别相应配体 B7-1 和 B7-2，传递共刺激信号（第二信号）。初始 T 细胞接受双重信号后进入激活状态，引起基因的转录和活化，表达各种膜分子并分泌细胞因子。TCR 分子分为两类，外周血中 90% ~ 95% 的 T 细胞表达 TCR2，由 α、β 两条肽链组成，而体内表达 TCRαβ 的 T 细胞是参与特异性免疫应答的主要细胞群。TCR 在识别抗原肽 -MHC 复合物时，CDR1 和 CDR2 识别 MHC 分子抗原结合槽中由 α 螺旋组成的侧壁，而 CDR3 则直接与抗原肽发生相互作用，因此决定 TCRαβ 特异性识别能力的主要是 CDR3。

外周血中成熟的 αβ T 细胞分为 CD4+ Th 细胞和 CD8+ CTL 两类，分别通过分泌细胞因子和直接杀伤靶细胞发挥效应。在免疫反应发生之后，大多数扩增的 T 细胞经凋亡而消失。少数被活化的 T 细胞变为体积较小的记忆性 T 淋巴细胞。这些记忆细胞能够在体内存活很久，如再次遇到同一抗原，它们则迅速地进入活化状态，并进一步分化为效应细胞和记忆细胞。

（一）Th1 型 CD4+ T 细胞的作用

在抗原的激发下，Th1 分泌多种细胞因子和可溶性介质，引起迟发型超敏反应（delayed-type hypersensitivity，DTH），这是单核 / 巨噬细胞浸润为主的局部性炎症。Th1 需识别 APC 上的 MHC-Ⅱ 类分子与抗原肽复合物而活化，并发生特异性克隆扩增。许多 APC 如巨噬细胞、DC 及激活的血管内皮细胞等均可参与 Th1 的活化。进入效应阶段的 Th1 细胞通过分泌多种细胞因子，使巨噬细胞和其他炎症细胞富集并活化。此外，活化的 Th1 细胞还能分泌趋化因子和细胞毒素，各种趋化因子使血流中的单核细胞黏附于血管内皮细胞，再从血管内迁移到周围组织。这一过程中，单核细胞分化为巨噬细胞并被激活，而活化的巨噬细胞吞噬并杀伤病原体，增强 MHC-Ⅱ 类分子与黏附分子的表达，成为更有效的 APC。

（二）CD8$^+$CTL 的作用

1. CTL 的产生　CD8$^+$ T 细胞是控制病毒感染最重要的 T 细胞亚群。CD8$^+$ CTL 在体内以未活化的前体细胞（CTL-P）形式存在，经抗原激活并在 Th 协助下分化发育为效应 CTL。CTL 的活化也需要双信号，第一信号来自 TCR 特异性识别靶细胞膜上 MHC-Ⅰ类分子-抗原肽复合物，第二信号来自 CTL 细胞膜表面各种辅佐分子如 CD28、CD2、LFA-1 和靶细胞表面相应配体分子（如 B7）的结合。此外，活化的 CD4$^+$ Th1 细胞分泌的 IL-2 等细胞因子，也可以作为第二信号参与效应性 CTL 的分化。Th1 协助 CTL 前体细胞（CTL-P）转化为 CTL，有可能发生在淋巴组织如局部淋巴结中。

2. CTL 杀伤靶细胞的过程　首先是 CTL 表面的淋巴细胞功能相关抗原 LFA-1 与靶细胞表面的细胞间黏附分子（ICAM-1）结合，使两类细胞相互接近，然后 TCR 识别靶细胞表面的 MHC-Ⅰ类分子与抗原肽，通过信号转导等过程，使 CTL 活化并释放细胞介质。该过程历时数分钟，依赖 Mg^{2+} 存在。在抗原介导的 CTL 活化后，LFA-1 通过构象改变而显示高亲和力，并能维持 5～10 min，然后又转为低亲和力。随着 LFA-1 与靶细胞膜表面 ICAM-1 亲和力降低，CTL 即与靶细胞分开，再作用于下一个靶细胞。在此阶段，CTL 造成靶细胞的不可逆损伤，使之发生细胞裂解或凋亡。一般此过程历时约 1 h 或更长时间，是 Ca^{2+} 依赖性的。

3. CTL 杀伤靶细胞的机制

（1）穿孔素 / 颗粒酶途径：基因敲除实验表明，穿孔素 / 颗粒酶介导的杀伤是机体抗病毒感染和杀伤肿瘤细胞的主要途径。活化的杀伤细胞识别它的靶细胞后，细胞毒性颗粒（granule）通过胞吐作用释放到杀伤细胞与靶细胞形成的免疫突触（immunological synapse）中，颗粒内容物进入靶细胞诱导杀伤作用，导致靶细胞凋亡。细胞毒性颗粒的内含物主要包括穿孔素、颗粒溶素（granulysin）以及颗粒酶蛋白家族成员。在细胞杀伤过程中，穿孔素在 Ca^{2+} 作用下发生构象变化，插入到靶细胞膜上，寡聚化的穿孔素通过在靶细胞膜上打孔介导颗粒酶进入靶细胞，诱导靶细胞的死亡。近年，穿孔素的结构已被解析，揭示了穿孔素打孔的结构基础。到目前为止，已经在人 NK/CTL 细胞中发现了 5 种颗粒酶（A、B、H、K 和 M），而在大鼠中已经发现了 8 种颗粒酶（A、B、C、F、I、J、K 和 M），小鼠中已经发现的颗粒酶更是高达 11 种（A～G、K～N）。

（2）Fas/FasL 途径介导的细胞凋亡：激活的 CTL 细胞表面迅速表达 FasL，与靶细胞表面的 Fas 结合，介导靶细胞凋亡。Fas 与 FasL 结合后即启动凋亡的信号转导途径，参与这一信号途径上游阶段的主要成分为衔接蛋白 FADD 和 caspase-8。带有死亡结构域的 Fas 相关蛋白（Fas-associating protein with death domain）简称 FADD，FADD 蛋白一旦以其 C 端 DD 和 Fas 分子的胞质区 DD 结合，即引起 N 端的 DED 与胱天蛋白酶 8 原酶（procaspase-8）分子上无活性的酶原结构因嗜同性而相互结合，caspase-8 遂由单链原酶转变成有活性的双链蛋白。caspase-8 主要通过裂解凋亡抑制物、破坏细胞结构和抑制调节蛋白功能等，对靶细胞进行"破坏"。

第四节　抗病毒的免疫应答

从免疫学角度来说，病毒作为多种蛋白质结构的复合体，各种不同的病毒蛋白均有其不同的免疫原性。此外，病毒是严格的胞内感染病原体，必须利用宿主细胞提供的原料和合成酶来复制自身。病毒首先通过宿主细胞表面的病毒受体感染细胞，复制之后以细胞裂解方式或芽生方式释放子代病毒，分别称为裂解型病毒和非裂解型病毒。不同病毒诱导的抗感染免疫不尽相同。

抗病毒免疫是病毒感染的结果，不同的免疫应答作用于不同的病毒感染状况。大多数情况下，机体的物理屏障可以阻挡病毒进入宿主体内。当物理屏障功能减弱或破坏的时候，少量病毒乘虚而入。此时，机体的免疫系统，特别是固有免疫细胞和效应分子随即识别侵入的病毒并启动免疫反应。固有免疫细胞识别病毒依赖于一类称之为模式识别受体的蛋白分子，它们通过结合"病原相关模式分子"识别侵入的病毒。尽管固有免疫系统对控制病毒的早期复制很重要，但并不能完全清除病毒，病毒的最终清除依赖于后续的适应性免疫反应。因此，机体对病毒成功的免疫防御需要固有免疫和适应性免疫应答中多种免疫细胞的参与，这些具有不同功能的免疫细胞各司其职、相互配合，最终清除病毒并建立长期的免疫保护。

一、病毒的致病机制

（一）病毒直接杀伤靶细胞

1. 杀细胞效应　即病毒在胞内复制引起宿主细胞裂解死亡。病毒复制时，其 mRNA 与宿主细胞胞质核蛋白体结合，利用胞内物质合成病毒蛋白，干扰胞内蛋白质合成，进而抑制核酸代谢，导致细胞死亡。

2. 改变细胞膜　病毒成熟以后以出芽方式释出，感染邻近细胞，引起宿主细胞膜的改变。病毒在胞内复制过程中，由病毒编码的抗原可出现在被寄生的细胞膜表面，损害周围细胞。

3. 改变病毒抗原　某些病毒可通过其抗原变异逃避机体免疫系统的攻击。在与机体免疫系统互相作用的过程中，病毒可能持续发生抗原变异，其中小幅度变异称为抗原飘移（antigenic drift），大幅度或彻底的变异称为抗原转换（antigenic shift）。当发生抗原转换时，机体内原已建立的抗病毒免疫对变异病毒株无效，从而造成病毒感染。

（二）机体抗病毒免疫应答导致宿主细胞损伤

1. 体液免疫的损伤作用　抗病毒抗体与细胞膜表面的病毒抗原结合，通过激活补体，或介导 NK 细胞的 ADCC 作用而导致宿主细胞裂解（属 II 型超敏反应）。

2. 循环免疫复合物的损伤作用　循环中的病毒抗原抗体复合物在一定条件下可沉积于某些组织的血管壁，激活补体，进一步导致组织破坏（属 III 型超敏反应）。

3. 细胞免疫的损伤作用　致敏的 CTL 和 Th 细胞与宿主细胞膜表面的病毒抗原结合后，通过直接的细胞毒作用或通过释放细胞因子导致组织细胞损伤（属 IV 型超敏反应）。

二、抗病毒感染的免疫机制

病毒是严格的胞内感染病原体，清除病毒感染依赖于固有免疫和适应性免疫的全面诱导。其中，NK 细胞的抗病毒固有免疫和 CTL 的抗病毒适应性免疫是较为关键的两类抗感染免疫作用。仅当病毒特异性 CTL 被诱导达到峰值，病毒滴度才会降至最低，实现对病毒感染的清除。

1. 抗病毒的体液免疫　机体在感染病毒或接种病毒疫苗后，能产生针对病毒多种抗原成分的各类特异性抗体。在抗病毒免疫中起重要作用的是 IgG、IgM 和 IgA。其抗病毒机制主要是中和病毒和调理作用：抗体如 sIgA 可中和及阻断病毒吸附细胞，抑制感染发生；IgG、IgM、IgA 可阻断病毒包膜与细胞膜融合；IgM 可凝集病毒颗粒；IgG、IgM 具有激活补体溶解病毒、C3b 调理和增强巨噬细胞吞噬的作用。

2. 抗病毒的细胞免疫　Th1/CTL 细胞通过分泌 IFN-γ 发挥直接抗病毒、激活 NK 细胞和巨噬细胞的作用，CTL 通过穿孔素 / 颗粒酶途径或 Fas/FasL 途径介导细胞凋亡而杀伤病毒感染的靶细胞，NK 细胞和巨噬细胞则通过 ADCC 杀伤靶细胞。

第五节　病毒免疫逃逸

虽然研究已经证实机体可以对病毒抗原产生免疫应答，但许多病毒仍能在体内进行大量复制，这表明某些病毒可通过某些方式来逃避机体免疫系统的监视，称为病毒的免疫逃逸。病毒感染机体引起疾病是病毒和机体相互作用的结果，因此病毒逃逸抗感染免疫的机制也涉及病毒和机体两方面因素，各种病毒往往综合应用多种机制逃逸并破坏免疫系统。本节主要讨论病毒因素导致免疫逃逸的机制。

一、病毒抗原变异

病毒可编码多种蛋白质从不同水平干扰宿主的抗感染机制。小幅度的抗原变异称为抗原漂移，大幅度的抗原变异称为抗原转换。病毒通过突变改变主要抗原结构如病毒包膜蛋白等，使已有的抗病毒抗体不能识别新的病毒抗原，从而逃逸机体抗体的抗病毒作用。

二、抑制被感染细胞的凋亡

被感染细胞的自发凋亡也是固有免疫防御的策略之一。一些病毒通过产生凋亡抑制剂，抑制胱天蛋白酶和 p53 等活性，阻抑被感染细胞的自发凋亡，有利于病毒的生存。

三、抑制炎症反应

（1）巨细胞病毒等可产生趋化因子受体类似物，使表达类似分子的被感染细胞免受趋化因子的作用而发生免疫逃逸。

（2）痘病毒等可通过产生分泌型细胞因子受体，如 IL-1R 和 TNFR 的类似物，抑制细胞因子与宿主细胞上受体的相互作用，中和细胞因子的抗病毒活性，也可产生类似于 TLR 的截短序列，防止 NF-κB 激活，封阻由 IL-1 或病原体诱生的炎症反应。

（3）EB 病毒等可抑制黏附分子如 LFA-3 和 ICAM-1 表达，阻止淋巴细胞黏附于被感染细胞。

（4）结合补体和抑制补体介导的细胞毒效应而发生免疫逃逸，如痘病毒可产生与 C4b 结合的蛋白阻抑补体激活经典途径，而单纯疱疹病毒与 C3b 结合后可同时抑制补体激活的经典和替代途径。

四、干扰抗原加工提呈、抑制 CTL 诱生

腺病毒、单纯疱疹病毒等可抑制 MHC-Ⅰ类分子的转录和表达，降解Ⅰ类分子，使 CTL 不能识别和杀伤被感染的细胞；巨细胞病毒通过抑制抗原转运相关蛋白（transporter associated with antigen processing，TAP）介导的抗原肽转运，使抗原肽不能与Ⅰ类分子结合，从而达到免疫逃逸。

五、抑制 NK 细胞的抗病毒杀伤功能

NK 细胞是固有免疫抗病毒感染的第一道防线，而 HIV、巨细胞病毒等可抵抗 NK 细胞杀伤。正常细胞表达的 HLA-C 和 HLA-E 等Ⅰ类分子与 NK 细胞的抑制性受体结合可阻止杀伤，而 HIV 选择性下调Ⅰ类分子表达，不仅逃避 NK 细胞的天然杀伤，同时还逃避特异性 CTL 的细胞毒性作用。

六、抑制宿主免疫应答

EB 病毒等可产生 IL-10 类似物 BCRF-1，具有抑制活性，通过抑制 Th1 的功能，减少 IFN-γ、TNF-α 和 IL-2 的产生而使病毒发生免疫逃逸。

第六节　免疫耐受

免疫耐受（immune tolerance）是指在一定条件下，机体免疫系统接触某种抗原刺激后所表现出的特异性免疫低应答或无应答状态，但对其他抗原仍保持正常的免疫应答。免疫耐受机制复杂，它与免疫应答之间的平衡与调控对于保持机体免疫系统自身稳定非常重要。

免疫耐受有几种不同分类，根据免疫系统接触抗原的时间不同，可分为先天免疫耐受和获得性免疫耐受。机体在免疫系统发育成熟之前如胚胎期接触了某种抗原，而当出生后再次遇到相同的抗原时，则表现出对该抗原的特异性无反应性，称为先天免疫耐受（natural tolerance）；当机体在胚胎期接触了某些自身组织的抗原后，对自身组织抗原无免疫应答，称为自身耐受（self tolerance）。自身耐受是维持自身稳定的重要因素，可确保免疫系统对自身组织细胞成分不产生攻击。自身耐受因某些原因遭到破坏

或终止时，就可能发生自身免疫应答或自身免疫疾病。机体在出生后或免疫系统发育成熟后，通过改变抗原性状、剂量或免疫途径等诱导产生的针对某种抗原的免疫耐受，则称为后天免疫耐受或获得性免疫耐受（acquired tolerance）。先天免疫耐受可天然形成，而后天免疫耐受多为病原感染或人工诱导形成的。

一、免疫耐受形成的条件

免疫耐受的形成主要取决于抗原（耐受原）和机体两方面的因素。

（一）抗原因素

抗原本身的理化特性、剂量、免疫途径等是决定能否诱导耐受建立的重要因素。通常，小分子、可溶性、非聚合单体物质（如非聚合的血清蛋白、多糖、脂多糖等）以及与机体遗传背景接近的抗原常为耐受原，易诱发免疫耐受。抗原和免疫细胞或免疫活性细胞接触越全面，免疫耐受性的发生就越彻底。

抗原形成耐受性的难易程度与抗原进入机体的方式有关，经口服和静脉注射抗原最易诱导免疫耐受，皮下及肌内注射则易诱导免疫应答。过高或过低的抗原剂量均易引起免疫耐受，这种因抗原剂量太低或太高引起的免疫耐受，分别称为低带耐受（low zone tolerance）或高带耐受（high zone tolerance）。

另外，抗原分子中抗原表位的数量和结构可影响免疫耐受的诱导和维持。抗原变异可使野生型抗原诱导的免疫应答不能与变异的抗原作用，同时，有些变异的抗原虽然可与 T、B 细胞表面的抗原受体结合，但不能传递免疫细胞活化的第一信号，从而使机体对变异的抗原也产生免疫耐受。这些现象在丙型肝炎病毒、HIV 等易发生变异的病毒感染中可见。

持续存在于体内的抗原易导致免疫耐受并可维持较长的时间。由于机体不断产生新的免疫活性细胞，持续存在的耐受原可使新生细胞保持必要的耐受状态。有生命的耐受原（如自身细胞、某些病毒、细菌等）可长期在体内存在，故已建立的免疫耐受不易消退；而无生命的耐受原在体内降解较快，故免疫耐受维持的时间短，需要多次重复给予才能维持耐受。

（二）机体因素

除了抗原因素之外，机体的免疫功能状态、免疫系统发育成熟程度以及遗传背景等在很大程度上也影响免疫耐受的形成和维持。

机体的免疫系统功能成熟程度是影响耐受形成的主要因素。胚胎期或新生儿期个体的免疫系统不成熟，未成熟的免疫细胞较成熟者易诱导免疫耐受，而免疫功能成熟的成年个体则不易致耐受。

动物的种属与品系也影响耐受性的形成，免疫耐受诱导和维持的难易程度随动物种属不同而异，而同一种动物的不同品系，诱导其耐受性的难易程度也不同。

单独应用抗原难以诱导健康成年个体产生耐受，而联合照射、抗淋巴细胞血清（antilymphocyte serum，ATG）、抗 T 细胞抗体（抗 CD4、CD25 抗体）、环孢素 A 等免疫抑制剂可人为破坏已成熟的免疫系统，造成类似新生期的免疫不成熟状态，此时淋巴器官中重新形成的未发育成熟的淋巴细胞能被抗原诱导建立持久的免疫耐受。

二、免疫耐受的机制

研究表明，机体可通过以下三种方式作用于自身反应性淋巴细胞，防止其对自身抗原的免疫应答。①克隆清除：是指由骨髓而来的前 T 细胞在胸腺皮质经历阳性选择后，发育至表达功能性抗原识别受体的 TCR-CD3 阶段，TCR 与微环境中如巨噬细胞、DC 等细胞接触，凡能识别这些 APC 所携带的自身抗原 -MHC 复合物，并呈高亲和力结合的 T 细胞，则启动细胞程序性死亡而被淘汰；②克隆流产：指骨髓 B 细胞发育早期，若前 B 细胞在发育为成熟 B 细胞之前接触抗原，则 B 细胞发育终止；③禁忌克隆：表示免疫系统在其发育早期或胚胎发育阶段接受抗原刺激，不但不能使其发生克隆性增生，相反会禁闭而成为禁忌克隆（forbidden clone）。当该个体出生后接触同一抗原时，则表现为对该抗原的无反应性，即先天免疫耐受。特异性淋巴细胞克隆接触抗原后不发生克隆扩增，反而被抑制的现象，即为禁忌克隆。

（一）免疫耐受性的细胞基础

现已证明，T 细胞和 B 细胞均可处于免疫耐受状态，但其产生耐受性的情况有所不同。对于胸腺依赖性抗原而言，抗体的产生需要有辅助性 T 细胞的辅助作用，而低剂量的抗原只能引起 T 细胞的耐受，不能表现辅助功能，此时 B 细胞虽有免疫应答功能，但无法产生抗体。这一现象可用于解释机体对一些极微量的自身抗原不产生抗体的原因。若在某些情况下提供了另外的 Th 细胞，则可使已产生耐受的机体重新产生抗体。

（二）胸腺 T 细胞对自身抗原免疫耐受的机制

1. 胸腺内免疫耐受机制（中枢性免疫耐受机制）　胸腺属于中枢性免疫器官，是 T 细胞发育和成熟的主要场所。淋巴干细胞进入胸腺后，在胸腺上皮细胞（thymus epithelial cell，TEC）构成的微环境支持下，完成双阴性、双阳性和单阳性的发育过程。表达 $CD4^+CD8^+$ 双阳性的胸腺细胞在完成阳性选择后继续发育为 $CD4^+$ 或 $CD8^+$ 单阳性细胞，上调表达 CCR7，在胸腺髓质区上皮细胞（medullary thymic epithelial cell，mTEC）分泌的 CCL19 和 CCL21 的趋化下，迁入髓质。mTEC 可以表达多种与胸腺功能毫不相干的外周组织限制性抗原（tissue-restricted antigen，TRA），或称为外周组织抗原（peripheral tissue antigen，PTA），包括胰腺、腮腺等外周组织特异表达的基因（如唾液腺蛋白 1、脂肪酸结合蛋白）等。这种异位基因的表达受到自身免疫调节因子 Aire（具有转录活化潜能的 DNA 结合蛋白）的控制，TRA 在 mTEC 中的异位表达主要是由 Aire 所驱动，髓质区上皮细胞能够直接或经由 DC 把这些自身抗原提呈给 $CD4^+$ 或 $CD8^+$ 单阳性细胞，诱导自身反应性细胞凋亡，在阴性选择中起重要作用。

2. 胸腺外自身免疫耐受机制（外周性免疫耐受机制）　机体可通过多种机制对进入外周的自身反应性 T 细胞发生作用，从而维持自身免疫耐受状态。

（1）克隆忽略和克隆失能：克隆忽略（clone ignorance）系指机体有自身抗原的存在，但自身反应性 T 细胞和自身反应性 B 细胞不仅未察觉，还与相应的自身组织抗原共存，不引起自身免疫应答。克隆失能（clone anergy）是指在外周免疫器官中，成熟的 T、B 细胞不能对相应的特异性抗原产生免疫应答，发挥相应的免疫效应。克隆失能的核心是 T、B 细胞不能被有效活化，因此凡是导致 T、B 细胞不能完全活化的因素均可使 T、B 细胞克隆失能。

（2）抑制性细胞调节机制：免疫系统通过多渠道正、负反馈调节将免疫应答控制在适当强度之内，避免自身免疫损伤，维持内环境稳定，如免疫调节细胞或抑制细胞的作用。这类细胞在免疫耐受的形成，特别是免疫耐受的稳定中发挥重要作用。

静息状态下，Treg 细胞占外周 T 细胞总数的 5% ~ 10%，它们绝大多数来源于胸腺，被称为 nTreg，主要为 $CD4^+CD25^+$ T 细胞，被认为是调节性 T 细胞的典型，具有抑制自身免疫性 $CD4^+CD25^+$ T 细胞增殖的作用，在诱导免疫耐受中具有重要作用。可能的机制有：①直接与靶细胞接触发挥抑制作用，分泌 IL-10 和（或）TGF-β 也可能是发挥作用的机制之一；② Treg 细胞可下调靶细胞 IL-2Rα 链表达，进而抑制靶细胞的增殖；③通过抑制 APC 的抗原提呈功能，使 T 细胞得不到足以活化的刺激信号。

B 细胞在免疫系统中执行多重功能，包括抗原提呈、分泌抗体及各种细胞因子，也发挥重要的免疫调节功能。具有调节功能的 B 细胞称为调节性 B 细胞（regulatory B cell，Breg），是近年来发现的一类具有免疫抑制功能的 B 细胞亚群。Breg 既可以通过分泌抑制性细胞因子（IL-10、TGF-β 和 IL-35 等）抑制免疫反应，也可通过细胞膜表面负调控分子（FasL、GITRL 和 PD-L1 等）发挥调节免疫应答的作用。

调节性树突状细胞（regulatory dendritic cell，DCreg）是一群可以抑制免疫反应、诱导并维持免疫耐受的细胞。它们可以与调节性 T 细胞（Treg）相互作用，协同调控体内免疫应答的强度、范围和持续时间。

髓源性抑制细胞（myeloid-derived suppressor cell，MDSC）是一群来源于骨髓祖细胞和未成熟髓细胞的细胞群。它们一方面通过表达高水平的精氨酸酶 1（arginase I，ARG-1）、诱导性一氧化氮合酶（inducible nitric oxide synthase，iNOS）等，抑制 T 细胞介导的特异性抗肿瘤免疫和 NK、巨噬细胞介导的非特异性抗肿瘤免疫；另一方面，MDSC 可表达多种促血管生成因子，如 VEGF、碱性成纤维细胞生长因子（basic fibroblast growth factor，bFGF）和基质金属蛋白酶（matrix metalloproteinase，MMP）等。这些因子能够直接促进肿瘤血管的形成，发挥免疫抑制和诱导免疫耐受的作用。

（3）免疫分子的负调节机制：在免疫应答过程中，受抗原刺激活化的免疫细胞表达新的膜蛋白分子（CD95L、CTLA-4 等）或分泌一些细胞因子（TNF、LT、TGF-β 等），在增殖分化、发挥效应功能的同时，可诱导活化的免疫细胞凋亡或功能抑制，进而负调节免疫应答，对维持体内免疫平衡具有重要意义。APC 表达多种黏附分子，APC 与 T 细胞之间的黏附分子与相应配体或受体结合，产生第二活化信号，发挥协同刺激作用，在促进 APC 与 T 细胞结合的同时，进一步激活 T 细胞，使之增殖而发挥免疫效应。若仅有第一信号而无第二信号刺激，将导致 T 细胞无能。此外，免疫细胞信号转导中蛋白质磷酸化和去磷酸化的反馈调节、免疫细胞抑制性受体（如 CTLA-4、PD-1、FcγR Ⅱ-B 等）及免疫细胞自噬的调节等均在外周免疫耐受的建立中发挥重要作用。

（三）B 细胞对自身抗原免疫耐受的机制

在未成熟 B 细胞阶段，发育中的 B 细胞表面第一次表达功能性的 BCR 复合物。当它们遭遇自身抗原时，若所表达的 BCR 能与自身抗原呈高亲和力结合，则可能导致细胞凋亡和克隆清除，这与自身反应性 T 细胞克隆清除的机制类似，同样在骨髓 B 细胞免疫耐受中发挥重要作用。但另有部分自身反应性 B 细胞在受到自身抗原刺激后，还可能重新启动免疫球蛋白基因重排，重排另外一个轻链位点，产生具有新 BCR 的 B 细胞克隆，不再对自身抗原产生应答，称为"受体编辑（receptor editing）"。受体编辑相当常见，可在多达 25% 的 B 细胞中检测到。受体编辑涉及的主要是轻链，但偶尔也涉及重链。正常情况下，受体编辑仅限于骨髓中未成熟 B 细胞，这可能与骨髓微环境所提供的某种独特信号有关。与克隆清除不同，受体编辑使 B 细胞有机会进行自我修正，避免凋亡的命运，整体提高 B 细胞的产生效率。同时，这一机制也进一步增加了 BCR 的多样性。

三、病毒引起机体免疫耐受性的特点

（1）与蛋白抗原不同，病毒可以发生复制，因此根据复制中产生的多种抗原，机体可产生对多种抗原不同程度的免疫耐受。一般认为可溶性抗原因其不易被巨噬细胞所捕获，但可经血液循环散布至免疫器官，因此被称为易耐受原。

（2）病毒可侵入免疫器官、组织或细胞，可因感染的免疫器官、组织或细胞的成熟与分化情况不同，产生不同的免疫应答或免疫耐受。

（3）由于病毒感染是胞内感染，消除持续性病毒感染主要是通过 CTL 或其介导释放的细胞因子发挥作用，因此多数病毒诱生的免疫耐受主要是 T 细胞水平的耐受。

第七节　病毒的干扰现象

病毒感染机体后，对机体的各方面造成干扰，影响机体的功能。主要表现在两个方面：一是干扰机体的免疫系统，导致机体免疫反应低下，是病毒致病的重要机制之一；二是病毒感染宿主细胞后，在宿主细胞内进行复制，影响宿主细胞和功能，破坏宿主细胞的结构，导致其发生病理性损害。

一、病毒感染对宿主免疫功能的干扰

感染与免疫是一对相互矛盾的统一体。一方面，病毒感染机体后可诱发免疫应答而清除病毒；另一方面，病毒又可以干扰机体的免疫应答，引起机体的免疫性损伤，导致疾病发生。

病毒感染可导致机体的免疫功能部分或全部丧失。免疫反应低下是指机体对某些抗原的免疫应答能力低于正常水平，其机制包括：①免疫抑制，即机体对某一或某些病毒的特异或非特异性免疫功能的丧失或无能；②免疫耐受，指机体对某一或某些特定的病毒或其抗原不能产生相应的免疫应答；③免疫麻痹，指机体对所有的异体抗原均不能产生特异性免疫应答。

（一）病毒感染导致免疫应答低下的机制

病毒感染导致免疫反应低下的机制涉及病毒本身对免疫系统的干扰及其编码蛋白对免疫应答调控的影响。

1. 病毒感染破坏免疫细胞的功能　许多病毒包括 DNA、RNA 以及逆转录病毒，均可感染机体、破坏细胞，导致免疫细胞的生物学特性发生改变和功能异常，甚至出现细胞的死亡。

2. 下调免疫反应分子的表达 如麻疹病毒可抑制细胞膜表面 MHC 分子的合成及表达；在 EB 病毒介导的 Burkitt 淋巴瘤细胞表面，发现细胞黏附分子的表达水平显著降低，因此降低了 T 细胞与其结合的能力，影响 CTL 对这类细胞的识别、杀伤及清除。

3. 产生病毒因子 病毒因子为一类病毒基因编码的蛋白，主要通过破坏机体的固有及适应性免疫而增强病毒的毒力，其作用机制包括：占据 MHC-I 类分子，抑制 CTL 的作用，抑制抗体介导的细胞毒作用，抑制细胞因子的作用，抑制补体激活以及抑制分子识别过程中的信号转导等。

4. 诱导抑制因子 研究发现，部分 $CD8^+$ T 细胞为具有免疫抑制功能的细胞。某些病毒感染诱导的免疫反应低下可能与抑制性细胞的激活有关。

（二）病毒感染导致免疫应答低下的结果

1. 病毒的持续性感染 免疫系统被感染病毒干扰后免疫力低下，机体消除病毒的能力降低，导致病毒在机体中持续存在。

2. 重叠感染的发生 免疫反应低下时，常常伴随其他病原微生物的重叠感染，如 HIV 感染后重叠细菌感染。

3. 免疫反应低下 某些病毒感染导致机体免疫反应低下，机体对常规疫苗及其他的主动免疫不发生反应，造成疾病预防和治疗上的困难。

二、病毒感染对宿主细胞的干扰和影响

病毒感染对宿主细胞的影响主要包括对宿主细胞形态及其生物大分子合成的干扰。

（一）病毒引起的细胞形态学改变

病毒感染宿主细胞和在宿主细胞内复制，经常会引起宿主细胞在形态学上发生多种病理性改变，如细胞变圆、细胞裂解、形成包涵体以及诱导细胞融合形成巨核合胞体。

1. 病毒感染引起细胞死亡 病毒对细胞的损害作用因病毒不同而有明显的差别。某些病毒如痘病毒和小 RNA 病毒等可呈现高度的杀细胞作用，其病毒在感染细胞后迅速增殖，使宿主细胞因代谢障碍而死亡，同时释放出大量的成熟病毒粒子。但也有一些病毒在细胞内复制时并不严重影响细胞的生命活动，被病毒感染的细胞仍可增殖，并且病毒常可由亲代细胞传递给子代细胞。这些被感染细胞的基本代谢功能尚未受到严重破坏，其病毒粒子是以"出芽"的方式释放或者通过细胞分裂和增殖的方式进行传播，病毒与细胞之间的这种关系称为稳定态感染。某些病毒还可使细胞发生融合，这类病毒有时也被称为细胞融合性病毒或合胞病毒。

病毒感染细胞后的继发反应主要是由细胞的蛋白酶和其他水解酶自身消化引起的，如在病毒感染过程中，溶酶体膜渗透性增加，溶酶体内的酸性水解酶大量释出，导致细胞组分被消化。

病毒感染细胞以后，宿主细胞的抗原成分特别是膜表面抗原发生改变，这类新抗原通常是病毒特异性的，是病毒自身编码合成的蛋白质嵌入到细胞膜上的结果。但是有的新抗原并不是病毒的结构成分，而是病毒诱导宿主细胞编码的蛋白质。这种改变了抗原性的细胞往往成为宿主免疫系统攻击的靶点，进而诱导产生相应的抗体和补体，使细胞发生溶解。

2. 病毒包涵体的形成　病毒在感染宿主细胞后，其宿主细胞胞质或胞核内有时会出现一种光学显微镜下可见的特殊染色区域，称为包涵体。病毒包涵体常因病毒不同或所感染细胞的不同而表现出独特的形态和染色特性等。不同病毒感染引起的包涵体在组成上可能有所不同，某些包涵体主要由病毒粒子构成，而另一些包涵体则主要是细胞在病毒感染过程中的反应产物。从某种意义上说，包涵体是某些病毒感染宿主后产生的细胞病理学特征，这种特征具有一定程度的种属性。病毒的不同以及它所感染的宿主细胞种类和功能状态的不同，均可影响到包涵体的生成。

3. 病毒诱导细胞融合　一般认为细胞融合是病毒在感染细胞后产生的一种伴随现象。细胞融合的发生不仅决定于病毒和细胞的种类，而且受病毒感染的数量、温度和环境中离子强度等条件的影响。病毒诱发的细胞融合是对细胞生命活动的一种破坏作用，因为融合的细胞大多丧失了功能，最终发生死亡。

4. 病毒导致细胞转化　一些动物的肿瘤病毒可引起细胞转化，这些被肿瘤病毒转化的细胞往往具有癌细胞的生物学特性和行为。关于肿瘤病毒引起细胞转化的机制，一方面可能是由于病毒癌基因高度表达，另一方面可能是由于病毒基因组在宿主细胞染色体 DNA 上的插入和整合激活了细胞癌基因的表达。

（二）病毒对宿主细胞生物大分子合成的干扰

病毒感染宿主细胞后，既可以干扰宿主 DNA 复制，也可以影响宿主基因的转录和蛋白质的合成，而对细胞 DNA 复制和基因转录的抑制，往往也继发性地导致了宿主蛋白质合成的终止。

不同病毒对宿主蛋白质合成的抑制程度和时序有所不同。有些病毒如疱疹病毒可以很快地关闭宿主蛋白质的合成；其他一些病毒如痘病毒的抑制作用则是循序渐进的，这些病毒往往随着病毒 mRNA 的合成而增加，逐渐取代了宿主的 mRNA。

病毒的 mRNA 可以编码合成病毒基因组复制及病毒粒子组装所需要的酶和蛋白质，有的病毒可以直接以基因组 RNA 作为 mRNA，而有的病毒则需首先由其基因组转录形成 mRNA，才能进一步翻译合成病毒蛋白。病毒基因组的转录是由 RNA 聚合酶催化的，有的病毒粒子携带有自身编码合成的 RNA 聚合酶，有的病毒转录则完全依赖于宿主 RNA 聚合酶。然而，如果病毒转录利用的是宿主 RNA 聚合酶，那么在某种特定机制的作用下，宿主 RNA 聚合酶不仅能够由针对细胞基因的转录转变为针对病毒基因的转录，还能提高病毒基因的转录水平。

第八节　免疫病理

非杀伤细胞的病毒感染宿主细胞后，尽管不直接杀伤和破坏宿主细胞，但这类病毒可长期持续存在于宿主细胞内，最终仍可导致宿主细胞功能的改变甚至发生死亡。更为严重的是，非杀伤细胞的病毒在感染细胞后，可通过免疫抑制及免疫损伤作用改变机体的免疫应答，造成机体产生免疫病理改变，导致疾病的发生[1]。

一、病毒感染的免疫病理改变

1. 免疫抑制 病毒可直接感染免疫细胞或下调免疫分子的表达，或通过编码病毒因子、竞争性抑制细胞因子及其受体等发挥抑制作用。

2. 免疫损伤 免疫应答所造成的免疫损伤是非杀伤细胞的病毒致病的主要机制，此过程既可通过特异性体液免疫或细胞免疫途径介导，也可由非特异性免疫因子导致。

二、免疫病理的产生机制

病毒感染导致的免疫病理反应包括多种不同性质的病理改变，因此，病毒免疫病理的发生机制也涉及许多不同的因素。

（1）病毒感染引起的免疫抑制，如导致病毒的慢性感染及多重感染等。

（2）病毒的特异性非中和抗体及抗体依赖的增强作用（ADE），增强了病毒的致病性。

（3）交叉抗体反应导致自身免疫病，如某些病毒与细胞蛋白，尤其是细胞骨架蛋白之间存在一定程度的同源性，因此抗病毒抗体可交叉结合细胞蛋白。

（4）病毒编码蛋白表达于细胞膜上形成靶抗原，特异性抗体与之结合后通过 ADCC 作用或激活补体杀伤感染细胞，特异性 CTL 也可识别这些膜抗原，进而发挥杀伤作用。

（5）病毒抗原与抗体结合形成免疫复合物，免疫复合物沉积于小血管壁，特别是具有滤过作用的基底膜，导致免疫复合物病的发生。

（6）激活补体，直接损伤被感染细胞，或通过补体激活过程中产生的各种肽类物质引起炎性反应。

（7）诱导炎症介质如 IFN、TNF 等释放，造成局部及全身反应。

（8）增强细胞膜表面 MHC 分子的表达，促进 CTL 的杀伤作用[2]。

三、病毒与自身免疫反应

病毒引起的自身免疫机制非常复杂，一种病毒可引起多种自身免疫性的病理生理变化，而不同病毒又可引起相同的自身免疫症状。此外，病毒可通过"打击后逃脱"的方式引起自身免疫性疾病，或以潜伏和持续感染的形式致病。机体感染病毒后发生自身免疫的机制包括以下几方面。

（1）多克隆 B 细胞被激活：多克隆的 T 细胞和 B 细胞活化因子被认为是自身免疫性疾病的启动因素之一，特别是在系统性自身免疫性疾病中的作用更为明显，许多病毒分子可作为 B 细胞活化因子辅助激活 B 细胞而产生抗体。

（2）嗜淋巴性病毒侵入淋巴细胞：研究表明，大量自身免疫性疾病患者的血清中存在抗自身淋巴细胞的杀伤性 T 细胞和杀伤性因子，造成对 T 细胞的损害。

（3）免疫系统失调导致产生抗淋巴细胞抗体：某些病毒可破坏机体正常的自我耐受机制，导致免疫系统功能失调而发生自我破坏。

（4）病毒感染 CTL 细胞，进而影响其功能。

（5）病毒与正常组织器官之间存在交叉抗原，机体免疫系统在清除病毒分子时产生交叉抗体。该抗体作用于病毒的同时，也对正常细胞造成损伤。

（6）病毒通过影响 HLA 的表达，改变宿主抗原，导致出现新的抗原^[3-4]。

（元慧杰　陈宏翔）

参考文献

[1]　Matejuk A. Skin Immunity. Arch Immunol Ther Exp（Warsz），2018，66（1）：45-54.

[2]　Nguyen AV, Soulika AM. The dynamics of the skin's immune system. Int J Mol Sci, 2019, 20（8）：1811.

[3]　周光炎. 免疫学原理. 4 版. 北京：科学出版社，2018.

[4]　曹雪涛. 免疫学前沿进展. 4 版. 北京：人民卫生出版社，2017.

第四章

致皮肤病病毒的分类及主要病毒特点

目前，传染病在世界范围内有重新肆虐的趋势，病毒性传染病尤甚。新冠肺炎疫情暴发以来，病毒性传染病引发了世界各国的强烈关注。病毒是最小的微生物，它由衣壳和包含在内的核酸（RNA 或 DNA）组成。病毒可引起很多全身性传染病，小部分以产生皮肤黏膜病变为主。能够引起系统性感染的病毒多经由吸入、直接接触等方式，通过黏膜进入人体内。皮肤作为人体最大的器官以及人体与外界接触范围最广的门户，搔抓、外伤等常导致皮肤屏障功能受损，进而为病毒入侵制造了机会[1]。

病毒通过受体附着于细胞表面，而后通过内吞作用进入细胞内。在一些全身性的病毒感染中，病毒离开血管时就会造成皮疹，目前已确认了几种不同类型的皮肤损伤。当真皮发生炎症反应，且感染的区域局限在血管内或血管周围时，就会产生斑疹和丘疹。当病毒从毛细血管扩散到皮肤的表皮层时会产生水疱和脓疱。病毒感染也可以造成口腔和咽喉内黏膜组织损伤。黏膜组织的表面湿润，因此黏膜组织上的水疱比皮肤上的水疱更容易破裂。

病毒复制时对细胞的破坏是造成损伤的首要原因。进入细胞后，细胞内的酶对病毒衣壳进行清除或破坏，使核酸得以暴露出来。下一阶段则进入了病毒的复制阶段，具体过程取决于病毒的性质，如 RNA 病毒，必须通过病毒自身携带的聚合酶转录成信使 RNA（mRNA）。DNA 病毒通常较为复杂，可以使用细胞聚合酶或病毒聚合酶从 DNA 中转录 mRNA，同时伴有病毒核酸的复制[2-4]。

在急性感染中，新产生的病毒可以侵入邻近的细胞或通过血液转运，从而使感染扩散。在此过程中，细胞本身可能被裂解性感染（如肠道病毒和单纯疱疹病毒）破坏，或被瞬时毁损（如黏液病毒）。随着时间的推移，针对病毒颗粒和加工过的病毒蛋白就会产生免疫反应，进而导致对感染的遏制和清除。

对于大多数不能复制的 RNA 病毒来说，唯一的反应可能就是侵入的病毒颗粒被清除掉。少数 RNA 病毒有时能进入代谢活跃的表皮细胞，并在有限的时间内复制，细胞溶解并产生水疱样皮疹（如柯萨奇病毒 A 引起的水疱样疹）。

表皮细胞内的复制能力是 DNA 病毒的一个主要特征。有些病毒直接接种于表皮后就可以开始复制。病毒在表皮内复制后，出现局部坏死，继而发生免疫反应和白细胞浸润，形成水疱和脓疱。痘病毒、单纯疱疹病毒、水痘-带状疱疹病毒和某些柯萨奇病毒感染都可以引起水疱样皮损。人乳头瘤病毒和软疣病毒能引起细胞增殖，导致局部肿物。

病毒可以感染的细胞范围和类型不同。宿主的特异性和特殊的亲嗜性使病毒感染各具特点。例如，人乳头瘤病毒对上皮细胞具有亲嗜性，从而引起各种疣；嗜神经和表皮的水痘-带状疱疹病毒引起水痘或带状疱疹；天花病毒、麻疹病毒等则可对全身器官和皮肤产生影响。

第一节　病毒的分类

一、分类原则

生物的分类是基于对生物体本质与特性认识基础上形成的。病毒分类的原则包括：①核酸类型与结构（RNA、DNA、双链、单链、线状、环状、是否分节段）；②病毒体的形状和大小；③病毒体的形态结构（衣壳的对称型、有无包膜）。1995 年，国际病毒分类委员会第一次将病毒分为三大类，即在原有的 DNA 病毒类与 RNA 病毒类之间新增了 DNA 和 RNA 逆转录病毒类。这一新类包括了原属 RNA 病毒类的逆转录病毒科和原属 DNA 病毒类的嗜肝 DNA 病毒科。

二、病毒性皮肤病的临床类型

根据病毒感染后皮肤黏膜的临床表现，病毒性皮肤病通常可分为以下三型。

1. 新生物型　主要是病毒感染后引起细胞过度增殖所致，临床常见主要由人乳头瘤病毒所致的各类疣，如寻常疣、尖锐湿疣。

2. 疱疹型　疱疹病毒所致的皮肤表现大多属于这一型，如单纯疱疹、带状疱疹、水痘等，另外还包括小 RNA 病毒所致的手足口病等。

3. 红斑发疹型　这一型皮疹往往是因为全身的病毒血症所致，常伴有较明显的全身症状，如传染性红斑、麻疹、风疹等 [2]。

三、与皮肤病相关的病毒分类

病毒主要以病毒粒子特性、抗原性质和病毒生物学特性等作为依据予以分类，是病毒学中的一个基础研究领域，是一项十分复杂的系统工程。表 4-1 为与皮肤病相关的病毒分类，下节将重点介绍其中主要的病毒。

表 4-1 与皮肤病相关的病毒分类

病毒		所致皮肤疾病
DNA 病毒	**疱疹病毒**	
	单纯疱疹病毒	单纯疱疹、卡波西水痘样疹
	水痘-带状疱疹病毒	水痘、带状疱疹
	EB 病毒（人类疱疹病毒 4 型）	传染性单核细胞增多症
	巨细胞病毒	巨细胞包涵体病
	人类疱疹病毒 6 型	幼儿急疹、玫瑰糠疹
	人类疱疹病毒 8 型	卡波西肉瘤
	痘病毒	
	天花病毒	天花
	牛痘病毒	牛痘、牛痘样湿疹
	副牛痘病毒	挤奶者结节、羊痘
	传染性软疣病毒	传染性软疣
	猴天花病毒	猴天花病毒病、Yaba 猴病毒病
	乳头瘤多空泡病毒	寻常疣、扁平疣、跖疣、尖锐湿疣、疣状表皮发育不良
	肝炎病毒	
	乙型肝炎病毒	儿童丘疹性肢端皮炎、乙型肝炎抗原血症
	丙型肝炎病毒	坏死松解性肢端红斑
RNA 病毒	**小 RNA 病毒**	
	柯萨奇病毒	手足口病、口蹄疫、疱疹性咽峡炎、柯萨奇病毒疹
	埃可病毒	埃可病毒疹
	副黏病毒	
	麻疹病毒	麻疹、非典型麻疹综合征
	呼吸道合胞病毒	呼吸道合胞病毒感染
	风疹病毒	风疹、风疹综合征
	虫媒病毒	登革热、埃博拉出血热等病毒性出血热
	细小病毒	丘疹紫癜性"手套和短袜"样综合征
可能系病毒感染的皮肤病		传染性红斑、玫瑰糠疹、川崎病

第二节　主要病毒特点

一、DNA 病毒

（一）疱疹病毒

疱疹病毒（herpes viruses）为有包膜的双链 DNA 病毒，基因组大小在 125～240 kb，编码 80～180 个病毒蛋白。根据生物学特性、基因组序列相关性以及潜在感染的细胞类型等特性，疱疹病毒科进一步分为 3 个亚科：α 疱疹病毒亚科、β 疱疹病毒亚科和 γ 疱疹病毒亚科。其中能感染人的疱疹病毒有 8 种，分别为单纯疱疹病毒 1 型（HSV-1）、单纯疱疹病毒 2 型（HSV-2）、水痘-带状疱疹病毒（VZV）、EB 病毒（EBV）、巨细胞病毒（CMV）、人类疱疹病毒 6 型（HHV-6）、人类疱疹病毒 7 型（HHV-7）和人类疱疹病毒 8 型（HHV-8）。

1. 形态结构　疱疹病毒形态结构多呈球形，颗粒直径为 120～300 nm。病毒体有 4 种结构成分组成。最内层为直径约 75 nm 的核心，含病毒 DNA 和 DNA 结合蛋白，两者缠绕成圆柱形。病毒核心内含病毒 DNA，电子密度高。核心外是直径 95～105 nm 的核衣壳，由 162 个壳微粒组成，呈 20 面体立体对称。每个壳微粒的纵切面约 9.5 nm×12.5 nm，中间有一直径约 4 nm、长约 15 nm 的孔道穿过，这是疱疹病毒的共有特征。核衣壳根据组成成分可分成 A、B、C 三种类型，这是病毒发育成熟中核酸、蛋白质之间不同装配的结果。A 型为空衣壳；B 型衣壳内含 DNA 结合蛋白，很少或不含有 DNA；C 型衣壳内有病毒 DNA，但很少或无 DNA 结合蛋白。核衣壳周围为一层由球状蛋白组成的颗粒带，称为皮层，其厚度依病毒体在感染细胞内的位置而定，如在细胞质空泡中的病毒皮层较位于核周隙的病毒体的皮层厚。皮层外由一层脂蛋白包裹，称为包膜，似来自细胞膜。包膜表面有很多突起，一般比其他包膜病毒的突起短。在单纯疱疹病毒，此突起约长 8 nm。突起由病毒编码的糖蛋白组成，糖蛋白的种类和数量因病毒而异，在单纯疱疹病毒中至少有 11 种。

2. 病毒分型

（1）单纯疱疹病毒 1 型（HSV-1）：HSV-1 属于 α 疱疹病毒科的线性双链 DNA 病毒，长度约 152 kb。主要的糖蛋白有 gB、gC、gD、gE、gG、gH、gI、gJ、gK、gL、gM 和 gN。通过分析编码糖蛋白 I（gI）、糖蛋白 G（gG）和糖蛋白 E（gE）的三个基因的序列信息，将 HSV-1 划分为 A、B 和 C 三种基因型。而另一种基于独特短区（unique short region，US）的 US2 基因分型方案，根据 HSV-1 的基因的多态性分为 A、B 和 C 三种基因型。Glück Brigitte 等用来自德国不同 HSV-1 疾病患者的 423 株临床分离株进行基因分型 [5]。三种 US2 基因型的比例分别为 A（46.6%）、B（23.2%）、C（30.2%），而且发现女性唇疱疹患者的 A 基因型频率明显高于男性 [6]。HSV-1 在非洲普遍存在，儿童的平均阳性率为 67.1%，成人为 96.2%。而在拉丁美洲和加勒比地区，HSV-1 在生殖器疱疹中占有较高比例。在中东和北非地区，尽管社会经济条件有所改善，但 HSV-1 血清阳性率仍居高不下 [7]。而在亚洲，HSV-1 生殖器疱疹中的平均检出率为 18.8%，占生殖器疱疹病例的 1/5[8]。因此，需加强 HSV-1 的流行病学监测和生殖器疱疹的病因学监测，一旦感染便终身携带。

HSV-1 在临床最常引起单纯疱疹，也可导致角膜结膜炎和脑膜炎。原发感染常为隐性感染，或表现为单纯疱疹。病毒可潜伏在三叉神经节，并呈周期性复发，表现为口唇疱疹。

（2）单纯疱疹病毒 2 型（HSV-2）：HSV-2 属于 α 疱疹病毒科的线性双链 DNA 病毒，长度约 155 Kbp，以性传播为主，且 HSV 与 HIV 有显著的相互作用，HSV-2 感染会使 HIV 感染概率增加 2～3 倍，传播风险增加 4 倍 [9]。目前虽尚无 HSV-2 基因分型的标准化方法，但 Akhtar 等通过对 10 个新生儿病毒的完整病毒基因组进行测序，发现编码糖蛋白 G（gG）、糖蛋白 I（gI）、糖蛋白 K（gK）以及病毒蛋白 UL8、UL20、UL24 和 US2 存在变异，为进一步分型奠定了基础 [10]。

HSV-2 常引起生殖器疱疹或新生儿感染。通过性传播，潜伏在骶神经节。感染可表现为无症状（无论原发或复发），也可引起原发的发作性疼痛性疱疹。由于可引起严重的新生儿疾病，因此，当产妇存在活动性宫颈、阴道和唇疱疹时，应通过剖宫产分娩。新生儿疱疹可表现为：①局部疱疹，表现为皮肤、眼或口腔疱疹；②全身感染，累及多脏器，包括肺、肝和中枢神经系统；③局限性中枢神经系统感染，无其他并发症。

（3）水痘-带状疱疹病毒（VZV）：为水痘及带状疱疹的病原体，目前认为其属于人类疱疹病毒3型（HHV-3）。VZV属于α疱疹病毒科的线性双链DNA病毒，长度约125 kb。壳外有一层或多层脂蛋白包膜，包膜上共有9种糖蛋白，分别为gE、gI、gC、gH、gL、gB、gK、gM和gN。包括至少72个开放阅读框（ORF），基于高通量测序技术，分析VZV全基因组特征，对VZV的分型提出了新的方案，即根据ORF21、ORF22、ORF29、ORF38、ORF55和ORF67特异位点上的核苷酸差异进行区分，并将VZV重新划分为8个演化支，7个已确立的演化支Clade1、Clade2、Clade3、Clade4、Clade5、Clade6和Clade9，1个临时演化支Clade Ⅷ[11]。

儿童初次感染VZV时可引起水痘，恢复后病毒在体内潜伏，少数人在青春期或成年后复发，引起带状疱疹，故称为水痘-带状疱疹病毒。其感染分为以下几种。

1）原发感染：VZV原发感染引起水痘，为常见的轻度发热性疾病，以皮肤黏膜相继出现红色斑丘疹、疱疹为特征。前驱期表现为发热，儿童表现轻微或无症状。前驱期1~2天后，出现短暂而不稳定的猩红热样或麻疹样的红斑，随后出现丘疹，很快变成紧张、疱液澄清的单房水疱。几小时内，疱液变浑浊，脓疱周围绕以红晕。

在2~4天内，水疱在3~5个区域出现，一般在躯干最多，其次是面部、头皮和四肢，皮疹呈向心性分布。在同一部位有多种皮疹形态是其最重要的特征，皮疹的数量各异，或少或多。疱疹可发展为脓疱、结痂，而新的疱疹不断出现。因此，全身出现不同时期的皮疹为本病特点。感染潜伏期为13~17天。患儿传染性可持续到所有疱疹干燥之后6天。病愈后，病毒进入潜伏状态。在个别病例中，皮疹较大，呈脐凹状或类似天花样。水疱在口腔中很常见，尤其是在腭部，偶尔也会出现在其他黏膜上，包括结膜和生殖器。在肛门黏膜可伴有疼痛性溃疡。

2）复发感染：VZV在初次感染后进入皮肤的感觉神经末梢，沿着脊髓后根或三叉神经节神经纤维向中心移动，以一种持久潜伏的形式长期存在于脊髓背根神经节中。当人体免疫力低下或受到一些非特异性刺激后，病毒再次活动及复制，导致受侵犯的神经节发炎或坏死，产生神经痛，同时再活动的病毒从一个或数个相邻的神经节沿相应的感觉神经纤维传播到皮肤，造成单侧分布的红斑基础上的簇集性水疱，引起带状疱疹。

3）免疫功能低下患者的感染：无论是水痘还是带状疱疹，都表现得更为严重。

（4）EB病毒（人类疱疹病毒4型，HHV-4）：EV病毒（EBV）为γ疱疹病毒科的双链DNA病毒，长约170 kb。根据核抗原序列（EBNA-2、-3A、-3B和-3C）不同，EBV可以分为1型和2型。绝大多数EBV通过接触呼吸道分泌物传染，少数患者通过输血传播。儿童EBV原发感染常无明显临床症状，原发感染数月后，EBV转变为潜伏状态。在少数个体，由于多种因素不能进入潜伏感染状态，发展为慢性活动性EBV感染（chronic active EBC infection，CAEBV），病毒感染的细胞呈克隆性增生。EBV通过吸附人类B淋巴细胞表面的CD21分子而感染B细胞。EBV可表达一系列抗原，包括EB病毒的核抗原（EBNA）、早期抗原（EA）及病毒衣壳抗原（VCA）。

根据外周血中EBV感染的细胞类型，CAEBV主要分为T淋巴细胞型和自然杀伤（NK）细胞型（少数为B淋巴细胞型）[12]。EBV感染可致多种肿瘤或非肿瘤疾病，如与EBV急性感染相关的传染性单核细胞增多症（infectious mononucleosis，IM）、药物与病毒相互作用所致的药物超敏反应综合征、牛痘样水疱病（hydroa vacciniforme，HV）、牛痘样水疱病样淋巴细胞增生性疾病（HV like disease）、结外NK/T细胞淋巴瘤（extra-nodal NK/T cell lymphoma，EN-NK/TCL）（鼻型）等肿瘤性疾病。

（5）巨细胞病毒（CMV）：CMV属于β疱疹病毒科，是巨细胞包涵体病的病原体，1956年由Smith等首先用组织培养方法从患者体内分离出病毒。CMV是有包膜的双链DNA病毒，编码5种糖蛋白，分别为gB、gM、gN、gL和gO。根据糖蛋白基因差异将CMV进行分型。糖蛋白B由UL55编码，是病毒在体内外复制和转运的重要因素，可分为4个基因型：gB1、gB2、gB3、gB4。糖蛋白O由ORFUL74编码，可分为4个基因型：gO1、gO2、gO3和gO4；糖蛋白N由UL73基因编码，分为4种基因型：gN1、gN2、gN3和gN4。在后两者中，存在一对（gN3a和gN3b）和3个（N4a、gN4b和gN4c）亚基因型[13]。

CMV感染很常见，但临床症状通常不明显，常可由怀孕、多次输血或器官移植等因素被激活，也可发生显性感染。本病毒还可发生垂直传播，对胎儿危害较大，是引起先天性畸形的重要病原之一，也是器官移植、肿瘤、艾滋病患者死亡的重要原因。日本的一项研究表明，gB1、gN3和gH2基因是溃疡性结肠炎患者中最常见的基因型，提示CMV的这三种基因型可能与溃疡性结肠炎有关[14]。

大多数CMV感染为隐性感染（包括经胎盘感染），但在成人可出现单核细胞增多症样表现。CMV可引起免疫力低下患者的视网膜炎和间质性肺炎，通常表现为严重感染。CMV引起的新生儿感染可在宫内就已发生，出现巨细胞包涵体病。病情发展可表现为肝脾大伴血小板减少性紫癜、肺炎。

（6）人类疱疹病毒6型（HHV-6）：HHV-6属于β疱疹病毒科的线性双链DNA病毒，全长162～170 kb。HHV-6的形态结构与疱疹病毒科的其他成员相似，但在血清学和基因组学上与其他几种人类疱疹病毒均不同，与CMV最为相近，其基因组在严格条件下与CMV有杂交的区域。病毒的细胞受体为CD46。培养的被感染细胞（B细胞，特别是T细胞）大而有折射性，常含有核内和（或）胞质内包涵体。

在原发性感染的急性期，可出现HHV-6病毒血症，随后出现抗病毒抗体。血清流行病学研究表明，60%～90%的儿童及成人血清中可查到HHV-6抗体。亚临床感染很常见，据估计只有1/3的人发展为临床疾病。在初发感染后，病毒会持续存在，可在大部分健康受试者的唾液中检测到，此为最可能的传播方式。健康带毒者是主要的传染源，感染后病毒以潜伏方式存在于人体内，外周血单个核细胞和唾液腺可能是病毒潜伏的重要部位。

这种病毒可整合到人体染色体DNA中，能产生新的病毒。作为一种可整合的病毒，可以垂直传播。据估计，约1%的婴儿在出生时就被感染，且病毒存在于整个新生儿体内的细胞中。

1）原发感染：HHV-6的原发感染多见于6个月至2岁的婴儿，感染后大多数无临床症状，少数可引起幼儿丘疹或婴儿玫瑰疹。该病是婴幼儿时期的一种自限性疾病。患儿常急性发病，先有3～5天高热和上呼吸道感染症状，退热后于颈部及躯干出现淡红色斑丘疹。有时亦可引起幼儿急性发热而无皮疹的疾病。原发感染严重的可引起致死性肝炎，也有引起角膜炎的报道。

2）潜伏感染：与其他疱疹病毒一样，HHV-6在婴幼儿时期原发感染后，病毒以潜伏感染的方式长期存在于人体内，但病毒潜伏的部位尚不完全清楚。血液淋巴细胞可能是潜伏感染的部位之一，已有报道从正常人外周血淋巴细胞中检测出HHV-6 DNA。用免疫组化法、核酸杂交和PCR扩增法从唾液腺活体组织检查到HHV-6特异抗原和病毒DNA，提示唾液腺可能是HHV-6的潜伏部位之一。此外，还有报道从淋巴结、支气管腺和肾小管检查出 HHV-6 抗原，故 HHV-6 原发感染后有可能在体内多部位潜伏下来。

（7）人类疱疹病毒 7 型（HHV-7）：HHV-7 是在研究艾滋病过程中意外发现的。该病毒于 1990 年首次从一健康人外周血 CD4$^+$ T 淋巴细胞中分离出来。病毒受体为 CD4 分子，在 T 淋巴细胞上表达。后来通过进一步研究证实这种病毒与以前已知的人类疱疹病毒不同，认为是一新疱疹病毒，命名为人类疱疹病毒 7 型。HHV-7 属于 β 疱疹病毒科的 DNA 病毒，在 1996 年完成测序，基因组长度为 145 ~ 153 kb。

HHV-7 的原发性感染主要表现为幼儿急疹，但大多数感染为亚临床感染。常发生在婴儿期或幼儿期，95% 以上的成人病毒血清学呈阳性。在儿童和成人中，80% ~ 90% 的人在唾液中可排出 HHV-7。

HHV-7 也是一个普遍存在的病毒。血清流行病学调查表明，绝大多数成年人具有抗 HHV-7 抗体，但 HHV-7 抗体比 HHV-6 抗体出现稍晚，HHV-6 感染发生在 2 岁以前，而 HHV-7 感染发生在 2 ~ 5 岁。像其他疱疹病毒一样，HHV-7 原发感染后，以潜伏感染方式长期存在于人体内，但潜伏感染的部位尚不完全清楚。文献报道可从成人唾液中分离出 HHV-7，表明唾液腺是病毒潜伏的重要位置，有报道在唾液腺存在 HHV-6 和 HHV-7 双重感染的例子。

在免疫抑制患者中，潜伏的 HHV-6 和 HHV-7 可能被重新激活并引起各种症状。在移植后或免疫抑制治疗开始后的几个星期内，病毒再激活最为常见。其影响一般为亚临床的，不易被察觉。但在约 1% 的病例中，HHV-6 再激活及血液中病毒滴度增加与发热、皮疹、脑炎、肺炎及骨髓抑制等有关。在其他健康人群中，HHV-6 和 HHV-7 的再激活与玫瑰糠疹有关。HHV-7 的原发感染已经从幼儿玫瑰疹病例中得到证实，并从患者体内分离出 HHV-7，因此有学者提议将 HHV-6 和 HHV-7 另立为玫瑰疹病毒属，归于疱疹病毒亚科。HHV-7 还被认为是扁平苔藓的诱发因素。

近年来发现这些病毒的重新激活与某些药物反应的发展有关。有相关证据表明，药物超敏反应综合征与药物引发的病毒重新激活有关。药物超敏反应综合征发疹后的 14 ~ 21 天可在血液中检测到病毒 DNA。

（8）人类疱疹病毒 8 型（HHV-8）：也称为卡波西肉瘤相关疱疹病毒（kaposi's sarcoma-associated herpesvirus，KSHV），是 1994 年从艾滋病患者的卡波西肉瘤组织中发现的。据 K1 开放阅读框（ORF-K1）基因，可将其分为 7 种亚型：A、B、C、D、E、F 和 Z。通过对保存完好的 ORF26 的系统发育研究，又区分出 8 个不同的亚型，即 A/C、J、K/M、D/E、B、Q、R 和 N 等亚型[15]。这些分支在不同地区和民族的个体之间表现出明显的差异性。A 和 C 亚型主要分布在欧洲、北美和亚洲北部，而 D 和 E 亚型分别分布于中国台湾和南美洲土著人群。在非洲撒哈拉以南发现了 B 和 A5 亚型，而 F 和 Z 亚型分布在乌干达和赞比亚。在卡波西肉瘤中，98% 的皮损中检测到 HHV-8 型 DNA，并存在于单核细胞、内皮细胞和梭形细胞中。在艾滋病卡波西肉瘤患者的血清、血浆、外周血白细胞中可检测到 HHV-8 型 DNA。卡波西肉瘤与艾滋病有关，其流行病学被认为是由一种传染源引起的。与其他疱疹病毒一样，潜伏感染在原发性感染后仍会继续存在，以后可能会再次发生感染，特别是在免疫抑制患者中。

现有研究资料表明 HHV-8 是一种新的病毒，参与某些肿瘤及增生性疾病的致病过程，与卡波西肉瘤的发生、血管淋巴母细胞增生性疾病及某些增生性皮肤疾病的发病有关。原发性 HHV-8 感染可能是亚临床的，也可出现发热和全身泛发的斑丘疹，躯干和四肢尤为明显。正因为其原发性感染往往是亚临床的或确诊较晚，HHV-8 感染的治疗通常较为困难。

（二）痘病毒

痘病毒是一类非常大而独特的双链 DNA 病毒。病毒外形似砖块，核衣壳呈复合对称。痘病毒所有核酸的复制均在感染细胞的胞质内完成，而细胞的所有多聚酶、连接酶等都位于核内，不能被病毒利用。因此，痘病毒的病毒体内携带转录酶，可转录、合成病毒复制过程中需要的所有酶。痘病毒也可直接合成自己的包膜，而不是仅对宿主细胞膜进行改造利用。痘病毒感染可在宿主细胞胞质内形成包涵体。其病毒分类如下：

1. 天花病毒 引起天花。野毒株自 1977 年后已绝迹。

2. 牛痘病毒 可引起牛痘、牛痘样湿疹。

3. 副牛痘病毒 常引起挤奶者结节、羊痘等。

4. 传染性软疣病毒 系另一种痘病毒，即软疣痘病毒属，其病毒特征介于正痘病毒和副痘病毒之间。临床上单个病灶常表现为光泽珍珠白色、半球形脐凹丘疹，中心有脐窝。感染细胞的胞质内可见到大的嗜酸性包涵体，称为软疣小体。该病毒常引起免疫力严重受损患者感染。多数情况不需治疗，可以等待自愈。通过减少抓挠，感染发生播散的风险可以降到最低。

（三）乳头瘤多空泡病毒

乳头瘤多空泡病毒是一组无包膜的小 DNA 病毒。根据其形态与致病情况，将该病毒分为三种：人乳头瘤病毒、多瘤病毒和空泡病毒。其中与人类密切相关的是人乳头瘤病毒（HPV），能引起人类患某些皮肤肿瘤，如寻常疣、跖疣、扁平疣、尖锐湿疣等。人是 HPV 唯一的宿主。该病毒寄生于人体细胞核内，并在人体细胞核内迅速复制、增殖，只能使人致病，而不能使动物致病。患者是 HPV 的唯一传染源。健康人可以通过直接接触患者的病灶而感染，也可以通过接触该病毒的污染物而感染。从感染到发病，潜伏期约 4 个月。

HPV 是一种没有包膜的微小病毒，颗粒呈球形，由 72 个壳粒组成的二十面体对称，直径 45～55 nm。HPV 基因组是一双链环状 DNA 分子，大约 7900 bp。HPV 基因组的一个共同特点是所有的开放阅读框（ORF）均位于同一条 DNA 链上，只有一条 DNA 链可作为转录模板。它的基因结构由 3 个基因区组成：两个蛋白编码区即 E 基因（早基因区）和 L 基因（晚基因区），一个编码的上游调节区或称长控制区（long control region，LCR），LCR 位于 E 基因上游，不编码蛋白，含有不同转录受体和激活因子的重叠结合区：控制 E、L 基因的转录和病毒合成。E 基因有 7 个 ORF：E1、E2、E3、E4、E5、E6、E7。其中 E2、E6、E7 是病毒癌基因，E2 的编码蛋白主要起转录调节作用，充当 E6、E7 的阻碍物。E1 是病毒复制的编码蛋白，编码蛋白可能是 DNA 聚合酶功能蛋白，使病毒增殖。E6、E7 编码蛋白可调控病毒生长与繁殖，可能参与调节人 L 基因的转录。E4 编码晚期胞质蛋白，E5 基因可能是人细胞永生化和转化的潜在介质，E3 研究尚不清楚。L 基因则主要编码衣壳蛋白。所有 HPV 的共同特征是能够诱导终末分化细胞中的 DNA 合成。高危型 HPV 的转化特性主要存在于早期基因编码的 E6 和 E7 蛋白，E6 基因的变异率较高，目前研究得较为广泛；而 E7 相对较为保守，主要与细胞的增殖密切相关。已有实验证实，E7 蛋白可以改变多种细胞的生长表型，其中最有生物学意义的是人包皮角质形成细胞（HFK），主要是因为 HFK 是 HPV 的天然宿主细胞。HFK 的永生化与 HPV 的致癌性有关，高危型 HPV（HPV-16、18、31）可以诱导细胞永生化，低危型 HPV（HPV-6、11）则不能。单独表达 E7 蛋白就足以使角质形成细胞永生化，但 E6、E7 基因共同表达或 HPV 全基因组表达时对 HFK 细胞的永生化更为有效。事实上，E7 蛋白的存在是 HFK 细胞永生化所必需的，若使 HPV-16 基因组中 E7 基因发生突变，就使其失去了永生化 HFK 细胞的能力。此外，E7 蛋白也可以增强鼠胚胎成纤维细胞（REF）的增殖能力。E7 基因的 CR1 和 CR3 区是 E7 使细胞永生化的必要功能区，两者的突变均会导致这一功能的丧失。

HPV 可分为 5 属：α、β、γ、Nu 和 Mu。HPV 亚型的数量在不断增加。迄今为止，已经识别并鉴定了 200 多种亚型。还有大量推定的新亚型已经被检测到，但尚未完成全面的评估。

HPV 可感染皮肤表皮细胞或黏膜，因此分为皮肤型和黏膜型。皮肤型一般侵犯手足的皮肤，导致寻常疣；黏膜型主要感染口、咽喉、呼吸道或生殖器的被覆上皮，引起临床上从良性损害到恶性肿瘤的许多疾病。所有 HPV 亚型都具有复层鳞状上皮的向性，但是不同的亚型具有特异的解剖部位亲和性。例如，HPV-1 通常在过度角化的掌跖皮肤中复制，HPV-16 常见在黏膜中复制，而 HPV-11 则常见在生殖器黏膜中复制。根据黏膜型 HPV 感染与宫颈癌关系的密切程度，可以将其分为高危型（high risk，HR）和低危型（low risk，LR）两类。低危型包括 HPV-6、11、42、43 和 44 型，一般与恶性病变无关，主要引起尖锐湿疣、上皮发育不良和宫颈上皮内瘤变 I 度；高危型包括 HPV-16、18、31、33、34、35、39、45、51、52、56、58、59、66、68 和 70 型，可引起上皮高度发育不良、上皮内瘤变 II 和 III 度，且与原位癌、浸润癌等密切相关。

（四）肝炎病毒

肝炎病毒可直接引起肝细胞损伤，常见原因是细胞毒性淋巴细胞对病毒感染细胞的免疫反应。

1. 乙型肝炎病毒（HBV）　HBV 感染人类首先导致急性肝炎，然后可能导致慢性持续感染。全世界约有 4 亿人慢性感染 HBV，表现为乙型肝炎表面抗原（HBsAg）阳性，但只有一部分（7%～40%）携带乙型肝炎 e 抗原（HBeAg，为乙型肝炎核心抗原的可溶性细胞外形式）并具有传染性。慢性感染可导致肝硬化和肝细胞癌，导致全球每年超过 60 万人死亡。

皮肤表现可出现在乙型肝炎急性和慢性感染中。急性 HBV 感染最常见的皮肤病表现为伴有免疫复合物型超敏反应（III 型超敏反应）的血清病样综合征，可能出现在多达 1/3 的病例中，表现为在肝炎发病之前出现荨麻疹、血管性水肿和白细胞碎裂性血管炎，也可出现瘀点、可触及的紫癜和多形红斑样皮损，偶尔可出现斑疹、斑丘疹、苔藓样疹和结节性红斑。此外，常并发关节痛或关节炎及头痛症状。此外，HBV 可能引起儿童丘疹性肢端皮炎，可能与 HBV 的抗原抗体复合物沉积有关。

2. 丙型肝炎病毒（HCV）　近年来发现许多皮肤病的发生可能与丙型肝炎病毒（HCV）感染有关。HCV 是单股正链 RNA 病毒，直径为 30～60 nm，与黄热病毒和动物瘟病病毒有种属同源性。HCV 目前至少存在 9 种基因型或血清型和 30 多种亚型。据统计，全世界大约有 3 亿 HCV 感染者。HCV 感染人体主要是经血传播。与 HCV 有关或可能有关的皮肤病包括：

（1）冷球蛋白血症。

（2）结节性多动脉炎（polyarteritis nodosa，PAN）：是一系统性坏死性血管炎，常累及中、小动脉，皮肤可出现紫癜、瘀斑、坏死甚至坏疽。

（3）迟发性皮肤卟啉病（porphyria cutanea tarda，PCT）。

（4）扁平苔藓（lichen planus，LP）：近些年来发现 LP 与 HCV 感染有密切关系。关于 LP 患者 HCV 的感染率，不同的报道差异较大。有人检测了 78 例 LP 患者，发现 16 例（20%）抗 HCV 抗体阳性，其中 13 例 HCV-RNA 阳性，而 82 例对照组中仅 2 例抗 HCV 抗体阳性。日本的一项调查发现 62% 的 LP 患者 HCV 抗体阳性。Dupin 等检测了 102 例口腔 LP 患者 HCV 的感染情况，发现 4.9% 的患者 HCV 抗体阳性，与对照组（4.5%）相比无显著性差异。Friedrich 等也对 156 例肝病患者进行了研究，并没有发现口腔 LP 与 HCV 感染有明显的相关性。目前 HCV 在皮肤或黏膜中是否复制尚未得到证实。

（5）荨麻疹。

（6）坏死松解性肢端红斑（necrolytic acral erythema，NAE）：NAE 是最近描述的疾病，其主要表现是坏死性红斑，特异地发生于肢端。NAE 在低于 2% 的慢性丙型肝炎患者中发生，但可以作为丙型肝炎感染的标志。在流行地区，10%～30% 的慢性丙型肝炎患者可能乙型肝炎也阳性。本病只有手足受累，且可复发和缓解。病变从深红色的丘疹和斑块发展到有鳞屑的硬化斑块，随后变薄和色素沉着。

（7）白癜风、多形红斑、痒疹、获得性大疱性表皮松解症（epidermolysis bullosa acquisita，EBA）等。

二、RNA 病毒

（一）小 RNA 病毒

1. 柯萨奇病毒（Cox V） Cox V 是 1948 年从柯萨村居民粪便中分离出，分类在微小 RNA 病毒科、肠道病毒属。根据其对乳鼠致病性的不同，将其分成 A、B 两组，即 CoxA 1~22、24 型和 CoxB 1~6 型。临床上常引起柯萨奇湿疹。病后可获得对同型病毒较持久的免疫力，但仍可感染异型病毒而再发病。

Cox V 感染无明显地区性，世界各地均有散发，偶有暴发流行。有明显季节性，多发生在夏季。婴幼儿感染发病者占绝大多数，成年人多为隐性感染。男性高于女性。患者、隐性感染者及健康带毒者是传染源。主要通过粪-口途径传播。A 组感染新生小鼠或地鼠后引起严重的骨骼肌炎和弛缓性麻痹，一般于感染后 12～48 h 因呼吸肌麻痹而死亡。B 组感染新生小鼠后引起震颤和痉挛性麻痹。

2. 埃可病毒 埃可病毒系 20 世纪 50 年代初从健康儿童粪便中分离出，能使多数灵长类产生细胞病变，而对小鼠及猴类不致病，当时命名为人肠细胞病变孤儿病毒。后来陆续发现此病毒有 38 个血清型，散发流行于世界各地，常见轻症或隐性感染；但很多型别对不同人群可引起严重临床综合病征，如无菌性脑膜炎、瘫痪性疾病、脑炎、多发性神经根炎、心肌炎、心包炎、流行性肌痛、呼吸道或出疹性疾病、婴幼儿腹泻、肝炎等。

感染埃可病毒的患者及带病毒者为传染源。主要经粪-口途径传播，也可通过呼吸道传播。污染的手、食品、衣服、用品可引起传播。患者的脑脊液、血液、胸腔积液、疱液、骨髓、唾液、尿液均可分离出病毒，均具感染性。苍蝇可作为传播媒介。

（二）副黏病毒

1. 麻疹病毒 麻疹病毒由壳蛋白包绕 RNA 形成的螺旋形核心和环绕其外的小刺突状结构的脂蛋白包膜组成，直径为 120～250 nm，临床上常引起麻疹。麻疹是一种高度传染的急性传染病，以发热、结膜炎、上呼吸道炎、Koplik 斑以及全身性红色斑丘疹为其主要特征。麻疹病毒最初在上呼吸道上皮细胞内复制，然后扩散到局部淋巴结，随后发生病毒血症。病毒通过鼻咽分泌物直接或以飞沫形式间接传播到易感者的呼吸道黏膜或结膜。

麻疹分布在世界各地，全年都有发生，春季发病较多。受感染者在感染后的第 5 天到出现皮肤损害后的第 5 天都具有传染性。该病的传染性强，易感人群中的感染率在 90% 以上。该病发病年龄为 6 个月至 5 岁，6~8 个月的婴儿可以经胎盘从母体获得抗体，因而很少感染。患麻疹后可获得持久免疫力。

2. 呼吸道合胞病毒（RSV） RSV 属副黏病毒科、肺炎病毒属，是世界范围内婴幼儿病毒性感染最重要的病毒病原。RSV 的毒粒是由脂质包膜包裹的核衣壳组成，其结构和成熟过程同其他副黏病毒相似，但 RSV 的核衣壳较其他副黏病毒更加紧密，并具有一个特殊的结构蛋白 M2。组织培养中的 RSV 的形状和大小具有多形性，既有直径为 80~350 nm 的球形颗粒，又有直径为 60~100 nm、长达 10 μm 的丝状病毒。虽然 RSV 的形态差异性很大，但绝大多数的感染性颗粒只含有一个功能性的病毒基因组 RNA。

RSV 在冬季或热带雨季造成年度性流行。大多数人在 1 岁或 2 岁时就被感染，并在一生中反复感染。临床上，RSV 常引起下呼吸道感染，少数表现为病毒疹。在少数感染病例中，在面部及躯干可出现短暂的粉红色斑疹，但诊断意义不大。皮疹也偶尔出现在手臂、肩膀、胸背部等部位。RSV 感染潜伏期一般为 4~5 天。

3. 风疹病毒 风疹病毒为环形 RNA 病毒，直径为 60~70 nm，仅有一个血清型。传染源为患者。风疹病毒导致的风疹又称德国麻疹，是一种良性呼吸道发疹性传染病，是儿童、青少年常见的发疹性皮肤病之一。随着儿童免疫接种的普及，发病率已大大降低。

病毒先侵入上呼吸道黏膜、颈淋巴结，并复制引起上呼吸道炎症和病毒血症，表现为发热、皮疹和浅表淋巴结肿大。在前驱期，多达 20% 的患者会出现局限于软腭的暗红色瘀点（Forschheimer 征）。无论有无前驱症状，皮疹出现前 5~7 天一般会出现淋巴结肿大。皮疹首先出现在面部，然后躯干和四肢也迅速出现类似皮疹。皮疹由粉红色的斑点组成，起初是散在的，但很快在面部融合形成弥漫性红斑。次日，面部皮疹逐渐消退，躯干上的斑疹开始融合，而四肢上的斑疹依旧分散存在。

风疹从出疹前 5 天到出疹后 2 天均有传染性。患者的鼻咽部分泌物、血液及尿液中均带有病毒。主要经空气飞沫传播。1~5 岁儿童多见，成人也可发病，病后可获持久的免疫力。我国 22 个省市的血清学调查结果表明，10 岁以下人群中的风疹抗体阳性率在 93% 以上。妊娠初 3 个月内如感染风疹病毒，可经胎盘发生宫内感染。病毒在胎儿体内不断繁殖，可致先天性畸形。

（三）虫媒病毒

虫媒病毒为一种通过在脊椎动物和嗜血节肢动物宿主间传播而保存在自然界的病毒。虫媒病毒（节肢动物为传播媒介的病毒）有 250 多种，至少有 80 种免疫特性不同的虫媒病毒可使人染病。对于大多数病毒来说，人是"死亡终端"（dead-end）宿主，即偶尔参与自然循环，对病毒不能进行有效的传代。但对城市型黄热病、白蛉热、基孔肯雅病及登革热，人是终宿主，即为自然循环的一部分且为病毒传播所必需。虫媒病毒所致出血热是一种严重的多系统疾病，血管损伤和出血是其常见和突出的特征，死亡率很高。它们主要在热带地区流行，但随着全球化的发展，这些地区以外的病例也在逐渐增多。

1. 黄病毒科 单正链 RNA，有包膜，二十面立体对称，包括乙型脑炎病毒、登革病毒、黄热病病毒、森林脑炎病毒。

2. 披膜病毒科 单正链 RNA，有包膜，二十面立体对称，包括东方马脑炎病毒、西方马脑炎病毒、委内瑞拉马脑炎病毒。

3. 布尼亚病毒科　单负链 RNA，有包膜，多形态，包括汉坦病毒、新疆出血热病毒等。可以引起脑炎、出血热等疾病。

（四）细小病毒

细小病毒 B19 是已知唯一对人类致病的细小病毒，能够在人红细胞中进行复制。细小病毒 B19 可引起传染性红斑，又称第五病，是一种轻度接触性的发疹性传染病。该病以面部、臀部、四肢特异性红斑为临床特征，全身症状轻微；可导致丘疹紫癜性"手套和短袜"综合征，主要发生在年轻人，表现为急性肢端皮肤病，手、手腕、脚和脚踝出现斑疹、丘疹、红斑及水肿，并伴有强烈的瘙痒；也可能有紫癜，很少有瘀点；手腕和脚踝处通常有明显的分界线。皮肤特征常伴有口腔黏膜瘀点、水疱、溃疡等口腔炎症表现。发疹后的几天内可能会出现不适和发热，并伴有淋巴结肿大。

细小病毒 B19 感染主要是由于与受感染者亲密接触导致，通过鼻咽分泌物或飞沫传播。

三、逆转录病毒

以人类免疫缺陷病毒（HIV）为代表的 RNA 逆转录病毒主要感染 CD4$^+$ 细胞，导致免疫功能破坏，造成机会性感染、恶性肿瘤等。当 CD4$^+$ 细胞计数每 mm^2 低于 200 个或出现某些临床疾病时，感染者进展为艾滋病（AIDS）。

HIV 具有独特的病毒颗粒结构，其核心为棒状。它的结构蛋白主要由 4 组基因编码。gag 基因编码病毒的核心蛋白，pol 基因编码病毒复制所需的酶。从 pol 和 gag 基因重叠区内起始的一段序列为 por 基因，它编码蛋白酶 p22，p22 在裂解 HIV 蛋白前体形成终末成熟蛋白的过程中起着主要作用。env 基因先编码出一个 88 kD 的蛋白质，经糖基化后分子量增至 160 kD，这就是 HIV 包膜糖蛋白前体 gp160。该科病毒因带有以 RNA 为模板合成 DNA 的逆转录酶而得名。

1983 年，法国巴斯德研究所和美国国家卫生研究院癌症研究所首次证实 HIV 是艾滋病的病因。现该病已迅速席卷全球，成为世界上危害人类健康和生命最严重的病毒病。HIV 依靠血液、血液制品以及人体分泌液如乳汁和精液等进行传播。它主要感染 CD4$^+$ T 淋巴细胞，也可感染其他类型细胞，如 B 淋巴细胞和单核细胞及不同的细胞系。HIV 感染后可引起明显病变，形成多核巨细胞，并导致细胞死亡。HIV 可以通过所感染细胞扩散到全身，已在淋巴细胞、脑、胸腺、脾等组织发现了该病毒。

（王兴旺　樊建勇　杨慧兰）

参考文献

[1]　练霓，史丽晴，刘力豪，等. 皮肤屏障与病毒感染的研究进展. 中国麻风皮肤病杂志，2021，37（1）：50-55.

[2]　樊建勇，谭伟华，杨慧兰. 病毒性皮肤病的现状和分类. 中国医学文摘（皮肤科学），2017，34（1）：3-8.

[3]　Kalia M, Jameel S. Virus entry paradigms. Amino Acids, 2011, 41（5）: 1147-1157.

[4] Simmonds P, Aiewsakun P. Virus classification-where do you draw the line? Arch Virol, 2018, 163（8）: 2037-2046.

[5] 郭宏, 扈瑞平, 许松涛. 人类疱疹病毒分子流行病学研究进展. 国际病毒学杂志, 2021, 28（2）: 170-173.

[6] Brigitte G, Mbius S, Pfaff F, et al. Novel method for genotyping clinical herpes simplex virus type 1 isolates. Arch Virol, 2015, 160（11）: 2813-2814.

[7] Chaabane S, Harfouche M, Chemaitelly H, et al. Herpes simplex virus type 1 epidemiology in the Middle East and North Africa: systematic review, meta-analyses, and meta-regressions. Sci Rep, 2019, 9（1）: 1136.

[8] Khadr L, Harfouche M, Omori R, et al. The epidemiology of herpes simplex virus type 1 in Asia: Systematic review, meta-analyses, and meta-regressions. Clin Infect Dis, 2019, 68: 757-772.

[9] Reward EE, Muo SO, Orabueze INA, et al. Seroprevalence of herpes simplex virus types 1 and 2 in Nigeria: a systematic review and meta-analyses. Pathog Glob Health, 2019, 113（5）: 229-237.

[10] Akhtar LN, Bowen CD, Renner DW, et al. Genotypic and phenotypic diversity of herpes simplex virus 2 within the infected neonatal population. mSphere, 2019, 4（1）: e00590-e00618.

[11] Jensen NJ, Rivailler P, Tseng HF, et al. Revisiting the genotyping scheme for varicella-zoster viruses based on whole-genome comparisons. J Gen Virol, 2017, 98（6）: 1434-1438.

[12] 刘元香, 徐子刚. EB 病毒感染相关皮肤疾病的研究进展. 中华实用儿科临床杂志, 2016, 31（22）: 1757-1760.

[13] Jiang XJ, Zhang J, Xiong Y, et al. Human cytomegalovirus glycoprotein polymorphisms and increasing viral load in AIDS patients. PLoS One, 2017, 12: e0176160.

[14] Nahar S, Hokama A, Iraha A, et al. Distribution of cytomegalovirus genotypes among ulcerative colitis patients in Okinawa, Japan. Intest Res, 2018, 16（1）: 90-98.

[15] Ayee R, Ofori MEO, Tagoe EA, et al. Genotypic characterization of epstein barr virus in blood of patients with suspected nasopharyngeal carcinoma in Ghana. Viruses, 2020, 12（7）: 766.

第五章

病毒性皮肤病的诊断方法

从临床医学的角度看，病毒学的诊断至关重要。当某人患某种疾病时，医生、患者或其家属都希望弄清是什么原因、如何感染、是否有传染性、何时能恢复以及是否终身受损等情况。要回答这些问题，只有弄清病原才知道。因此，作出特异性病毒学诊断意义重大。

1. 病毒诊断是治疗的前提　诊断病毒学公认的作用是为治疗提供依据。当怀疑为疱疹病毒感染时，进行实验室诊断有助于选用合适的抗病毒药物。另外，病毒诊断的价值之一是避免滥用抗生素。例如婴幼儿肺炎以病毒性多见，如呼吸道合胞病毒、副流感病毒，作出特异性病毒学诊断可避免滥用抗生素所导致的医源性感染，减少细菌耐药株出现。

2. 病毒诊断用于判断预后　对于有些病毒感染，通过尽早作出特异性病毒诊断可及时判断及指导疾病预后。例如实验室检查证实为狂犬病毒感染的患者，通过感染后的及时免疫接种（狂犬病疫苗和抗狂犬病血清）可以阻止疾病的发生，若感染后未进行免疫接种，则可致死；孕妇在妊娠初期感染风疹病毒，婴儿出生后易出现先天性缺陷，应考虑进行人工流产；脑炎患者及早确诊为病毒或细菌感染，选用不同的治疗方案可带来较好的预后。

3. 病毒诊断用于疾病的预防　许多病毒引起的疾病通过采取适当的控制措施完全可以阻止其传播。一些暴发流行性病毒性疾病如流感、新冠肺炎、SARS、病毒性肺炎等，在其散发流行阶段及早确诊，尽快采取防控措施，可有效阻止其传播。又如在献血人员中进行各病原体诊断，可有效控制病原的血液传播。

4. 病毒诊断用于疾病监测　有些病毒性疾病正是由于作出了有效的诊断才能进行较好的疾病监测，预知其发生、发展与流行规律，及时采取防控措施。如通过对禽流感病原体的诊断进行禽流感监测，及时杀灭、销毁病禽，从而避免禽流感在人群中的流行。

病毒性皮肤病的诊断主要从临床诊断及病原学诊断两个方面入手[1]。其中，临床诊断主要依赖病史询问与详细的体格检查。病史询问中特别需要注意患者的发病季节、发病年龄、生活史（如患者接触史、动物接触史、居住环境史、旅游史、外伤史、性接触史等）、全身中毒症状（如发热、乏力、食欲减退等）、其他系统表现（腹泻、咳嗽等），以及既往传染病史。还要特别注意发疹与发热之间的先后顺序，并且要关注发疹的时间、部位、顺序、皮疹的演变及瘙痒的程度。体格检查需着重观察皮疹的分布、疹型，以及其他伴随体征，如浅表淋巴结肿大、咽部红肿、肺部啰音等。

病毒性皮肤病的病原学诊断是疾病确诊的重要手段。病毒感染的实验室诊断需要特异、简便、快捷，本章将着重介绍几种常用的病毒感染病原学诊断方法。

第一节　病毒常规分离与鉴定

要证明某种疾病是由某一病毒感染引起，则必须满足以下几点：①从患病者体内分离出病毒；②在实验动物或宿主细胞中可以培养；③在原始宿主或相关种群内能产生同样的病症；④能重新分离出病毒。

病毒无法在体外人工培养基上生长，必须寄生于细胞才能生长，不同病毒所嗜细胞有所不同，如人巨细胞病毒易于在人成纤维细胞中生长。因此，应根据病毒的种类选用相应的组织细胞、鸡胚或敏感动物进行病毒的分离与鉴定。从临床标本中分离到一定量的病毒进行培养鉴定，被认为是病毒病原学诊断的金标准。但因其方法复杂，实验室设备要求较高，技术要求严格，分离时间长，易污染，同时对于潜伏期及经药物治疗后的标本，病毒分离常为阴性结果，故在临床诊断方面存在一定限制，而且日益受到核酸检测等更敏感的方法的挑战。目前，病毒的分离与鉴定更多用于病毒的实验室研究或流行病学调查。一般在下述情况下会进行病毒的分离与鉴定：①需对疾病进行病原学的鉴别诊断；②发现新的病毒性疾病或再发性病毒性疾病；③对治疗疾病有指导意义（尤其病程较长者）；④监测病毒减毒活疫苗的效果（如及时发现恢复毒力的变异）；⑤疾病的流行病学调查；⑥病毒生物学性状等的研究。

病毒组织培养成功的条件包括：接种标本含活病毒，仔细收集运送和接种标本，防止细菌和真菌污染。病毒培养法的敏感性受到标本的来源部位、疾病不同阶段、治疗状况、标本取材、运输、保存和接种方法的影响，通常还需借助免疫荧光试验、酶免疫试验等方法进行病毒鉴定及分型，且不同的临床标本检出率不同。

一、标本的收集与处理

由于病毒对热不稳定，收集的标本通常应放在冷的环境中并加用保护剂（如 Hanks 液、牛血清白蛋白等）以防病毒失活。盛放标本的容器及保护剂要求无菌、无核酸污染，采样中的无菌操作是非常重要的。由于病毒在室温中很易被灭活，应在采集和运送中注意冷藏。处理标本时应考虑病毒的特性，如有包膜病毒冻融易灭活。一些病毒如麻疹病毒吸附在白细胞上，因此血液应加抗凝剂，抗凝剂选用 EDTA 或者枸橼酸钠，避免使用肝素抗凝。进行核酸检测时也尽量不要将组织放在甲醛里，以免引起核酸降解。

用于分离或检测病毒及其核酸的标本应尽可能在发病的初期或急性期采集，越早越能提高病毒的阳性检出率。疾病后期由于机体产生免疫力，病毒数量减少或消失，不易检出。同时，病毒感染的晚期常并发细菌感染，增加了判断的困难，并应尽量在使用抗生素和抗病毒药物之前采集标本。病毒离开活体后在室温下很容易死亡，故采得标本后应尽快送检。如果做病毒学培养，需避免组织干燥。标本的运送一般在 4 ℃左右条件下进行。实验室收到标本后应立即处理，如果延搁 8 h 以上，应将初步处理的标本

放于 –20 ℃或 –70 ℃冰箱贮藏，冻存的标本忌反复冻融。

取材部位也是决定分离成功与否的关键。用于病毒分离、抗原或核酸检测的标本应尽量取自病变部位或接近病变部位，呼吸道感染取鼻咽分泌物或支气管灌洗液，肠道感染通常取粪便标本，全身性感染一般取全血，疾病早期也是病毒血症期，白细胞内通常可查出病毒。其他标本也是病毒分离的理想材料，根据感染的特点选择相应部位采集标本，包括采集血液、脑脊液、粪便、含漱液、尿液和咽拭子等。

标本的量不能太少，如有可能，可一次取多种标本，并且可以多次取材，在病程急性期和恢复期都取标本。

病毒诊断实验室的安全问题也是非常重要的。级别不同的实验室只能进行不同类病原的检查。注意安全的目的主要有两点：一是避免工作人员在实验室内被感染；二是防止病毒从实验室扩散。实验室工作人员的头脑里必须始终保持这样一个概念，即任何标本都具有传染性。

二、标本的接种

病毒培养技术在近半个世纪以来才获得突破性进展。基于病毒必须在活细胞内增殖这一原理，选择合适的细胞进行病毒分离可对疾病作出诊断。病毒培养一般分为细胞接种、鸡胚接种及动物接种。

（一）细胞接种

细胞培养法为病毒分离鉴定中最常用的方法。细胞的选择与病毒的种类有关，病毒对细胞的选择是特异的，不是任何病毒都能在任何细胞内生长繁殖。通常，原代细胞（如人胚肾、猴肾）有广谱的病毒适应性，因为它含有各种不同类型的细胞，人胚纤维细胞（如人胚肺）也有广谱的病毒适应性。此外，传代细胞系如 Hela 细胞也适用于多种病毒的生长，如疱疹病毒、副黏病毒和肠道病毒等。

为了获得较高的病毒分离率，一般每份标本应接种 1 株原代细胞、1 株二倍体细胞和 1 株肿瘤细胞。此外，每份标本至少应接种 3 管以上的细胞，以增加实验的可靠性。

细胞培养的条件要求很严格，所有接触组织细胞的器材和溶液均要求纯净、无菌、无毒性，酸碱度合适，温度适宜，营养成分好，这样细胞才能生长。用于细胞生长的培养基有 DMEM、RPMI1640、Eagle 等人工合成的培养基。培养基中还需添加一定浓度（10% ~ 20%）的胎牛血清（或小牛血清）、谷氨酰胺等天然营养液，也可以加入青霉素、链霉素等抗生素，以防止细菌污染。培养细胞一般应放在人体温度（37 ℃）和 pH 7.4 的条件下生长。但有些病毒适宜于在 33 ℃条件下生长，如鼻病毒、呼吸道合胞病毒等。

1. 原代和次代细胞培养　将新鲜的组织或器官用机械方法将其分离，并用胰蛋白酶处理，形成单细胞悬液。在培养液中，单细胞贴壁生长，数天后形成单层细胞，称为原代细胞，分离病毒最为敏感。将原代细胞用胰蛋白酶和 EDTA 处理后，再分装继续培养，形成的单层细胞则为次代细胞。

2. 传代细胞系　传代细胞系是来源于肿瘤细胞或二倍体细胞株传代过程中的变异细胞，这类细胞的染色体或增殖特性类似恶性肿瘤细胞，可无限传代，应用保存方便。常用的细胞系有人宫颈癌细胞（Hela）、传代地鼠肾细胞（BHK21）、人喉上皮癌细胞（Hep-2）、传代非洲绿猴肾细胞（Vero）等。它们多来自肿瘤细胞，不宜用于疫苗的制备，常用于病毒的分离鉴定和抗病毒药物筛选研究。若将这类细胞悬浸于 10% 二甲基亚砜或甘油，保存于液氮中可长期存活。

3. 病毒基因转染细胞系 病毒基因转染细胞系是由传代细胞系转染病毒基因后建立的带病毒部分或全部基因组的细胞系。病毒基因整合于细胞染色体，能表达全部或部分病毒成分，或组装完整病毒。如整合有乙型肝炎病毒基因的细胞，能分泌乙型肝炎表面抗原（HBsAg）、乙型肝炎 e 抗原（HBeAg）和 Dane 颗粒，多用于病毒基因调控和抗病毒药物的研究。

（二）鸡胚接种

鸡胚具有广泛易感性，收获物中富含病毒，结果易判断，条件易控制，且来源方便，操作简单，适宜病毒分离和抗原大量制备。黏病毒科、疱疹病毒、痘病毒适宜用鸡胚分离。一般采用 5～14 天龄鸡胚，按病毒种类接种于不同部位。流感病毒和腮腺炎病毒适宜接种羊膜腔和尿囊腔，痘病毒和疱疹病毒适合接种绒毛尿囊膜，卵黄囊可分离流行性乙型脑炎病毒。鸡胚培养还可用于疫苗生产、抗原制备、病毒性质和抗病毒药物研究。此外，鸡胚培养还可提供细胞培养的材料及某些细胞体外培养的营养成分。

鸡胚培养的缺点是除产生痘疱或引起鸡胚死亡的病毒外，无明显特异性指标。此外，有鸡胚自身感染的可能，还可能含有母体抗体。鸡胚对流感病毒最敏感，目前除分离流感病毒还继续选用外，其他病毒的分离基本已被细胞培养所取代。

（三）动物接种

动物接种是最早的病毒分离方法，目前应用已不多。不同病毒对动物的易感性不同，病毒易感性是选择实验动物的首要条件。品系较纯的动物更利于实验的一致性，因为纯品系动物遗传特性相似，生物学反应也较一致。根据实验要求，选择年龄、体重适中的动物。分离病毒一般选用雄性动物，而雌性动物免疫应答能力较强，适合制备抗体。常用 24～48 h 之内的乳鼠分离柯萨奇病毒，而各种脑炎病毒、登革病毒和单纯疱疹病毒可选用新生小鼠分离。黑猩猩和猕猴等常用于建立动物模型。猴、家兔、豚鼠等也常用于病毒分离。除选择合适的敏感动物外，还需选择合适的接种部位（如鼻内、皮内、皮下、脑内、腹腔、静脉等）。例如流行性乙型脑炎病毒等嗜神经病毒可接种于小鼠脑内，柯萨奇病毒接种于乳鼠腹腔或脑内。接种后，每日观察和记录动物发病情况。如动物死亡，则取病变组织剪碎、研磨成悬液后继续传代与鉴定。

动物接种方法简便，实验结果易于观察。对某些尚无敏感细胞进行培养的病毒，该方法仍在沿用。但动物对许多人类病毒不敏感，或感染后症状不明显，而且动物体内常带有潜在病毒，应防止将这潜在病毒误作接种的病原体。

三、病毒的鉴定

（一）形态学鉴定

病毒在敏感细胞内增殖后，可引起不同的变化。常见的形态学改变是细胞固缩、坏死、溶解或脱落，这些改变称为细胞病变效应（cytopathy effect，CPE）。CPE 在未固定、未染色时，用低倍显微镜即可观察到，可作为病毒增殖的指标。不同病毒引起的 CPE 不同。例如腺病毒、疱疹病毒引起细胞的典型变化是细胞固缩，堆积成葡萄串状；麻疹病毒、呼吸道合胞病毒可使感染细胞形成多核巨细胞，即合胞体形成。

CPE 出现的时间也是鉴定病毒的标准之一。CPE 最初出现的时间取决于标本中病毒数量的多少，更重要的是取决于病毒的生长速率。例如，肠道病毒生长很快，脊髓灰质炎病毒、柯萨奇 B 组病毒引起的 CPE 在感染后 1～2 天内出现；呼吸道合胞病毒引起的 CPE 在感染后 4～7 天出现；而人巨细胞病毒引起的 CPE 在感染后 4 周左右才开始出现。对生长较慢的病毒，应定期更换培养液，否则未感染的细胞对照也可出现形态改变。通过 HE 或吉姆萨染色可对 CPE 做进一步鉴定，可获得更详细的病毒特征，即不同病毒的包涵体特征。

（二）中和试验

中和试验是一种特异性较高的血清学方法。中和抗体在受病毒感染的机体内存在时间较长，对那些既无血凝性，又无其他快速诊断方法的病毒来说，仍是一种鉴定病毒、检测抗体的可靠方法。中和试验是以测定病毒的感染力为基础。结果的判定是以比较病毒受免疫血清中和后的残余感染力为依据，这就决定了此项试验必须在病毒的敏感动物、鸡胚或组织培养内进行，并需设严格对照试验。一般来说，凡能进行实验室培养、传代的病毒都可做中和试验。病毒中和试验有固定病毒-稀释血清法和固定血清-稀释病毒法之分，而固定血清-稀释病毒法应用得较为普遍。病毒的中和反应是一个相当复杂的过程。参与中和反应的因素有病毒、抗血清和宿主细胞。这些因素的变化都会影响中和试验的结果。解释中和试验结果时，应考虑病毒的种类及来源、病毒的浓度、抗体的浓度、抗病毒免疫球蛋白的种类和特点、辅助因素的影响以及宿主动物或细胞的类型等。

（三）血凝和血凝抑制试验

有些病毒和病毒的血凝素能引起人和一些哺乳类动物的红细胞发生凝集，这就是红细胞凝集现象。病毒的血清学反应与其他微生物的血清学反应相同，即可用已知抗原测未知抗体或用已知抗体测未知抗原。常用的方法有血凝抑制、补体结合等。病毒导致红细胞凝集的原因还不十分清楚，但对流感病毒的血凝一般解释为病毒包膜上的血凝素作用于红细胞表面的受体而产生凝集现象，这种现象称为红细胞吸附。已知能与流感病毒发生血凝现象的动物红细胞至少有 22 种，其中以鸡、豚鼠和人的红细胞应用得最多。而在血细胞与病毒混合前加入病毒的特异性抗体，则血凝现象就被抑制，借此可以鉴定病毒或测定体内的抗体。病毒血凝现象大致可分为以下三种类型。

（1）病毒的血凝素与完整成熟的病毒颗粒结合较密切，不经特殊化学方法处理，不能与病毒颗粒分开。例如流感、腮腺炎等病毒能与人和鸡等哺乳动物红细胞发生凝集。但在一定温度下，病毒释放一种 N-乙酰神经氨酸酶，能破坏红细胞表面受体的糖苷键，病毒便随之从红细胞表面游离下来，而被破坏的受体红细胞就失去了凝集病毒的能力。这一型病毒的血凝现象呈不可逆。

（2）病毒血凝素与完整成熟的病毒颗粒易于分开，血凝素呈游离状态，经高速离心后，病毒分布在沉淀中，而血凝素存在于上清。例如天花、牛痘等病毒，它们的血凝现象是可逆的，被凝集的红细胞释放了吸附在表面的病毒血凝素后，可再与该病毒的血凝素发生凝集。

（3）像各种脑炎病毒、口蹄疫病毒等，凝集红细胞的条件很严格，对各种动物的红细胞有严格的选择，同时还要严格掌握反应的 pH 和温度等。当病毒悬液中加入特异性抗血清，这种红细胞凝集现象就被抑制，称为红细胞凝集抑制试验，也称血凝抑制试验。例如，当流感病毒与特异性抗体结合后，抗体的量足以盖住病毒表面的血凝素。此时，鸡红细胞表面的受体就不能与病毒血凝素结合，血凝现象就被抑制。因此，此法能测定血清中抗体的滴度以及用标准血清做新分离病毒的鉴定和监测抗原的变异等。

（四）沉淀反应

可溶性抗原与相应的抗体混合，在电解质存在的条件下，两者比例适合，即可有沉淀物出现，称为沉淀反应（precipitation）。沉淀反应抗原多系胶体溶液。沉淀物主要是由抗体蛋白组成。为了求得抗原与抗体的适宜比例，保证有足够的抗体，而且抗原分子小，具有较大的反应面积，因此操作时通常是稀释抗原，不稀释抗体。沉淀反应的种类有环状沉淀、絮状沉淀、荚膜膨胀、琼脂扩散及免疫电泳等。

1. 环状沉淀反应　当抗原与相应抗体形成一个接触面时，如两者比例适当，接触面上可形成一个乳白色的环状物即阳性沉淀反应。

2. 琼脂扩散试验　琼脂扩散是抗原、抗体在凝胶中所呈现的一种沉淀反应。抗原、抗体在含有电解质的琼脂凝胶中相遇时，便出现可见的白色沉淀线。这种沉淀线是一组抗原、抗体的特异性复合物。如果凝胶中有多种不同抗原、抗体存在时，便依各自扩散速度的差异，在适当部位形成独立的沉淀线，因此广泛地用于抗原成分的分析。

3. 对流免疫电泳试验　对流免疫电泳是在琼脂扩散基础上结合电泳技术而建立的一种简便而快速的方法。此方法能在短时间内出现结果，故可用于快速诊断，敏感性比双向扩散技术高 10～15 倍。血清蛋白在 pH=8.6 条件下带负电荷，所以在电场作用下都向正极移动。但由于抗体分子在这样的 pH 条件下只带微弱的负电荷，而且它的分子量又较大（为 r 球蛋白），所以游动慢。更重要的是抗体分子受电渗作用影响较大，也就是说电渗作用大于它本身的迁移率。所谓电渗作用是指在电场中溶液对于一个固定固体的相对移动。琼脂是一种酸性物质，在碱性缓冲液中进行电泳。它带有负电荷，而与琼脂相接触的水溶液就带正电荷，这样的液体便向负极移动。抗体分子就是随着带正电荷的液体向负极移动的。而一般的蛋白质（如血清抗原）也受电渗作用的影响，使泳动速度减慢，但它的电泳迁移率远远大于电渗作用。这样抗原、抗体就达到了定向对流，在两者相遇且比例合适时便形成肉眼可见的沉淀线。

（五）其他鉴定方法

1. 干扰作用（interference）　当一种病毒感染细胞后并在细胞内繁殖，它便抑制后一种病毒在细胞内增殖。因此，干扰作用也是检测无 CPE 出现的病毒的方法。如埃可病毒 2 型和风疹病毒均可感染猴肾细胞，前者单独感染可引起 CPE，而后者不能引起 CPE，但可抑制随后接种的埃可病毒 2 型在细胞中的增殖，故可用于风疹病毒的检测。此方法因缺乏特异性而已逐渐被免疫学等方法所代替。

2. 病毒成分的直接检测　在 CPE 出现前，用免疫学或分子生物学技术直接检查感染细胞或其上清液中病毒抗原（或核酸）是目前鉴定病毒的有效途径。

3. 耐酸试验　肠道病毒和鼻病毒都是小 RNA 病毒，但肠道病毒对酸（pH=3）耐受，鼻病毒在酸性条件下易灭活，借此可区别。

4. 乙醚敏感试验　包膜病毒包膜易被乙醚、氯仿、脱氧胆酸钠等脂溶剂溶解而失去感染性，故可作为病毒是否具有脂类包膜的依据。

5. 细胞代谢的改变   病毒感染细胞可使培养液的 pH 改变，说明细胞代谢在病毒感染后发生了变化。这种培养环境的生化改变也可作为判断病毒增殖的指征。

四、病毒数量与感染性测定

对于已增殖的病毒，必要时需进行感染性和数量的测定。在单位体积中测定感染性病毒的数量称为滴定。常用的方法有以下几种。

1. 50% 组织细胞感染量   将待测病毒液进行 10 倍系列稀释，分别接种于单层细胞，经培养后观察 CPE 等病毒增殖指标，以感染 50% 细胞的最高病毒稀释度为判定终点，经统计学处理计算出半数组织培养物感染量（50% tissue culture infectious dose，TCID50）。此方法是以 CPE 作为指标来判断病毒的感染性和毒力。

2. 红细胞凝集试验   又称血凝试验。将含有血凝素的病毒接种鸡胚或感染细胞后，收集其鸡胚羊膜腔液、尿囊液或细胞培养液，加入动物红细胞后可出现红细胞凝集。如将病毒悬液做成不同稀释度，以血凝反应的最高稀释度作为血凝效价，可半定量检测病毒颗粒的含量。

3. 空斑形成试验   将适当稀释浓度的病毒液定量接种于敏感的单层细胞中，经一定时间培养后，覆盖薄层未凝固的琼脂于细胞上，待其凝固后继续培养。由于病毒的增殖使感染的单层细胞病变脱落，可形成肉眼可见的空斑，一个空斑即一个空斑形成单位（plaque forming unit，PFU），通常由一个感染病毒增殖所致。计数平板中空斑数可推算出样品中活病毒的数量，通常以 PFU/ml 表示。

如上所述，病毒分离是诊断病毒感染的金标准，一旦阳性，即可确诊。现代生物技术的发展涌现了很多新方法，但仍没有一种方法可取代病毒分离，这种经典的方法仍在许多实验室应用。但这种方法也有许多不足之处，如培养时间长，不能用于快速诊断，操作复杂，实验成本高，阳性检出率低等。

第二节   病毒诊断技术

一、电镜技术

自 20 世纪 30 年代电子显微镜问世以来，电镜技术在病毒研究中功不可没。人们利用电镜才有可能研究病毒的形态。少数病毒在宿主细胞内增殖后，于细胞的一定部位（胞核、胞质或两者兼有）出现嗜酸性或嗜碱性包涵体，可在光学显微镜下观察到，对病毒感染的诊断有一定价值。但大多数病毒的大小超过了光学显微镜的分辨能力，如果需要观察病变细胞组织中是否存在病毒，明确病毒的大小、形态、结构以及病毒在细胞内增殖的过程，则需要应用到电子显微镜[2]。

（一）标本制备

对于实验室工作人员来说，头脑中应始终有这样一个概念，即患者标本中可能含有病毒。处理标本应戴手套，要求无菌操作，并在专门的实验室进行，以防病毒通过空气传播。

1. 标本浓缩方法　用电镜观察病毒颗粒必须是标本中有大量的病毒才能进行。因此，浓缩标本是必要的，有以下几种方法。

（1）超速离心制备样本，离心的时间和速度取决于病毒颗粒的大小和离心机转头的半径，一般是30 min 到 3 h，沉淀的样本用灭菌蒸馏水洗后再放到铜网上。

（2）超过滤法用于浓缩病毒也是有效的。

（3）将标本接种细胞，增殖病毒也是增加病毒产量的有效途径，然后快速包埋切片。

（4）如果有特异的抗血清，并且病毒是已知的，用免疫凝集的方法也可浓缩病毒。

2. 观察病毒的方法

（1）超薄切片法：也称正染法。将细胞用戊二醛固定，然后经过脱水、包埋、切片、染色，观察病毒颗粒。

（2）负染法：直接将病毒悬液（也可用细胞）滴在铜网上，用重金属（通常用磷钨酸）进行染色，观察病毒颗粒，10 ~ 20 min 可出结果。负染技术基于负性染料不渗入病毒颗粒，而是将病毒颗粒包绕的原理。由于负性染料含重金属（如磷钨酸的钨），使电子束不能穿透，病毒颗粒具有亮度，在周围暗背景上显示亮区。这种方法较正染法显示的图像清晰，可显示病毒的结构。缺点是敏感性低，要求病毒量在 10^7/ml 以上，而且同科病毒难以鉴别。

（二）病毒的识别

负染技术将病毒分为两种形态，即裸露的和有包膜的。属于前者的如腺病毒等，属于后者的如疱疹病毒、布尼亚病毒等。大小也是鉴定病毒的标准之一，如小 RNA 病毒为 20 ~ 40 nm，痘病毒为 200 ~ 400 nm。电镜下病毒形态可分为规则形（圆形、子弹形、杆形）和不规则的多形性，如肠道病毒、登革病毒为圆形，狂犬病毒为子弹形，疱疹病毒为圆形或多形性。有的病毒表面有刺突，如麻疹病毒；而另一些病毒表面是光滑的，如单纯疱疹病毒、巨细胞病毒。RNA 病毒通常在胞质成熟，DNA 病毒在胞核成熟。痘病毒例外，它在胞质成熟。核衣壳的对称性也是鉴定病毒特征的重要标准，DNA 病毒一般为立体对称，RNA 病毒一般为螺旋对称。总之，在进行病毒的形态学识别时，应充分注意其特殊性与复杂性。

（三）免疫电镜技术

含有高浓度病毒颗粒（每毫升≥10^7 颗粒）的样品可直接应用电镜技术进行观察。对那些含低浓度病毒的样本，可用免疫电镜技术观察。免疫电镜的基本原理是在负染的基础上，基于抗原、抗体结合形成免疫复合物的原理，用特异性的抗体与样品结合，使病毒颗粒凝聚，以观察凝集的颗粒。这种技术可使敏感性提高 10 ~ 100 倍，同时病毒也较易识别。此外，还有胶体金标记技术，它也是在免疫酶技术上发展起来的新技术。

（四）电镜技术的应用

如上所述，病毒的形态是随电镜技术的发展才得以认识的。因此，可将电镜技术的用途归为两大主要类别。

1. 研究病毒形态　电镜技术可观察病毒的形态及形态发生学过程，观察病毒的亚显微结构，研究病毒与宿主细胞的关系以及病毒感染细胞的超微结构改变，是病毒分类的重要手段。

2. 病毒诊断　电镜技术是检测不能在体外培养的病毒的主要手段，如轮状病毒、星状病毒、甲型肝炎病毒等都是用电镜最先发现的。因此，在诊断病毒学方面，应用电镜技术有助于进一步发现新的病毒和病毒病。

电镜技术对于病毒形态鉴定和病毒诊断虽然很重要，但它不是唯一的，它必须与其他敏感性高、特异性强、方法简便、易于普及的方法相结合，如免疫学和分子生物学方法，取长补短，才能形成较为全面和正确的诊断。同时，电镜技术也存在条件要求较高、花费较贵的缺点，不能常规用于临床诊断。

二、免疫学技术

病毒的免疫学诊断基于抗原抗体反应这一原理而设计。它是对病毒的分离与鉴定及电镜技术的发展与补充。

（一）病毒抗原

病毒本身就是一种抗原或一种复杂的抗原混合物。病毒抗原免疫原性强，能引起免疫应答。病毒抗原主要分为与病毒有关的抗原和与细胞有关的抗原两大类。属于前者的有病毒的功能性蛋白、结构蛋白和酶类，并有外部抗原和内部抗原之分；属于后者的有早期抗原、晚期抗原和免疫复合物。病毒糖蛋白是存在于病毒表面的特殊抗原，这种特殊的病毒多肽特异性强，在不同型病毒间不同，也叫特异性抗原。病毒的内部抗原具有共同的抗原决定簇，这种抗原在病毒分型和诊断中有意义。病毒感染一般依赖于病毒的外部抗原和与细胞结合的抗原。为了对病毒抗原性进行分析，可裂解病毒或细胞，从而检查内部抗原。抗原的检查可用一般的方法，如放射免疫法、免疫酶法。混合抗原一般用免疫沉淀的方法，如免疫电泳法、双向免疫扩散法。检查外部抗原和与细胞结合的抗原可用免疫荧光法、免疫酶法。检查病毒吸附在细胞表面的抗原可用中和试验。为了快速鉴定病毒，也可用相应的免疫血清从组织或细胞中检出相应的抗原。

（二）病毒抗体

病毒诱导的免疫包括细胞免疫和体液免疫。免疫的表现可以是局部或全身性的，这两种表现都能单独产生。

1. 局部抗体反应　局部免疫的特征是 IgA 抗体反应，亦称为分泌型抗体反应。一般出现在感染后1～2周内，维持时间短，分泌型抗体主要存在于分泌液和血液中，它对阻止局部感染的复发或持续感染有重要作用。

2. 全身性抗体反应　全身性抗体反应包括各种免疫球蛋白的作用。最初见到的是 IgM 抗体，一般在感染后1周内出现，10～20天达到高峰，然后下降。继之，IgG 抗体出现，4～12周达到高峰，持续几个月或几年，甚至终身存在。也有报道指出 IgM、IgG、IgA 几乎同时出现，但有个体差异。由于病毒的不同，机体内抗体出现的时间也不同。由于 IgM 抗体反应短暂，而检测时又是采用早期单份血清。因此，IgM 抗体既是原发感染的证据，也是早期感染的证据。如不能测出 IgM 抗体，则可排除这种可能性。而 IgG 抗体则主要用于判断机体的免疫力。

（三）免疫学诊断方法

免疫学诊断方法可归类为标记和不标记两种。由于各种方法的敏感性、特异性及所测抗体出现的时间、持续时间和抗体种类的不同，结果也不一致。用不标记的方法需依赖某些可测定功能的表达，如血凝试验、补体结合、中和试验，它们的结果所表达的意义不同。在风疹病毒的研究中，血凝抑制抗体出现在发病 1～2 周，补体结合抗体出现在 2～4 周，而中和抗体出现在 3～6 周。由于未标记方法敏感性低、操作复杂、费时，现很少使用。

1. 免疫荧光法　基本原理是在已知抗体上标记上荧光素，当抗原抗体特异性结合后，在荧光显微镜下，就可根据荧光来指示抗原抗体复合物的存在，从而检测病毒抗原。免疫荧光法分直接法与间接法两种。这种方法可检测病毒抗原，也可检测病毒抗体。从患者病灶的组织中用免疫荧光法直接检查病毒抗原，1～2 h 可出结果。如将患者标本经过组织培养接种再对感染细胞进行检查，2 h 至 3 天后可出结果。

根据临床医生对疾病的初步印象，采集患者标本的部位应不同。用于免疫荧光检查病毒抗原的材料包括病灶刮片，眼结合膜细胞，呼吸道、生殖道分泌物细胞，尿沉渣，血液细胞，尸检、活检标本等。这些标本亦可接种细胞后再用荧光检查。用于测定特异性抗体的标本有急性期血清、恢复期血清及脑脊液等。标本应尽可能在早期症状出现后立即采集，送到实验室。与病毒分离相比，免疫荧光检查的标本不需在低温条件下运送。

目前认为免疫荧光法是病毒病诊断的主要方法，检测血清中 IgM 抗体在 3 h 之内可出结果。它具有特异、敏感、快速、可靠的特点。本法的缺点是需要荧光显微镜。

2. 免疫酶法　又称酶联免疫吸附试验（enzyme linked immunoadsordent assay，ELISA），其基本原理和方法同免疫荧光法，所不同的是采用过氧化物酶标记抗体。标记物与抗原作用后，在底物的作用下显色，用肉眼或酶标仪观察结果。

按其抗原抗体反应可分为竞争法与夹心法。按酶与待测抗原或抗体结合方式可分为直接法与间接法。竞争法主要是酶标抗原与待检标本中的抗原竞争地与相应定量抗体起反应。本法出结果快，但酶标抗原制作不易，用量大，敏感性较低，主要用于检测夹心法难以检出的小分子抗原及半抗原。夹心法是相应抗原抗体相继起反应，进行多项结合多级放大，应用范围广，敏感性亦高，目前检测大分子抗原或免疫球蛋白多采用此法。直接法是酶标抗体或抗原直接与待测相应抗原或抗体起反应，这种方法使用不方便，敏感性也较低，主要用于检测难以制备第二抗体的抗原。间接法是指酶间接地与待检抗原或抗体结合，由于抗抗体比抗体效价要高，而一个分子抗体可与多个分子抗抗体起反应，本法目前应用较广，且敏感性亦较高。

检测病毒抗原一般采用 ELISA 夹心法，这种抗原一般为大分子可溶性抗原。颗粒性抗原通过理化方法裂解可提高检测的敏感性。若标本中只有少量抗原，必须有高效价特异性抗体。单克隆抗体为满足这种物质条件提供了可靠的基础。

ELISA 检测 IgM 抗体是快速诊断病毒感染的常用方法。血液标本宜在室温分离血清后再行冷藏，这样不至于损失血液中的 IgM 抗体。

与免疫荧光法相比，免疫酶法克服了它的缺点，不仅具有特异、快速、可靠的特点，而且较其敏感，结果判断客观，不需要特殊设备。目前这项技术已在广大基层医疗单位使用。

3. 单克隆抗体技术　免疫学检测系统的效能在很大程度上取决于免疫试剂的性能。单克隆抗体在免疫测定系统中有很多优点：①可以持续提供性能稳定的抗体；②敏感性及特异性明确；③与病毒的反应和与宿主成分的反应有区别；④可用于检测病毒的特征。当然，单克隆抗体亦有缺点，最重要的缺点是与抗原的反应谱窄，在进行临床标本检测时可能出现假阴性。单克隆抗体既可用于检测抗原，也可用于检测抗体；既可用于免疫荧光法，也可用于免疫酶法。实际上，单克隆抗体技术是免疫学技术在方法上的改进和提高。

4. 流式细胞术　流式细胞术可进行病毒抗原的检测及定量，检测受感染细胞表面及细胞内的病毒抗原，常用的有直接荧光抗体技术和间接荧光抗体技术：直接法即用荧光素直接标记特异性单克隆抗体；而间接法是用未标记的一抗与受感染细胞的抗原结合，然后再将荧光标记的二抗与一抗结合。由于不同的抗体可以标记不同的荧光素，所以流式细胞术可同时检测到同一种样本中的多种病毒或病毒抗原，同时获得多个分析参数。其除了应用于血标本之外，同样适用于支气管肺泡灌洗液、尿标本以及经酶消化过的组织细胞等多种标本。与 PCR 方法相比，流式细胞术还可以确定病毒抗原的检出与细胞是否受到感染之间的关联。

5. 发光免疫分析法　将发光分析和免疫反应相结合而建立起来的一种检测微量抗原或抗体的新型标记免疫分析技术，具有高灵敏及高特异的优点，可以达到 ng 甚至 pg 级的敏感性，在较宽的线性范围内进行定量，同时具有高效、易于自动化等优点，目前逐渐被广泛应用于临床。

6. 补体结合试验　用于此法的抗原大多数是从感染病毒实验株细胞中提取，检查的是抗病毒的 IgG 抗体。由于抗体出现较晚，故不适用于感染的早期诊断。利用补体结合试验可以进行病毒的分型检测，但此法敏感性较低，因而目前应用较少。

7. 免疫印迹法　将高分辨的凝胶电泳和高灵敏度的免疫固相检出这两种方法相结合，凝胶电泳使混合在一起的成分分开，通过生物分子亲和技术测定，克服了补体结合试验敏感性差的缺点，而较 ELISA 法具有更高的特异性。

8. 间接血凝试验或乳胶凝集法　乳胶凝集法测定病毒抗体是筛选血制品、器官供体的快速检测方法，数分钟内即可出结果。但由于判定结果存在主观性，故存在一定误差，有假阴性和假阳性的可能。

三、分子生物学技术在病毒诊断中的应用

分子生物学技术的发展促使了利用核酸碱基互补原理的基因诊断方法（亦称为第三代诊断方法）的产生。它由核酸分子杂交法和体外基因扩增法组成，有两个重要特点：①特异性强。核酸碱基配对有很强的专一性，用一定长度的探针或引物能准确查出待检标本中有无互补序列，结果假阳性率较低，所需样品量少。②敏感性高。可从一根头发、一个细胞中检出目的基因的存在。

（一）核酸分子杂交技术

互补的核苷酸序列通过 Watson-Crick 碱基配对形成稳定的杂合双链 DNA 分子的过程称为杂交。杂交过程是高度特异性的，可以根据所使用的探针已知序列进行特异性的靶序列检测，杂交的双方是所使用探针和要检测的核酸。该检测对象可以是克隆化的基因组 DNA，也可以是细胞总 DNA 或总 RNA。根据使用的方法被检测的核酸可以是提纯的，也可以在细胞内杂交，即细胞原位杂交。核酸分子杂交具有很高的灵敏度和高度的特异性，因而它不仅在分子生物学领域中被有广泛应用，而且在临床诊断上的

应用也日趋增多。

分子杂交是通过各种方法将核酸分子固定在固相支持物上，然后用放射性标记的探针与被固定的分子杂交，经显影后显示出目的 DNA 或 RNA 分子所处的位置。根据被测定的对象，分子杂交基本可分为以下几大类。

1. Southern 杂交

（1）步骤：Southern 杂交可用来检测经限制性内切酶切割后的 DNA 片段中是否存在与探针同源的序列，它包括下列步骤。①酶切 DNA，凝胶电泳分离各酶切片段，然后使 DNA 原位变性；②将 DNA 片段转移到固相支持物（硝酸纤维素滤膜或尼龙膜）上。③预杂交滤膜，掩盖滤膜上非特异性位点；④让探针与同源 DNA 片段杂交，然后漂洗除去非特异性结合的探针；⑤通过显影检查目的 DNA 所在的位置。

（2）影响因素：Southern 杂交能否检出杂交信号取决于很多因素，包括目的 DNA 在总 DNA 中所占的比例、探针的大小和比活性、转移到滤膜上的 DNA 量以及探针与目的 DNA 间的配对情况等。在最佳条件下，放射自显影曝光数天后，Southern 杂交能很灵敏地检测出低于 0.1 pg 与 ^{32}P 标记的高比活性探针结合的互补 DNA。如果将 10 μg 基因组 DNA 转移到滤膜上，并与长度为几百个核苷酸的探针杂交，曝光过夜，则可检测出哺乳动物基因组中 1 kb 大小的单拷贝序列。

（3）将 DNA 从凝胶中转移到固相支持物上的方法：①毛细管转移。本方法由 Southern 发明，故又称 Southern 转移（或印迹）。毛细管转移方法的优点是简单，不需要用其他仪器。缺点是转移时间较长，转移后杂交信号较弱。②电泳转移。将 DNA 变性后，可电泳转移至带电荷的尼龙膜上。该法的优点是不需要脱嘌呤或水解作用，可直接转移较大的 DNA 片段。缺点是转移中电流较大，温度难以控制。通常只有当毛细管转移和真空转移无效时，才采用电泳转移。③真空转移。有多种真空转移的商品化仪器，它们一般是将硝酸纤维素膜或尼龙膜放在真空室上面的多孔屏上，再将凝胶置于滤膜上，缓冲液从上面的一个贮液槽中流下，洗脱出凝胶中的 DNA，使其沉积在滤膜上。该法的优点是快速，在 30 min 内就能从正常厚度（4～5 mm）和正常琼脂糖浓度（<1%）的凝胶中定量地转移出来。转移后得到的杂交信号比 Southern 转移强 2～3 倍。缺点是如不小心，会使凝胶碎裂，并且在洗膜不严格时，其背景比毛细管转移要高。

2. Northern 杂交　与 Southern 杂交相似，主要区别是被检测对象为 RNA。其电泳在变性条件下进行，以去除 RNA 中的二级结构，保证 RNA 完全按分子大小分离。变性电泳主要有三种：乙二醛变性电泳、甲醛变性电泳和羟甲基汞变性电泳。电泳后的琼脂糖凝胶用与 Southern 转移相同的方法将 RNA 转移到硝酸纤维素滤膜上，然后与探针杂交。

3. 斑点杂交　斑点杂交是指将 DNA 或 RNA 样品直接点在硝酸纤维素滤膜上，然后与核酸探针分子杂交，以显示样品中是否存在特异的 DNA 或 RNA。大多数病毒核酸和 PCR 产物都可用该法检测。将病毒核酸点样于 NC 膜或尼龙膜上，用同位素（^{32}P 或 ^{131}I）标记的探针杂交，通过放射自显影观察。也可用地高辛、生物素等非同位素标记进行检测。同一种样品经不同倍数的稀释还可以得到半定量的结果。所以它是一种简便、快速、经济的分析 DNA 或 RNA 的方法，在基因分析和基因诊断中经常用到，是研究基因表达的有力工具。但由于目的序列未与非目的序列分离，不能了解目的序列的长度。尤其当本底干扰较高时，难以区分目的序列信号和干扰信号。

根据杂交所用的方法，另外还有狭槽（slot）杂交和菌落原位杂交等。

固相支持体杂交材料有硝酸纤维素滤膜、尼龙膜和 Whatman 541 滤纸。不同商标的尼龙膜需要进行不同的处理，在 DNA 固定和杂交的过程中要严格按生产厂家的说明书来进行。Whatman 541 滤纸有很高的湿强度，最早用于筛选细菌菌落。该滤纸主要用于筛选一些基因文库。固定化 DNA 的杂交条件基本与使用硝酸纤维素滤膜时所建立的条件相同。Whatman 541 滤纸与硝酸纤维素滤膜相比有一些优点：它更便宜，杂交中更耐用，干燥过程中不易变形和碎裂等。然而若变性过程不小心，杂交信号的强度会明显弱于用硝酸纤维素滤膜时所得到的信号强度。因此，常规的细菌筛选和各种杂交时仍选用硝酸纤维素滤膜作为固相支持体。

（二）基因检测技术

在病毒病原的检测方面，基因检测技术具有传统检测技术（如病毒分离、电镜、免疫学技术）所不具备的优点。在下列情况下，基因检测技术具有其他方法不可替代的应用价值：①由于标本收集、运送过程中的灭活作用，使标本中已无感染病毒存在，或者仅有病毒的缺陷性颗粒，或病毒存在于免疫复合物中，或仅仅以整合型或非整合型存在；②标本中已污染有其他微生物，特别是其他型别的病毒；③所检测的病毒不能在体外培养或培养特别费时；④缺乏特异性的免疫学检测试剂；⑤出现慢性携带症状，需要确定体内是否有潜在的病毒；⑥鉴别组织内何种细胞有病毒或病毒核酸存在。

基因检测技术在病毒的检测中已取得了丰硕的成果。例如 Blum 等用原位杂交检测发现乙型肝炎病毒 DNA 不仅存在于肝细胞中，也存在于胆管上皮、内皮和平滑肌细胞中，这一发现改变了乙型肝炎病毒嗜肝性的观点。

1. PCR 技术　如果待测样品很少或样品中仅含单一拷贝的基因，应用核酸分子杂交法检测往往会出现假阴性结果。1985 年发明的体外基因扩增技术（PCR）使基因诊断方法发生了革命性的变化。因目前对已发现的病毒全基因测序已基本完成，故可将所检测的病毒进行特征性基因序列测定并与这些基因库的病毒标准序列进行比较，以达到诊断病毒感染的目的。基因测序技术目前常用 PCR 产物直接序列测定法，直接对目的基因的碱基序列进行测定，结果可靠、直接、准确。该项技术已从最早的设备昂贵、检测繁琐到目前的自动化程度不断提高，已在临床上得到越来越广泛的应用，可应用于病毒序列的确定以及病毒基因的变异性、未知基因的性质、基因定位等研究领域。

尽管基因检测技术有很多优点，但也有不足之处，如 PCR 技术最大的优点恰恰带来了它在实际应用的弊端，DNA 扩增的高效性导致极微量的污染就可出现假阳性而使结果失真。同时，即使病毒核酸检测阳性，也并不代表标本中或病变部位一定有活病毒，对未知基因序列的病毒及新病毒不能采用这些方法。

（1）基本原理：其基本原理是选择病毒某段特定基因序列（一般多为保守序列）设计引物。由于引物与病毒该段基因存在着特异的互补性，当加入 DNA 聚合酶后，就会在引物的引导下合成该片段，序列片通过人为条件扩增放大后，就可以在电泳胶上经溴乙淀染色，根据片段大小来判断标本中某种病毒的存在。这项技术可使待检样品中的目的基因片段在几小时内扩增上百万倍，也就是说这项技术可以检测到几个病毒的存在。因此，PCR 技术是检测病毒最敏感的技术。

（2）基本步骤：PCR 技术包括三个基本步骤。①双链 DNA 模板加热变性成单链（变性）；②在低温下，引物与单链 DNA 互补配对（退火）；③在适宜温度下，TapDNA 聚合酶催化引物沿着模板 DNA 延伸。

（3）特异性：PCR 技术的特异性取决于引物和模板 DNA 结合的特异性，引物设计决定 PCR 反应的成败。由于致病基因是在正常基因序列中发生点突变、片段插入和（或）缺失，基因两翼的 DNA 序列和正常基因仍然相同，因此根据基因两翼的 DNA 序列可设计出各 20 个碱基左右的一对引物。利用 PCR 技术，在适当条件下扩增目的基因，然后分析 PCR 产物，便可判断其是否为致病基因及其变异性质。

2. 免疫 PCR 技术 PCR 技术具有快速、灵敏、特异性高等特点，为扩大其应用范围，目前根据需要发展出了多种方法，如常规 PCR、反转录 PCR（RT-PCR）、原位 PCR、定量 PCR、免疫 PCR 等。免疫 PCR 是利用抗原抗体反应的特异性和 PCR 扩增反应的极高灵敏性而建立的一种微量抗原检测技术。用抗体检测抗原是免疫学的最基本方法，用酶或同位素标记抗体可使检测的敏感性提高，常用的定量检测方法 ELISA 和 RIA 均基于标记分子可以使检测的信号增强。免疫 PCR 是在 ELISA 的基础上建立起来的新方法，用 PCR 扩增代替 ELISA 的酶催化底物显色。PCR 具有很强的放大能力，且可以定量地检测 DNA 和 RNA，具有非常高的敏感性和特异性，因此，将与抗原结合的特异抗体通过连接分子与 DNA 结合，再经 PCR 扩增，由此定量检测抗原使敏感性高于 ELISA 和 RIA。

（1）基本原理：免疫 PCR 主要由两部分组成，第一部分的免疫反应类似于普通的 ELISA 的测定过程；第二部分即通常的 PCR 检测，抗原分子的量最终由 PCR 产物的多少来反映。在第一步中，首先用待测抗原如牛血清白蛋白（ESA）包被微滴板孔，再加入相应的特异抗体，于是抗体就与固相上的抗原结合形成抗原抗体复合物，蛋白 A-链亲合素（protein A-streptavidin）嵌合体（重组融合蛋白）中的蛋白 A 部分可与固相上抗原抗体复合物中的抗体 IgG 结合，而链亲合素部分可与生物素化的 pUC19（质粒 DNA）（biotin-pUC19）中的生物素反应，从而将特定的 DNA 间接吸附于固相。接下来就是第二步中的 PCR 过程，第一步中吸附于固相的 pUC19 质粒 DNA 在相应的引物存在下，可经 PCR 在几小时内而放大数百万倍，PCR 产物的多少与固相上抗原的量成正比。

（2）免疫 PCR 检测主要环节

1）待检抗原：被检测的样品可以是抗原，或者是作为抗原的某种抗体。待检的抗原可以直接吸附于固相，这一过程与 ELISA 试验是相同的，因此有些吸附性差的抗原不能应用目前介绍的免疫 PCR 方法进行检测，需要对免疫 PCR 进行改进，以便能够检测吸附性差的抗原。免疫 PCR 的后续过程需 PCR 扩增，目前有些方法应用的固相板或管是特殊用于免疫 PCR 的，并且有些 PCR 可以直接用微量板进行扩增，这样可以简化试验过程和提高检测的精确性。免疫 PCR 具有非常高的敏感性，特别适用于检测微量抗原。

2）特异抗体：免疫 PCR 中的特异抗体是对应于待检抗原，与 ELISA 一样，抗体的特异性和亲合力将影响免疫 PCR 的特异性和敏感性。一般均选用单克隆抗体，这个抗体常采用生物素标记，通过亲和素再结合 DNA。

3）连接分子：连接分子是连接特异抗体与 DNA 之间的分子。目前介绍的方法均是通过生物素与亲和素系统使特异抗体与 DNA 连接，生物素和亲和素作为免疫 PCR 的连接分子在连接方式上有许多差异。Sano 首次报道免疫 PCR 时用的是重组葡萄球菌 A 蛋白-亲和素嵌合蛋白（SPA-亲和素）。它具有结合 IgG 和生物素的两个位点，因此可以将 IgG 与生物素化的 DNA 连接成复合物。由于重组的 SPA-亲和素没有商品试剂，且 SPA 不但可以结合作为特异抗体的 IgG，还可以与样品中吸附于固相的无关 IgG 结合，特别是检测的抗原就是某种 IgG。因此，Ruzicke 认为 Sano 的免疫 PCR 本底高和特异性差。Ruzicke 用商品化的亲和素系统试剂建立了一种免疫 PCR，这种方法是先将亲和素与生物素化的 DNA

预结合成复合物，然后再与结合固相的特异性抗体结合，这种方法存在的问题是亲和素与生物素化的DNA分子预结合时，两者的分子比例并不是等同的，一个亲和素分子可以结合4个分子生物素，因此在预结合时生物素化的DNA分子不能过多，否则DNA分子上的生物素将亲和素完全饱和，亲和素再无结合生物素化抗体的能力；但在低饱和生物素化DNA时，亲和素结合的生物素化DNA存在许多种类的复合物，甚至还有游离的亲和素，只有部分结合生物素化DNA的亲和素才能起到连接分子的作用，因此，这样预结合的亲和素和生物素化DNA是一均质性很差的混合物。虽然预结合的复合物可以减少测试过程中的1次孵育和冲洗，但是这样的复合物作为连接分子必然导致敏感性低和误差大，并且每次制备的连接分子均有差异，从而导致重复性差。

4）DNA和PCR系统：免疫PCR中的DNA是一指示分子，用DNA聚合酶将结合于固相上的DNA特异放大，由此定量检测抗原。免疫PCR的敏感性高于ELISA主要是应用了PCR强大的扩增能力。免疫PCR中的DNA分子可以选择任何DNA，但要保证DNA的纯度，且有较好的均质性，尽可能不选用受检样品中可能存在的DNA。一般可选用质粒DNA或PCR产物等。DNA的生物素化是用生物素标记的dATP或dUTP通过DNA聚合酶标记在DNA分子上，一般是一个分子DNA标记两个生物素，标记率可达百分之百。生物素化的DNA用量需预先选定，过多易出现非特异结合而引起本底过高，过低将导致敏感性低和出现不同浓度抗原得出同样结果的饱和现象。免疫PCR的PCR扩增系统与一般PCR一样，主要包括引物、缓冲液和耐热DNA聚合酶。由于免疫PCR需用固相进行抗原抗体反应，同时又需要对固相结合的DNA进行扩增，因此，免疫PCR固相的选择应根据具体情况确定。用微量板作为固相必须有配套的PCR仪，以使可以用微量板直接扩增，否则需要用PCR反应管作固相扩增，扩增后的PCR产物用琼脂糖凝胶电泳或聚丙烯酰胺凝胶电泳检测，根据PCR产物的大小选择两种凝胶的浓度。电泳后凝胶经染色和拍照记录结果，再检测底片上PCR产物的光密度，并与标准品比较就可以得出待检抗原量。

5）主要程序：①抗原＋生物素化抗体→抗原-生物素化抗体复合物；②加亲合素→抗原-生物素化抗体-亲合素复合物；③加生物素化DNA→抗原-生物素化抗体-亲合素-生物素化DNA；④PCR扩增生物素化DNA部分。

（三）生物芯片技术

生物芯片技术是近几年发展起来的一项高效率、高通量的生物样品检测技术，是大规模获取生物信息的重要手段。生物芯片技术为人类基因组学从理论研究向实用研究过渡，以及生命科学从分子水平研究向细胞乃至整体水平研究的回归架起了一座桥梁。

1. 生物芯片的功能　生物芯片是指在面积不同的基片（玻璃、硅片、尼龙膜、金属、凝胶等）表面上有序地点阵排列了一系列识别分子，如cDNA、DNA、肽、蛋白质、抗体、或寡核苷酸等，固定在每一点阵上的分子都是可寻址的；然后在相同条件下，点阵上的分子与其配体分子反应，反应结果用核素、荧光、化学发光或酶标法显示，通过计算机软件分析，综合成可读的IC总信息。最初的生物芯片用于DNA芯片的测定、cDNA表达谱分析及基因突变的检测和鉴定等，又称DNA芯片或基因芯片。目前这一技术已扩展至免疫反应、受体结合、小分子捕获等领域。

2. 生物芯片的分类

（1）根据基片上交联固定的识别分子种类不同，生物芯片可分为蛋白质芯片、肽芯片、抗体芯片、组织芯片、细胞芯片、基因芯片（cDNA 芯片、寡核苷酸芯片、基因组芯片）等 [3]。

（2）根据芯片的功能又可分为测序和基因图绘制芯片、基因表达谱分析芯片、克隆选择和文库筛选芯片、物种鉴定和基因组分型芯片、突变检测和多态性分析芯片、药物芯片、噬菌体文库筛选芯片等。

（3）微缩芯片实验室（lab on a chip）能将样品分离、纯化、提取、混合、反应、检测等功能集合于一体，将代表微流路生物分析技术发展的最高水平。根据芯片的用途，还可分为分析芯片、检测芯片和诊断芯片。

3. 基因芯片

（1）概述：基因芯片（又称 DNA 芯片）系指将大量探针分子固定于支持物上后，与标记的样品分子进行杂交，通过检测每个探针分子的杂交信号强度进而获取样品分子的数量和序列信息。因为其信息量特别大（高通量），可以同时对上万个基因进行分析，故在病毒诊断和流行病学调查方面有着广阔的应用前景。但是，由于样品和芯片杂交是在固相上进行，空间因素会对杂交造成不利影响；同时，在一个芯片上存在多种探针，对杂交条件的要求很高，很难满足所有探针的最适条件，最后造成芯片的信息质量的稳定性和可重复性难以令人满意。正因为这个弱点，芯片的临床应用受到了很大的限制。

美国 Luminex 公司开发出的多功能悬浮点阵仪（multi-analyte suspension array，MASA）技术平台是既能保证信息质量，又能提供相对高通量的新一代分子诊断技术平台。该技术的核心是把微小的乳胶颗粒分别染成上百种不同的荧光色素（芯片是用探针在芯片上的位置给基因的特异性编码，而 MASA 则是用颜色来编码）。应用时，将针对不同检测物的乳胶颗粒混合后再加入微量患者标本，在悬液中与微粒进行特异性地结合。结合的结果可以在瞬间经激光判定后由电脑以数据信息的形式记录下来。因为分子杂交是在悬浮溶液中进行，检测速度极快，所以又有"液态芯片"之称。

（2）基因芯片技术的应用：①科学研究，主要包括基因表达谱分析、基因突变分析、基因组多态性分析、基因文库作图和噬菌体文库分析以及杂交测序、微生物菌种鉴定等。②临床诊断，用于疾病诊断的芯片主要见于传染性疾病，如丙型肝炎、乙型肝炎及艾滋病等少数几种疾病病毒。③药物筛选，生物芯片对于药物靶标的发现、多靶位同步高通量药物筛选、药物作用的分子机制、药物活性及毒性评价有重要价值。

4. 存在的问题　近年来，基因芯片技术进展迅速，但目前仍然存在一些问题有待解决。这些问题主要体现在硬件和软件两个方面。

（1）硬件方面：DNA 芯片技术需要昂贵的尖端仪器，如制作原位合成芯片需要光刻仪器和寡核苷酸合成仪，制备 DNA 微集芯片需要打印仪，芯片检测则需要激光共聚焦显微镜、荧光显微镜或扫描仪等。

（2）软件方面：在软件（技术）上也存在一些问题，例如如何提高芯片的特异性、简化样品制备和标记操作程序、增加信号检测的灵敏度等，都是技术上亟待解决的问题。

更重要的是，DNA 芯片在进入临床检验诊断市场前必须解决 3 个方面的问题：①标准化，医学检验制品都必须经过严格审查，检验结果结论都必须具有科学的解释，而且是建立在标准化的基础上。DNA 芯片如欲推向临床诊断市场，必须建立统一的质量控制标准。②芯片的成本，现在的芯片大都是一次性使用的消耗品，价格较贵。解决的方法是研制可重复利用的芯片或降低芯片开发成本。③定量分析，DNA 芯片的检测结果不仅应检测到样品 DNA 中是否存在某特异的 DNA，还应该明确该特异 DNA 在代测样品中含量。

5. 蛋白质芯片　　蛋白质芯片是继基因芯片后发展起来的，其基本原理是将大量蛋白质有规则地固定在介质载体上，利用蛋白质、酶与底物、蛋白质与其他小分子之间的相互作用，达到检验蛋白质的目的。此法可适用于抗原血症的检测，但是目前还尚未在临床广泛应用。

（四）生物质谱技术

该技术是利用带电分子或分子碎片按质荷比的大小顺序排列的图谱。质谱仪能使物质粒子在离子源中离子化，并通过适当的电场、磁场将它们按空间位置、时间先后等进行质荷比分离，通过定质荷比来对样品进行分析。质谱技术可应用在病毒核酸、病毒蛋白质组学等领域的研究，具有广阔的发展前景。

（赵阳　樊建勇　杨慧兰）

参考文献

[1]　Kyoung C Park, Won S Han. Viral skin infections: diagnosis and treatment considerations. Drugs, 2002, 62（3）: 479-490.

[2]　Hans R Gelderblom, Dick Madeley. Rapid viral diagnosis of orthopoxviruses by electron microscopy: optional or a must? Viruses, 2018, 10（4）: 142.

[3]　Hanliang Zhu, Zdenka Fohlerová, Jan Pekárek, et al. Recent advances in lab-on-a-chip technologies for viral diagnosis. Biosens Bioelectron, 2020, 153: 112041.

第六章

病毒性皮肤病的治疗与预防

病毒性皮肤病是皮肤科中的常见疾病，临床上治疗病毒性皮肤病的方法很多，对于不同的疾病，药物治疗、物理治疗、外科治疗都可能采用。抗病毒药物治疗是针对病原的特异性治疗，但由于病毒没有自己的代谢系统，必须依赖宿主细胞进行复制，某些病毒又极易变异，目前还没有一种抗病毒药物能真正完全治愈病毒性疾病。因此，临床上往往需采取综合措施，既要强调针对相应感染病毒的特异性治疗，也不能忽略其他非特异性的治疗措施。

第一节　一般治疗

对于大多数病毒性皮肤病，一般治疗措施具有重要意义。一方面，病毒性感染多为自限性疾病，一般治疗能支持患者的多种功能与疾病作斗争，适当的对症处理加上休息、营养，往往能使疾病较快康复；另一方面，当病毒感染性疾病转入恢复期或变为慢性阶段，病毒已不再在发病机制中占重要地位，抗病毒治疗已失去其主导作用，加强一般治疗对防止其复发更有重要意义。

一、一般措施

病毒性皮肤病的一般治疗措施主要包括隔离、消毒、休息、营养及护理等。

1. 隔离　隔离方式有传染病医院隔离、综合医院内传染科隔离、医疗单位简易病床的隔离及家庭病床的隔离等方式。病毒性皮肤病往往具有一定的传染性，采取相应的隔离措施对治疗工作的顺利进行很有帮助。如对麻疹、水痘的患者进行呼吸道隔离，可营造良好的治疗环境，同时避免疾病传染他人；对传染性软疣、扁平疣、尖锐湿疣的患者进行接触隔离，与易感人群的接触隔离可避免传染给他人或交叉传染，自身隔离（避免搔抓）可避免自身接种造成病情蔓延。

2. 消毒　消毒是指清除或杀灭外环境中的病原微生物，进行无害化处理。它是通过切断传播途径以预防和消除病毒性皮肤病的一项重要措施，也是防止医院内感染的重要环节，如对病房的空气进行紫外线消毒，对患者密切接触的物品进行消毒等。

3. 休息和营养　休息对一些有全身症状的病毒性皮肤病的治疗也很重要，如传染性单核细胞增多症、麻疹、传染性红斑等，一般早期均应卧床休息，同时给予合理的营养和足够的热量。

4. 护理　护理包括一般护理和心理护理，护理在病毒皮肤病的治疗中也有重要的作用。一般护理除了注意保持病房的舒适环境，还应对皮肤黏膜进行相应保护，如嘴唇干裂时可涂以石蜡油；口腔黏膜受损时，每日可用温生理盐水或复方硼砂溶液含漱 3～4 次；局部皮损有红肿、渗液或水疱时，则可给予湿敷及外用氧化锌油等；对于出汗较多或高热患者，全身皮肤应经常保持清洁，宜采用温水擦浴、定时翻身，避免出现痱及皮肤感染。心理护理对一些慢性病毒性皮肤病的治疗也有重要作用，如对于复发性单纯疱疹、带状疱疹后遗神经痛的患者，有时医护人员几分钟的耐心解释可能比药物治疗更为重要。因此，注意患者的心理变化，根据不同的心理状态做出不同的心理护理也是病毒性皮肤病治疗的一部分。

二、对症治疗

病毒性皮肤病的对症治疗包括全身对症治疗和局部对症治疗两方面。

（一）全身对症治疗

全身对症治疗主要包括降温、给氧、维持水和电解质平衡、改善机体反应性等。

1. 降温　一些病毒性皮肤病早期可有发热，在明确诊断的前提下，合理而有效的降温是十分必要的。降温的方法应首先采用物理降温，如采用井水泼地、置冰块于室内、人工降雨于屋顶、屋顶加篷、电扇散热等降低室温，或定时用物理性散热方法，如酒精擦浴、冰水灌肠、冷水浴、冰袋置于额部等降低患者体温等。药物降温易致盗汗而诱发休克，一般应避免采用。而对于麻疹患者的发热一般不予降温，以免影响出疹。

2. 给氧　对于存在循环衰竭或呼吸困难的患者，给氧极为重要。

3. 维持水和电解质平衡　发热可导致代谢亢进，消耗增加。对于发热的患者，应适量补充水分及电解质的损失，以改善循环、纠正酸中毒。

4. 防治细菌感染　病毒性皮肤病的临床表现多种多样。根据某一特殊症状，可针对性地治疗以减轻或消除症状，提高人体的应激状态，改善机体反应性。如病毒性感染者多有机体免疫功能的下降，皮损易合并细菌感染，可选用适当的抗生素以预防或治疗细菌感染。

5. 止痛　如带状疱疹常有明显的神经痛，可选用一些非甾体类消炎止痛药。

6. 糖皮质激素使用　由于糖皮质激素能影响机体的防御功能，且有促使病毒扩散和继发细菌及真菌感染的危险，对一般的病毒性皮肤病原则上不用糖皮质激素。但在一些特殊情况时，可以考虑短期使用糖皮质激素，以不超过 7 天为宜，如应用于麻疹、水痘、风疹等并发脑炎、严重喉炎、肺炎及继发性血小板减少性紫癜时；如应用于传染性单核细胞增多症有持续高热或合并脑膜脑炎、中毒性心肌炎、急性喉炎及血小板减少症时；另外，对一般健康状况良好的带状疱疹老年患者，早期短疗程使用糖皮质激素可能会减轻炎症引起的神经与周围组织的粘连，从而减少后遗神经痛的发生。

7. 增强抗病毒能力　病毒感染常可导致机体免疫功能及抵抗力下降。如 HIV、巨细胞病毒、水痘–

带状疱疹病毒、单纯疱疹病毒、麻疹病毒、腺病毒和牛痘病毒等可引起 T、B 淋巴细胞缺陷或功能不全。对于这类患者，调整机体免疫反应性、增强抗病毒能力是必要的。可输新鲜血或血浆以补充抗体、补体成分、中性粒细胞、淋巴细胞；输注高效价免疫球蛋白或肌注丙种球蛋白以增加被动免疫能力；注射胸腺肽、转移因子、干扰素、聚肌胞等以激活机体免疫反应性，提高机体非特异性免疫功能等。另外，一些理疗措施，如紫外线或红外线照射、针灸、按摩、高压氧治疗等，对一些病毒性皮肤病的皮损消退及改善其可能的后遗症（如带状疱疹后遗神经痛）也是有帮助的。

（二）局部对症治疗

病毒性皮肤病的皮肤表现主要有三种形态：一类是发疹型，如麻疹、传染性红斑等，皮损以红斑为主；一类是水疱型，如水痘、带状疱疹、单纯疱疹等，皮损以水疱为主；还有一类是增生物型，主要包括寻常疣、扁平疣等人乳头瘤病毒引起的皮肤病。针对不同疾病、不同病程相应的皮损给予合适的局部对症治疗也很重要。如对于无明显糜烂、渗液的全身弥漫性红斑，可给予扑粉加以保护；对于有糜烂渗液的红斑及破溃的水疱，则应给予湿敷加以收敛消炎；而对于有明显角化增厚的增生物型皮损如寻常疣、跖疣等，在采有外用药或冷冻等治疗前，则可先给予维 A 酸软膏外用及温水浸泡去除过度增厚的角质层，以达到更好的疗效。

第二节　抗病毒药物治疗

在过去的 50 年中，治疗细菌性感染取得了辉煌的成绩。然而，对病毒性疾病的治疗至今仍缺乏专属性强的药物。虽然近年来新的抗病毒药物不断出现，但是病毒性感染的发病率仍居高不下，特别是 20 世纪 80 年代艾滋病的出现，对抗病毒药物的研究开发提出了紧迫的要求，抗病毒药物的研究已成为当前国际研究的热点之一。目前临床上常用的药物主要包括化学合成的抗病毒药物、生物合成增强机体免疫功能的免疫调节剂、预防病毒感染的疫苗及阻断病毒传播的消毒药等，下面分别进行介绍。

一、化学合成抗病毒药物

病毒不具备细胞结构，缺乏酶系统，不能独立营生，一旦进入宿主细胞便立即开始循环式感染或停留在宿主细胞内。被感染的宿主细胞能否继续存活，主要依赖于宿主细胞对病毒的免疫反应、感染程度和病毒的类型。目前已有许多抗病毒药物应用于临床，其作用机制主要包括以下几方面。

（1）直接抑制或灭活病毒：这些药物可能因具有特异的位点与相应病毒的抗原结合，使进入细胞前的游离病毒迅速被灭活，阻止病毒颗粒进入宿主细胞，主要起预防作用。如各种疫苗对病毒性疾病的预防及丙种球蛋白对麻疹、肝炎的预防。

（2）阻止病毒穿入细胞并脱壳：病毒进入宿主细胞并脱壳后才能感染宿主细胞，一些药物如金刚烷胺能改变人体细胞膜电荷，从而防止流感病毒进入细胞并脱壳，还可阻止流感病毒由一个细胞转移到另一个细胞。临床上可起到预防和治疗流感的作用。

（3）阻止病毒的生物合成：常用的碘苷、阿昔洛韦等嘧啶的同型药物，掺入病毒 DNA 中竞争性抑制病毒基因组核酸的转录和复制，影响 DNA 合成，对 DNA 病毒有效。甲吲噻腙则可抑制天花、牛痘病毒的蛋白质合成，可预防和治疗天花，改善种痘引起的不良反应。

（4）抑制病毒颗粒的成熟：大剂量的利福平可阻止病毒 DNA 装配成病毒颗粒，并抑制病毒包膜形成，阻止病毒成熟。但其对人体毒性太大，临床应用价值不大。

（5）抑制病毒释放：某些病毒表面有神经氨酸酶，可破坏宿主细胞表面作为受体表位的神经氨酸，促进病毒释放，从而促进病毒在细胞间的传染。异喹啉类药物能抑制这类病毒的神经氨酸酶活性，抑制病毒释放，可起预防作用，但发病后疗效较差。

因病毒依赖宿主的细胞代谢进行复制，按病毒基因提供的信息，合成病毒自身的核酸和蛋白质并进行繁殖，故抗病毒药物治疗的困难在于阻断病毒复制的药物都可能阻断宿主细胞的正常代谢。理想的抗病毒药物需能有效干扰病毒的复制，又不影响正常细胞代谢。随着医学分子病毒学、生物工程技术的发展，多种病毒的基因结构与功能、编码蛋白及复制周期得以阐明，化学合成的抗病毒药物的研究有许多新的进展。

化学合成的抗病毒药物目前主要按化学结构、抗病毒谱、药物作用等进行分类：按结构可分为核苷类、三环胺类、焦磷酸类等，按抗病毒谱可分为抗逆转录酶病毒药物、抗巨细胞病毒药物、抗肝炎病毒药物、抗疱疹病毒药物和抗流感病毒药物。本节按抗病毒药物的结构，重点介绍目前研究进展最快，同时也是皮肤科临床上常用的核苷类药物，对三环胺类、焦磷酸类等其他皮肤科临床使用较少的一些抗病毒药物亦予介绍。

（一）核苷类药物

以阿昔洛韦为代表的核苷类药物已经成为临床上最重要的抗病毒药物。核苷类化合物在结构上与细胞中的嘌呤、嘧啶核苷和核苷酸相似，该类药物进入细胞后在 DNA 病毒胸苷激酶（thymidine kinase，TK）的催化下转化为三磷酸化合物，通过对底物的竞争，抑制病毒的聚合酶或逆转录酶的活性，最终抑制病毒 DNA 的合成和病毒增殖。一般情况下，宿主细胞内 TK 往往没有或很少有类似的催化活性，同时，核苷三磷酸盐对病毒 DNA 多聚酶有选择性的抑制作用，而对宿主细胞的 DNA 聚合酶很少或不产生抑制作用，因此，此类核苷类抗病毒药对细胞的毒性较小。核苷类药物是目前研究最多的抗病毒药物，已有一系列的这类药物用于临床治疗各类病毒性皮肤病及艾滋病、慢性乙型肝炎等，主要包括嘧啶类核苷抗病毒药碘苷、三氟胸苷，以及嘌呤类核苷抗病毒药，包括阿糖腺苷、扎西他滨、去羟肌苷、阿昔洛韦、更昔洛韦、泛昔洛韦、司他夫定、拉米夫定、齐多夫定、利巴韦林等。

阿昔洛韦（acyclovir，ACV）

【主要特点】

阿昔洛韦（无环鸟苷）是嘌呤核苷衍生物，在宿主细胞内受 DNA 病毒专有的胸腺嘧啶脱氧核苷激酶作用转化为阿昔洛韦三磷酸盐而具有抗病毒活性，并通过对病毒 DNA 聚合酶的选择性抑制作用，使病毒 DNA 合成受阻并掺入增长中的 DNA 链结合致 DNA 链中断而抑制病毒。阿昔洛韦三磷酸盐在感染单纯疱疹病毒的细胞中浓度比在未感染细胞中高 40～100 倍，对病毒 DNA 的选择性较人体的选择性高，对疱疹病毒的毒性比对宿主细胞的毒性强 300~3000 倍，因而具有较好的疗效，而副作用较小。该药的另一优点是长期治疗不会导致耐药疱疹病毒株的发生。

【药理作用】

阿昔洛韦属广谱抗病毒药物，用药后起效快，但口服的生物利用率较低（约 15%）。在体内可达到所有组织，可通过血脑屏障及胎盘，亦可进入乳汁，以肾组织中浓度最高。代谢后经肾由尿排泄，体内无蓄积。对单纯疱疹病毒 1 型、2 型具有较强的抑制作用，其抗病毒活性较碘苷强 10 倍，比阿糖腺苷强 160 倍，对其他的 DNA 病毒如水痘-带状疱疹病毒、EB 病毒、巨细胞病毒等也有抑制作用。在临床上用于治疗口唇疱疹、生殖器疱疹、水痘、带状疱疹等，也是治疗单纯疱疹性脑炎的首选药。也有资料表明阿昔洛韦和其他抗病毒药合并应用可提高艾滋病患者的存活率，其机制可能是阿昔洛韦使晚期艾滋病患者不受导致死亡的巨细胞病毒感染，并阻断了其他可增强 HIV 活性的病毒辅助因子的作用，而非阿昔洛韦对 HIV 本身有直接的抗病毒作用。

【用法用量】

对于皮肤、黏膜的单纯疱疹病毒感染（包括有免疫缺陷者皮肤、黏膜疱疹的初发或复发，外生殖器的单纯疱疹病毒感染，骨髓移植者的单纯疱疹病毒感染），可口服阿昔洛韦 200 mg，每天 4~5 次；或按 6 mg/kg 每天 2 次静脉滴注，疗程 5~7 天；也可外用 5% 阿昔洛韦软膏，每天 5~7 次。对于疱疹性角膜炎，可用 3% 阿昔洛韦眼膏或滴眼液外用，每天 5 次。对于水痘-带状疱疹病毒感染和巨细胞病毒感染，一般给予阿昔洛韦口服 400 mg，每天 4~5 次，或按 5 mg/kg 每 8 h 静脉滴注，疗程 5~7 天。

【不良反应】

阿昔洛韦的不良反应较其他抗病毒药物为少，表现为：①偶有发热、头痛、不适、低血压、皮疹等，少数患者可出现嗜睡、谵妄、震颤、癫痫等，停药后可恢复；②口服的不良反应主要是恶心、呕吐、腹泻等（当血药峰浓度为 25 mg/L 时可出现上述症状）；③大剂量静脉滴注可发生肾毒性，尿素氮、肌酐升高，肾小管内出现结晶而致肾小管阻塞，部分患者发生血栓性静脉炎，局部疼痛及暂时性谷丙转氨酶升高；④局部外用软膏可有灼痛及出现过敏现象；⑤与氨基糖苷类合用可增加肾毒性，丙磺舒、青霉素类和头孢菌素类均可提高阿昔洛韦的血药浓度，使半衰期延长，增加其毒性反应。

伐昔洛韦（valacyclovir，VCV）

【主要特点】

伐昔洛韦为新一代广谱抗病毒药，是阿昔洛韦的左旋缬氨酸酯，为阿昔洛韦的前体药物，口服后经肝肠首过效应，完全迅速地水解为阿昔洛韦，抗病毒机制与阿昔洛韦相同。由于其口服生物利用度好，与阿昔洛韦相比，起效快、用量少、疗程短，已成为治疗病毒性皮肤病的主要药物。

【药理作用】

伐昔洛韦口服的生物利用度约为 50%，为阿昔洛韦的 3~5 倍。血浆中阿昔洛韦浓度在口服给药

2 h 后达到高峰，接近阿昔洛韦静脉滴注的效果。吸收后广泛分布于全身组织，以淋巴结、皮肤中的浓度最高，低于 1% 的伐昔洛韦从尿中重吸收，大多数以阿昔洛韦的形式经肾排泄。

【用法用量】

伐昔洛韦主要用于治疗疱疹病毒感染，对阿昔洛韦耐药株、巨细胞病毒及乳头瘤病毒的感染也有效。治疗带状疱疹推荐剂量为每次 1000 mg，每天 3 次，7 天为一疗程。用于生殖器疱疹或皮肤黏膜的单纯疱疹病毒感染，推荐剂量为每次 500 mg，每天 2 次，5 天为一疗程。

【不良反应】

常见不良反应为恶心、呕吐、腹泻、便秘、腹痛、食欲不振、头痛、眩晕、无力等。

泛昔洛韦（famciclovir，FCV）

【主要特点】

泛昔洛韦为喷昔洛韦的前体药物，为阿昔洛韦的改良产品，是第一个抑制病毒共价闭合环状 DNA（ccCDNA）产生和转录的核苷类药物，口服后在穿过小肠壁和肝脏时迅速水解转化为喷昔洛韦，并在病毒感染细胞中转化为具有抗病毒活性的三磷酸盐形式，竞争性抑制病毒 DNA 聚合酶及干扰病毒转录过程而达到抗病毒作用。经临床研究证实，泛昔洛韦是减少疱疹后神经痛的唯一抗病毒药物。国内产品的商品名有丽珠风、明齐欣、诺克。

【药理作用】

泛昔洛韦口服吸收好，在体内通过脱乙酰和氧化嘌呤环迅速代谢为喷昔洛韦，生物利用度为 65%~77%，比阿昔洛韦高 50% 多。吸收后广泛分布于全身各组织，在细胞内生物半衰期长达 10~20 h，比阿昔洛韦三磷酸盐稳定 10 倍；在人体神经细胞中快速转化形成喷昔洛韦单磷酸盐后有较高的稳定性，对带状疱疹后遗神经痛有显著的临床疗效。

【用法用量】

泛昔洛韦治疗带状疱疹的推荐剂量为每次 500 mg，每天 3 次，7 天为一个疗程；治疗生殖器疱疹的推荐剂量为每次 250 mg，每天 3 次，5 天为一个疗程（初发），或每次 125 mg，每天 2 次，5 天为一个疗程（复发）。

【不良反应】

泛昔洛韦有较好的耐受性，但能引起头痛、恶心、腹泻等不良反应。与丙磺舒或其他由肾小管主动排泌的药物合用时，可能导致本药的血药浓度升高；与其他由醛类氧化酶催化代谢的药物可能发生相互作用，肾功能不全患者应注意调整用法与用量。孕妇、哺乳期妇女、18 岁以下患者一般不推荐使用。

更昔洛韦（ganciclovir，GCV，DHPG）

【主要特点】

更昔洛韦（丙氧鸟苷）为脱氧鸟苷类似物，是阿昔洛韦的衍生物，抗病毒作用比阿昔洛韦更强、更广谱，对单纯疱疹病毒 1 型和 2 型、水痘-带状疱疹病毒、EB 病毒和巨细胞病毒均有抑制作用，但毒性较大。国内产品的商品名有丽科韦。

【药理作用】

该药能对抗所有的疱疹病毒，其作用机制及抗病毒谱与阿昔洛韦相似，但对巨细胞病毒作用较阿昔洛韦强。感染巨细胞病毒的细胞内三磷酸盐的浓度比非感染细胞的浓度至少高 10 倍。该药经胸苷激酶作用后，较阿昔洛韦有更高的磷酸化率，因此，较阿昔洛韦抑制病毒的作用更强。更昔洛韦口服吸收差，生物利用度非常低，小于投药量的 5%，静脉注射后广泛分布于全身组织，可透过血脑屏障。24 h 内，该药的 90% 通过肾排出，在肾功能不全者应适当减量。

【用法用量】

更昔洛韦在皮肤科中用于单纯疱疹、带状疱疹、疣的治疗，对巨细胞病毒感染疗效较好。目前国外临床上主要用于艾滋病患者及其他免疫缺陷者并发的巨细胞病毒感染，如巨细胞病毒性视网膜炎、骨髓移植后巨细胞病毒肺炎、胃肠炎的治疗，推荐剂量每天为 10 mg/kg，分 2 次静脉滴注，疗程 2 ~ 3 周。多数患者停药后 2 ~ 5 周内复发，故近年来建议维持用药，以大剂量维持效果较好。对巨细胞病毒引起的间质性肺炎常与抗巨细胞病毒免疫球蛋白合用。

【不良反应】

少数患者出现发热、皮疹、恶心、呕吐、厌食；在造血系统可致贫血、中性粒细胞及血小板减少、骨髓抑制等；部分患者有轻度的肝、肾功能损害，表现为胆红素及碱性磷酸酶升高，尿肌酐升高；中枢神经系统副作用主要为嗜睡、定向力障碍、震颤等精神和神经症状；部分患者在用药局部可致静脉炎、渗出痛等；动物实验有致畸、致癌和致突变作用，可发生精子缺乏症。

地昔洛韦（desciclovir，DCV，deoxyacyclovir）

【主要特点】

地昔洛韦又称脱氧无环鸟苷，为阿昔洛韦的前体药，作用机制与阿昔洛韦相同，抗病毒作用及抗毒谱与阿昔洛韦相似。目前无国内产品。

【药理作用】

地昔洛韦水溶性比阿昔洛韦大 18 倍，口服地昔洛韦 250 mg/8 h，血浆中药物浓度相当于静脉给阿昔洛韦 5 mg/（kg·d）的水平。在体内经黄嘌呤氧化酶作用，转变为具有较高血浆浓度的阿昔洛韦，药代动力学特点同阿昔洛韦。

【用法用量】

地昔洛韦在皮肤科中用于治疗疱疹病毒和巨细胞病毒感染，口服每次 50 mg，每天 3 次，7 天为一疗程。

【不良反应】

不良反应有粒细胞及血小板减少、中枢神经毒性、皮疹、消化道反应等。

阿糖腺苷（vidarabine，Ara-A）

【主要特点】

阿糖腺苷为人工合成的嘌呤类核苷衍生物，为广谱 DNA 病毒抑制剂，对疱疹病毒属及乙型肝炎病毒等多种 DNA 病毒有较显著的抑制作用，但对大多数 RNA 病毒无效。其主要抗病毒作用机制是抑制病毒 DNA 的合成。阿糖腺苷进入细胞磷酸化后，成为三磷酸阿糖腺苷（Ara-ATP），后者能与脱氧 ATP 竞争地结合到病毒的 DNA 聚合酶上，因而抑制 DNA 聚合酶的活性及病毒 DNA 的复制。因其抑制病毒 DNA 聚合酶所需的浓度远较抑制宿主细胞中 DNA 聚合酶所需的浓度为低，因此它有选择性抑制病毒 DNA 聚合酶的作用。治疗浓度的阿糖腺苷对宿主细胞毒性较低。

【药理作用】

阿糖腺苷静脉滴注后在血液和细胞内通过腺苷脱氨酶迅速脱氨，生成阿拉伯糖次黄嘌呤核苷（Ara-Hx），并迅速进入组织、器官中，在肝、脾和肾组织中浓度较高，在骨骼肌及脑组织中浓度较低。阿糖腺苷与腺苷脱氨酶抑制剂合用可明显提高其抗病毒效力 $10 \sim 20$ 倍。Ara-Hx 对宿主细胞无毒性，可透过血脑屏障，脑脊液与血浆中的浓度之比为 $1 : 3$，但其抗病毒活性较弱，仅为阿糖腺苷的 $1/（30 \sim 50）$。阿糖腺苷以 Ara-Hx 形式为主由尿排泄，母体化合物只有 $1\% \sim 3\%$。

【用法用量】

阿糖腺苷可用于水痘、带状疱疹、单纯疱疹及疱疹性角膜炎、疱疹性脑炎等治疗。成人每天按 15 mg/kg，分 2 次静脉滴注，疗程 $5 \sim 10$ 天。单纯疱疹病毒性脑炎应用阿糖腺苷后，可以降低病死率和后遗症的发生率，疗效取决于治疗的早晚和有无昏迷。新生儿感染单纯疱疹病毒用阿糖腺苷治疗后，其播散性疱疹常于 48 h 内得到控制。对局限性中枢神经系统感染，阿糖腺苷也可明显降低病死率，早期用药预后良好。疱疹性角膜炎可应用 3% 阿糖腺苷眼膏治疗。阿糖腺苷与碘苷无交叉耐药性，碘苷治疗无效者可换用本药治疗。该药对艾滋病患者伴发的带状疱疹和水痘疱疹也有疗效，用药后可加快退热，加快皮疹消退，减少带状疱疹的排毒量，降低内脏并发症的发生，以及缩短和减轻疱疹后神经痛的时间和程度。

阿糖腺苷水溶性差，大剂量时不能溶解，且需持续静脉滴注 12 h 以上为宜，滴速每分钟不宜超过 30 滴。近年来已研制单磷酸阿糖腺苷针剂，其水溶性较阿糖腺苷高 $100 \sim 400$ 倍，且可肌内注射或静脉滴注，其抗病毒活性与阿糖腺苷相同。

【不良反应】

不良反应多为可逆性，与剂量成正比，主要为肌痛综合征，与干扰素合用可增加神经肌肉疼痛的毒性。恶心、呕吐、腹泻等较常见。偶见发热、皮疹、共济失调、震颤及癫痫发作等，偶见血小板、红细胞、白细胞下降等骨髓抑制现象。局部滴眼可致结膜炎、疼痛及变态反应。停药后可自行恢复。动物实验可致畸或致突变。孕妇及哺乳期妇女禁用。与别嘌呤醇合用可增加阿糖腺苷对神经系统及肾的毒性，应避免同时用药。

利巴韦林（ribavirin，virazole，RBV）

【主要特点】

利巴韦林（三氮唑核苷、病毒唑）系鸟苷、次黄嘌呤核苷类药物，是人工合成的广谱抗病毒药物，对 DNA 和 RNA 病毒均有抑制作用。其进入细胞后磷酸化为利巴韦林单磷酸，竞争抑制单磷酸次黄嘌呤核苷（IMB）脱氢酶，从而抑制 IMB 转变为鸟苷酸，阻碍病毒核酸的合成，从而达到抗病毒作用；另外，单磷酸利巴韦林进一步转化为三磷酸衍生物后，与病毒聚合酶结合并抑制其活性，亦可抑制 RNA 和 DNA 病毒复制起关键作用的 5′ 端帽状结构的形成。在体外组织培养中，其对甲型和乙型流感病毒、副流感病毒、单纯疱疹病毒、腺病毒、呼吸道合胞病毒、麻疹病毒、疱疹性口炎病毒等均有抑制作用，也被试用于艾滋病的治疗。

【药理作用】

该药可口服、静脉滴注、滴鼻和喷雾吸入。口服吸收快，生物利用度为 45%，吸收后广泛分布于全身组织，可透过血脑屏障，血半衰期为 20 h。其主要以原形经尿排泄，也有代谢产物脱氧利巴韦林。

【用法用量】

利巴韦林在皮肤科主要用于疱疹病毒感染的治疗，如水痘、带状疱疹、口唇及生殖器疱疹、疱疹性口炎、手足口病等，也用于肾综合征出血热的早期治疗，对麻疹、扁平疣等也有一定疗效，口服每次 0.1 ~ 0.2 g，每日 3 ~ 4 次，肌内注射、静脉滴注每天 10 ~ 15 mg/kg，分 2 次给药。利巴韦林为水溶性，可作为气雾剂用于合并呼吸道病毒感染的治疗，儿童及成人均为 0.8 mg/（kg·h），每天给药 12 h，3 ~ 6 天为一疗程。单纯疱疹病毒角膜炎用 0.5% 利巴韦林溶液滴眼，每 2 h 一次。

【不良反应】

长期大剂量使用（>1200 mg/d）可致贫血、白细胞下降及免疫抑制，停药后可逆转。少数患者可出现失眠、烦躁、食欲不振、恶心、呕吐、肝功能异常等。动物实验可致畸，孕妇慎用。

齐多夫定（zidovudine，azidothymidine，AZT）

【主要特点】

齐多夫定（叠氮胸苷）为核苷族同类物，是美国 FDA 批准的第一个治疗艾滋病的药物。齐多夫定在感染细胞内磷酸化后转变为三磷酸胸腺嘧啶核苷后，能与生理性胸腺嘧啶核苷竞争性地抑制逆转录酶，使病毒 DNA 链的延伸终止，并抑制病毒核心蛋白的合成，从而使 HIV 复制受到抑制。该药在体外和某些药物合用，在低于各自药物所需浓度时，即具有抗 HIV 的活性。

【药理作用】

该药口服吸收迅速，生物利用度为 52%～75%。多数患者达血药峰时间为 5 h。血脑屏障通透性良好，在精液中浓度高，并能通过胎盘。其亲脂性高，能广泛分布。该药是当前治疗 HIV 感染的基本药物之一。

【用法用量】

该药有胶囊、片剂、注射剂和口服糖浆 4 种剂型，其中胶囊的口服生物利用度为 65%，易透过血脑屏障和胎盘屏障，用于治疗艾滋病和重症艾滋病相关症候群。口服齐多夫定每次 200 mg，每 4 h 一次。初次剂量为每天 500 mg，治疗 1 个月后，剂量可减至每次 100 mg，每 4 h 一次。静脉滴注开始 1 mg/kg，静脉滴注维持时间 1 h 以上。因其半衰期短，故需频繁用药以维持最低抑病毒浓度。

【不良反应】

不良反应有骨髓抑制作用。用药期间应注意血象变化，特别是叶酸、维生素缺乏者。嘱咐患者在使用牙刷、牙签时要防止出血。肝功能异常者易引起毒性反应，避免与对乙酰氨基酚、阿司匹林、苯二氮䓬类、西咪替丁等联用。与阿昔洛韦联用可引起神经系统毒性。丙磺舒抑制本品葡萄糖醛酸化，并减少肾排泄，可引起中毒危险。

拉米夫定（lamivudine，3TC，LAM）

【主要特点】

拉米夫定是一种纯左旋体（－）－对映体脱氧胞嘧啶类似物，与天然苷构型完全相反，因此对人体细胞毒性较小，对疱疹病毒属和乙型肝炎病毒等多种 DNA 病毒有较显著的抑制作用。国内产品商品名为贺普丁。

【药理作用】

拉米夫定口服吸收后，经门静脉到达肝，然后进入肝细胞，在细胞内转换成具有活性的三磷酸盐，能竞争性地抑制病毒的 DNA 聚合酶，结合到新合成的病毒 DNA 中，这种结合使 DNA 链的延长终止，从而抑制病毒 DNA 的复制。拉米夫定细胞毒性较小，长期治疗时耐受性良好，但不抑制共价闭合环状 DNA（ccCDNA），停药后易反跳。口服给药后迅速吸收，绝对生物利用度稳定在 80%～85%，给药后广泛分布于人体，在肝内有较高浓度，可通过血脑屏障进入脑脊液。在口服给药后 24 h 内，大约 90% 以原型或（和）5% ~ 10% 以反式亚砜的形式一并从尿中排泄，其消除半衰期为 5 ~ 7 h。

【用法用量】

拉米夫定可用于艾滋病的辅助治疗及慢性乙型肝炎的治疗。治疗艾滋病时，成人口服 150 mg，每天 2 次，与齐多夫定合用（体重不足 50 kg 的成年人按 4 mg/kg 口服，每天 3 次，直到最高剂量 150 mg）。治疗慢性乙型肝炎时，成人口服 100 mg，每天 1 次。

【不良反应】

常见不良反应有上呼吸道感染样症状，如头痛、恶心、身体不适、腹痛和腹泻等。

司他夫定（stavudine）

中文商品名为赛瑞特，为核苷类逆转录酶抑制剂，化学成分为 2, 3 双脱氧 -3- 脱氧胸腺嘧啶，半衰期为 1.4 h，脑脊液与血清浓度比为 0.4。其可用于治疗艾滋病和重症艾滋病相关症候群，与齐多夫定共同使用有相互拮抗作用，共同竞争细胞内磷酸化。用法用量为口服 40 mg，每天 2 次；体重小于 60 kg 者，口服 30 mg，每天 2 次。

扎西他滨（zalcitabine）

注册名为 HIVID，为核苷类逆转录酶抑制剂。化学成分为二硫卡钠，可以增强 HIV 感染时的免疫功能，但最新研究表明使用该药无免疫调节作用。其主要用于治疗艾滋病和重症艾滋病相关症候群，每次口服 0.75 mg，每天 3 次。肾功能不全时调整剂量。静脉缓慢给药时无明显不适，但快速给药时可以出现不适、呼吸困难。用药期间不能饮酒，否则可以产生解酒硫（一种治疗慢性酒精中毒药物）样症状（恶心、呕吐、发热）。

双脱氧胞嘧啶核苷（dideoxycytidine，DDC）

双脱氧胞嘧啶核苷为人工合成的双脱氧核苷类逆转录酶抑制剂，是目前已知的核苷衍生物中抗 HIV 最强、最有活力的药物。口服用药每次 0.005 ~ 0.06 mg/kg，每天 4 次。如与齐多夫定两药交替使用，则该药每次 0.03 mg/kg，6 次 / 天，齐多夫定每次 200 mg，6 次 / 天，疗程 7 天。

去羟肌苷（dideoxyinosine，DDI，videx，didanosine，二脱氧肌苷）

中文商品名为惠妥滋，为逆转录酶抑制剂，在细胞内经磷酸化可竞争性抑制逆转录酶而影响病毒 DNA 的合成，对 HIV 有抑制作用，与双脱氧胞嘧啶核苷有交叉耐药性。该药可口服，对酸不稳定。空腹时与抗酸剂合用，生物利用度为 35%。进食服用可减少吸收至少 50%，约服药量的 40% 自肾排泄。

它是继齐多夫定、双脱氧胞嘧啶核苷之后，第三个（1988年）进入临床试验治疗HIV感染者的核苷类药物。一般用药每次125~200 mg，每日2次；体重大于60 kg者，每次400 mg，每日1次；体重小于60 kg者，每次300 mg，每日1次。

洛布卡韦（lobucavir，LBV）

洛布卡韦系鸟嘌呤的衍生物，有广谱的抗病毒活性，能抑制单纯疱疹病毒、巨细胞病毒和水痘-带状疱疹病毒DNA，近年发现对嗜肝DNA病毒复制也有很强的抑制作用。口服本品溶液的绝对生物利用度为42%~53%，吸收具有饱和性，原药在尿中排泄率低于50%，提示可能存在肾外排泄途径。其可用于疱疹病毒感染的治疗，也可用于艾滋病的辅助治疗，不良反应轻微。最近由于在小鼠和大鼠的长期毒性试验中提示有致癌作用，目前已经暂停进一步临床试验。

阿德福韦酯（adefovir dipivoxil，ADV）

阿德福韦酯系鸟嘌呤的衍生物，有广谱的抗病毒活性，能抑制单纯疱疹病毒、巨细胞病毒、水痘-带状疱疹病毒和乙肝病毒DNA。其特点为在体外实验中对拉米夫定耐药的乙肝病毒YMDD变异株仍有很好的抑制作用，对泛昔洛韦耐药病毒株也有抑制作用。其口服生物利用度低，由肾清除，以未改变的药物从尿液排泄。HIV感染用齐多夫定和拉米夫定产生耐药变异的患者，对阿德福韦酯的敏感性无显著改变，仍显示持久的抗病毒效应。目前，其主要用于慢性乙型肝炎的治疗，包括初治的患者和已经发生拉米夫定耐药的存在YMDD变异的患者。国内商品名有贺维力和代丁。

恩替卡韦（entecavir，ETV）

恩替卡韦系鸟嘌呤核苷类似物，对乙型肝炎病毒聚合酶具有抑制作用。它通过磷酸化成为具有活性的三磷酸盐，三磷酸盐在细胞内的半衰期为15 h。通过与乙型肝炎病毒聚合酶的天然活性底物三磷酸脱氧鸟嘌呤核苷竞争，恩替卡韦三磷酸盐能抑制乙型肝炎病毒聚合酶（逆转录酶）的所有三种活性：①乙型肝炎病毒聚合酶的启动；②前基因组mRNA逆转录负链的形成；③乙型肝炎病毒DNA正链的合成。目前，恩替卡韦主要适用于病毒复制活跃、血清谷丙转氨酶升高或肝组织中显示有活动性病变的成人慢性乙型肝炎的治疗。

阿巴卡韦（abacavir，ABC）

阿巴卡韦为强力核苷类逆转录酶抑制剂，是一种鸟嘌呤核苷类似物，通过充当DNA链合成终止因子来发挥作用。半衰期为0.8~1.5 h，脑脊液与血清浓度比为0.18。阿巴卡韦用于治疗艾滋病和重症艾滋病相关症候群，每次300 mg，每天2次。应注意该药容易引起药物反应，一旦停用，不要再次服用。

（二）三环胺类

金刚烷胺（amantadine）

【主要特点】

金刚烷胺为人工合成的三环癸烷衍生物。其抗病毒作用可能是阻止病毒侵入宿主细胞内，并在感染细胞内抑制病毒蛋白加工和 RNA 合成，干扰病毒的脱壳和成熟病毒颗粒的释放，从而抑制病毒的复制和增殖，同时还能阻断病毒的装配。其可抑制甲型流感病毒、丙型流感病毒、副流感病毒、风疹病毒、登革病毒 I ~ IV 型、淋巴细胞脉络丛脑膜炎病毒等，作用无宿主特异性。其特点是干扰病毒的早期复制。

【药理作用】

金刚烷胺口服后，在胃肠道可被完全吸收。成人口服 100 mg 单剂量后，2 ~ 4 h 达血浓度峰值。药物可浓集于肺组织、鼻部分泌物和唾液内，浓度接近血浓度。金刚烷胺容易透过生物膜，脑脊液的浓度为血浆浓度的一半，可分泌至乳汁中。其在体内不被代谢，几乎全部以原药形式从尿排出。在肾功能不全时，药物可在体内蓄积。

【用法用量】

金刚烷胺可用于病毒感染性皮肤病的早期预防，主要对甲型流感病毒有作用，也用于疱疹病毒感染和抗震颤、麻痹。口服该品可使 50% 甲型流感患者发热及其他症状持续时间缩短 1 ~ 2 天，中毒症状减轻，排毒量减少，并缩短排毒时间。要求在发病 24 ~ 48 h 内服用，否则无效，至 2 周抗体产生后再停用该品。常用的治疗方案为成人每次口服 100 mg，每天 2 次，疗程为 5 ~ 7 天。

【不良反应】

少数患者服用后可有嗜睡、眩晕、抑郁、食欲减退等，亦可出现四肢皮肤青斑、踝部水肿等。癫痫、精神病及肾功能不全者、孕妇、哺乳期妇女禁用。与抗胆碱药同时应用可产生急性精神症状，应避免同时应用。

甲基金刚烷胺（rimantadine）

甲基金刚烷胺为金刚烷胺的衍生物，作用与金刚烷胺类似，对抗甲型流感病毒的作用比金刚烷胺强 2 ~ 4 倍，且抗病毒谱广、毒性低。半衰期为 24 ~ 36 h，一次口服后仅 30% 左右以原药形式从尿中排出。临床应用及不良反应与金刚烷胺相同。常用剂量为 200 mg/d，分 1 ~ 2 次口服，疗程 5 ~ 7 天。

（三）焦磷酸类

膦甲酸钠（phosphonoformic acid，foscarnet sodium，foscavir，PFA）

【主要特点】

膦甲酸钠为焦磷酸盐衍生物，为广谱抗病毒药物，对单纯疱疹病毒 1 和 2 型、巨细胞病毒等有抑制作用，是美国 FDA 最早用于治疗艾滋病的 16 种药物之一。国内产品商品名为可耐。

【药理作用】

作用机制为直接抑制病毒特异的 DNA 聚合酶和逆转录酶，能抑制单纯疱疹病毒、水痘-带状疱疹病毒、巨细胞病毒、乙型肝炎病毒、EB 病毒的 DNA 聚合酶及流感病毒的 RNA 聚合酶，通过非竞争性抑制逆转录酶而抑制逆转录病毒、HIV、绵羊脱髓鞘病毒及其他 RNA 病毒。口服吸收差，通常静脉给药，血浆半衰期平均为 3 ~ 6 h，能进入脑脊液和眼内，约 20% 的药物沉积于骨，其次为肾、肺和心脏，体内分布广。在体内不被代谢，主要以原形从肾排出。

【用法用量】

膦甲酸钠主要用于艾滋病患者巨细胞病毒性视网膜炎、免疫功能损害患者耐阿昔洛韦单纯疱疹病毒性皮肤黏膜感染。可采用中央静脉或周围静脉滴注，剂量需个体化，开始为 20 mg/kg，静脉滴注 30 min 以上，以后持续输注 230 mg/（kg·d），疗程 1 周。艾滋病患者巨细胞病毒性视网膜炎（肾功能正常）诱导治疗推荐初始剂量为 60 mg/kg，每 8 h 一次，静脉滴注时间不得少于 1 h，根据疗效连用 2 ~ 3 周；维持治疗维持剂量为 90 ~ 120 mg/（kg·d）（按肾功能调整剂量），静脉滴注时间不得少于 2 h；维持治疗期间若病情加重，可重复诱导治疗及维持治疗过程。免疫功能损害患者耐阿昔洛韦单纯疱疹病毒皮肤黏膜感染推荐剂量为 40 mg/kg，每 8 h 或 12 h 一次，静脉滴注时间不得少于 1 h，连用 2 ~ 3 周或直至治愈。3% 油剂局部涂抹治疗口唇及生殖器疱疹，可加快病变的愈合；亦可用于疱疹性结膜炎和角膜炎，局部滴眼。

【不良反应】

不良反应包括：①贫血；②肾功能损害、血肌酐升高（约占用药者的 50% 以上），同时使用肾毒性药物如两性霉素 B、氨基糖苷类抗生素以及戊双氧苹咪等可增加肾毒性；③低钙血症及高磷血症，血肌酸升高；④局部注射处可发生血栓性静脉炎；⑤发热、恶心、呕吐、头痛；⑥生殖器溃疡、癫痫及其他中枢神经障碍。

（四）蛋白酶抑制剂

蛋白酶抑制剂是一类新的抗 HIV 药物，能防止母体蛋白质分裂成新的 HIV 感染细胞并抑制病毒复制，在急性感染的淋巴干细胞中显示出较强的抗 HIV-1、抗 HIV-2 活性，对齐多夫定耐药的 HIV-1 亦有效，使艾滋病的治疗有了突破性进展。首先进入临床应用的是肽类抑制剂沙奎那韦（saquinavir），其次是利托那韦（ritonavir）和奈非那韦（nelfinavir）。这些药物是根据 HIV 的 gag 和 gag-pol 基因产物中至少存在 7 个裂解键（scissile bond）的原理而设计的，用不易裂解的化学键替代肽底物中的酰胺键，以合成肽底物的类似物，从而使 HIV 在被感染的细胞中产生的病毒颗粒不成熟而失去感染性。但这些药物生物利用度较低，有明显的副作用，容易产生耐药性，且单独使用效果不明显，需与其他抗艾滋病药物联合使用即所谓的鸡尾酒疗法。

近年来通过大规模筛选及借助于晶体结构数据和计算机分子图形学的计算机辅助药物设计（CADD）的方法，有希望从大量化合物中筛选出一些具有抑制 HIV 蛋白酶活性的非核苷非肽类的新一代的抗艾滋病药物。这些化合物主要包括氟哌啶醇（haloperidol）和羟基氟哌啶醇（hydroxy-haloperidol）、环脲类、香豆素类、4- 羟基吡喃 -2- 酮及 5, 6- 二氢 -4- 羟基吡喃 -2- 酮类、富勒烯（fullerene）衍生物、季酮酸（tetronicacid）类、松胞菌素（cytochalasin）类等，其中活性最高的是环脲类和 4- 羟基吡喃酮类化合物。虽然它们的药理活性较肽类 HIV 蛋白酶抑制剂弱，但由于有良好的生物利用度，且分子量较小，结构相对简单，生产成本低，如果能进一步提高活性，有可能应用于艾滋病的治疗 [6-8]。

二、中草药

许多中成药、单味中草药与复方制剂都有一定的抗病毒功效，其中以清热解毒药物居多。常用的复方制剂主要有：羚翘解毒丸、银翘解毒片、复方银黄口服液、清开灵、双黄连、板蓝根冲剂、大青叶口服液、抗腮腺炎注射液等；常用的单味中草药有：大青叶、板蓝根、金银花、连翘、鱼腥草、野菊花、贯众、黄芩、黄连、地骨皮、蒲公英、射干、紫草、穿心莲、草河车、白花蛇舌草、北豆根、大黄、黄柏、首乌、马齿苋、虎杖、石榴皮、苦参、五味子、毛冬青、丹皮、知母、栀子、牛蒡子、茵陈、败酱草、胆草、地丁、车前草、吴茱萸、柴胡、木防己等。

中药的抗病毒机制在于抑制病毒增殖的某个过程，影响宿主细胞和病毒的相互作用或提高宿主的抗病毒能力。其有效的抗病毒成分主要包括黄酮类、蛋白质、苷类、有机酸及鞣质。其中黄酮类广泛存在于常用中药中，主要对膜病毒有抑制作用；生物碱类大多为异喹啉类衍生物，对病毒 DNA、RNA 聚合酶均有抑制作用；而蛋白质中的毒蛋白类可以损伤病毒的核糖体，"A 链样"蛋白则可抑制病毒蛋白的合成；一些有机酸成分可能是通过改变病毒包膜上的特异性受体立体构型，使病毒丧失特异性吸附能力而失活；而鞣质易与蛋白质结合形成不溶于水的沉淀而表现出抗病毒活性。

第三节　免疫治疗

免疫治疗即生物治疗或生物反应调节剂（biological response modifiers，BRMs）的应用，是病毒性疾病治疗的一部分。这些制剂可通过下述一种或几种机制起作用：①通过增加效应细胞的数目或产生一种或几种可溶性介质（如细胞因子）来刺激机体（宿主）抗病毒的效应；②降低机体（宿主）抑制性机制；③改变被病毒感染细胞使其增强免疫原性或通过免疫学处理使其易受损伤。已知的生物反应调节剂可能具有免疫学和非免疫学效应，免疫学效应可分为特异性免疫治疗和非特异性免疫治疗 [5]。

一、特异性免疫治疗

特异性免疫治疗包括特异性主动免疫治疗和特异性被动免疫治疗。

（一）特异性被动免疫治疗

特异性被动免疫治疗指输入特异性免疫效应物质，使机体立即获得某种特定的免疫力，以达到治疗目的。其特点是见效快，维持时间短，主要用于紧急预防和治疗传染病及抗肿瘤，如临床中使用的破伤风、白喉抗毒素等。

（二）特异性主动免疫治疗

特异性主动免疫治疗指利用抗原性疫苗对机体进行免疫接种，诱导产生特异性免疫应答或免疫耐受，以达到治疗目的。特异性主动免疫治疗一般见效慢，但维持时间长。传统的免疫接种是通过接种传染因子表面的免疫原性抗原而获得阻止外来病原体复制和建立感染的免疫力，达到预防传染病的目的。治疗性疫苗能够限制或根除某种业已出现及确立的病原体或疾病。治疗性疫苗的研制部分依赖于其通过接种携带有转录和转译序列的质粒 DNA，在体内合成免疫原性肽或蛋白，引起体液或细胞免疫应答的能力。

目前在国内已有报道应用自身疣体移植来治疗寻常疣、扁平疣及尖锐湿疣并取得一定的疗效，这就是特异性主动免疫在临床中的具体应用。实际上，治疗性疫苗目前已成为相关领域的热点，包括生殖器疱疹、人乳头瘤病毒感染、HIV 感染、乙型肝炎等许多病毒性感染的治疗性疫苗正在研究中。疫苗的种类包括活载体疫苗、多肽疫苗、蛋白疫苗、DNA 疫苗、嵌合性疫苗、细胞疫苗等。

从理论上讲，特异性免疫治疗的靶标应是病毒的产物、病毒感染的细胞产物或是两者的联合，但目前仍不清楚哪种细胞产物可作为特异性细胞免疫的靶标。因此，大多数实验性疫苗体系主要选择一些病毒的蛋白特别是癌蛋白作为靶标。动物实验结果表明，以乳头瘤病毒的早期蛋白为靶抗原的疫苗既能产生预防作用，又能产生治疗作用，因此 E6 和 E7 蛋白代表宫颈癌抗原特异性免疫治疗或疫苗发展的良好靶标，美国 FDA 批准的首个肿瘤疫苗 Gardasil 宫颈癌疫苗就是以人乳头瘤病毒的癌蛋白为靶标的，这种疫苗针对子宫颈癌和尖锐湿疣。在生殖器疱疹治疗性疫苗的研究方面，我们首先采用了 gD 多聚核苷酸疫苗，虽然在细胞及动物实验证明其具有较好的体液免疫效果，但细胞免疫及病毒攻击能力较弱。在此基础上，我们构建了同时能够表达特异识别 HSV-2 gB 糖蛋白的 CTL 表位和 gD 糖蛋白基因的重组真核质粒。大量的动物实验结果表明，该重组质粒能高效诱导特异性 CTL 应答以及抗病毒感染的细胞及体液免疫的双重保护效应，并对生殖器黏膜免疫有辅助作用，这说明这种联合免疫的策略在治疗性疫苗的研究中可能是较好的思路。

总之，在过去十多年中，许多针对病毒性皮肤病的治疗性疫苗的研究取得了很大进展。目前，多种针对单纯疱疹病毒、人乳头瘤病毒的治疗性疫苗已进入Ⅱ～Ⅲ期临床试验阶段。虽然疫苗的临床应用仍面临许多挑战，但在未来对相关疾病的治疗一定会有变革性的影响。

二、非特异性免疫治疗

非特异性免疫治疗指采用非特异性免疫调节剂来调节机体免疫功能失衡的状况，以达到治疗或辅助治疗的目的。生物反应调节剂对机体的调节可以是增强或者抑制，也可通过胞内信号转导而发挥其抗病毒作用。病毒感染常同时伴有一定程度的免疫抑制，因此，在治疗病毒性皮肤病中应用较多的是免疫增强剂，现介绍如下。

（一）提高巨噬细胞吞噬功能的药物

活结核菌苗（bacillus calmetteguerin，BCG vaccine）

本品系减毒牛型结核杆菌浮悬液制成的活菌苗。

【药理作用】

动物实验证明，应用结核菌苗可加强小鼠对病毒或细菌感染的抵抗力，也可阻止移植肿瘤的生长，故具有免疫增强效果。其主要刺激 T 淋巴细胞增殖，之后使巨噬细胞增殖和活化。其试用于慢性复发性的病毒性皮肤病如生殖器疱疹、泛发性疣有一定疗效。

【用法用量】

常规皮肤划痕法或口服每次 120 mg。皮下注射每次 0.5 ml（50 万个细菌）。

【不良反应】

局部注射部位常见红斑、硬结，也有发生化脓或溃疡者。全身反应可有恶寒、恶心、肌肉痛和关节痛等。

短小棒状杆菌菌苗（corynebacter parvum）

【药理作用】

动物实验表明短小棒状杆菌菌苗有免疫增强作用，其作用机制是增强巨噬细胞的数量，从而增强其吞噬功能，增强非特异性抵抗力。

【用法用量】

静脉滴注，每次 4 ml 加入 250 ml 5% 葡萄糖注射液于 30 min 内滴完，每天 1 次，每周 5 次，疗程 4 周以上。

伤寒杆菌脂多糖

伤寒杆菌脂多糖由伤寒杆菌培养物经酶消化提取而制得。含脂多糖湿重 0.5 mg/ml。

【药理作用】

伤寒杆菌脂多糖有以下两个作用。

（1）增强机体抗感染能力：①细菌脂多糖能增强非特异性免疫防卫系统的体液因素，也可诱生干扰素，还观察到 B- 溶素、溶菌酶和吞噬细胞杀菌素等均有升高；②细菌脂多糖能引起骨髓释放粒细胞，使血中粒细胞增多，从而提高杀菌能力；③细菌脂多糖能影响机体的特异性免疫反应，而且具有佐剂作用，脂多糖本身是一种抗原，可引起 IgM、IgG 抗体的产生。

（2）抗过敏作用：临床上应用脂多糖防治慢性气管炎和支气管哮喘，但其作用机制不详。

【用法用量】

肌内注射：开始 5 天每天 1 次，每次递增为 0.2 ml、0.4 ml、0.6 ml、0.8 ml、1.0 ml（含脂多糖湿重 0.5 mg/ml），其后每天 1 次，每次 1 ml，连用 6 天。以后每 5 天 1 次，每次 1 ml，20 次为 1 疗程。

【不良反应】

患者可有畏寒、发热、头痛、乏力和不适等。

左旋咪唑（levomisole）

【药理作用】

左旋咪唑原为一种广谱驱虫药，又名驱虫净，近年来发现它有免疫促进作用，也是一种免疫恢复剂（immunonormalizing agent），用药后能使受抑制的 T 淋巴细胞和吞噬细胞的功能恢复至正常，但是当大剂量应用左旋咪唑时有免疫抑制作用。左旋咪唑只对免疫功能低下的人才会起作用，一般常与其他提高细胞免疫功能的药物联合应用，其本身无抗病毒的作用，而是调节免疫功能，作用较为缓慢。主要用于复发性或慢性感染及病毒感染后无反应性状态，即在流感、麻疹等病后康复缓慢及体力精神虚弱无力者。

【用法用量】

口服 3 次 / 天，每次 25～50 mg，可采用每周服 2 天的方法。

【不良反应】

偶见恶心、呕吐、腹泻、头痛。

云芝多糖 K（polysaccharoid K）

云芝多糖是从云芝菌丝体中提取的蛋白多糖类物质，含糖 70%、蛋白质 15%。

【药理作用】

动物实验表明云芝多糖 K 能增强细胞免疫和迟发性超敏反应，对周围血淋巴细胞转化试验也有促进作用；对多种实验肿瘤有效，直接作用于肿瘤细胞，使宿主的免疫活性有所增强。国外已有商品出售。

【用法用量】

口服每日 3 ~ 6 g，1 次或分 3 次服用，连服数月。

香菇多糖（lentinan）

香菇多糖是从食用菌中分离出来的一种葡聚糖。香菇多糖能使受抑制的辅助性 T 细胞活性恢复正常，通过激活 T 细胞而提高机体的免疫功能。香菇多糖可与丝裂霉素、环磷酰胺、阿糖胞苷、氟尿嘧啶等化疗药物合用，从而增强抗肿瘤作用。毒副反应发生率很低。

免疫核糖核酸（immunogenic RNA，iRNA）

免疫核糖核酸系由致敏动物的淋巴细胞提取的核糖核酸，可分为异种免疫核糖核酸、同种异体免疫核糖核酸和纯系动物免疫核糖核酸。

【药理作用】

免疫核糖核酸是动物体内具有转移免疫活性功能的核糖核酸，是一种免疫促进剂，具有以下特点：①在不同种属动物间可以互相交叉地转移细胞免疫；②能作用于淋巴细胞使之变为效应细胞而发挥作用；③与免疫活性淋巴细胞不同，iRNA 不含移植抗原，不会被机体排斥；④无移植物抗宿主反应的危险。

在细胞免疫或体液免疫功能低下患者发生微生物感染的情况下，用特异性免疫动物产生的免疫核糖核酸治疗，可望获得一定的疗效。同样采用异种抗肿瘤免疫核糖核酸可以治疗黑素瘤、胃癌、肾癌等，可获不同程度的改善。用免疫核糖核酸治疗后，患者的淋巴细胞杀伤靶细胞的能力也明显增强。

【用法用量】

皮下注射，每次 1 支，每支含量为 3 mg，相当于 1 g 白细胞所含的核糖核酸，2 次 / 天，连续 3 天为一疗程。

胸腺肽（thymosin）

胸腺肽为由小牛胸腺中提取的多肽类激素，小牛胸腺含有多种多肽。

【药理作用】

胸腺肽参与调节机体免疫功能，在其作用下由骨髓产生的干细胞可转变成 T 淋巴细胞，胸腺肽主要作用于细胞免疫，而对体液免疫影响甚微。

胸腺肽作用的途径可能有：①使骨髓、脾和其他周围组织中的淋巴干细胞成熟化，变为有免疫功能的淋巴细胞；②使由周围移入胸腺的淋巴干细胞成熟化；③作用于胸腺本身的淋巴细胞；④作用于已成熟的有免疫功能的淋巴细胞，提高其免疫能力。

【用法用量】

目前由胸腺上皮细胞提取新的胸腺激素有如下几种。① Thymosin：分子量为 1000 ~ 15 000 多肽；② Thymopoietin：由 49 个氨基酸组成的多肽；③胸腺体液因子（thymic humoral factor，THF）：分子量为 3000 多肽；④胸腺血清因子：分子量为 900 多肽。用法为肌内注射，每次 2 ~ 10 mg，每天或隔天 1 次，连用 7 天或更久。目前也有口服的胸腺肽在临床应用，疗效有待进一步观察。

（二）提高体液免疫功能的药物

干扰素（interferon，IFN）

【主要特点】

干扰素是一类分子量为 2 万 ~ 10 万，能干扰病毒生长的高活性、多功能的可诱生蛋白质。按分子结构和抗原性可分 α、β、γ 三型：干扰素 α 主要由白细胞中的单核细胞及 B 淋巴细胞产生；干扰素 β 由成纤维细胞产生；而干扰素 γ 主要在 Th1 细胞由抗原诱生。干扰素 α 免疫活性弱而建立抗病毒状态快；干扰素 γ 免疫活性强而建立抗病毒状态缓慢；而干扰素 β 天然制剂不稳定，肌内注射吸收不良，难以达到有效抗病毒浓度。目前在抗病毒治疗中常采用干扰素 α。

【药理作用】

干扰素广泛的抗病毒活性是通过与细胞表面的干扰素受体结合而达到的。各种细胞表面都存在干扰素受体，干扰素与其相应受体结合，通过细胞内的信号转导，诱导抗病毒蛋白的表达而发挥其生物学效应。细胞质中存在的干扰素激活基因结合因子是干扰素刺激反应元件（IFN stimulated response element，ISRE）的顺式作用因子，也是干扰素诱导产生的效应因子。

干扰素通过直接或间接激活细胞基因而合成多种抗病毒蛋白，抑制病毒在细胞内的复制，促进感染的恢复、缩短病程，减轻抗原抗体复合物所致组织损伤并防止某些病毒（如人乳头瘤病毒）的 DNA 整合到细胞 DNA 中去，从而减少其复发及诱导细胞恶变的可能。干扰素激活细胞基因编码合成的抗病毒蛋白可使细胞在数分钟内形成抗病毒状态，5 ~ 8 h 达到高峰。细胞的抗病毒状态是几种抗病毒蛋白共同建立，主要的抗病毒蛋白有 2′，5′ - 寡腺苷酸合成酶系统及蛋白激酶，前者中的两种抗病毒蛋白酶可激活细胞内核酸酶，使病毒 mRNA 降解及抑制病毒的蛋白翻译，而蛋白激酶则可以使病毒蛋白翻译的起始因子 α 亚单位磷酸化，从而抑制病毒蛋白的合成[9]。干扰素最主要的抗病毒机制是在感染细胞内降解病毒 mRNA，但在阻断病毒进入细胞、抑制病毒蛋白翻译、抑制病毒的增强子活性、降低病毒基因的转录水平、抑制病毒包装等方面也有一定作用。干扰素抗病毒活性有以下特点：①有抑制作用而无杀病毒作用，停药后病毒将重新复制，因而必须足量长期应用；②有相对的种属特异性，某种细胞产生的干扰素一般只能保护相同种属的细胞对抗病毒感染；③不同细胞对干扰素作用的敏感性不同；④不同感染状态的病毒-细胞系统对干扰素的敏感性不同，对存在病毒大量复制的细胞作用强，而对完整细胞中的整合型病毒及正常细胞无作用。

【用法用量】

干扰素 α 静脉注射后血清浓度 30 min 达高峰，4～8 h 即测不到，肌内注射 2～6 h 达高峰，半衰期 6～9 h，皮下注射与肌内注射相似，同时，干扰素也可用于局部注射及外用。干扰素的药理作用与其剂量和种类相关，大剂量干扰素抑制 B 细胞和 T 细胞增殖应答，而较低剂量的干扰素尤其是干扰素 γ 通过活化 NK 细胞、巨噬细胞和细胞毒性 T 细胞刺激免疫系统。不同病毒对干扰素的敏感性也不同，但干扰素对多种 DNA、RNA 病毒都有一定的作用。

临床上全身或局部应用干扰素治疗的病毒性皮肤病主要包括艾滋病、复发性单纯疱疹、带状疱疹、尖锐湿疣、疣状表皮发育不良及巨细胞病毒感染等，均具有不同程度的疗效，其给药量、给药方式及给药类型因适应证不同而异。如治疗带状疱疹，宜采用大剂量、短疗程的方法；而治疗复发性单纯疱疹和尖锐湿疣，则应用较小剂量、长程的方法。给药方式既可以采用肌内注射或皮下注射全身给药，也可涂擦或在溶液中稀释后湿敷皮损，治疗尖锐湿疣还可采用皮损局部注射等。另外，干扰素与其他抗病毒药物如核苷类药物联合应用，对单纯疱疹、带状疱疹及慢性丙型肝炎等的治疗可能具有更好的疗效。

新一代的长效干扰素聚乙二醇化干扰素 α（PEG-IFNα）是在干扰素 α 分子上交联无活性、无毒性的 PEG 分子，延缓 IFNα 注射后的吸收和体内清除过程，其半衰期较长，每周给药一次即可维持有效的血药浓度。目前国内常用的有 PEG-IFNα-2a（商品名派罗欣）和 PEG-IFNα-2b（商品名佩罗能）两种，主要用于慢性乙型肝炎和慢性丙型肝炎的治疗。

【不良反应】

常见不良反应有发热、疲乏、食欲不振、头晕、流感样症状等，大剂量注射还可能发生心、肝、肾功能不全，白细胞减少等。

白细胞介素 -2（interleukin-2，IL-2）

IL-2 分天然纯化 IL-2 和重组基因工程制取的重组人 IL-2（rhIL-2）。

【药理作用】

Il-2 可促进和维持 T 细胞的增殖与分化，诱导及增强 NK 细胞的活力，诱导或增强杀伤性 T 细胞、单核细胞、巨噬细胞的活力，增强 B 淋巴细胞的增殖和抗体分泌。

【用法用量】

注射用 IL-2 每支 5 万 U 或 10 万 U，皮下注射 20 万～40 万 U/m²，每周注射 4 次为一疗程；肌内注射每次 20 万 U，隔日 1 次；静脉滴注 20 万～40 万 U/m²，加入 500 ml 生理盐水，每日 1 次，每周 4 次。

【不良反应】

本品注射后可能发生寒战、发热、乏力、厌食、恶心、呕吐、腹泻或皮疹。

重组人白细胞介素 -2（recombinant human interleukin-2，rhIL-2）

【药理作用】

其作用机制与 IL-2 一样，属于免疫促进剂。

【用法用量】

本品注射剂有 10 万 U/ml、20 万 U/ml、50 万 U/ml 和 100 万 U/ml，皮下注射用 50 万 ~ 100 万 U/m²，每周注射 3 次，以 6 ~ 8 周为一疗程。

【不良反应】

常见的有发热、疲乏、肌痛等流感样症状，少数患者出现胃肠道症状。

替洛龙（tilorone）

替洛龙为一种化学合成物 2, 7 双（β-2 胺基）2 氧基芴酮 -9 盐酸盐，为橘黄色结晶。

【药理作用】

本品为一种干扰素诱导剂，具有广谱抗病毒作用和抗肿瘤作用。小鼠口服 250 mg/kg，6 h 后可检出干扰素。本品能提高体液免疫功能，明显增加 IgM、IgG 和 IgE 的生成，也能增强网状内皮系统的吞噬功能。皮肤科可用于治疗带状疱疹、传染性软疣等，也用于治疗黑色素瘤。用药后，残留于肺者较多，可能是由于肺内吞噬细胞吞噬后胞质所形成的泡沫可阻止粉尘对细胞的毒性作用，从而抑制肺纤维化作用，也可用于矽肺的治疗。

【用法用量】

口服，每次 50 ~ 100 mg，3 次 / 天，连用 5 天，停药 7 天。

【不良反应】

毒性较低，不抑制造血功能，对肝、肾功能亦无影响，但可引起恶心、呕吐、乏力、眩晕、头痛、嗜睡或失眠等，剂量过大时对心脏可有一定毒性。

聚肌胞（polyinosinic polycytidylic acid）

【药理作用】

聚肌胞为一种合成的双链 RNA，具有广谱的抗病毒作用，也是一种良好的免疫增强剂及高效干扰素诱导剂，具有增强免疫和抗肿瘤作用。适用于治疗疱疹病毒引起的感染，对扁平疣、寻常疣、尖锐湿疣也有一定疗效。

【用法用量】

一般采用肌内注射，每次 2 mg，1 次 /3 日。

【不良反应】

个别有轻微不适或注射局部疼痛、过敏等。

丙种球蛋白（γ globulin）

丙种球蛋白有两个来源：①从健康人静脉血制成的丙种球蛋白，含丙种球蛋白 95% 以上。②从胎盘血制成的丙种球蛋白，又称胎盘球蛋白，含丙种球蛋白 90% 以上。

【药理作用】

丙种球蛋白含有各种抗体，故能增强机体的抵抗力。如果血清中免疫球蛋白达 200 mg/100 ml 以上，即有预防细菌感染的能力。丙种球蛋白的半衰期为 15 ~ 30 天，第一次注射后血清水平可达 300 mg，以后每日注射 0.6 mg/kg，即可维持在 200 mg 以上。

【用法用量】

肌内注射，人血丙球蛋白每次 2 ~ 5 ml，每 3 周注射 1 次；胎盘球蛋白每次注射 6 ~ 9 ml。静注用丙种球蛋白，每次成人 2.5 g 或 1 ~ 3 ml/kg（含 50 mg/ml）。

【不良反应】

一般耐受良好，注射大剂量时可见局部疼痛或有一过性体温升高。

其他具有提高免疫功能的药物还有转移因子（包括正常人白细胞转移因子和胎盘转移因子等）、A 型链球菌甘露聚糖、胎盘脂多糖、猪苓多糖、茯苓多糖、猴头多糖、乌苯美司、异丙肌苷（inosiplex）等。

第四节　基因治疗

基因治疗从狭义的角度可以理解为将具有正常功能的基因置换或增补患者体内缺陷的基因，从而达到治疗疾病的目的。目前基因治疗的概念已超出这个范围，广义地理解为将某遗传物质转移到患者体内，使其在体内表达，最终达到治疗某种疾病的方法。

基因治疗在肿瘤、遗传性疾病和传染病的治疗中有十分重要的应用前景，在治疗一些难治性病毒性皮肤病中也有重要意义。根据针对宿主病变细胞基因采取的措施不同，基因治疗可分为基因置换（gene replacement）、基因修正（gene correction）、基因修饰（gene augmentation）、基因失活（gene inactivation）和基因疫苗（gene vaccine）等五大策略。根据其表达产物的靶位点不同，大致可分为基于核苷酸或基于蛋白质的两种策略。

一、基于核苷酸的治疗策略

基于核苷酸的治疗策略主要通过干扰病毒在细胞内的复制过程来达到治疗目的，其优点在于特异性强，对细胞蛋白的正常功能影响较小，免疫原性较弱，易于体外大量合成。

（一）RNA 诱饵

HIV 基因调控存在着极为复杂的顺式和反式调节机制，这些调节机制已成为设计抗病毒基因治疗方案的重要依据。HIV 反式调节（trans regulation）与 HIV 基因组复制和表达有着极为密切的关系，没有足够的反式激活剂的结合与刺激，HIV RNA 就不能进行有效的复制和表达。诱饵（decoy）分子指的是能与 HIV RNA 竞争性与反式激活剂结合的 RNA 片段，诱饵 RNA 分子表达载体的设计和基因治疗是抑制 HIV 复制和表达的重要策略。针对 HIV 来说，诱饵设计最为常用的基因片段为 Tat 和 Rev 等。为了提高诱饵的表达水平及抗病毒作用，可将多个诱饵的编码基因头尾串联在一起，这样可提高表达的诱饵的分子数，提高其抗病毒的作用。病毒基因的反式调节机制不仅是设计抗病毒基因治疗直接的理论根据，而且还为提高目的基因的表达水平提供了有效的手段。

（二）反义核苷酸

反义核苷酸包括反义寡脱氧核糖核苷酸（oligodeoxynucleotide，ODN）和反义 RNA 两种，是指一小段（14～23 碱基）人工合成的单链核苷酸片段。它可与病毒基因组中特定区域杂交结合成稳定的互补结构（即 RNA-DNA 杂交），从而抑制病毒的复制。反义核苷酸与其序列互补的靶以碱基酸对方式结合，阻断基细胞内的转运，剪切加工，并与核糖体的结合激活内源性的核酶（如 RNaseH 等）将其分解，以抑制或阻断某一基因的表达和功能。这一基因表达调控的机制目前已应用于抗病毒基因治疗的研究。Chatterjee 等应用腺相关病毒载体构建了 HIV RNA 的反义 RNA 的表达载体，将这种重组表达载体导入 T 淋巴细胞中，表达的反义 RNA 可与 HIV LTR TARA 的一段 63bp 的序列互补。这种反义 RNA 的表达对 HIV-1 的抑制率达 70%～90%。反义 RNA 不仅在控制 HIV-1 感染中具有重要作用，而且在控制疱疹病毒、人乳头瘤病毒、劳氏肉瘤病毒等的感染中都有重要应用。反义核苷酸用于治疗时，它在体内的稳定性及进入细胞的效率存在许多问题。为提高其稳定性，可将合成的反义核苷酸进行化学修饰，如甲基化、烷基化、硫代化、5′ 端、3′ 端偶联某些基团或某些具有高级结构的核酸片段，能较好地增强其抑制病毒复制的效果。目前，反义核苷酸是一种很有潜力而且理想的基因靶向药物。

（三）核酶

核酶（ribozyme）是一种具有酶的催化作用，能够在 GUC 等特定的核苷酸序列的下游切割 RNA 分子、特异性裂解 RNA 转录体的一类小 RNA 分子。核酶高效特异性裂解 RNA 底物的性质，作为抗病毒基因治疗的新型分子，受到了广泛的重视。从理论上来讲，只要了解底物 RNA 的系列及结构性质，就能设计出针对任何 RNA 分子的特异性核酶。核酶的本质是 RNA，从自然界中提取纯化针对特异基因片段的核酶 RNA 分子是行不通的。人工 RNA 的合成是一条途径，但价格昂贵，没有实用前途。基因 RNA 制药又没有突破性的进展。因此，核酶的实际应用还需走基因治疗的途径，即体外设计核酶的编码基因，以逆转录病毒载体导入到靶细胞中进行表达。这种基因治疗的策略经过了较为周密的细胞及动物水平的系统研究，美国已于 1994 年开始抗 HIV 基因治疗的 I 期临床试验，而融合素基因特异性的核酶的分子设计可能是抑制或阻断 HIV 感染靶细胞的基因治疗的新手段，相信核酶抗病毒基因治疗途径在未来的抗病毒基因治疗研究中将发挥更大的作用。

二、基于蛋白质的治疗策略

基于蛋白质的治疗策略可干扰病毒在细胞内的复制或促进杀伤被病毒感染的细胞，例如，通过淋巴因子转基因表达抗病毒蛋白，通过病毒抗原或保护性抗体编码基因的转基因诱导表达或表达保护性抗体，通过特异性辅助分子转基因表达分子抗体阻断病毒进入细胞的过程及细胞内免疫策略设计等，在研究中均表现出了很好的应用前景。由于其机制与抗病毒免疫关系密切，主要内容将在下一章中涉及，这里仅简单介绍反式显性突变体及病毒感染细胞的自杀机制在抗病毒基因治疗中的应用。

（一）反式显性突变体

病毒的反式显性突变体在病毒蛋白的重要功能区含有突变，这种蛋白突变体在转录后水平上发挥作用，可以与有活性的病毒蛋白竞争结合靶序列或与野生型病毒蛋白形成二聚体或多聚体而使病毒蛋白失活，从而达到抗病毒的作用。这种策略目前已应用于抗 HIV 的研究，同时，病毒的反式显性突变体也是确定病毒蛋白功能区的一个有用工具。

（二）自杀基因治疗

自杀基因治疗（suicide gene therapy）是一种广泛应用的基因治疗方法。自杀基因转移到细胞后将无毒性的前体药物代谢为细胞毒药物，首先可使导入自杀基因的细胞"自杀"；其次，可发挥旁观者效应，杀死未导入自杀基因的邻近细胞，显著地扩大其杀伤作用。自杀基因治疗在肿瘤、血管增殖性疾病中显示了一定的治疗潜力。在病毒性疾病中，包括蛋白质和 RNA 在内的感染因素的持续高水平表达是细胞内免疫难以取得彻底治疗效果的一个重要原因。设计清除病毒感染细胞而不是单纯干扰病毒的复制和表达过程的基因治疗方案具有重要意义，导入自杀基因的基因治疗策略在这一领域中占有重要地位。

自杀基因又称前体药物酶转化基因、药物敏感基因或酶–前体药激活基因，这些基因大多存在于病毒、细菌或真菌等细胞中，如白喉毒素在极低水平的情况下即可引起细胞发生死亡，如水痘-带状疱疹病毒胸苷激酶（thymidine kinase，TK），可使无毒的更昔洛韦转换为毒性极强的代谢产物杀死细胞；而前体药物大多是抗感染的药物，对这些微生物具有细胞毒作用。每种自杀基因系统都包含一种酶和一种前体药物，目前常利用的主要有胸苷激酶基因–更昔洛韦（TK-GCV）系统、胞嘧啶脱氨酶基因 –5-氟尿嘧啶（CD-5-FC）系统等。这些系统已有应用于病毒性疾病的治疗，如 HIV 感染患者在骨髓移植后必须重建或增强机体的抗 HIV 的免疫力，为此可在患者体内注射宿主来源的 gag 特异性的 CD8[+]CTL

细胞。因为宿主受 HIV 感染，故 CD8[+]CTL 细胞可能会大规模杀伤 HIV 感染的宿主细胞。为此，将此 T 细胞克隆用逆转录病毒作为载体转移单纯疱疹病毒胸苷激酶（HSV-TK）基因和 hydromycin B 抗性基因。这样如果产生毒性，体内注射更昔洛韦就可以清除这些克隆[10]。

自杀基因的导入除了可以有效杀伤被转导的细胞外，还通过旁观者效应和诱发免疫反应杀死周围的细胞。另外，在治疗病毒性疾病的关键一点则是保证细胞自杀的范围仅限于病毒感染的细胞，而对于正常细胞没有副作用。靶向性自杀基因治疗策略的运用可能有助于解决这个问题，这种基因治疗的方案也可以利用病毒感染细胞的特点进行设计。法国 Klatzman 等根据 HIV 及其感染细胞的特点设计了 HIV 感染细胞的自杀机制，取得了较为满意的治疗效果。首先，将白喉毒素基因重组到缺失突变 HIV LTR 启动子的下游，如果细胞中没有 HIV 的感染并提供反式激活蛋白，白喉毒素就不会表达；但如果细胞感染了 HIV，病毒的复制和表达过程同时为白喉毒素的表达提供了反式激活剂，白喉毒素经刺激表达以后，可以引起 HIV 感染细胞的自杀死亡。没有感染 HIV 的细胞不存在反式激活蛋白，白喉毒素不表达，可以完好存活下来[11]。利用这种机制就能选择性地清除病毒感染的细胞。

总之，现阶段病毒性皮肤病的基因治疗与其他方面的基因治疗一样，还有许多问题要深入研究，如目的基因的选择、病毒表达载体的安全性、表达基因的选择及基因转移靶细胞的选择和其导入方法、基因导入靶细胞后其表达产量低、治疗结束后如何终止导入基因的表达等。

第五节   外用药治疗

外用药在皮肤病的治疗中占有非常重要的地位，也是治疗病毒性皮肤病的重要武器，许多常见的病毒性皮肤病如疣、单纯疱疹等的治疗也常以外用药为主。在使用外用药时，要了解各种主药的作用、性质和浓度，针对不同病毒性皮肤病、不同病程、相应的皮损来选择合适的剂型给予局部对症治疗也很重要。如对于无明显糜烂、渗液的全身弥漫性红斑可给予扑粉加以保护；对于有糜烂渗液的红斑及破溃的水疱则应给予湿敷加以引流及消炎收敛；而对于有明显角化增厚的增生物型皮损如寻常疣、跖疣等，在采取外用药或冷冻等治疗前，则可以先给予维 A 酸软膏外用及温水浸泡去除过度增厚的角质层，以达到更好的疗效。

病毒性皮肤病的外用药治疗主要以抗病毒制剂为主，根据具体的疾病特点可选择具有保护、安抚、镇静、止痒、抗炎、收敛、腐蚀、角质形成、角质松解等作用的制剂进行治疗。下面主要介绍几类常用的药物。

一、抗病毒制剂

碘苷（idoxuridine，疱疹净、碘甙、碘去氧尿啶、5- 碘去氧尿苷、碘脱氧尿苷）

【主要特点】

碘苷化学名为 2′- 脱氧 -5- 碘尿苷，为嘧啶类抗病毒药，有抗 DNA 病毒的作用，但对病毒及细胞的 DNA 均有抑制，且毒性大，临床主要作外用。

【药理作用】

碘苷能与胸腺嘧啶核苷竞争性抑制磷酸化酶,特别是 DNA 聚合酶,从而抑制病毒 DNA 中胸腺嘧啶核苷的合成,或代替胸腺嘧啶核苷渗入病毒 DNA 中,产生有缺陷的 DNA,使其失去感染力或不能重新组合,使病毒停止繁殖或失去活性而得到抑制。全身吸收后在脱氨基酶和核苷酸酶的作用下迅速失去效应,可穿透胎盘组织。动物实验可引起兔胎仔异常及鼠染色体畸变,但很难穿透角膜,故对虹膜炎和深层角膜炎无效。皮肤科用于治疗单纯疱疹,也用于寻常疣、带状疱疹的治疗,对病毒性眼炎、病毒性结膜炎也大多有效,但对单纯疱疹病毒 2 型感染无效。

【用法用量】

外用或滴眼,每 1～2 h 一次,5～7 天为一疗程。

【不良反应】

可有畏光、局部充血、水肿、痒或疼痛等不良反应,也可发生过敏性眼睑水肿。长期应用可引起接触性皮炎、点状角膜病变、滤泡性结膜炎、泪点闭塞等。可阻止角膜组织 DNA 的合成,长期使用可损伤角膜上皮,影响溃疡的修复,使用时一般不宜超过 3 周,痊愈后继续使用一般不宜超过 3～5 天。对碘制剂过敏的患者禁用,孕妇及哺乳期妇女也不宜使用。硼酸、硫柳汞可使碘苷失效及眼部毒性作用增强,不能合用。

曲氟尿苷(trifluridine)

【主要特点】

曲氟尿苷结构与碘苷相似,是一种胸苷类似物,可干扰病毒 DNA 的合成,疗效与阿糖腺苷相似而优于碘苷,对碘苷或阿糖腺苷无效者可能有效,但因其对病毒 DNA 和宿主细胞的 DNA 无选择性以及对骨髓的抑制作用,限制其全身应用。

【药理作用】

曲氟尿苷三磷酸衍生物可结合 DNA 并与三磷酸胸腺嘧啶脱氧核苷竞争性地抑制 DNA 聚合酶,从而抑制病毒的复制。其对单纯疱疹病毒作用最强,对腺病毒、牛痘病毒、巨细胞病毒、带状疱疹病毒亦具一定作用,对阿昔洛韦耐药的免疫缺陷患者的皮肤单纯疱疹感染也有效。皮肤科用于单纯疱疹,也用于寻常疣、带状疱疹的治疗,也适用于单纯疱疹性角膜炎、结膜炎及其他疱疹性眼病的治疗,对碘苷无效或过敏者可试用本品。

【用法用量】

1% 曲氟尿苷滴眼或外用,每 2～3 h 一次,待病情好转后改为每 4 h 一次,使用时间不超过 3 周。

【不良反应】

与碘苷相似，有局部疼痛、发炎、瘙痒、眼睑水肿等。实验动物中有致畸、致突变作用，只供局部应用。

酞丁安（ftibamzone，增光素）

【主要特点】

酞丁安是 α- 醛酮缩胺硫脲衍生物，为我国创制的抗沙眼衣原体药，作用比金霉素强 10 倍。另外亦有抗病毒作用，为皮肤科和五官科非处方类药品。

【药理作用】

其作用机制是抑制病毒 DNA 和蛋白质的早期合成，对单纯疱疹病毒 1 型或 2 型、水痘-带状疱疹病毒有抑制作用。

【用法用量】

剂型包括滴眼液、眼膏、软膏及搽剂，用于治疗单纯疱疹、带状疱疹等，对尖锐湿疣也有一定的治疗作用；外用或滴眼，涂患处，每天 2 ~ 3 次。

【不良反应】

0.1% 滴眼液滴眼尚未见不良反应。0.5% ~ 1.0% 酞丁安二甲基亚砜搽剂涂擦皮损，少数病例有瘙痒刺激反应，可能与所含二甲基亚砜有关。偶见过敏反应。育龄妇女慎用，孕妇禁用。

羟氢萘（oxolin）

羟氢萘为苏联合成的抗病毒药，针对病毒感染的多个环节均有抑制作用，对疱疹病毒、流感病毒、鼻病毒有杀灭作用。可用于单纯疱疹、带状疱疹、疣类、疱疹性角膜炎等的治疗。一般采用 1% ~ 3% 软膏外用，每天 2 ~ 3 次。局部可有灼痛。

正二十二烷醇（n-docosanol）

正二十二烷醇是化学结构及作用机制全新的广谱抗病毒药物，可改变正常细胞的细胞膜，通过对细胞膜结构的改变，对单纯疱疹病毒起到屏障作用，使病毒无法进入细胞导致感染，从而缩短病程。体外试验显示，本品对脂质外壳病毒有广谱抗病毒活性。临床上主要外用于治疗口唇单纯疱疹，也用于治疗艾滋病相关的卡波西肉瘤，可明显缩短治愈所需时间。不良反应轻微，可有局部烧灼和刺痛感。

磺胺嘧啶银（sulfadiazine silver）

磺胺嘧啶银为磺胺类药，在体外能抑制人类水痘-带状疱疹病毒活性，药理作用与银离子有关。皮肤科可外用 1% 霜剂治疗水痘-带状疱疹病毒感染，每日 4 次，治疗 24～72 h 有显效。

二、细胞毒类药物

鬼臼树脂（podophyllum resin）

【药理作用】

鬼臼树脂亦名竹叶草脂，属细胞毒性药物，主要成分为足叶草毒素，能抑制人乳头瘤病毒的 DNA 有丝分裂与合成，并有腐蚀和角质溶解的作用。

【用法用量】

皮肤科外用于治疗各种病毒性疣，通常应用 20%～25% 鬼臼树脂酊，其中有 10% 水杨酸。清洁后，疣体周围先涂凡士林以保护正常皮肤，药物勿接触正常皮肤，经 2～4 h 后，用清水冲洗或肥皂水洗去残余药液或软膏，每日 1～2 次，第 2 次用药必须间隔 8 h 以上。连用 4 日，疣体未消，应停药，改用其他疗法。

【不良反应】

局部长期大量使用可出现不良反应，局部产生感觉异常，甚至有恶心、呕吐、发热、少尿或尿闭、肠梗阻、血小板减少等。宫颈及阴道壁黏膜不能使用，因吸收可引起中毒。因可致畸，孕妇禁用。疣体本身或周围有炎症时，以及糖尿病患者、血循环不良者、儿童不宜使用。

鬼臼毒素（podophyllotoxin，疣敌，疣脱欣，优脱欣）

【药理作用】

鬼臼毒素亦名足叶草毒素、鬼臼毒素，为小檗科桃儿七根茎部提取的有效成分，属细胞毒药物。体外试验证明鬼臼毒素能够抑制正常角质形成细胞和宫颈癌细胞（CC-801）增殖以及抑制这些细胞对核苷酸的摄取和 DNA 的合成。外用时通过抑制受人乳头瘤病毒感染细胞的分裂增殖过程，使之坏死脱落，从而起到治疗尖锐湿疣的作用。

【用法用量】

本剂通常为乙醇溶液并加微量甲紫作指示剂为涂药标记，以便确定再次涂药的范围。用药前用温水和肥皂洗净并擦干患处，用特制塑签（随药赠送）蘸药液涂药。每次用药量以一次涂遍所有疣体为准，每次涂药量为 0.1～0.5 ml，勿超过 1 ml。涂药后暴露患处 3～5 min，使药液干燥。每天 2 次，连续 3 天，停药观察 4 天为一疗程。若疣体仍有残留可重复上述疗程。

使用本药液后 2 ~ 3 天内，大部分患者出现用药部位敏感或轻度烧灼感，疣体脱落后局部留有一时性红斑或浅表糜烂，均属于正常反应。

【不良反应】

少数患者出现涂药部位明显水肿及剧烈疼痛，经局部冷湿敷、外用糊膏等消炎收敛处理可很快消退。必要时可停止治疗。孕妇与哺乳期妇女及手术后未愈合创口禁用。

氟尿嘧啶（fluorouracil，FU）

【主要特点】

氟尿嘧啶是嘧啶类衍生物中的重要成员之一，是嘧啶结构类似物，在第 5 位置上的甲基团被氟所替代，在形成 DNA 时能抑制嘧啶核苷酸的生物合成。氟尿嘧啶于 1975 年合成，用于抗癌治疗有效，后来由 Klein 等首先将它用于皮肤科外用。

【药理作用】

氟尿嘧啶的主要作用机制是抑制 DNA 合成，同时还可与 RNA 结合成另一种异常化合物，加速了细胞的死亡。氟尿嘧啶可以通过皮肤吸收。

【用法用量】

此药属于抗肿瘤代谢药物，常外用治疗人乳头瘤病毒感染，通常用 5% 软膏，每天涂药 1 ~ 2 次，连续 4 ~ 5 天，小的疣体可以消失，伴有疼痛。药物不能接触正常皮肤或黏膜。孕妇禁用。也可采用 1% 水溶液，湿敷于疣体上，每天 2 次，每次 20 min，20 天为一疗程。外用氟尿嘧啶引起的皮肤反应分 4 期：①早期炎症期，数天；②严重炎症期，2 ~ 4 周；③损害剥蚀期；④愈合期。全过程需要 3 ~ 8 周。也就是说氟尿嘧啶外用必定会发生皮肤刺激和炎症反应，否则达不到疗效。

【不良反应】

氟尿嘧啶外用可产生皮肤刺激，引起红斑、疼痛。皮损吸收后残留较长时间的色素沉着，还可引起光过敏和过敏性接触性皮炎。

三、腐蚀消毒剂

三氯乙酸溶液（tricehloracetate solution）

通常用 33.3% 或 50% 浓度的溶液。本剂具有较强的腐蚀性，常伴有疼痛。用棉签蘸药液涂于疣体表面，每天 1 次，2 ~ 3 次可使疣体去掉。本剂不适于疣体融合成片者，孤立的少数小疣体可用此法。正常皮肤避免接触本剂。

复方鸦胆子液

其主要成分为鸦胆子、紫草、百部、鱼腥草、虎杖、冰片等。本剂对增长迅速的疣体有腐蚀作用。用于治疗尖锐湿疣。

LK 植物液（LK plant extract）

商品名为克疣，是从蔷薇科植物中提取的一种广谱消毒剂，其成分含有对羟基苯甲酸、氯原酸等有机酸，临床上观察能使疣体萎缩消失。临床上用于治疗尖锐湿疣、跖疣及寻常疣。可采用封包浸、湿敷、外涂的方法。未见明显不良反应。

四、免疫调节剂

咪喹莫特（imiquimod，R-837，S-26308）

咪喹莫特化学名为 1-（2-甲基丙基）-4-氨基 -1H-咪唑并［4,5-c］喹啉，为白细胞介素激动剂，于 1997 年 11 月在美国首次上市，商品名为 Aldara，主要用于治疗成人尖锐湿疣，具有良好的耐受性。

【药理作用】

咪喹莫特具有独特的作用机制，主要通过刺激单核 / 巨噬细胞按特定次序产生一系列的细胞因子，激发人体固有和适应性免疫应答来产生间接抗病毒作用，对病毒没有直接作用。在体外，咪喹莫特处理的人类 PBMCs 抑制了多种病毒的复制，而单纯疱疹感染的豚鼠模型证实了咪喹莫特在体内的抗病毒作用。

【用法用量】

外用最佳给药间隔为 48 ~ 72 h。治疗尖锐湿疣一般采用每 2 天 1 次或每周 3 次局部使用。

【不良反应】

主要为局部刺激。

第六节　物理治疗

一、冷冻治疗

冷冻治疗是利用对局部组织的冷冻，低温作用于病变组织使之发生坏死或诱发生物效应，可控地破坏或切除活组织的治疗方法。冷冻剂主要有两种。①液氮：是一种无色无味的液体，不易燃烧与爆炸，安全性能高，沸点为 –196 ℃；②干冰：又叫二氧化碳雪，制冷温度为 –70 ℃，常压成棒状治疗皮损，不易操作。

（一）作用机制

1. 引起组织坏死   低温使细胞内外水分形成冰晶，使细胞脱水，电解质及酸碱平衡紊乱，继而引起组织坏死。低温还可引起血液循环障碍，引起血管收缩、血流减慢、血栓形成，最终致使组织、细胞缺血性坏死。细胞内冰晶可再次结晶，使细胞膜类脂蛋白复合物变性，致细胞生物膜结构破坏、通透性增加、选择性改变，导致细胞代谢障碍，破裂、死亡。

2. 冷冻免疫反应   冷冻杀伤组织细胞后，损伤的组织可成为抗原刺激物或释放抗原物质而诱导机体产生抗体，从而诱发冷冻免疫反应。

3. 麻醉作用   低温可降低神经的敏感性。对于多发、分散、浸润麻醉有困难的皮损，可行冷冻麻醉来配合其他疗法。

（二）适应证

冷冻适用于各种病毒性疣类疾病，对寻常疣、掌跖疣、甲周疣、尖锐湿疣等都有良好的治疗效果。对寻常疣，不同的报道治愈率有很大差异。一项液氮冷冻治疗的 508 例寻常疣患者回顾性数据分析显示，通过用棉签蘸取液氮对病灶组织进行冷冻，每个部位做 3 个冻融周期，两次冷冻治疗间隔 4 周，经 3 次治疗后，治愈率可达 92.5%。另一项研究对 250 例患者使用无菌棉签蘸取适量的液氮进行冷冻治疗，每 3 周 1 次，治疗 1 个疗程（3 次 =1 个疗程）后，治愈率为 55.2%，治疗 3 个月后复发率为 6%。还有一项研究通过对 47 例儿童（16 岁以下）寻常疣患者和 48 例成年寻常疣患者采用液氮冷冻喷雾法进行治疗，治疗后每 2 周复诊 1 次，共观察 8 周，第 4 次治疗后，儿童组治愈 43 例（91.49%），成人组为 31 例（64.58%），两者有显著差异。掌跖疣的治愈率则较低（50%～60%），在治疗前尽可能削去表面的角质，以提高疗效。

冷冻治疗常作为甲周疣的首选，不会因损伤甲母质而影响甲的生长。反应程度与部位、次数、时间有关，治疗时间越长、次数越多，损害越深。冷冻疗法具有较多优点，冷冻后的病变组织与健康组织之间界线分明，操作时损伤周围健康组织较少；冷冻后局部组织内的小血管血液凝固，减少了出血的并发症；相对于手术切除带来的剧烈疼痛，冷冻可在治疗的短时间内阻断局部感觉神经功能，起到一定麻醉作用。然而冷冻治疗之后，患者仍要经历数天的患处疼痛不适，甚至影响肢体活动；术后瘢痕虽然较传统手术切除病变组织损伤小，但是多数患者仍然会形成瘢痕，在一些特殊部位如关节周围，不建议使用该技术治疗。

（三）临床应用

冷冻治疗在临床应用时有以下几种方法。

1. 棉签法   将棉签浸蘸液氮，迅速放置于皮损上并施加一定的压力。此种疗法适用于小的表浅性皮损的治疗。

2. 接触法   该法治疗时将治疗器直接与皮损接触，可分为封闭式接触治疗法和浸冷式冷刀法。封闭式接触治疗法治疗时需要特制的冷冻治疗机，将机器的治疗头放置于皮损上进行冷冻，适用于较为深在的皮损的治疗。浸冷式冷刀法是采用能存储低温的金属圆柱，其上装有不同大小的治疗头和一个隔温手柄，取出冷刀套上的保护套即可进行治疗，治疗时刀头与皮损紧密接触，此方法适用于各种范围不大的浅表和深在皮损的治疗。

3. 喷射法 液氮由于蒸发而产生压力，通过容器上的喷嘴直接喷射到皮损上进行冷冻治疗。此法属于快速冷冻，适合于面积较大、表面凹凸不平和深在皮损的治疗。治疗时应对周围正常皮肤进行保护[47]。

（四）注意事项

冷冻治疗会引起局部组织的疼痛，一般能够耐受，可自行缓解，个别不能承受者可口服止痛药。治疗后可能引起局部组织的肿胀、水疱甚至血疱，大多可自行吸收，必要时可在无菌条件下将疱液吸出。保持创面的清洁及干燥，防止感染，必要时可外用消炎软膏。治疗后常引起炎症后的色素沉着，冷冻后避免日晒及应用防晒用品可减轻，数月后可消退。冷冻治疗后可能会导致神经末梢感觉障碍，引起麻痹，因此在对一些富含神经的区域治疗时应避免损伤神经。由于神经纤维对冷冻有一定的耐受性，故此种情况较少发生。冷冻可损伤毛囊和汗腺，故可能引起局部皮肤脱毛和汗液减少[48-49]。

二、激光疗法

（一）二氧化碳激光

1. 作用机制 二氧化碳激光是一种波长为 10 600 nm 的气体激光，属远红外线，输出功率 3～50 W 不等。主要用原光束或聚焦后烧灼或切割病损组织，使组织气化而达到治疗目的。由于机体组织含水分 70% 以上，而红外线可被水分完全吸收，因此，二氧化碳激光 97% 的能量被靶组织吸收，并且对组织的破坏仅限于照射局部，而对邻近组织损伤甚小。激光能对局部组织产生热效应，具有理疗、止血、气化等作用。激光能够产生压强效应，用来爆裂和粉碎组织，也可产生光化学效应，包括光分解、光氧化、光聚合等效应。

2. 适应证 激光已经广泛应用于治疗临床各种良性皮损，例如各类病毒疣、汗管瘤、蜘蛛痣、酒渣鼻等。脉冲激光低功率照射时可用于治疗带状疱疹及后遗神经痛。

3. 临床应用及注意事项 操作时术者及患者应佩戴护目镜，光束不能照射在强反光的器具上，以免对他人造成损害。对瘢痕体质者禁用二氧化碳激光。及时排除烟尘，避免周围人员感染病毒。应用二氧化碳激光进行烧灼和切割时应注意无菌操作原则，预防感染发生。治疗病毒疣时范围应超过损害基底 1～2 mm。

（二）氦氖激光

1. 作用机制 氦氖激光为波长 632.8 nm 的单色红光，输出功率为 10～40 W，产生的激光为氦原子，氦原子把吸收的能量共振转移给氖原子，起到很好的媒介作用，用于低功率照射时，对组织的穿透深度为 10～15 mm。氦氖激光可以促使血管扩张，改善皮肤微循环，促进组织新陈代谢及细胞有丝分裂，增加巨噬细胞的吞噬作用，抑制白细胞移动，增加溶菌酶和淋巴因子，促进炎症吸收，消炎止痛，增加血中免疫球蛋白和补体的数量，从而影响机体免疫功能。

2. 适应证 氦氖激光有消炎、止痛和扩张血管的作用，皮肤科可用于治疗皮肤黏膜的溃疡。氦氖激光还具有改善皮肤微循环的作用，能够增强新陈代谢，促进愈合，可用于治疗单纯疱疹及带状疱疹后遗神经痛等疾病。

3. 临床应用及注意事项　与其他激光引起的生物学效应相似，氦氖激光在小剂量时有兴奋效应，并有累积作用；而当剂量过大及长疗程照射时，可有抑制作用甚至有害作用。因此，选择最佳的剂量及合适的治疗时间至关重要。一般选择的治疗方法为以皮损局部照射为主，每日或隔日 1 次，每次 10 ~ 25 min，20 次为 1 个疗程。

（三）闪光灯泵脉冲染料激光

1. 作用机制　输出波长为 585 nm 的黄光，该波长位于氧合血红蛋白吸收光谱峰值区，而黑色素很少吸收。输出能量为 4 ~ 10 J/cm^2，脉冲时间为 300 ~ 400 μs，脉冲频率为 1 Hz，光斑直径在 2 ~ 10 mm 范围。该激光可致弥散性血管内凝血、内皮细胞弥漫性损伤，而对黑素细胞和周围组织的热损伤很少，其穿透深度可达 1.2 mm。

2. 适应证　治疗鲜红斑痣一般数次后可使皮损明显变淡，甚至完全消退，完全消退率为 4% ~ 10%。另外，对毛细血管扩张、静脉湖、蜘蛛痣、化脓性肉芽肿、肥厚性瘢痕有较好的疗效，也可用于扁平疣、跖疣等病毒性疾病的治疗。

3. 临床应用及注意事项　治疗前局部常规清洁消毒，一般不需麻醉，必要时可外敷 EMLA 霜麻醉。根据皮损的性质、部位及患者的年龄等因素来选择最佳的激光治疗条件。此激光治疗后副作用少见，瘢痕发生率小于 1%，可有暂时性色素沉着或色素减退。

（四）光动力疗法

1. 作用机制　光动力疗法是利用光动力反应进行疾病诊断和治疗的一种方法。系统或局部应用光敏剂后，在特定波长的光照射下，光敏剂吸收能量，产生一系列的光化学和光生物学反应，将三重基态的氧分子激发为活泼的单态氧，并产生氧自由基，与靶组织中的基质物质结合，使之强烈氧化，细胞失去代谢功能而遭到破坏，细胞膜出现溶解、酶失活、蛋白质变性；同时还导致血管内皮细胞的损伤，血小板和白细胞的聚集，释放大量的炎症介质和细胞因子、溶酶体酶和趋化因子等，导致靶组织的破坏而达到治疗目的。

2. 适应证　光动力疗法可用于治疗病毒疣，尤其是尖锐湿疣。被人乳头瘤病毒感染的增生期细胞能特异性地与光敏剂结合，在特定波长、能量的光照射下，有效杀灭感染细胞，达到治疗目的。尤其是对尿道内尖锐湿疣，治愈率高达 95%，复发率仅有 5%，疗效明确。

3. 临床应用及注意事项　将常用的光敏剂 5- 氨基酮戊酸（ALA）溶于注射用水配成 20% 的溶液，在皮损处湿敷封包；或直接将甲基氨基酮戊酸（MAL）涂抹于皮损处，给药后一定时间（如尖锐湿疣 3 h）照光，每次红光照射 100 ~ 150 J/cm^2。皮肤科主要采用直接照射，适用于体表浅表性皮肤病的治疗。

不同的光敏剂可引起如皮疹、胸闷、心悸等表现，重者可发生过敏性休克。因此，系统应用光敏剂前必须进行药敏试验，结果阴性者才能进行光动力治疗。系统应用光敏剂后，应严格避光一段时间。如发生皮肤色素沉着，一般会持续半年左右，但多可自行消退，必要时服用维生素 C、E。局部可能出现红斑、水肿、结痂和剥脱等不良反应，但一般均可忍受。治疗时可对局部吹冷风，或尽量采用单一波长的光照射，以减轻疼痛。

三、局部温热诱导免疫治疗

1. 作用机制　温热治疗是将人体全身、部分躯体或局部组织暴露于高于体温的一定温度环境中，一般采用热休克范围的温度（41～45 ℃），作用一定时间以治疗某些疾病。局部红外温热疗法治疗人乳头瘤病毒感染性皮肤病时，依皮肤疣的部位不同，治愈率在50%左右。治疗一处靶疣可使远隔非干预部位的其他疣体也发生脱落，提示局部红外温热治疗可诱导机体产生抗病毒免疫反应。有研究表明局部温热疗法治疗病毒感染性皮损时，可以温度依赖性促进朗格汉斯细胞的迁移、成熟：即施以的温度越高，表皮内朗格汉斯细胞的数量下降越明显，降低CCL-20的表达，可以使表达 $CD80^+$ 成熟标志的朗格汉斯细胞增加2～3倍[12-14]。治疗后呈退行改变的人乳头瘤病毒感染组织中，$CD4^+$ 和 $CD8^+$ T淋巴细胞浸润明显增加。局部温热治疗可以促进人乳头瘤病毒感染的角质形成细胞凋亡，降低病毒的转录活性，增强内源性干扰素上调表达4～6倍；通过影响 APOBEC 3A 和 3G 表达，编辑病毒 E2 基因序列，使其发生 G-A 和 C-T 的突变，治疗效果显著的、呈消退期改变的尖锐湿疣皮损中突变数量要明显高于低反应患者[15, 18-19, 33, 40, 43-44]。

2. 适应证　有研究表明，39～48 ℃的温热刺激可对包括宫颈癌、黑色素瘤、乳腺癌以及膀胱癌在内的恶性肿瘤产生一定的治疗效果[35-36]。44 ℃局部红外温热刺激可有效治疗多种人乳头瘤病毒感染相关皮肤病，如寻常疣、扁平疣、跖疣、生殖器疣（也称尖锐湿疣）等，疗效较好，且复发率极低[16-17]。

此外，局部红外温热治疗因其无创、易耐受的特点，有报道将其应用于合并糖尿病、系统性红斑狼疮、肾上腺肿瘤、毛囊角化病等复杂疾病以及儿童、妊娠状态、特殊部位（如面部）皮肤的人乳头瘤病毒感染。由于免疫妥协状态下，如糖尿病和系统性红斑狼疮、器官移植术后等容易合并人乳头瘤病毒感染，且疣体往往体积大、分布广，对常规治疗抵抗，局部红外温热疗法有其特殊优势[20-28, 38]。也有报道将局部红外温热治疗用于非人乳头瘤病毒感染性皮肤病如传染性软疣、环状肉芽肿、游泳池肉芽肿、孢子丝菌病，以及宫颈高危型人乳头瘤病毒的清除[29-32, 34]。

3. 临床应用及注意事项　正常人体的体温一般在37 ℃以内，皮肤本身具有较强的温度调节能力，随环境温度变化在不同解剖部位的体表温度不同。在非麻醉条件下，通过对寻常疣和跖疣患者的测试，手部寻常疣主观可耐受温度平均为43.5 ℃，甲周部位耐受温度低，足部跖疣可耐受温度平均为45.3 ℃。一项包括44例患者的研究结果显示，连续5天，每天治疗30 min，3个月后皮损总清除率为53.8%，其中手部寻常疣37.5%，足部跖疣65.2%，副作用表现为可耐受的灼痛感。

临床上常用的治疗温度平均为（44±1）℃，作用30 min为1次治疗。为减少组织的损伤和充分调动免疫应答反应，采用每天治疗1次，连续治疗3天，间歇2周后，再治疗2次的"3+2"方案。一项纳入60例跖疣患者的临床试验结果显示，44 ℃局部红外温热治疗的治愈率为53.75%，较之对照组（施加正常体温的温度，11.54%）有显著的统计学差异；未见复发病例。患者对治疗的耐受性及依从性良好，治疗有可忍受的灼热感，有2例出现了热诱导的水疱，数日后愈合。对压痛性皮损，局部红外温热治疗能使患者的皮损压痛感缓解80%[23]。

在一项包括4种人乳头瘤病毒感染性皮肤病（手部寻常疣、足部跖疣、面部扁平疣、外阴尖锐湿疣）的局部红外温热和损毁性物理治疗（冷冻治疗和尖锐湿疣组的二氧化碳激光治疗）的多中心、临床对照试验中，入组总病例数2187例。结果显示，3个月后，局部红外温热治疗组对寻常疣的清除率低于冷冻治疗组（分别为43.4%和70.7%），对跖疣（分别为48.6%和54.4%）、扁平疣（分别为41.8%

和 52.3%）、尖锐湿疣（分别为 64.3% 和 66.7%）的清除率无统计学差异；局部红外温热治疗的疼痛程度可忍受，显著低于有创治疗，偶有热激水疱（1.2%）；6 个月随访复发率，局部红外温热治疗组均显著低于冷冻治疗组（寻常疣局部红外温热和冷冻治疗的复发率分别为 1.2% 和 7.6%，跖疣为 0.5% 和 11.1%，扁平疣为 2.6% 和 9.1%，尖锐湿疣为 1.8% 和 16.7%）[24]。

对多发疣患者，针对单一靶皮损的治疗方式将大大减少治疗痛苦、降低治疗费用和不良反应发生率，也进一步提示了局部红外温热通过促进人乳头瘤病毒特异性免疫反应的作用机制[37]。

在非人乳头瘤病毒感染性皮肤病方面，传染性软疣是由软疣病毒感染引起的皮肤增生性皮损，和人乳头瘤病毒感染相似，病毒侵犯角质形成细胞。该病主要见于儿童，有报道显示儿童的时点患病率为 5.1% ~ 11.5%。目前通用的治疗方法是通过钳夹刮除含病毒组织，治疗痛苦，往往伴有治疗出血和治疗后瘢痕形成。有数据显示局部红外温热用于儿童传染性软疣治疗，治疗原则和方式同人乳头瘤病毒感染组织，即选定一个靶皮损（或集中的皮损）治疗，治疗后 3 个月全部皮损清除率为 57.14%，患儿接受度和依从性佳。局部红外温热技术还成功治疗了多发深部环状肉芽肿、游泳池肉芽肿等疾病[41-42, 45-46]。

第七节　病毒性皮肤病的预防

病毒性疾病是传染病的主要组成部分，在我国法定的传染病中有 12 种传染病属病毒性疾病，占法定传染病的 1/3 以上，其中病毒性皮肤病又占其 2/3 左右。因此，病毒性皮肤病的预防尤为重要。预防病毒性皮肤病的原则同其他传染病一样，主要是针对传染源、传播途径及易感人群这三个环节，采取综合性的预防措施。同时，病毒性皮肤病作为皮肤病的一部分，在预防中又要紧密结合皮肤病的特点，应根据各种病毒性皮肤病的发病原因、流行规律以及疾病的临床特点等不同情况采取相应的措施。相关的具体措施将在各论相关疾病中进行介绍。

一、预防环节

1. 健全管理机构，完善各项制度　这对于防治一些严重的感染性皮肤病特别重要，如性传播疾病中的艾滋病、生殖器疱疹、尖锐湿疣等的预防，应紧密依靠目前已建立的各级性病防治中心开展工作，严格上报制度，专科诊治；对于一些常见的危害性较小的病毒性皮肤病如寻常疣、单纯疱疹、带状疱疹等也应重视，依照《中华人民共和国传染病防治法》及相关的法规进行规范管理；同时要加强相关疾病的疫情监测工作，做好重点病毒性皮肤病的疫情分析和预测工作，做到早发现、早诊断、早隔离、早治疗。

2. 培训专业人员　专业的医务人员是对包括病毒性皮肤病在内的许多重要感染性疾病防治的主要力量，其业务水平是开展防治工作的重要保证。近年来，全国各级性病防治中心为各级有关医务人员举办了各种形式的培训班，普及和提高了性病防治的相关知识，逐渐形成了较一致的性病诊疗及实验室诊断的规范和标准，对各地性病防治工作起到了很好的推动作用，这些经验值得进一步总结推广。

3. 重视健康教育　要大力开展群众性爱国卫生运动。许多病毒性皮肤病与个人生活行为习惯、环境卫生条件等均密切相关。养成个人良好的生活习惯、改善环境卫生等对防止一些病毒性皮肤病的发生、发展或减少其复发和再感染机会都是非常必要的。如性病中的艾滋病、生殖器疱疹、尖锐湿疣等，对这类疾病的病因、传播方式、严重后果及预防措施进行行之有效的宣教，可能使对广大群众或患者更加洁身自爱或采取有效的预防措施，从而减少这类疾病的发生和传播。对于一些常见的病毒性皮肤病防治也是如此。

二、防治原则

（一）控制和管理传染源

病毒感染的人群是病毒性皮肤病的主要传染源。具有传染性的人群包括患者、亚临床感染者、恢复期带毒者和慢性病毒者携带者等。要控制管理好这些传染源，首先要对患病者做到早发现、早诊断，但相当多的病毒性皮肤病在早期往往没有明显的临床特征，缺乏特异性诊断方法；一些由系统性感染引起的发疹性病毒性皮肤病如麻疹、风疹等，因为疫苗的广泛使用而表现得不典型，有时不容易与药疹、过敏性皮肤病等相鉴别，这给疾病的早期诊断和传播控制带来一定的困难。而这类病毒性皮肤病常常由呼吸道、消化道传播，青少年是最主要的易感人群，在幼儿园、学校等单位容易出现流行，对从临床表现、实验室检查能作出诊断的患者应做到早发现、早诊断、早报告、早隔离、早治疗，防止疾病的进一步传播。在明确诊断后，应根据我国传染病防治法的规定，及时向有关专门机构报告。我国法定要求上报的传染病有 35 种，本书所涉及的包括有乙类传染病中的艾滋病、病毒性肝炎和麻疹，丙类传染病中有风疹，性传播疾病中的生殖器疱疹、尖锐湿疣则是《性病防治管理办法》要求重点测控的病种。实际上，病毒性皮肤病中还有水痘、手足口病在青少年和儿童中有较强的传染性，也应加强监控和上报。

（二）切断传染途径

对许多病毒性皮肤病来说，切断传播途径常常是起主导作用的预防措施，但因各种病毒性皮肤病传播途径不同，采取的措施也不一样。许多常见病毒性皮肤病的传播途径以接触传染为主，如人乳头瘤病毒感染、生殖器疱疹、传染性软疣等，与患者的皮肤直接接触或接触患者含病原体的分泌物或被污染的用具，如沾有分泌物的毛巾、脚布或脚盆、衣被，甚至厕所的马桶圈等均可能导致传染，家庭中有患者应注意隔离和消毒，如浴巾、浴盆应分开使用，被污染的衣物、用具需要消毒。而对于主要通过性接触而传播的艾滋病、生殖器疱疹、尖锐湿疣等，首先应避免与患者或可疑携带者发生性接触，应自觉抵制各种婚外性关系和不正当的性行为，做到自尊、自爱，尤其是对于目前尚无有效治疗方法的艾滋病，做到这一点就显得尤为重要。那些尚未治愈的患者，与配偶发生性行为应采取严格的预防措施，且不能与家人共用浴缸、浴盆，最好分室、分床居住。另外，预防可经间接接触感染的病毒性皮肤病，应养成良好的个人卫生习惯，不使用他人的毛巾、盆、剃刀等；在公共场所如旅馆、浴池、游泳池等加强自我保护意识；不吸毒，不轻易使用血液制品。通常儿童比较易感，有些病毒性感染还可能通过胎盘或产道传染给胎儿或新生儿，如风疹、生殖器疱疹等，因此，应在婚前、产前做相关的检查，患者应在治愈后才能结婚、怀孕。儿童要从小培养讲卫生的习惯，应用自己的专用毛巾、浴盆、褥被等，托儿所、幼儿园内应注意公共卫生，尤其是尿盆、马桶、浴盆的消毒和杀菌。对患有生殖器疱疹、艾滋病的孕妇，应采取适当措施进行产前干预、行剖宫产。而主要经肠道传播的柯萨奇病毒、埃可病毒和新肠道病毒等感染，重点在于搞好粪便等污染物的处理及环境消毒；对于呼吸道传染的麻疹、风疹等，重点是空气消毒、通风换气、个人防护（如戴口罩）等；而某些疾病（如艾滋病）由于传播因素复杂，应采取综合性措施才能切断其传播途径。

（三）保护易感人群

保护易感人群的措施主要有预防接种及给予高危人群预防性服药两大类。对于病毒性疾病，能用于其预防的药物不多，因此预防接种在这方面有着非常重要的地位，其主要内容在下文进行介绍。

三、免疫预防

病毒感染是病原体和宿主间相互作用的过程。一方面病毒进入或侵入机体、在宿主组织定居，逃避宿主免疫系统的识别与攻击，造成细胞和组织损伤、功能障碍；另一方面也能刺激机体的免疫系统，产生特异性和非特异性的抗感染免疫。针对感染的广义的免疫预防包括非特异性预防和特异性预防，又可分别称作先天性免疫和获得性免疫。狭义的免疫预防则仅指特异性预防，根据获得免疫能力的方式不同又有主动免疫和被动免疫以及自然免疫和人工免疫之分。自然免疫指从母体获得的抗体和机体感染病原体后建立的特异性免疫。人工免疫又分人工主动免疫和人工被动免疫两种：①人工主动免疫是指用疫苗或类毒素等抗原接种机体，使之产生特异免疫，从而预防和治疗感染的措施；②人工被动免疫是指用抗体或细胞因子等制剂，使之获得特异免疫，以治疗或紧急预防感染的措施。

（一）人工主动免疫

主动免疫是指自然感染或应用疫苗、类毒素等生物制剂诱导机体的免疫应答所产生的特异性免疫，可以为机体提供对多种感染性疾病的长期的防御能力。

由于人工主动免疫能够为大量人群提供长期有效的特异性免疫力，因此已经成为预防和控制感染性疾病的经济有效的重要措施。大量资料表明，免疫接种可提高人群的免疫力，形成人群免疫屏障，达到控制和消灭传染病的目的。预防病毒性疾病的人工免疫就是应用病毒、病毒抗原的疫苗接种于人体，刺激机体产生特异性的保护性体液和细胞免疫反应，提高抗病免疫能力的方法。人工主动免疫在病毒性疾病的预防方面已有非常悠久的历史，到公元 7 世纪初已推广种人痘预防天花，到 19 世纪才逐渐被牛痘苗取代。随着科学技术的发展和医学的进步，用于预防疾病的疫苗种类不断增加，接种服务对象也不断扩大。目前，许多危害较大、易出现大范围流行的传染病的预防接种已纳入我国的国家免疫规划，疫苗为 14 种，预防 15 种传染病，包括天花、麻疹、水痘、流行性腮腺炎、腺病毒感染、流行性感冒、乙型病毒性肝炎、甲型病毒性肝炎、轮状病毒感染、狂犬病、风疹、流行性乙型脑炎等病毒性疾病能用免疫预防的措施进行预防，但艾滋病、生殖器疱疹、尖锐湿疣等危害较大的病毒性皮肤病仍缺乏可供临床使用的安全可靠的疫苗，这方面的研究仍任重而道远。

1. 疫苗的种类　疫苗按其形成和特点可分为：减毒活病毒疫苗、灭活病毒疫苗、亚单位疫苗、复制缺损型疫苗、重组载体疫苗和核酸疫苗等。下面仅介绍目前比较成熟的减毒活病毒疫苗、灭活病毒疫苗和亚单位疫苗。

（1）减毒活病毒疫苗（live attenuated virus vaccines）：选用抗原性与野毒株一致而稳定无毒或显著

减毒的活病毒突变株作为疫苗。可筛选自然减毒株，或在多种宿主中连续传代培养诱导出减毒株。接种活病毒疫苗近似自然感染，在宿主中可繁殖，仅接种一次便可较长时间刺激抗体产生及细胞介导的免疫应答，并可产生局部抗体。活疫苗的不利之处在于：①在接种者体内增殖中有恢复毒力的潜在危险性；②野毒株感染可干扰疫苗株的免疫效果；③老年人、免疫缺陷者不宜接种；④保存期、有效期有限。

目前研究通过基因工程手段构建减毒活疫苗，如使用无毒的牛痘苗病毒作载体，将期望表达的外源基因插入，构建成重组痘苗病毒，发展为安全有效的多价减毒活病毒疫苗。现已构建出表达 HBSAg、HSV-gD、HIV-gp120 等重组痘苗病毒，动物实验安全有效。

（2）灭活病毒疫苗（killed virus vaccines）：将纯化的病毒用甲醛处理灭活其感染性，而不损伤病毒结构蛋白作为一种疫苗。灭活病毒疫苗是完整的病毒，可诱生循环抗体，获得一定程度的免疫力。应注意的是：①制备中确保无残留的活病毒；②加强免疫或后续病毒感染时可能出现对外源性蛋白质的超敏反应；③对呼吸道、消化道感染的病毒病预防效果不佳，不能产生足够的局部免疫力；④细胞介导的免疫应答较差。

（3）亚单位疫苗（subunit vaccines）：用化学试剂裂解病毒，提取囊膜或衣壳的蛋白质亚单位，除去核酸而制成亚单位疫苗。目前用基因克隆到原核或真核表达载体中，并在原核或真核细胞中得到表达，经纯化制备出亚单位疫苗。在酵母菌中表达的 HBSAg 已投放市场。

2. 影响预防接种效果的因素

（1）接种对象：各种预防用生物制品均有明确的接种对象，如预防乙型病毒性肝炎的疫苗接种对象主要是新生儿、与乙肝患者有密切生活接触者以及医务工作者。预防甲型病毒性肝炎的疫苗则主要用于高危职业人群如下水道、粪便、垃圾处理人员，饮食业、医务人员以及旅游者。因此，应该严格掌握预防接种的适应证。此外，接种的途径和免疫程序也是影响预防接种效果的重要因素。

（2）免疫途径：预防接种最常用的途径是皮下注射，也有皮上划痕、皮内注射、口服等，每种生物制品均有其最适的途径。

（3）免疫程序：制定合理的免疫接种程序并严格按程序实施，才能充分发挥疫苗的效果，使接种疫苗的人群达到和维持高度免疫水平，有效地控制相应传染病的流行。免疫程序包括儿童基础免疫（常规免疫）及特殊职业人群、特殊地区需要的免疫程序。具体程序包括初次免疫起始月龄、疫苗接种次数、次间间隔，加强免疫及联合免疫等问题。

（4）疫苗质量：安全、有效是评价疫苗质量的主要内容，使用方便、性状稳定也是考核的重要指标之一。疫苗制造中应尽量保持病原体完整的有效抗原成分，以保持与自然感染时同样的免疫性能。根据抗原性质不同在疫苗制造过程中可以增加佐剂，一般佐剂多用于抗原性较弱的死菌苗和可溶性制剂，以提高它们的免疫原性。活疫苗制造必须注意菌、毒种的回复突变，无论是疫苗还是菌苗，所用毒株一定是稳定的弱毒株，制造过程中需注意避免强毒株混入，以保证使用中的免疫持久性和安全性。

疫苗是由蛋白质或脂类、多糖和蛋白质的复合物组成，多易受光、热作用而变性和降解，失去免疫原性，有的甚至会形成有害物质而产生副作用。一般生物制品在 2～8 ℃低温暗处比较稳定。严格的疫苗保存、运输、管理、分发是保证有效免疫接种的关键因素。

3. 接种疫苗的异常反应　由于生物制品本身特性和个体免疫功能状态的差异等因素，在免疫接种人群中可能有异常反应发生。

（1）变态反应：预防接种过程中发生的过敏性休克、荨麻疹、哮喘、血管神经性水肿和某些多形性皮疹属Ⅰ型变态反应，以应用动物血清类制品发生机会较多；少数出现出血性皮疹和出血性紫癜等Ⅱ型变态反应，有血小板减少和凝血异常者进行预防接种尤易发生；血清病和局部过敏性反应（Arthus反应）是Ⅲ型变态反应，往往由初次注射过量抗血清所引起；变态反应性脑脊髓炎、多发性神经炎则多为Ⅳ型，易发生于注射来自脑组织的生物制品，一般在注射后1~4周起病。

（2）由免疫缺陷及免疫抑制所引起的异常反应：免疫缺陷和免疫抑制是引起预防接种后并发症的一个重要因素。机体在免疫功能缺陷或应用免疫抑制剂时对感染的抵抗能力降低，此时如果接种某些活疫苗时会发生意外的严重后果，如种痘后脑炎、致命性麻疹、卡介苗血症及口服脊髓灰质炎疫苗后出现麻痹症等。

4. 严格掌握禁忌证　为了预防接种获得较好的效果，避免异常反应的发生，对过敏体质及过去对某种疫苗有过敏史者、免疫缺陷的患者、患消耗性疾病的患者、接受免疫抑制剂者，均不应进行预防接种，使用疫苗时应仔细阅读使用说明书。

（二）人工被动免疫

被动免疫则指通过天然（如胎儿自母体获得特异性免疫球蛋白）或人为途径给予免疫效应物质（如特异性免疫球蛋白和细胞因子）而获得的特异性免疫。人工被动免疫则主要用于对某些感染性疾病的短期或应急性预防和治疗。

常用免疫制剂有高效价免疫血清、患者恢复期血清、胎盘（丙种）球蛋白及细胞免疫有关的转移因子等。常用于甲肝、麻疹及脊髓灰质炎的紧急预防，可使病情减轻或不出现症状。

（齐瑞群　高兴华）

参考文献

[1] 张振楷. 病毒感染性皮肤病//赵辨. 临床皮肤皮肤病学. 3版. 南京：江苏科学技术出版社，2001：293-332.

[2] 彭劼. 骆抗先. 病毒性疾病的治疗//刘克洲. 陈智. 人类病毒性疾病. 2版. 北京：人民卫生出版社，2010：276-279.

[3] 杨安钢. HIV感染的基因治疗//顾健人，曹雪涛. 基因治疗. 北京：科学出版社，2002：304-312.

[4] Rebora A. Antiviral drugs: unapproved uses, dosages, or indications. Clin Dermatol, 2002, 20（5）：474-480.

[5] Asadullah K, Sterry W, Trefzer U. Cytokines: interleukin and interferon therapy in dermatology. Clin Exp Dermatol, 2002, 27（7）：578-584.

[6] De Clercq E. Highlights in the development of new antiviral agents. Mini Rev Med Chem, 2002, 2（2）：163-175.

[7] Evans TY, Tyring SK. Advances in antiviral therapy in dermatology. Dermatol Clin, 1998, 16（2）：409-419.

[8] Thaker HK, Snow MH. HIV viral suppression in the era of antiretroviral therapy. Postgrad Med J, 2003, 79（927）：36-42.

[9] Maliar T, Balaz S, Tandlich R, et al. Viral proteinases—possible targets of antiviral drugs. Acta Virol, 2002, 46

（3）：131-140.

[10] Kleymann G. Novel agents and strategies to treat herpes simplex virus infections. Expert Opin Investig Drugs, 2003, 12（2）：165-183.

[11] Pohlmann S, Doms RW. Evaluation of current approaches to inhibit HIV entry. Curr Drug Targets Infect Disord, 2002, 2（1）：9-16.

[12] De Andrade Mello P, Bian S, Savio LEB, et al. Hyperthermia and associated changes in membrane fluidity potentiate P2X7 activation to promote tumor cell death. Oncotarget, 2017, 8（40）：67254-67268.

[13] Vancsik T, Kovago C, Kiss E, et al. Modulated electro-hyperthermia induced loco-regional and systemic tumor destruction in colorectal cancer allografts. Journal of Cancer, 2018, 9（1）：41-53.

[14] Li X, Gao XH, Jin L, et al. Local hyperthermia could induce migrational maturation of Langerhans cells in condyloma acuminatum. J Dermatol Sci, 2009, 54（2）：121-123.

[15] Wang X, Gao XH, Li X, et al. Local hyperthermia induces apoptosis of keratinocytes in both normal skin and condyloma acuminata via different pathways. Apoptosis, 2009, 14（5）：721-728.

[16] Gao XH, Gao D, Sun XP, et al. Non-ablative controlled local hyperthermia for common warts. Chin Med J, 2009, 122（17）：2061-2063.

[17] Huo W, Gao XH, Sun XP, et al. Local hyperthermia at 44 ℃ for the treatment of plantar warts: a randomized, patient-blinded, placebo-controlled trial. J Infect Dis, 2010, 201（8）：1169-1172.

[18] Zhu LL, Gao XH, Qi R, et al. Local hyperthermia could induce antiviral activity by endogenous interferon-dependent pathway in condyloma acuminata. Antiviral Res, 2010, 88（2）：187-192.

[19] Wang X, Gao XH, Hong Y, et al. Local hyperthermia decreases the expression of CCL-20 in condyloma acuminatum. Virol J, 2010, 7：301-306.

[20] Li XD, Zhang C, Hong YX, et al. Local hyperthermia treatment of extensive viral warts in Darier disease: a case report and literature review. Int J Hyperthermia, 2012, 28（5）：451-455.

[21] Ma Y, Huo W, Hong YX, et al. Successful clearance of facial common warts by local hyperthermia: report of two cases. Dermatol Ther, 2012, 25（4）：386-388.

[22] Huo W, Li GH, Qi RQ, et al. Clinical and immunologic results of local hyperthermia at 44℃ for extensive genital warts in patients with diabetes mellitus. Int J Hyperthermia, 2013, 29（1）：17-20.

[23] Zhang L, Wang YR, Hong YX, et al. Temporal effect of local hyperthermia on murine contact hypersensitivity. Chin Med J, 2013, 126（8）：1555-1559.

[24] Huo W, Di ZH, Xiao BH, et al. Clearance of genital warts in pregnant women by mild local hyperthermia: a pilot report. Dermatol Ther, 2014, 27（2）：109-112.

[25] Gao XH, Chen HD. Hyperthermia on skin immune system and its application in the treatment of human papillomavirus-infected skin diseases. Front Med, 2014, 8（1）：1-5.

[26] Hu L, Qi R, Hong Y, et al. One stone, two birds: managing multiple common warts on hands and face by local hyperthermia. Dermatol Ther, 2015, 28（1）：32-35.

[27] Ren Y, Huo W, Qi RQ, et al. Intensive local thermotherapy cleared extensive viral warts in a patient with systemic lupus erythematosus. Int J Hyperthermia, 2015, 31（1）：5-7.

[28] Hu LT, Qi RQ, Huo W, et al. Local hyperthermia combined with topical imiquimod cleared extensive and recalcitrant common warts on the scalp. Eur J Dermatol, 2015, 25（4）: 366-367.

[29] Gao YL, Gao XH, Qi RQ, et al. Clinical evaluation of local hyperthermia at 44 ℃ for molluscum contagiosum: pilot study with 21 patients. Br J Dermatol, 2017, 176（3）: 809-812.

[30] Wang HX, Yang Y, Guo H, et al. HSPB1 deficiency sensitizes melanoma cells to hyperthermia induced cell death. Oncotarget, 2016, 7（41）: 67449-67462.

[31] Yang Y, Wang H, Zhang X, et al. Heat increases the editing efficiency of human papillomavirus E2 gene by inducing upregulation of APOBEC3A and 3G. J Invest Dermatol, 2017, 137（4）: 810-818.

[32] Yang Y, Zheng S, Li XD, et al. Case of successful treatment of subcutaneous granuloma annulare with local hyperthermia. J Dermatol, 2017, 44（10）: e246-e247.

[33] Sun YZ, Ren Y, Zhang YJ, et al. DNAJA4 deficiency enhances NF-kappa B-related growth arrest induced by hyperthermia in human keratinocytes. J Dermatol Sci, 2018, 91（3）: 256-267.

[34] Sun Y, Zhang L, An Q, et al. Local hyperthermia affects murine contact hypersensitivity around elicitation phase. Ann Dermatol, 2018, 30（1）: 107-110.

[35] Li ZX, Wang HX, Yang Y, et al. Susceptibility of epithelial tumour cell lines to hyperthermia. Eur J Dermatol, 2018, 28（5）: 606-612.

[36] Yang Y, Wang HX, Zhang L, et al. Inhibition of heme oxygenase-1 enhances hyperthermia-induced autophagy and antiviral effect. Int J Biol Sci, 2019, 15（3）: 568-578.

[37] Wang YB, Qi RQ, Gao XH. Review of methods and mechanisms involved with local hyperthermia in the treatment of condyloma acuminatum. Dermatology Clinics & Research, 2019, 5（1）: 226-231.

[38] Mu MH, Wang YN, Huang Y, et al. Local hyperthermia cleared multifarious viral warts in a patient with Cushing's syndrome. Dermatol Ther, 2019, 32（4）: e12815.

[39] Chen JL, Zheng S, Yang Y, et al. Successful treatment of extensive flat warts with local hyperthermia: a case report. Dermatol Ther, 2020, 33（6）: e14525.

[40] Liu RJ, Niu XL, Yuan JP, et al. DnaJA4 is involved in responses to hyperthermia by regulating the expression of F-actin in HaCaT cells. Chin Med J（Engl）, 2020, 134（4）: 456-462.

[41] Yang Y, Zhang L, Qi R, et al. Treatment of high risk human papillomavirus infection in low grade cervical squamous intraepithelial lesion with mild local thermotherapy: three case reports. Medicine（Baltimore）, 2020, 99（27）: e21005.

[42] He CC, Sun YZ, Qi RQ. Successful treatment of perianal warts in children with local hyperthermia: a case report. Dermatol Ther, 2020, 33（4）: e13634.

[43] Wei ZD, Sun YZ, Tu CX, et al. DNAJA4 deficiency augments hyperthermia-induced Clusterin and ERK activation: two critical protective factors of human keratinocytes from hyperthermia-induced injury. J Eur Acad Dermatol Venereol, 2020, 34（10）: 2308-2317.

[44] Wang YL, Qi RQ, Lan J, et al. Exogenous local hyperthermia at 41 ℃ is effective to eliminate mouse model of sporotrichosis, independent of neutrophil extracellular traps formation. Ann Dermatol, 2021, 33（1）: 37-45.

[45] Yang Y, Zhang L, Zhang Y, et al. Local hyperthermia at 44 ℃ is effective to clear cervical high-risk HPVs: a

proof of concept, randomized, controlled clinical trial. Clin Infect Dis, 2021, 73（9）: 1642-1649.

[46] Wei ZD, Sun YZ, Qi RQ, et al. Giant condyloma acuminatum treated successfully with mild local hyperthermia: two case reports. Acta Derm Venereol, 2021, 101（2）: adv00391.

[47] 华颖坚，张训. 液氮冷冻治疗 508 例寻常疣的回顾性分析. 皮肤病与性病，2013，35（05）：285-286.

[48] 许文，刘云. 激光和液氮冷冻治疗寻常疣疗效对比观察. 皮肤病与性病，2019，41（05）：727-729.

[49] 杨夕芳，陈琴芳，张小华，等. 47 例儿童寻常疣患者的临床分析及冷冻治疗疗效观察. 临床皮肤科杂志，2005，34（08）：550.

第七章

病毒性皮肤病的护理特点

病毒性皮肤病是指由病毒感染引起的皮肤黏膜病变，其临床症状轻重取决于机体免疫状态及病毒毒力。疱疹病毒性皮肤病易发生糜烂、溃疡，性传播皮肤病患者则承受巨大的心理压力，这些均需要有针对性的护理。儿童常见的病毒性皮肤病有水痘、手足口病、风疹、幼儿急疹等，这类疾病有较强的传染性，易形成疾病流行或暴发，需做好卫生宣教及隔离；全身症状重的患儿则需做好相应的对症护理。下面重点介绍常见病毒性皮肤病的护理特点。

一、常见病毒性皮肤病的护理

（一）疱疹性皮肤病的护理

1. 日常护理　注意保持皮肤的完整性，避免水疱破溃。为患者取健侧卧位，保护患侧皮疹区，避免受压；平时应穿宽松和纯棉的衣服，少穿或不穿丝或毛等刺激性较强的衣物，切忌穿过紧、过硬的内衣裤，以免引起皮肤破溃或引起继发感染。

2. 预防感染　应注意保持水疱部位的清洁卫生。劝告患者勿随意用锐器刺破水疱疱壁。水疱直径大于 1 cm 时可在无菌操作下进行疱液抽取。口周疱疹患者进食后应予以漱口，生殖器疱疹患者在小便后应用清水清洗局部。如水疱部位已破溃，则使用 2% 碘伏消毒。当头皮发生溃疡时，应剪去局部头发，保持创面清洁，可用夫西地酸软膏等保护创面。

3. 减轻疼痛　口周疱疹患者在饮食中应避免进食过热、辛辣等刺激性强以及油煎炸等口感偏硬的食物，以防刺激口腔及口周的病变处。宜饮用冷饮，进食流质或软食，餐后可予 0.05% 复方氯己定溶液漱口以防口腔感染。针对因带状疱疹引起的阵发性剧烈神经痛，可适时对患者进行心理安慰，并向患者讲解与疾病相关的知识，及时使用数字评估量表对患者进行疼痛评估，必要时遵医嘱给予镇痛、镇静剂。

4. 防止交叉感染　在患病期间，患者应避免与他人亲密接触，衣物应分开洗涤，防止交叉感染。

5. 外用药的使用　根据皮损性质选用不同剂型的外用药。皮损呈小水疱时，可局部涂抹复方炉甘石洗剂或复方乳酸依沙吖啶溶液；如疱壁破溃形成糜烂面，且渗液增多时，则选用复方乳酸依沙吖啶溶液湿敷，遵医嘱应用重组人碱性成纤维细胞生长因子喷涂；对免疫功能低下者，遵医嘱肌内注射卡介菌多糖核酸注射液等，以缩短病程。

（二）具传染性皮肤病的护理

1. 麻疹、水痘　在病毒性皮肤病中传染性较强的有麻疹、水痘等。麻疹是由麻疹病毒引起的具有高度传染性的急性呼吸道疾病。水痘是由水痘-带状疱疹病毒引起的儿童常见的具有高度传染性的急性传染病。主要护理措施如下。

（1）休息和营养：高热患者应嘱其卧床休息，给予冰敷、温水擦浴等物理降温，但避免酒精擦浴，必要时给予退热药物，同时注意水分的补充，必要时予以静脉补液，防止降温时大汗淋漓造成水、电解质紊乱。对于特别严重的脱水患者注意记录 24 h 出入量。认真记录患者体温变化。给予患者高维生素、易消化的清淡饮食。

（2）皮肤护理：衣服宜宽、松、软，床单位保持整洁干燥。儿童患者必要时包裹双手，避免搔抓患处皮肤。皮疹较重者不宜洗澡或擦浴，婴儿需随时清理大小便，保持臀部清洁干燥。皮肤瘙痒者，可局部涂擦复方炉甘石洗剂。

（3）预防疾病传播：采取呼吸道隔离和接触隔离。对探视者予以劝回，隔离期为出疹后 7 天或至全部水疱干燥为止，对易感儿童接触者医学观察 21 天。对病室内加强通风换气。

（4）密切观察病情变化，防止并发症的发生。

2. 性传播皮肤病　对性传播疾病，如尖锐湿疣、生殖器疱疹和艾滋病，护士除了自己要注意避免受伤感染外，还要特别注意以下几点。

（1）对此类患者要真诚相待，避免歧视。通过了解患者心理状况，对患者进行性传播疾病相关知识的宣教，使其对性病的病因、发病过程、传染途径、危害、防治方法有所了解，消除思想顾虑。指导患者早治、快治、彻底治疗，避免延误病情。

（2）劝导患者与性伴侣同期治疗，治疗期间严禁性生活，对性伴侣追踪治疗。劝告患者注意个人休息，做到规律生活，避免精神紧张，树立治疗信心，尽早康复。

（3）加强性病防治的宣传教育，提倡洁身自爱，避免不洁性交，适时使用安全套，避免使用公共浴巾、公共浴缸等，个人清洁用品与他人分开使用，内衣裤分开洗涤、消毒，切勿混用。

（4）严格把握血液制品或其他生物制品使用标准，切忌使用来路不明的产品，建立健全疫情报告和登记制度，对患者进行正规治疗，定期随访，直到彻底治愈为止。

二、特殊部位的护理

病毒性皮肤病不仅有皮肤科常见的皮疹损害，同时伴有特殊部位的皮损，如口唇单纯疱疹的口腔黏膜损害、生殖器疱疹的会阴黏膜损害、带状疱疹的头面部损害以及病毒疣手足的损害，给用药及护理带来一定难度。如护理不当会增加感染机会，使疾病痊愈期延长。特殊部位皮损的护理在病毒性皮肤病的治疗和康复中十分重要。

1. 毛发部位　头皮、会阴等有毛发部位皮损在局部用药前，应先剪去毛发以便药物渗透。如毛发粘结成团，可使用软膏软化后将毛发清理干净。可使用液状石蜡油清理残留在皮肤表面的糊剂类药物。

局部患处脓性分泌物较多时，可用 3% 过氧化氢溶液及生理盐水清洗后再使用药物。

2. 面部 面部皮损涉及美容，易给患者造成一定的心理负担，应积极治疗。如有水疱，嘱患者勿抓挠、刺破等，给予适当湿敷，促进水疱吸收、干燥；增生性皮损治疗后，应预防创面感染、积极促进愈合、注意防晒等，尽量避免出现瘢痕、色素沉着等。

3. 口腔黏膜 给予清淡、温性可口、易消化的流质或半流质食物，忌食冰冷、辛辣、咸等刺激性的食物。饭前、饭后及睡前可用生理盐水、0.05% 氯己定溶液或 5% 碳酸氢钠溶液含漱。口腔损害较局限者，可局部贴敷口腔溃疡薄膜，必要时由护士予以协助口腔护理。

4. 眼部 患者眼睑水肿、分泌物多、睁眼困难时，可用生理盐水或 1% 硼酸溶液冲洗，根据具体情况选用滴眼液，睡前可涂红霉素眼药膏或阿昔洛韦眼膏，以免眼结膜粘连。

5. 鼻腔和外耳道 鼻腔分泌物增多、结痂时，可用消毒的植物油或鱼肝油涂搽创面，软化和清除痂皮。外耳道分泌物增多时，应用 3% 过氧化氢溶液棉棒清洁局部，再根据病情选择药物涂搽。外耳皮肤有糜烂、渗液者，侧卧时用纱布圈垫在耳部，避免耳郭受压，同时防止渗液流入外耳道。

6. 会阴、肛周 该部位皮损可用温药液坐浴或湿敷，药物常选用 1：（5000～8000）高锰酸钾溶液、复方乳酸依沙吖啶溶液等。水温一般为 38～48 ℃。皮肤黏膜有水肿、糜烂时，可穿着松软的棉质内裤，注意卧床休息，避免走动。严重时应使用拱形支架，采用暴露干燥疗法，便后用清水冲洗或用 1：8000 高锰酸钾溶液冲洗。

7. 足部 足底为受压部位，局部血液循环相对较差，在增生性皮损治疗后，皮损及周围皮肤涂 2% 碘伏。如果水疱较大，可使用无菌注射器抽吸疱液，使用复方乳酸依沙吖啶溶液湿敷，切忌随意破坏疱壁。局部可配合微波、红外线等照射治疗。指导患者局部用药，少走动，穿透气、宽松、软底鞋袜，保护好创面及痂皮，待其自然脱落，切忌人为撕脱。

8. 腋窝、腹股沟等汗液分泌较多部位 局部不宜使用不透气的药膏或药粉，避免引起并发症，延长痊愈时间，加重患者的痛苦。督促患者用药，保持干燥，宜穿着纯棉、透气、宽松的衣服。

9. 湿敷的应用 湿敷根据需要有冷、热湿敷之分。急性皮炎有渗液或糜烂时适于用冷敷，冷敷有消炎、止痒、收敛、镇痛等作用。化脓性皮肤炎症适于用热敷，热敷可增加局部血液循环，从而提高局部白细胞的吞噬能力，有利于消炎。湿敷常用溶液有 1：5000 高锰酸钾溶液、3% 硼酸溶液、复方乳酸依沙吖啶溶液等。湿敷时以 6～8 层纱布浸透药液，以药液不滴水为宜，并及时添加药液，保持纱布湿润。根据患处渗液量多少拟定每天的湿敷次数。夜间为避免患处糜烂面与衣物粘连，可酌情给予油纱及软膏类包敷。冬季给患者湿敷时注意防止感冒。

三、心理护理

心理护理已成为现代护理的重要组成部分。病毒性皮肤病患者同样需要做好有针对性的心理护理，因为他们的症状、体征多表现在外，颜面、体表都有不同程度的皮损，故承受着巨大的心理压力。除做好常规护理外，应重点做好以下患者的心理护理。

（一）生殖器疱疹、尖锐湿疣患者

1. 羞耻、回避心理 相当多的患者视生殖器疱疹、尖锐湿疣为见不得人的疾病，羞耻感比较重，患病后往往难以启齿或异地求医。护理人员对患者应一视同仁，尊重患者的人格或隐私，实行保护性医疗制度，询问病史和做检查时让无关人员回避，本着以人为本的精神，努力创造舒适方便的治疗环境。

2. 愧疚、负罪心理　生殖器疱疹、尖锐湿疣多由不洁性行为所致，一些人容易产生负罪感，尤其是对配偶和家人。护理人员应多与其谈心，同时做好家属的思想工作，对家属进行性病知识宣教，使他们对生殖器疱疹、尖锐湿疣有一定认识，消除怨恨、恐惧心理，遵从医嘱配合治疗。

3. 焦虑、恐惧心理　由于患者不了解生殖器疱疹、尖锐湿疣的有关防治知识，害怕复发，夸大了此类疾病的危害，过于担心影响今后的生育及性生活，害怕传染家人、影响夫妻关系、造成家庭不和睦等。患者精神比较紧张，经常失眠、烦躁。护理人员应引导他们正确认识疾病，结合患者的病情和症状，用通俗易懂的语言客观地、深入浅出地讲解此类性病的传播途径、治疗效果及预防措施，切忌夸大其词，使患者保持情绪稳定，接受正确的治疗。

4. 怀疑、否认心理　有些患者在得知自己患生殖器疱疹、尖锐湿疣时，怀疑并否认诊断，这些患者可能会去几家医院咨询检查或要求重复检查。对待此类患者，要通过平和的语气、文明的举止、准确熟练的操作取得患者的信任，与患者建立良好的护患关系，使患者感到真诚与温暖，对医院和护理人员有安全感，从而接受和面对现实、配合治疗。

5. 享乐、无所谓心理　因为生殖器疱疹、尖锐湿疣容易复发，有部分患者觉得无所谓，毫无羞耻感，根本不积极治疗，不节制自己的性生活。要向此类患者充分讲解性病知识及危害性，使其从根本上认识性病的发病规律，正确及时地接受治疗，帮助他们树立正确的人生观，培养自尊、自爱的良好品质，对自己、对社会负责。

（二）艾滋病患者

目前，艾滋病是一种不可治愈的传染病，病死率极高，但通过在整体护理基础上加强心理护理，可有效提高患者的生活质量，帮助其重拾生活的信心和希望。很多患者不但能够自食其力、重返工作岗位，还能主动帮助其他患者。还有部分患者活跃于预防艾滋病、帮助艾滋病患者的各项工作中，成为预防艾滋病工作的主要力量。

1. 了解心理变化　要了解患者真实的心理状态，就必须关心患者，对其职业变化、家庭配偶以及生活境遇等详细了解；同时还应熟悉患者的治疗方案及方法，在掌握全面情况的基础上进行综合分析，并根据不同职业、心理反应、社会文化背景，预知即将出现或者可能出现的心理变化及规律，从而制订出切实有效的预防措施及心理护理方案。

2. 增强战胜疾病的信念　患者一旦获悉自己患有不治之症，往往对生活失去信心，这时要想办法唤起患者的希望及求生信念。护理人员要以坚定的表情、不容置疑的语言取得患者的信赖，向患者讲解心理作用在疾病康复中的重要性，帮助其调整不良的心理状态，进一步鼓励其承担力所能及的生活事项。适当的活动不仅使身体得到锻炼，还能从压力、焦虑中解脱出来，达到移情益志，对心理起到积极调控的作用。有的患者由于药物不良反应和身体功能的进一步衰竭不愿继续治疗，对此应及时向患者宣传治疗的必要性，树立其战胜病魔的信心，使患者有足够的心理准备，主动克服困难，积极配合治疗。

3. 注意观察病情变化的反应　当患者出现全身衰竭、失眠、疼痛、不能进食等状态时，护士应密切观察病情变化，给予必要的支持疗法，力求改善全身状态并对患者进行良好的心理支持，用其他战胜病魔的实例鼓励、激发患者的求生欲望。

4. 重视家庭成员及亲友的积极影响　在对患者实施护理时，应重视家庭成员对患者的态度及相互关系。护士应以身作则，不歧视艾滋病患者。对于家庭关系亲密的家属应该正确引导，不可在患者面前表现得过分难过，不要再增加患者的悲痛情绪，使其能在一种积极轻松的环境中更好地配合治疗。

5. 为患者保密　由于艾滋病的特殊性，患者多不愿意让他人知道其患病。护士应注意为患者保密，使患者尽快接受和正视艾滋病所带来的压力与后果，减轻心理和精神负担，主动、乐观地接受治疗。

（贺赛玉　涂海燕　李雪梅　许爱虹）

第八章

病毒性皮肤病疫苗的研发和应用

疫苗作为防控传染病最有效的手段，其有效的研发与应用极大降低了多种传染病的发病率及死亡率。尽管疫苗接种已消灭或控制了一些重要病原体的传播，但进入 21 世纪以来，一系列呼吸道病毒传染病如严重急性呼吸综合征（severe acute respiratory syndrome，SARS）、中东呼吸综合征（middle east respiratory syndrome，MERS）以及 2019 年开始席卷全球的新冠肺炎（coronavirus disease 2019，COVID-19）等高致病性冠状病毒先后在人群中暴发流行，严重威胁着公众生命健康，给世界经济造成了巨大的损失。因此，针对病毒的疫苗研发已成为公共卫生和医学领域的研究热点以及国家的重大战略需求。

传染病的致病源可通过呼吸道、消化道、皮肤等与外界相通的多种途径进入机体。而皮肤作为与外界相通面积最大的器官，无时无刻不在与外界的多种病原体抗争。其不仅可以作为罹患传染病的主要靶器官，同时也是众多传染病中最容易出现特异与非特异性症状的器官。能够诱发皮肤病的病毒种类繁多，临床上常见的包括人乳头瘤病毒感染后所致的各类疣，疱疹病毒所致的单纯疱疹、带状疱疹等。目前，多种病毒性皮肤病都有相应的疫苗进行预防，如麻疹、风疹等，但更多的病毒疫苗尚待开发，下面我们就不同病毒的疫苗研发现状进行分别阐述。

一、人乳头瘤病毒疫苗

人乳头瘤病毒（HPV）是生殖道最常见的病毒感染病原体，目前已鉴定出 200 多种 HPV 亚型。高危型 HPV 的持续感染与多种癌症的发生紧密相关，如口咽癌、肛门癌、外阴癌、阴道癌和阴茎癌等 [1]，其中与宫颈癌的发病关联性最为显著。HPV-16、18 是导致宫颈癌最常见的两种 HPV 亚型，研究表明 70% 的宫颈癌与 HPV-16 和 HPV-18 感染相关 [2]。据悉，全球每年新增宫颈癌病例超 53 万例，死亡病例约 27.5 万 [3]，其中 99.7% 的宫颈癌病例与 HPV 感染相关 [4]。在过去几十年里，随着对 HPV 病毒特性以及对 HPV 感染相关疾病进展的深入了解和认识，已经开发出有效的宫颈癌筛查策略以及强大的预防性疫苗，用于预防宫颈癌的发生。

（一）HPV 预防性疫苗的种类及应用

HPV 预防性疫苗的开发使得一系列由 HPV 感染相关疾病有了可靠的预防措施。目前上市的 HPV 预防性疫苗主要通过基因工程技术获得该病毒的衣壳蛋白 L1 病毒样颗粒（virus-like particles，VLP），并将其装配于酵母菌、杆状病毒、大肠埃希菌等不同载体系统。截至 2022 年 8 月，我国共有 5 种 HPV 预防性疫苗获批上市。四价疫苗 Gardasil® 4 和九价疫苗 Gardasil® 9 是由美国 Merck 公司研发，分别于 2006 年、2014 年上市，这两种疫苗都是使用酿酒酵母作为载体并辅以磷酸氢铝作为佐剂。二价疫苗 Cervarix® 是由英国 GSK 公司研发，于 2007 年上市。馨可宁®（Cecolin®）是由我国厦门大学联合厦门万泰沧海生物技术有限公司研制的首个用于预防 HPV-16、18 感染的二价国产 HPV 疫苗，于 2019 年上市，其有效性与安全性均通过了临床试验[5]。2022 年 3 月，由云南沃森生物技术股份有限公司研发及生产的二价 HPV 疫苗沃泽惠® 获批上市，成为我国获批上市的第二款国产 HPV 疫苗[6]。5 种已上市的 HPV 预防性疫苗的对比详见表 8-1。

表 8-1　5 种已上市的 HPV 预防性疫苗

商品名	Gardasil®4	Cervarix®	Gardasil®9	馨可宁®	沃泽惠®
上市时间	2006 年	2007 年	2014 年	2019 年	2022 年
生产商	美国 Merck	英国 GSK	美国 Merck	中国厦门万泰	中国沃森生物
佐剂	磷酸氢铝	AS04	磷酸氢铝	氢氧化铝	磷酸铝
载体系统	酿酒酵母	杆状病毒	酿酒酵母	大肠埃希菌	毕赤酵母
预防 HPV 类型	HPV-6、11、16、18	HPV-16、18	HPV-6、11、16、18、31、33、45、52、58	HPV-16、18	HPV-16、18
功效	预防宫颈癌和生殖器疣	预防宫颈癌	预防宫颈癌和生殖器疣	预防宫颈癌	预防宫颈癌
适用人群	20～45 岁	9～25 岁	16～26 岁	9～45 岁	9～30 岁

还有多种 HPV 疫苗处于临床试验阶段。随着我国国产 HPV 疫苗的陆续上市，大大降低了接种 HPV 疫苗所带来的经济负担，提高了国内 HPV 疫苗接种率，也有助于缓解国内 HPV 疫苗供不应求的状态。但目前在许多发展中国家，普遍接种 HPV 疫苗仍然是一个难题，未来研发更加经济适用的疫苗以实现全民接种将成为该疫苗研发的主要方向。

（二）HPV 治疗性疫苗的开发现状

尽管 HPV 预防性疫苗在预防 HPV 感染及其相关疾病方面取得了巨大的成功，但其不能清除已发生的 HPV 感染以及 HPV 感染所造成的相关病变。针对目前全球 HPV 的高感染率，预防性疫苗难以在短时间内降低宫颈癌的发病率及死亡率。因此，针对已感染人群 HPV 病毒的清除以及癌前病变消除的需求促进了 HPV 治疗性疫苗的开发。在由 HPV 编码的蛋白质中，E6 和 E7 所编码的蛋白质对恶性肿瘤的发展和维持至关重要，同时其在癌前病变及侵袭性病变组织中均表达，且不存在于正常细胞中，使其成为目前 HPV 治疗性疫苗开发研究最为广泛的靶标。多种类型的 HPV 治疗性疫苗在临床前和临床试验中进行了测试，包括活载体疫苗、蛋白或多肽疫苗、核酸疫苗以及细胞疫苗。

1. 活载体疫苗 活载体疫苗主要利用减毒后的细菌和病毒作为载体，将感兴趣的基因运送进入机体。减毒后的微生物感染宿主细胞后，在细胞内不断增殖，并扩散至周围细胞，也使得携带的目的基因得以在感染细胞内表达，从而诱发细胞免疫与体液免疫。活载体疫苗的优势在于载体本身可作为佐剂增强疫苗的免疫原性。但同时，活载体可能会诱发病原体感染，并不适用于免疫力低下的人群。在少数情况下，宿主体内还可能预先存在对活载体的免疫反应，从而导致疫苗接种失败。

目前常用的细菌载体包括李斯特菌、干酪乳杆菌、乳酸杆菌、植物乳杆菌和沙门菌等。李斯特菌是一种应用较为广泛的载体，其能够感染巨噬细胞并通过表达溶血素 O（listeriolysin O，LLO）逃避吞噬体对其的吞噬降解，使得李斯特菌得以在胞质中复制、表达重组蛋白。通过将 HPV-16 E7 与 LLO 的融合设计，以李斯特菌为载体的疫苗 Lm-LLO-E7（ADXS11-001）在临床试验中表现良好。一项对 15 例转移性、复发性、难治性晚期宫颈癌患者的 I 期临床研究观察显示，在使用了 Lm-LLO-E7 疫苗后，3 例患者外周血单个核细胞（PBMCs）中检测到 E7 特异性 T 细胞增加，在 4 例患者中观察到肿瘤大小明显减小[7]。进一步的临床试验还在继续开展中。另一种使用重组乳酸菌作为载体表达 HPV-16 E7 的疫苗已经完成了对 17 名 HPV-16 阳性、宫颈上皮内瘤变（cervical intraepithelial neoplasia，CIN）3 级患者的 I / II a 期临床试验，其中 9 名患者的疾病消退至 CIN2 级，5 名患者进一步消退至低级别鳞状上皮内病变（low-grade squamous intraepithelial lesion，LSIL）[8]。

腺病毒、腺相关病毒、α 病毒、慢病毒和牛痘病毒等常被用作病毒载体。TA-HPV 是以牛痘病毒为载体重组表达 HPV-16/18 E6/E7 的病毒载体疫苗，目前已有多项临床试验证实了其有效性及安全性。其中一项对 HPV 阳性、外阴上皮内瘤变（vulvar intraepithelial neoplasia，VIN）或阴道上皮内瘤变（vaginal intraepithelial neoplasia，VAIN）患者的 II 期临床研究观察发现，在 12 名接种 TA-HPV 疫苗的患者中有 5 名患者（42%）的病灶减轻至少 50%，其中 1 名患者病灶完全消退[9]。其他目前正在进行临床试验的病毒载体疫苗包括以安卡拉病毒为载体重组表达包含牛乳头瘤病毒 E2 蛋白的 MVAE2 疫苗，以及同样以安卡拉病毒为载体重组表达编码人类 IL-2 基因以及 HPV-16 基因 E6/E7 序列的 TG4001 疫苗[2-3]。

2. 核酸疫苗 近些年来，DNA 疫苗和 RNA 疫苗在疫苗研发领域发展十分迅速。DNA 疫苗是将目的抗原的 DNA 装载到质粒中使其在宿主体内表达。与载体疫苗相比，DNA 疫苗较为安全、稳定且易批量生产，可同时添加不同抗原位点的编码序列而不影响其安全性及有效性。然而，DNA 疫苗存在转染到宿主细胞效率低下以及免疫原性较差的缺点，使得其需要专门的疫苗接种设备以及添加额外的佐剂以改善免疫应答。在 HPV 治疗性疫苗中，DNA 疫苗 GX-188E 表现尤为突出，该疫苗含有编码 HPV-16、18 的 E6 和 E7 蛋白的 DNA 序列。在对 HPV-16/18 阳性、CIN3 级患者进行的 I 期临床试验中显示，所有患者 HPV 特异性 T 细胞介导的免疫应答显著增强，9 例患者中有 7 例在免疫 36 周后病灶完全消退，病毒完全清除[10]。该疫苗的 II 期临床试验在 HPV-16/18 阳性的 CIN3 级患者中进行，结果显示，在纳入的 72 例患者中，在第一次免疫 20 周后，52% 的患者出现病变减轻，36 周后 67% 的患者出现病灶消退[11]。进一步的临床试验还在开展中。其他 DNA 疫苗如 VGX-3100、pNGVL4asig/E7（detox）/HSP70 和 pNGVL4a-CRT/E7（detox），在多个临床试验中也显示出良好的安全性和有效性[3]。

与 DNA 疫苗相比，RNA 疫苗不存在整合到宿主基因的风险，相对来说更加安全，但 RNA 稳定性差的缺点限制了它的应用。目前，基于 RNA 疫苗治疗 HPV 相关病变的临床试验鲜有报道。

3. 多肽疫苗 多肽疫苗仅由病原微生物表位氨基酸序列的肽段构成。它的显著优点在于稳定、安全、易于生产与储存。但其免疫原性较低，需要与免疫佐剂联合使用以增强其免疫反应。HPV 治疗性多肽疫苗研发的核心主要是使用 HPV-16 E6 和（或）E7 的多肽作为抗原。ISA101 疫苗由 9 个 HPV-16 E6 和 4 个 HPV-16 E7 合成的长肽组成，并采用不完全弗氏佐剂（Montanide TM ISA-51）作为佐剂组成。临床试验表明该疫苗具有良好的安全性与耐受性，在对 19 名 HPV-16 阳性、VIN3 级患者进行的 II 期临床试验中，几乎所有患者都产生了强烈的 HPV 特异性 T 细胞反应，并伴随临床症状的减轻[12]。其他的多肽疫苗有 PepCan、PDS0101 等。

4. 蛋白疫苗 基于 E6/E7 蛋白设计的蛋白疫苗，相较于多肽疫苗，其拥有 E6/E7 蛋白所有的抗原表位。可通过 MHC I 途径及 MHC II 途径呈递抗原，以诱导 $CD8^+$ 和 $CD4^+$ T 细胞反应，但主要通过 MHC II 途径诱导中和抗体产生，免疫原性较弱，常需增加佐剂以增强其免疫效能。目前，有多种蛋白疫苗在治疗 HPV 相关病变的临床试验中显示出了较好的疗效，例如 TA-CIN 是由 HPV-16 E6/E7/L2 融合蛋白组成的亚单位疫苗，该疫苗联合咪喹莫特对 19 名 VIN 2/3 级患者进行治疗，在 58 周时，5 名患者 HPV-16 病毒完全清除，15 名患者组织病理改变完全消退[13]。GTL001（Procervix）是将重组 HPV-16/18 E7 蛋白融合至无催化活性的百日咳鲍特菌 Cya A 中。该疫苗的 I 期临床试验在 47 名具有正常细胞学形态的 HPV-16/18 感染的女性患者中进行，采取皮内注射 600 μg 或 100 μg GTL001 并联合局部使用咪喹莫特软膏的策略，结果表明该疫苗在所有受试者中均诱导出了针对 CyaA 的体液反应，但未产生 E7 的特异性抗体。不过该疫苗的 II 期临床研究的中期结果表明在 HPV-16/18 阳性患者中，GTL001 疫苗与安慰剂组的病毒清除率无显著差异[14]。

5. 细胞疫苗 细胞疫苗的主要设计策略是从患者外周血或其他部位分离细胞（主要为 T 细胞或树突细胞），再将分离出来的细胞进行体外改装后，将改造成功的细胞重输回患者体内。对于 HPV 治疗性细胞疫苗来说，目前最主要的策略是体外将 HPV 抗原转导至患者的树突细胞中，生产出基于树突细胞的治疗性疫苗，再将这些树突细胞回输给患者。在一项 I 期临床研究中，将 HPV-16/18 E7 蛋白装载到患者树突细胞上，然后与 IL-2 共同给药回输给患者，在所有患者中均观察到增强的 E7 特异性 $CD8^+$ T 细胞反应[15]。但基于树突细胞的治疗性疫苗的开发在技术上要求颇高，难以实现大规模生产。另外，不同的培养技术也使得疫苗质量参差不齐。因此，树突细胞疫苗的有效开发仍需要更加全面和深入的探索。除树突细胞外，T 细胞、肿瘤细胞也是细胞疫苗设计的重要靶点。

预防性 HPV 疫苗接种是减少甚至根除 HPV 相关疾病以及宫颈癌的有力策略。HPV 疫苗的有效性及安全性已得到广泛的证实。随着大众对 HPV 疫苗认识的进一步提高，疫苗的接种率也进一步增长，预计未来 HPV 预防性疫苗将在减少 HPV 感染率以及预防相关疾病发生中更好地发挥作用。治疗性疫苗作为消除 HPV 感染最有希望的治疗方法在近年来受到了许多关注。但迄今为止，尚未有批准用于 HPV 感染及相关肿瘤治疗的治疗性疫苗上市。多项 HPV 治疗性疫苗的临床试验表明多种 HPV 疫苗在清除 HPV 感染方面表现卓越且具有良好的安全性。我们坚信在不久的将来，治疗性 HPV 疫苗将与预防性疫苗一起为保护人类免受 HPV 感染及其造成的恶性病变带来新的希望。

二、水痘-带状疱疹病毒疫苗

水痘-带状疱疹病毒（VZV）是具有高度传染性的儿童期常见传染病——水痘的病原体。水痘是以发热及全身散发性疱疹为主要特征的急性呼吸道传播疾病，传染力极强。原发感染通常见于 2~8 岁儿童。

虽然该病具有自限性，但严重者可引发肺炎、脑炎甚至死亡。同时，在原发感染期间，病毒粒子可从皮肤复制位点通过感觉神经元轴突逆行转运进入感觉神经胞体，建立终身潜伏感染。当宿主免疫力低下时，潜伏病毒通过轴突转运重新到达皮肤，导致带状疱疹的发生。带状疱疹痊愈后的常见并发症——带状疱疹后遗神经痛（post-herpetic neuralgia，PHN）在老年患者中非常常见，严重影响着患者的生活质量。

1. 水痘疫苗　水痘疫苗是目前为止唯——一个在多个国家与地区广泛使用的人类疱疹病毒相关疫苗。水痘疫苗有效的全球推广显著降低了该病的全球发病率及其所造成的经济负担。水痘疫苗的开发始于1974 年，日本高桥理明博士（Dr. Michiaki Takahashi）从水痘患儿水疱液中成功分离出水痘病毒并经过连续的传代培养建立了疫苗毒株 Oka 株，多个国家及公司基于该病株生产出了多种水痘减毒活疫苗。水痘疫苗可作为单价疫苗接种，也可以与麻疹、腮腺炎、风疹疫苗制成联合制剂进行接种。单剂接种该疫苗的保护效力可达 76% ~ 85%，接种两剂后可达到 90% 以上[16]。由 GSK 和 Merck 公司分别制备的名为 Priorix® 和 ProQuad® 的麻疹-腮腺炎-风疹-水痘（MMRV）四价疫苗，可以同时预防麻疹、风疹、腮腺炎、水痘 4 种传染性疾病。联合疫苗的安全性、有效性与单价疫苗相比没有明显差异，其使用大大简化了免疫程序，减少了接种成本，提高了疫苗接种率和免疫接种的依从性。联合疫苗将是未来疫苗研发的重要发展方向。

2. 带状疱疹疫苗　带状疱疹疫苗旨在恢复抗 VZV 的细胞免疫和体液免疫水平，防止 VZV 的再激活。Zostavax® 是 2006 年上市的第一个用于预防带状疱疹的减毒活疫苗，目前已在多个国家获批使用。该疫苗为单剂接种疫苗，被美国食品药品管理局批准用于 50 岁及以上的免疫力正常人群[17]。研究表明，Zostavax® 使得带状疱疹的发病率在 60 岁老年人群中下降了 66.5%；但该疫苗的保护效力随着接种者年龄增长而降低，据悉，该疫苗在 80 岁以上个体中的有效性只有 18%[18]。Shingrix® 是 2017 年上市的另一种预防带状疱疹发生的新型重组亚单位疫苗，由 VZV 抗原糖蛋白 E 及佐剂 AS01B 构成，其相较于减毒活疫苗 Zostavax® 拥有更好的免疫原性。一项旨在确定该疫苗在不同年龄阶段的老年人群中保护效果的研究表明，Shingrix® 可使 50 岁及以上的健康人群中带状疱疹的发病率降低 97%[17]，在 70 ~ 80 岁的老年人群中，Shingrix® 的保护力仍然在 90% 以上，且该疫苗的保护效力在连续 4 年的观察中始终稳定在 85% ~ 89%[19]。但该疫苗需接种两剂，而且由于该疫苗含有强免疫原性的佐剂，观察到的疫苗接种不良反应如疲劳、发热、头痛等较 Zostavax® 更为明显，但严重不良事件的发生率相较于其他疫苗没有明显差异[20]。目前，Shingrix® 已在中国获批上市，是目前为止国内第一个也是唯——一个用于预防带状疱疹的疫苗。

三、单纯疱疹病毒疫苗

单纯疱疹病毒（HSV）包括单纯疱疹病毒 1 型（HSV-1）和单纯疱疹病毒 2 型（HSV-2），是世界范围内最常见的病毒感染之一。同时，由 HSV-1 和 HSV-2 引起的生殖器疱疹是目前最常见的性传播疾病。近年来，对 HSV 诱发的免疫反应机制的深入研究以及对同为 α 疱疹病毒的 VZV 疫苗的成功研发激发了人们对开发 HSV 疫苗的浓厚兴趣及热情。

多种类型的 HSV 预防 / 治疗性疫苗如亚单位疫苗、载体疫苗、DNA 疫苗以及减毒活疫苗正在积极研发中，但目前尚无疫苗被批准临床使用。糖蛋白 gB 和 gD 是介导病毒进入人体的主要位点，同时可诱导机体产生高浓度的中和抗体，是研发 HSV 疫苗的主要靶点。由 GSK 公司研发的基于 gD 蛋白与佐剂 AS04 组成的亚单位疫苗 Simplirix 在 HSV-1 和 HSV-2 阴性血清的女性人群中有效率达到了 74%，但令人失望的是，该疫苗在其他血清型人群以及男性人群中没有发现保护效果 [21]。该疫苗的失败经验可能提示单独 gD 蛋白的免疫原性不足以诱导强大的免疫反应。同时由于 HSV 病毒的免疫逃逸机制与 gC 和 gE 蛋白有关，使得 HSV 疫苗转向了基于 gD2/gC2/gE2 融合蛋白的三价亚单位疫苗的研发。Awasthi S 等 [22] 研发的三价亚单位疫苗在豚鼠及恒河猴动物模型中显示出了足够的免疫原性，可有效预防及清除 HSV 感染，但其有效性还待进一步实验观察。

HSV 疫苗开发的主要难点在于免疫反应和病毒之间存在复杂的相互作用。通常情况下，固有及适应性免疫系统可通过细胞质传感器感知病毒的 DNA，从而激活针对病毒的炎症反应以清除感染，但 HSV 可通过多个机制逃避免疫系统的清除作用。同时，目前多用豚鼠、小鼠作为 HSV 疫苗开发的动物模型，而 HSV 在这些动物模型中的发病机制均与人体存在较大差异，因此许多在动物模型中表现良好的候选疫苗在临床试验中却差强人意。HSV 疫苗的开发仍需要建立更加合适的动物模型，以便更加可靠地确定 HSV 候选疫苗的功效。

四、麻疹疫苗

麻疹（measles）是具有高度传染性的病毒感染性疾病，主要通过呼吸道传播。接种含麻疹成分疫苗（measles-containing vaccines，MCV）是预防该疾病的主要策略。在麻疹疫苗开发前，全球每年麻疹感染人数可达 1.3 亿，约造成 700 万人死亡 [23]。麻疹疫苗的研发及推广大大减少了该病的发病率及死亡率。

1954 年，Ender 和 Peebles 首次分离获得麻疹病毒，并成功地在细胞中繁殖出了麻疹病毒株 Edmonston，为麻疹疫苗的研发奠定了基础。首个麻疹疫苗为福尔马林灭活疫苗，但该疫苗只能提供短时间的保护作用，并且接种者暴露于野生型麻疹病毒时易发生非典型性麻疹综合征，因此在 1967 年后停止了灭活麻疹疫苗的使用。而基于 Edmonston 及其衍生株研制的减毒活疫苗提供了对麻疹病毒长期的保护作用，并且具有很好的安全性，在世界范围内广泛使用。Moraten 株是目前美国唯一使用的麻疹疫苗，国际上最常用的是 Schwartz 株或 Edmonston-zagreb 株。1960 年，我国开始研制麻疹减毒活疫苗，生产毒株为沪 191、长 47 等。常用的麻疹疫苗除麻疹疫苗单苗以外，含麻疹疫苗成分的麻疹-风疹联合疫苗（MR）以及麻疹-腮腺炎-风疹联合疫苗（MMR）已在全球 120 多个国家推广使用 [24]。研究表明接种一剂 MMR 疫苗预防麻疹的有效率约为 94%，两剂可达 98%。世界卫生组织建议儿童应常规接种两剂 MMR 疫苗，第一剂在 12～15 月龄时接种，第二剂在 4～6 岁时接种 [25]。

五、风疹疫苗

风疹（rubella）病毒感染通常表现为发热、斑丘疹、耳后淋巴结肿大，病情一般较轻，预后良好。然而在妇女孕早期，尤其是在孕期前 16 周发生的感染可导致胎儿流产、早产或引起畸形等先天性风疹综合征（congenital rubella syndrome，CRS）。目前，接种风疹减毒活疫苗或含风疹成分的疫苗是预防风疹感染以及 CRS 最经济有效的措施。

1966 年，Meyer 首先研制成功风疹减毒活疫苗 HPV77 株，并于 1969 年在美国获批使用。目前国际上使用最多的风疹减毒活疫苗是 RA27/3 株，其安全性与有效性已得到充分验证。我国于 20 世纪 80 年代成功选育风疹减毒株 BRD Ⅱ，并用 BRD Ⅱ 株制备出风疹减毒活疫苗，其免疫原性良好，安全有效，与国际公认的 RA27/3 株疫苗具有同样的免疫效果。近年来，针对麻疹、腮腺炎、风疹及水痘的疫苗逐渐由单成分疫苗走向联合疫苗的接种模式。目前国内主要有 3 种风疹疫苗可供选择——单独风疹疫苗（RV）、麻疹-风疹联合疫苗（MR）以及麻疹-腮腺炎-风疹联合疫苗（MMR）。2008 年，我国将风疹疫苗接种纳入常规免疫计划，使得我国风疹的年发病率从 2008 年的 91.9（每百万人）下降到 2017 年的 1.16（每百万人）[26]，这对于加快我国风疹的消灭以及预防 CRS 至关重要。

六、手足口病疫苗

手足口病（hand-foot and mouth disease，HFMD）多见于 5 岁及以下儿童，传染力较强，易引起暴发流行。典型症状为发热，手、足、口等部位出现斑丘疹或疱疹，破溃后形成溃疡。该病具有自限性，但严重病例会导致严重并发症甚至死亡。手足口病在世界范围内广泛流行，尤其好发于亚太地区。据报道，2017 年我国范围内共有近 200 万例手足口病新发病例，严重威胁着我国儿童的健康[27]。诱发手足口病的肠道病毒多达 20 多种。近年来，肠道病毒 71 型（enterovirus 71，EV71）以及柯萨奇病毒 A16（Coxsackie virus A 16，CVA16）成为该病的主要流行株，其中 70% 的重症病例以及 90% 的死亡病例与 EV71 感染相关，同时 EV71 感染还可引起神经系统并发症[28]。

目前研发的针对手足口病的疫苗中，研究最多、发展最快的也是基于预防 EV71 感染的疫苗。2015 年，我国率先研发出 EV71 灭活疫苗，其对 EV71 引发相关手足口病的保护率达 90% 以上[29]。目前共有 3 种 EV71 灭活疫苗在中国上市，在人群中表现出良好、持久的免疫原性及安全性，有效降低了手足口病的发生率，尤其是重症病例的发病率，为我国以及世界范围防控严重手足口病流行提供了有效的手段。但该灭活疫苗无法对 CVA16 和其他手足口病病原体感染提供保护。随着 EV17 疫苗的广泛使用，我国手足口病的病原谱发生了较大的改变。CVA6 在 2013—2016 年间取代了 EV71 和 CVA16 成为上海手足口病流行的主要病原体，CVA10 诱发的手足口病发病率也在逐年上升[30-31]。因此，研发广谱的、针对多种毒株的多价疫苗，从根本上预防该病的发生是该疫苗发展的重要方向。目前国内多家企业及科研院所展开了对多价手足口病疫苗的相关研究，研发的疫苗主要集中于 EV71、CVA16、CVA6 和 CVA10 的二价、三价以及四价疫苗的开发，但均处于临床前研究阶段[32]。

七、艾滋病疫苗

艾滋病又称获得性免疫缺陷综合征（acquired immunodeficiency syndrome，AIDS），是由人类免疫缺陷病毒（HIV）攻击机体免疫系统所引发的一类传染性疾病。据联合国数据统计，截至 2020 年，全球约有 3760 万人感染 AIDS，AIDS 导致的死亡病例共计约有 3470 万例[33]，给人类健康带来了极大威胁。自 1983 年发现艾滋病病毒以来，世界各国在艾滋病疫苗的研发方面投入了大量的人力、物力。近 40 年时间里，先后有多种 HIV 疫苗在人体中进行了测试，但效果都不尽如人意。至今为止，仍未有艾滋病疫苗上市，艾滋病疫苗已成为最难攻克的人用疫苗之一，艾滋病流行仍然威胁着世界各国的公共卫生健康安全。

在30多年的HIV疫苗开发历程中，主要经历了以下三个阶段。①在第一阶段，研究人员主要借鉴乙肝疫苗的研发经验，研发重点主要基于gp120、gp160膜蛋白开发合成肽疫苗或亚单位疫苗。其中以AIDS VAX B/B、AIDS VAX B/E两种候选疫苗为代表。然而，随后的Ⅲ期临床试验数据表明，上述两种候选疫苗都不能提供对HIV感染的保护，此研发策略也随此终结[34]。②在第二阶段即20世纪初期，研究人员开始关注CD8$^+$T细胞如何控制HIV感染，因此便有了基于病毒载体诱导CD8$^+$T细胞应答的HIV疫苗研发策略。该策略将HIV的基因序列插入病毒载体中以构建病毒载体疫苗，使得HIV在体内重组表达从而激活免疫系统。2004年进行的STEP试验和2007年进行的Phambili试验是第一批基于靶向CD8$^+$T细胞设计的HIV候选疫苗，两者都选用了腺病毒作为载体。但这两项临床试验都表明与接受安慰剂的人群相比，接种疫苗更容易感染HIV，并且该疫苗并不能降低HIV感染患者体内的病毒载量[35]，因此，这两项临床试验不得不提前终止。③第三阶段使用的策略也是目前的常用策略，即采用异源初始免疫-增强免疫的策略来诱发强大的细胞及体液免疫反应。多项研究认为针对同一病原体的两种不同类型的疫苗联合使用时，其保护效果相较于同种疫苗多次免疫的效果更好。这种方法也是至今为止唯一一个在人体试验中有保护作用的HIV疫苗临床试验——RV144所采用的策略。RV144试验是于2009年在泰国开展的HPV疫苗临床试验，该试验采用联用ALVAC-HIV和AIDS VAX B/E两种HPV疫苗进行免疫，ALVAC-HIV是以金丝雀痘病毒为载体的表达Env/Gag/Pro蛋白的重组载体疫苗，AIDS VAX B/E是基于gp120蛋白的亚单位疫苗，这两种疫苗在之前进行的独立试验中都证明不能有效预防艾滋病感染。RV144免疫策略为在第0周、第4周接种ALVAC-HIV进行初始免疫，再于第12周、第24周接种AIDS VAX B/E进行增强免疫[36]。据悉，采用该免疫策略免疫1年时，试验组的保护率比安慰剂组高60%以上；到3.5年，试验组的保护率比安慰剂组高出31%。这是迄今最好的艾滋病疫苗临床试验结果，不过这种预防效果距离上市标准还有非常大的距离[37]。随后于2016年在南非开展的HVTN702试验同样采用联用ALVAC-HIV和AIDS VAX B/E进行免疫，针对南非常见的艾滋病病毒C亚型，并对所用疫苗、加强免疫程序进行了多处调整，形成了新的免疫方案。但在2020年进行中期分析时发现，使用该疫苗与安慰剂对照组产生的保护效率并无差异，该研究已于2020年2月停止。

近年来，为了解决艾滋病病毒遗传多样性问题，研究人员通过计算机对全球流行的HIV-1序列进行分析，设计出一种拼接多种基因的"马赛克疫苗"。该疫苗能最大限度地覆盖常见艾滋病亚型，为艾滋病疫苗的开发带来了新的希望[38]。目前，两项关于马赛克HIV候选疫苗Imbokodo（HVTN705）及Mosaico（HPX3002/HVTN 706）的临床试验正在进行中。

HIV疫苗研发进展如此缓慢主要与该病原体的自身特性有关。多年以来，开发有效HIV疫苗的最大挑战主要来自于病毒复制过程中的高突变率与重组率。HIV基因组包含9个基因，主要编码16种蛋白质，包括主要结构蛋白Gag、Pol和Env，辅助蛋白Nef、Vif、Vpu和Vpr，以及调节蛋白Tat和Rev。HIV的遗传多样性主要是由病毒包膜糖蛋白（Env）的高变异性驱动的，而这恰好也是中和抗体的主要靶标。Env的高突变率（每个基因组每个复制周期可发生1~10次突变）、广泛的构象适应性和大量的聚糖包裹Env蛋白，使得病毒能够逃避中和抗体和其他免疫程序的攻击。除了超高的变异率之外，HIV巨大的基因多样性也是疫苗开发的重要难点之一。HIV主要分为HIV-1型和HIV-2型，其中HIV-1型包括M、N、O、P组，HIV-2型包括A~H组，全球流行的HIV病毒主要来自M组。M组的病毒又可以分为9个亚型。不同亚型间差异率在17%~35%，最高可达42%[39]。HIV病毒进化、传播导致全球HIV-1亚型分布呈现不同的地域特点，并且会随着HIV感染的增多而继续增加。在非洲一些区域，甚至有 10%～20% 的艾滋病病毒感染者感染了两种或两种以上的亚型[40]。同时，缺乏合适的动物模型也是 HIV 疫苗研发的重要阻碍。HIV-1 型是人类特有病毒，导致了 HIV 候选疫苗缺乏理想的动物模型。目前采用猴免疫缺陷病毒（simian immunodeficiency virus，SIV）低剂量阴道内感染猕猴是 HIV 疫苗开发广为接受的动物模型，SIV 在感染、传染和潜伏期方面与 HIV-1 型非常相似。但该模型仍然存在一定问题，SIV 并不能完全模拟 HIV-1 型的病毒感染过程，同时不同 SIV 毒株间的感染和致病能力差别很大，因此选用不同的 SIV 毒株可能对疫苗评价产生非常大的影响。

30 多年的努力证明研发艾滋病疫苗不可能一蹴而就。尽管面临诸多挑战，但随着研究人员对艾滋病的病毒特点、人体免疫系统与病毒相互作用机制等的认识更加完善，以及疫苗研发策略的进一步改进，相信不久的将来，我们终将攻克这一难关。

附：疫苗接种相关皮肤不良反应

疫苗接种对多数人而言可以产生有益的免疫反应，从而抵御病原体的入侵。尽管大部分疫苗都被认为是相对安全的，但对少数个体而言，疫苗接种也会产生不良反应，部分不良反应可见于皮肤表现。接种疫苗导致皮肤不良反应发生的原因众多，有些与注射减毒活疫苗直接有关，如水痘或牛痘疫苗，而另一些则是由于局部炎症或刺激引起注射部位非特异性红斑或肿胀。同时，疫苗接种也可出现局部或全身性过敏反应，以及导致新发皮肤病[41]。

1. 过敏反应　研究表明，接种疫苗导致过敏反应的发生率约为每百万剂 1.31 次[42]。疫苗接种常见的过敏反应包括 I 型和 IV 型超敏反应。① I 型超敏反应：其发生与患者体内存在疫苗成分特异性的免疫球蛋白（IgE）有关。接种疫苗后可引起由 IgE 诱发的肥大细胞脱颗粒以及组胺的释放，从而诱发超敏反应，症状通常在接种疫苗 15 min 内发生，相应的皮肤表现可见瘙痒、荨麻疹、血管性水肿，全身表现可见恶心、呕吐、腹泻、气喘、呼吸急促、低血压，严重时甚至死亡。I 型超敏反应的发生通常与病毒抗原本身无关，多由疫苗的辅助成分诱发，如鸡胚、明胶、甲醛、硫柳汞等[41]。② IV 型超敏反应：又称为迟发性超敏反应，多由 CD4/CD8 T 细胞介导。迟发性超敏反应通常在 6 h 至数周内发生，临床表现多样，从局限性皮肤表现到伴有系统症状的全身性皮疹，都有可能出现。其中最常见的为迟发性丘疹[43]。其他的皮肤不良反应如急性发疹性脓疱病[44]、结节性红斑[45-46]、环状肉芽肿[47]、大疱性类天疱疮[48-49]、重症多形性红斑（Stevens-Johnson 综合征）[50] 以及中毒性表皮坏死松解症（toxic epidermal necrolysis，TEN）[51]，仅有极少数病例报道。

2. 局部非特异性炎症反应　疫苗注射之后出现的局部非特异性炎症反应如红斑、肿胀、压痛、瘙痒、硬结是最常见的皮肤不良反应，可见于任何疫苗接种。接种 COVID-19 疫苗的临床大数据研究显示，注射部位局部疼痛是最常见的不良反应，发生率约为88%，其他非特异性炎症反应如红斑、水肿、硬结、瘙痒的发生率分别为20%、15%、25% 和35%[52]。局部反应通常在几天内消退，冷敷及非甾体类抗炎药可加速上述症状的缓解。据报道，疫苗接种导致的局部非特性炎症反应在 60 岁以下人群中更加常见。

3. 诱发其他皮肤病　多项报道表明，疫苗接种可能会诱发银屑病、大疱性类天疱疮、扁平苔藓等皮肤病。但在大多数病例报道中，尚不清楚这些皮肤病的发生是由疫苗接种直接导致，还是只是时间上的巧合。

（1）银屑病：土耳其的一项研究调查了 43 例在注射流感疫苗后导致银屑病新发或恶化的患者，其中 37 例为斑块状银屑病与滴状银屑病并存，3 例表现为掌跖脓疱病，7 例为首次新发银屑病[53]。在目前 COVID-19 疫苗接种过程中也有少数疫苗接种诱发银屑病的病例报道[54]。

（2）扁平苔藓：美国疫苗不良事件报告系统（vaccine adverse event reporting system，VAERS）1990—2014 年的数据显示，在 435 000 次不良事件中，疫苗接种导致的扁平苔藓共计发生 33 例，多与流感疫苗、乙肝疫苗[55] 以及肺炎链球菌疫苗[56] 的接种相关[57]。

（3）大疱性类天疱疮：Sezin 等[58] 总结回顾了 26 例在疫苗接种后出现大疱性类天疱疮皮肤损害的病例，其中最常见的为流感疫苗（9 例）及百白破疫苗（11 例）接种导致，且大部分病例为儿童。

（4）血管炎类：Watanabe 等[59] 对 1966—2016 年期间由流感疫苗接种导致血管炎发生的病例报道进行总结后发现，共有 65 例接种流感疫苗后发生血管炎，并且主要发生在老年人群，其中 42 例表现为小血管炎。

疫苗接种对于传染病的预防发挥着重要作用，作为皮肤科医生也应当熟悉疫苗接种可能带来的皮肤相关的副作用。这些反应可能与疫苗或佐剂直接相关，也可能是注射部位的非特异性炎症反应。同时，由于疫苗本身对免疫系统的激活作用，接种疫苗后也可导致炎症性皮肤病的发生、发展，但疫苗导致的皮肤不良反应大多具有自限性且十分罕见。认识这些现象的发生机制、临床表现形式和处理原则，对疫苗的合理接种及强化大众对接种疫苗的信心十分重要。

（刘鑫　陈宏翔）

参考文献

[1] Alvarez RD, Huh WK, Bae S, et al. A pilot study of pNGVL4a-CRT/E7（detox）for the treatment of patients with HPV16+cervical intraepithelial neoplasia 2/3（CIN2/3）. Gynecol Oncol, 2016, 140（2）: 245-252.

[2] Barra F, Della Corte L, Noberasco G, et al. Advances in therapeutic vaccines for treating human papillomavirus-related cervical intraepithelial neoplasia. J Obstet Gynaecol Res, 2020, 46（7）: 989-1006.

[3] Liu Y, Li H, Pi R, et al. Current strategies against persistent human papillomavirus infection（Review）. Int J Oncol, 2019, 55（3）: 570-584.

[4] Clifford GM, Smith JS, Plummer M, et al. Human papillomavirus types in invasive cervical cancer worldwide: a meta-analysis. Br J Cancer, 2003, 88（1）: 63-73.

[5] Zhou X, Sun L, Yao X, et al. Progress in vaccination of prophylactic human papillomavirus vaccine. Front Immunol, 2020, 11:1434.

[6] 傅苏颖. 沃森生物二价 HPV 疫苗获批上市. 中国证券报, 2022-3-25（A07）.

[7] Maciag PC, Radulovic S, Rothman J. The first clinical use of a live-attenuated Listeria monocytogenes vaccine: a Phase I safety study of Lm-LLO-E7 in patients with advanced carcinoma of the cervix. Vaccine, 2009, 27（30）: 3975-3983.

[8] Kawana K, Adachi K, Kojima S, et al. Oral vaccination against HPV E7 for treatment of cervical intraepithelial

neoplasia grade 3（CIN3）elicits E7-specific mucosal immunity in the cervix of CIN3 patients. Vaccine, 2014, 32（47）: 6233-6239.

[9]　Baldwin PJ, van der Burg SH, Boswell CM, et al. Vaccinia-expressed human papillomavirus 16 and 18 E6 and E7 as a therapeutic vaccination for vulval and vaginal intraepithelial neoplasia. Clin Cancer Res, 2003, 9（14）: 5205-5213.

[10]　Kim TJ, Jin HT, Hur SY, et al. Clearance of persistent HPV infection and cervical lesion by therapeutic DNA vaccine in CIN3 patients. Nat Commun, 2014, 5:5317.

[11]　Choi YJ, Hur SY, Kim TJ, et al. A phase Ⅱ, prospective, randomized, multicenter, open-label study of GX-188E, an HPV DNA vaccine, in patients with cervical intraepithelial neoplasia 3. Clin Cancer Res, 2020, 26（7）: 1616-1623.

[12]　Kenter GG, Welters MJ, Valentijn AR, et al. Vaccination against HPV-16 oncoproteins for vulvar intraepithelial neoplasia. N Engl J Med, 2009, 361（19）: 1838-1847.

[13]　Daayana S, Elkord E, Winters U, et al. Phase Ⅱ trial of imiquimod and HPV therapeutic vaccination in patients with vulval intraepithelial neoplasia. Br J Cancer, 2010, 102（7）: 1129-1136.

[14]　Yang A, Farmer E, Wu TC, et al. Perspectives for therapeutic HPV vaccine development. J Biomed Sci, 2016, 23（1）: 75.

[15]　Santin AD, Bellone S, Palmieri M, et al. Human papillomavirus type 16 and 18 E7-pulsed dendritic cell vaccination of stage Ⅰ B or Ⅱ A cervical cancer patients: a phase Ⅰ escalating-dose trial. J Virol, 2008, 82（4）: 1968-1979.

[16]　Wutzler P, Bonanni P, Burgess M, et al. Varicella vaccination-the global experience. Expert Rev Vaccines, 2017, 16（8）: 833-843.

[17]　Choi WS, Choi JH, Jung DS, et al. Immunogenicity and safety of a new live attenuated herpes zoster vaccine（NBP608）compared to Zostavax® in healthy adults aged 50 years and older. Vaccine, 2019, 37（27）: 3605-3610.

[18]　Oxman MN, Levin MJ, Johnson GR, et al. A vaccine to prevent herpes zoster and postherpetic neuralgia in older adults. N Engl J Med, 2005, 352（22）: 2271-2284.

[19]　James SF, Chahine EB, Sucher AJ, et al. Shingrix: the new adjuvanted recombinant herpes zoster vaccine. Ann Pharmacother, 2018, 52（7）: 673-680.

[20]　Chlibek R, Pauksens K, Rombo L, et al. Long-term immunogenicity and safety of an investigational herpes zoster subunit vaccine in older adults. Vaccine, 2016, 34（6）: 863-868.

[21]　Stanberry LR, Spruance SL, Cunningham AL, et al. Glycoprotein-D-adjuvant vaccine to prevent genital herpes. N Engl J Med, 2002, 347（21）: 1652-1661.

[22]　Awasthi S, Hook LM, Shaw CE, et al. An HSV-2 trivalent vaccine is immunogenic in rhesus macaques and highly efficacious in guinea pigs. PLoS Pathog, 2017, 13（1）: e1006141.

[23]　Clements CJ, Cutts FT. The epidemiology of measles: thirty years of vaccination. Curr Top Microbiol Immunol, 1995, 191:13-33.

[24]　Bankamp B, Hickman C, Icenogle JP, et al. Successes and challenges for preventing measles, mumps and rubella

by vaccination. Curr Opin Virol, 2019, 34:110-116.

[25] McLean HQ, Fiebelkorn AP, Temte JL, et al. Prevention of measles, rubella, congenital rubella syndrome, and mumps, 2013: summary recommendations of the Advisory Committee on Immunization Practices（ACIP）. MMWR Recomm Rep, 2013, 62（Rr-04）: 1-34.

[26] Su Q, Ma C, Wen N, et al. Epidemiological profile and progress toward rubella elimination in China. 10 years after nationwide introduction of rubella vaccine. Vaccine, 2018, 36（16）: 2079-2085.

[27] Yee PTI, Poh CL. T cell immunity to enterovirus 71 infection in humans and implications for vaccine development. Int J Med Sci, 2018, 15（11）: 1143-1152.

[28] Mao QY, Wang Y, Bian L, et al. EV71 vaccine, a new tool to control outbreaks of hand, foot and mouth disease（HFMD）. Expert Rev Vaccines, 2016, 15（5）: 599-606.

[29] Hu YM, Wang X, Wang JZ, et al. Immunogenicity, safety, and lot consistency of a novel inactivated enterovirus 71 vaccine in Chinese children aged 6 to 59 months. Clin Vaccine Immunol, 2013, 20（12）: 1805-1811.

[30] Wang J, Teng Z, Cui X, et al. Epidemiological and serological surveillance of hand-foot-and-mouth disease in Shanghai, China, 2012-2016. Emerg Microbes Infect, 2018, 7（1）: 8.

[31] Bian L, Gao F, Mao Q, et al. Hand, foot, and mouth disease associated with Coxsackie virus A10: more serious than it seems. Expert Rev Anti Infect Ther, 2019, 17（4）: 233-242.

[32] 卞莲莲，刘思远，姜崴，等. 多价手足口病疫苗：现实与梦想. 中国生物制品学杂志，2020，33（01）: 106-112.

[33] Ditse Z, Mkhize NN, Yin M, et al. Effect of HIV envelope vaccination on the subsequent antibody response to HIV infection. mSphere, 2020, 5（1）: evo738-19.

[34] Esparza J. A new scientific paradigm may be needed to finally develop an HIV vaccine. Front Immunol, 2015, 6:124.

[35] Esparza J. A brief history of the global effort to develop a preventive HIV vaccine. Vaccine, 2013, 31（35）: 3502-3518.

[36] Zolla-Pazner S, Michael NL, Kim JH. A tale of four studies: HIV vaccine immunogenicity and efficacy in clinical trials. Lancet HIV, 2021, 8（7）: e449-e452.

[37] Excler JL, Kim JH. Novel prime-boost vaccine strategies against HIV-1. Expert Rev Vaccines, 2019, 18（8）: 765-779.

[38] Fischer W, Perkins S, Theiler J, et al. Polyvalent vaccines for optimal coverage of potential T-cell epitopes in global HIV-1 variants. Nat Med, 2007, 13（1）: 100-106.

[39] Korber B, Gaschen B, Yusim K, et al. Evolutionary and immunological implications of contemporary HIV-1 variation. Br Med Bull, 2001, 58:19-42.

[40] Powell RL, Urbanski MM, Burda S, et al. High frequency of HIV-1 dual infections among HIV-positive individuals in Cameroon, West Central Africa. J Acquir Immune Defic Syndr, 2009, 50（1）: 84-92.

[41] Rosenblatt AE, Stein SL. Cutaneous reactions to vaccinations. Clin Dermatol, 2015, 33（3）: 327-332.

[42] McNeil MM, DeStefano F. Vaccine-associated hypersensitivity. J Allergy Clin Immunol, 2018, 141（2）: 463-472.

[43] Caubet JC, Ponvert C. Vaccine allergy. Immunol Allergy Clin North Am, 2014, 34（3）: 597-613, ix.

[44] Matsuo S, Nishizawa A, Oshio-Yoshii A, et al. Influenza vaccine-induced acute generalized exanthematous pustulosis during pregnancy. J Dermatol, 2017, 44（5）: 598-599.

[45] Sandre MK, Poenaru SM, Boggild AK. Erythema nodosum leprosum triggered by antecedent influenza vaccine and respiratory tract infection: a case report. J Cutan Med Surg, 2019, 23（1）: 114-116.

[46] Longueville C, Doffoel-Hantz V, Hantz S, et al. [Gardasil®-induced erythema nodosum]. Rev Med Interne, 2012, 33（3）: e17-18.

[47] Criado PR, de Oliveira Ramos R, Vasconcellos C, et al. Two case reports of cutaneous adverse reactions following hepatitis B vaccine: lichen planus and granuloma annulare. J Eur Acad Dermatol Venereol, 2004, 18（5）: 603-606.

[48] Bisherwal K, Pandhi D, Singal A, et al. Infantile bullous pemphigoid following vaccination. Indian Pediatr, 2016, 53（5）: 425-426.

[49] de la Fuente S, Hernández-Martín Á, de Lucas R, et al. Postvaccination bullous pemphigoid in infancy: report of three new cases and literature review. Pediatr Dermatol, 2013, 30（6）: 741-744.

[50] Ma L, Du X, Dong Y, et al. First case of Stevens-Johnson syndrome after rabies vaccination. Br J Clin Pharmacol, 2018, 84（4）: 803-805.

[51] Chahal D, Aleshin M, Turegano M, et al. Vaccine-induced toxic epidermal necrolysis: a case and systematic review. Dermatol Online J, 2018, 24（1）: 13030.

[52] Gambichler T, Boms S, Susok L, et al. Cutaneous findings following COVID-19 vaccination: review of world literature and own experience. J Eur Acad Dermatol Venereol, 2022, 36（2）: 172-180.

[53] Gunes AT, Fetil E, Akarsu S, et al. Possible triggering effect of influenza vaccination on psoriasis. J Immunol Res, 2015, 2015:258430.

[54] Lehmann M, Schorno P, Hunger RE, et al. New onset of mainly guttate psoriasis after COVID-19 vaccination: a case report. J Eur Acad Dermatol Venereol, 2021, 35（11）: e752-e755.

[55] Balighi K, Daneshpazhooh M, Nasimi M, et al. Evaluation of hepatitis B vaccination among lichen planus patients. Mymensingh Med J, 2016, 25（3）: 550-554.

[56] Cohen PR. Injection site lichenoid dermatitis following pneumococcal vaccination: report and review of cutaneous conditions occurring at vaccination sites. Dermatol Ther（Heidelb）, 2016, 6（2）: 287-298.

[57] Lai YC, Yew YW. Lichen planus and lichenoid drug eruption after vaccination. Cutis, 2017, 100（6）: e6-e20.

[58] Sezin T, Egozi E, Hillou W, et al. Anti-laminin-332 mucous membrane pemphigoid developing after a diphtheria tetanus vaccination. JAMA Dermatol, 2013, 149（7）: 858-862.

[59] Watanabe T. Vasculitis following influenza vaccination: a review of the literature. Curr Rheumatol Rev, 2017, 13（3）: 188-196.

下 篇

各 论

第九章

疱疹病毒性皮肤病

第一节 概 述

一、病毒分型

疱疹病毒是一类中等大小、有包膜、基因组为双链 DNA 的病毒，现已发现 110 种以上。目前已鉴定的与人类疾病相关的疱疹病毒共有 8 种，按生物学特征和基因组结构不同分为 α、β、γ 3 个亚科 [1]。① α 亚科疱疹病毒：包括单纯疱疹病毒 1 型（HSV-1）、单纯疱疹病毒 2 型（HSV-2）及水痘-带状疱疹病毒（VZV）。该亚科病毒复制速度快，繁殖周期短，可引起受感染的细胞出现溶胞性病变，并多在感觉神经节内潜伏。HSV-1、HSV-2 多引起口周、生殖器部位的疱疹，VZV 可引起水痘和带状疱疹。② β 亚科疱疹病毒：包括巨细胞病毒（CMV）、人类疱疹病毒 6 型（HHV-6）和 7 型（HHV-7）。其复制缓慢，繁殖周期长，可引起受感染的细胞变大，形成巨细胞，多潜伏于淋巴细胞内，或者潜伏于分泌腺、肾等。β 亚科疱疹病毒与巨细胞包涵体病等疾病相关。③ γ 亚科疱疹病毒：包括 EB 病毒（EBV）和人类疱疹病毒 8 型（HHV-8），主要感染并潜伏于 B 淋巴细胞。EBV 与传染性单核细胞增多症、淋巴瘤、鼻咽癌等疾病相关。HHV-8 又称卡波西肉瘤相关疱疹病毒（KSHV），与卡波西肉瘤及某些皮肤、血管、淋巴细胞增生性疾病相关。

二、生物学共性

病毒呈球形，病毒核衣壳由 162 个壳微粒组成，呈 20 面体立体对称，直径约为 100 nm。其内是由线性双链 DNA 组成的核心，基因组长度在 125 ~ 240 kb。核衣壳周围有一层厚薄不等的非对称性蛋白质被膜。最外层是病毒的包膜，其表面的刺突由病毒编码的糖蛋白组成。有包膜的成熟病毒体直径平均约 200 nm。

除 EBV、HHV-6 和 HHV-7 型病毒外，人类疱疹病毒均能在人二倍体细胞核内复制，产生明显的细胞病变，核内有嗜酸性或嗜碱性包涵体。病毒可通过细胞间桥直接扩散。感染细胞同邻近未感染的细胞融合，形成多核巨细胞。

病毒感染宿主细胞可表现为多种感染类型：①显性感染，即病毒大量增殖，细胞破坏，出现临床症状；②潜伏感染，即病毒不增殖，也不破坏细胞，病毒与宿主细胞处于暂时平衡状态，病毒基因组的表达受到抑制，一旦病毒被激活，可转为显性感染；③整合感染，即病毒基因组的一部分可整合于宿主细胞的 DNA 中，导致细胞转化，这种作用与某些疱疹病毒的致癌机制有密切关系；④先天性感染，即病毒经胎盘感染胎儿，可引起先天畸形。

疱疹病毒主要侵犯外胚层来源的组织，包括皮肤、黏膜和神经组织。感染部位和引起的疾病多种多样，并有潜伏感染的趋向，严重威胁人类健康。疱疹病毒的分类及引起的相关疾病见表 9-1。

表 9-1　疱疹病毒的分类及相关疾病

分类	命名	常用名	相关疾病
α 疱疹病毒	HHV-1	单纯疱疹病毒 1 型（HSV-1）	单纯疱疹、龈口炎、结膜炎
	HHV-2	单纯疱疹病毒 2 型（HSV-2）	生殖器疱疹、新生儿疱疹
	HHV-3	水痘-带状疱疹病毒（VZV）	水痘、带状疱疹、脑炎
β 疱疹病毒	HHV-5	巨细胞病毒（CMV）	间质性肺炎、先天性巨细胞包涵体病、单核细胞增多症、药疹
	HHV-6	人类疱疹病毒 6 型（HHV-6）	玫瑰糠疹、间质性肺炎、骨髓抑制
	HHV-7	人类疱疹病毒 7 型（HHV-7）	婴儿玫瑰糠疹、幼儿急疹
γ 疱疹病毒	HHV-4	EB 病毒（EBV）	药疹、传染性单核细胞增多症、Burkitt 淋巴瘤、鼻咽癌
	HHV-8	卡波西肉瘤相关疱疹病毒（KSHV）	卡波西肉瘤

第二节　单纯疱疹

由单纯疱疹病毒（HSV）感染引起的皮肤病在临床上以引起簇集性水疱的急性皮肤黏膜感染为特征，有自限性，但易复发，且趋向于在同一部位或附近复发。感染者终生携带病原体，并以潜伏感染的形式局限在感觉神经后根。口周疱疹多由 HSV-1 感染引起，生殖器疱疹多由 HSV-2 感染引起。尽管 HSV 感染所引起的皮损可发生于身体的任何部位，但 70%～90% 的 HSV-1 感染出现于腰部以上，70%～90% 的 HSV-2 感染出现于腰部以下。

【病原学】

HSV 具有典型的疱疹病毒科病毒的形态特征。病毒呈球形，病毒体直径为 120～150 nm。基因组由两个互相连接的长片段（L）和短片段（S）DNA 组成，L 和 S 的两端均有一小段反向重复序列，可以使 L 和 S 片段以正向或反向方式互相连接，因此 HSV 基因组可形成 4 种类型。在核衣壳周围有一层蛋白质被膜。最外层是病毒的包膜，其表面的刺突由病毒编码的糖蛋白组成。

HSV 有两种血清型：HSV-1 和 HSV-2。两型病毒的碱基序列有 70% 同源，两者相关糖蛋白中，除 HSV-1gG、gC 和 HSV-2gG 分别具有特异性抗原决定簇外，其他结构基本相同或相似。HSV 病毒体中至少有 10 种包膜糖蛋白，分别称为 gB、gC、gD、gE、gG、gH、gI、gJ、gL 和 gM。gB 和 gD 为 HSV-1 和 HSV-2 两型病毒所共有的抗原决定簇，gB 与病毒感染的吸附、穿入有关，gD 诱导产生中和抗体的能力最强，因而是研制亚单位疫苗的最佳选择。gH 与病毒的释放有关。gG 为 HSV-2 型特异性抗原，以此可对两型 HSV 进行区别。HSV-1 与 HSV-2 除用抗原性区分外，还可根据两型病毒的 DNA 内切酶图谱、在不同细胞中的增殖能力、对温度敏感性以及对溴乙烯脱氧尿苷（BVDV）抗性的差异进行分型。

HSV 能在多种细胞中增殖，如兔肾细胞、人细胞及各种哺乳动物细胞。由于多数人类病毒一般不能在非灵长类细胞中复制，所以 HSV 能在兔肾细胞中快速生长是其一个重要的特征，为 HSV 感染的病毒分离鉴定提供了一个敏感的方法。HSV 感染细胞后，细胞病变发展迅速，细胞肿胀、变圆并出现嗜酸性核内包涵体，也可以看到染色体破碎和畸变。细胞对感染的反应随所用的病毒株而异，有些毒株引起细胞明显集聚，有些毒株使细胞融合形成多核细胞，另一些毒株则在适宜的细胞内产生典型的空斑。HSV-1 和 HSV-2 的生物学特征的主要区别在于：① HSV-2 在鸡胚绒毛囊膜上形成的痘斑大，HSV-1 则反之；② HSV-1 在鸡胚细胞上不形成空斑，但 HSV-2 形成空斑；③ HSV-1 在豚鼠胚细胞上可引起小空斑，HSV-2 则引起大空斑。

HSV 对动物的感染范围较广。常用的实验动物有家兔、豚鼠、小鼠等。注射途径不同，感染类型亦不一样。如脑内接种引起疱疹性脑炎，角膜接种引起树枝状疱疹性角膜炎。

【流行病学】

研究数据表明在美国成人中，HSV-1 的血清感染率达到 80%，其中仅有 30% 的人有临床症状；21%～25% 的成人 HSV-2 血清反应阳性。另有数据表明，青少年 HSV-1 感染的比率已升至 49%～53%，HSV-2 感染的比率升至 12%～15%。在全球，成人血清感染 HSV-1 的比率因国家不同而不等（56%～89%），血清感染 HSV-2 的比率则在 13%～40% 不等。超过 1/3 的社会人口有 HSV 的临床复发感染。超过一半的血清反应阳性患者无临床表现，但仍具有传播病毒的能力。

【发病机制】

HSV 的 DNA 潜伏在神经节，并表达 α 蛋白（直接早期蛋白），但不合成病毒 β 蛋白。病毒 β 蛋白包括 HSV 胸腺嘧啶核苷激酶和 DNA 聚合酶（用于子代 DNA 合成和病毒复制）等。因此，抗 HSV 药物如阿昔洛韦虽可抑制 DNA 聚合酶，但无法清除潜伏感染的 HSV DNA。原发感染消退后，感染后的病毒可能以某种形式潜伏于局部感觉神经节细胞中。当有某些诱发因素时，神经细胞表面电荷的改变可使抗体与病毒结合减弱或脱落，病毒基因组脱抑制而被重新激活，并沿神经轴索移行至神经末梢附近上皮，同时细胞免疫受抑制，HSV 繁殖引起疱疹复发。

【临床表现】

人群中 HSV 感染非常普遍。患者和健康带毒者均为传染源。直接密切接触与性接触为主要传播途径，亦可经飞沫传播。病毒经口腔、呼吸道和生殖器黏膜以及破损皮肤侵入人体。孕妇有生殖道感染还可于分娩时传给胎儿。新生儿通过 3 种途径感染 HSV。①宫内感染：胎儿可通过胎盘或宫颈逆行感染；②产时感染：产时胎儿接触母亲生殖道感染的排泌物，75% ~ 80% 的新生儿可通过这种途径感染；③产后感染：暴露于 HSV 唇口炎者及外界环境来源（院内感染）的感染源均可导致新生儿感染。

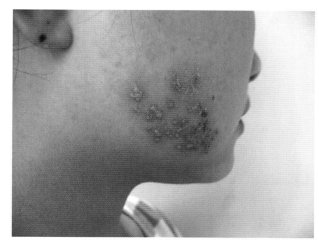

图 9-1　单纯疱疹

人感染 HSV 后 80% ~ 90% 为隐性感染，仅少数为显性感染。疱疹常好发于口周、鼻腔开口周围、口腔黏膜等部位，表现为红斑、簇集性小丘疹和水疱（图 9-1），数天后水疱破溃形成糜烂、结痂而愈合。偶尔也可发生严重甚至致死的全身性感染。

1. 原发感染　HSV-1 引起的原发感染多见于 6 个月至 2 岁的婴幼儿，因来自母体的抗体多数消失，此时容易发生 HSV-1 的原发感染。常引起龈口炎，在牙龈、咽颊部黏膜产生成群疱疹，疱疹破裂后形成溃疡。此外，还可引起疱疹性角结膜炎、卡波西水痘样疹（疱疹性湿疹）或疱疹性脑炎。HSV-2 的原发感染多起于性生活后，主要引起生殖器的疱疹病损。原发性生殖器疱疹约 80% 由 HSV-2 引起，少数由 HSV-1 所致。

HSV 原发感染后，机体很快产生特异性免疫，能将大部分病毒清除。但少数病毒以潜伏状态长期存在宿主体内而不引起临床症状。

2. 潜伏与再发感染

（1）潜伏：HSV-1 主要潜伏于三叉神经节和颈上神经节，在其他感觉神经节、迷走神经、肾上腺组织及脑内也可存在；HSV-2 潜伏于骶神经节。在潜伏期，在感染神经节仅 1% 的细胞带有病毒基因组，病毒 DNA 以游离的环状附加体的形式存在，每个感染细胞可能约有 20 个拷贝。仅非常少的病毒基因组被表达。在核内虽然有 HSV 的 RNA 被转录（与潜伏相关的转录），但没有发现病毒编码的蛋白质，所以这些感染的神经元不能被免疫系统识别。

（2）再发感染：当人体受到各种非特异性刺激，如发热、寒冷、日晒、月经、某些细菌或病毒感染，或使用肾上腺皮质激素等，潜伏的病毒被激活，转为增殖性感染。此时病毒沿感觉神经纤维轴索下行到末梢而感染邻接的黏膜或皮肤上皮细胞，进行增殖而引起复发性局部疱疹。

复发皮疹有其特点：①复发时倾向在同一部位，例如原发性疾病是龈口炎，复发一般是在同一部位出现唇疱疹；如原发部位是疱疹性角膜炎，那么复发的疾病也是角膜炎；②发疱皮损基底浸润红肿明显，呈斑块状；③水疱较口腔皮肤黏膜交界部发疹的水疱大，水疱深在性，疱壁较厚，不易破；④疱液混浊，呈黄色，似脓疱疮样。

3. 母亲感染　母亲是 HSV 传播给胎儿和新生儿的主要来源，孕期的两种感染形式均可影响胎儿。

（1）母亲的播散性感染：妊娠期 HSV 感染一般会超出常见感染部位（口咽部和生殖器），导致黏膜和内脏感染。孕妇播散性感染病死率高达 50%，胎儿病死率也大于 50%。

（2）原发或复发性母亲生殖器感染：所谓原发感染是指妊娠期首次感染 HSV，血清学表现为 HSV-IgM 和（或）HSV-IgG 阳性；复发感染是指以前曾经感染过 HSV，血清学表现为单纯 HSV-IgG 阳性。妊娠期特别是在孕早期和分娩时首次感染是传播给胎儿的最危险因素。发生病毒血症时，病毒可能通过胎盘传播给胎儿。在妊娠前 20 周的首次感染可导致自然流产、死产和胎儿先天性畸形，特别是小头畸形、脑积水。妊娠中、晚期首次感染主要导致胎儿宫内发育迟缓。

4. 先天性及新生儿感染

（1）先天性感染：妊娠期妇女因 HSV-1 原发感染或潜伏感染的病毒被激活，病毒可经胎盘感染胎儿，诱发流产、早产、死胎或先天性畸形。80% 由 HSV-2 引起，20% 由 HSV-1 引起。

（2）新生儿感染：新生儿 HSV 感染是一种罕见而严重的感染。孕妇生殖器有疱疹病损者，分娩时病毒可经产道传播而发生新生儿疱疹。母亲在分娩时有原发 HSV-2 感染，其传染率约为 50%，复发性疱疹的传染率仅 8% 或更少。未经治疗的新生儿疱疹死亡率超过 60%，即使存活者也有一半有严重损害。

新生儿 HSV 感染分为以下 3 种：①疾病局限于皮肤、眼和口（skin-eye-mouth，SEM）的约占 40%，稀疏的水疱和角膜结膜炎是特征性的临床表现。这类患儿病情最轻，症状持续至出生后 10～11 天。无论治疗与否，一般出生后 6 个月内会有复发，大部分会遗留神经系统损伤如肢体强直、小头畸形及视力障碍等。②脑炎，约占 35%，临床表现包括抽搐（局灶或全身）、昏睡、激惹、震颤、纳呆、体温不稳定、锥体束征（＋）。③播散性感染，约占 25%，这类患儿预后最差。

HSV 原发感染后 1 周左右，血中出现中和抗体，3～4 周达高峰，可持续多年。这些抗体可中和游离病毒，阻止病毒在体内扩散，但不能消除潜伏于神经节中的病毒和阻止复发。一些细胞免疫缺陷或长期使用免疫抑制治疗的患者，局部或全身性 HSV 感染均加重，表明机体在抗 HSV 感染的免疫中，细胞免疫较体液免疫起更重要的作用。

【实验室检查】

1. 病毒分离与鉴定　皮肤黏膜等浅表感染可以采集疱液、唾液、角膜刮取物等；深部感染如疱疹性脑炎则应采集脑脊液标本，接种于人胚肾、人羊膜或兔肾等易感细胞，常可获得较高的分离率。经 24 h 培养后，细胞出现肿大、变圆，形成融合细胞等病变。然后用 HSV-1 和 HSV-2 单克隆抗体做免疫荧光染色鉴定，也可用中和试验鉴定。

2. 快速诊断　因近年报道有一些药物治疗 HSV 感染比较有效，故快速诊断对及时治疗有帮助，对疱疹性脑炎和疱疹性角膜炎患者尤为重要。

（1）电镜检查：用电镜直接检查水疱液及组织标本中 HSV 病毒颗粒，有典型的疱疹病毒形态。

（2）查 HSV 抗原：取疱疹病损的基底部材料，或取脑组织活检材料做涂片，用荧光素标记或酶标记的单克隆抗体进行染色，检查细胞中的特异性疱疹病毒抗原。

（3）检查核酸：应用原位核酸杂交法和 PCR 法检测标本中的 HSV DNA，方法快速、敏感而特异。PCR 法可对标本做常规病毒检测，还可进行分型检测，已有研究通过利用 PCR 技术检测 HSV IgG 这个型间差异最大的糖蛋白基因片段来区分 HSV-1 和 HSV-2。用 HSV-1、HSV-2 型特异性探针或特异引物做核酸杂交、PCR 扩增试验，可对 HSV 进行型别鉴定。

（4）免疫学诊断：在原发感染 HSV 后，血中抗体滴度不断升高，对原发性 HSV 感染有诊断意义。其中 IgM 抗体可用于 HSV 感染的早期诊断，而 IgG 抗体则对 HSV 复发感染和早期诊断的意义不大。

总之，单克隆抗体分型法有较大的实用性，但有时表现为不完全特异性；抗原检测的诊断价值虽然较大，但不能诊断潜伏感染和分型；PCR 法具有一定的优越性，可直接扩增检测 HSV 并同步分型，但 PCR 检测操作过程要求高，易出现假阳性，而且不能区别是原发感染还是复发感染。因此，目前临床上主要是通过 HSV IgM 来确定 HSV 的感染。分型检测与各种技术相结合的方法是 HSV 检测技术发展的趋势。

【治疗】

目前，针对 HSV 感染的治疗目标主要包括缓解症状、减少复发、减少排毒以及减轻患者心理负担。治疗手段主要包括系统抗病毒治疗、局部治疗、免疫治疗及健康教育等。系统抗病毒治疗是目前最主要的治疗方法。阿昔洛韦及其衍生物对 HSV 的复制有抑制作用，能缩短病程、减轻症状，且毒性较低，临床上已用于治疗口唇疱疹、疱疹性脑炎、生殖器疱疹等，但仍不能彻底防止潜伏病毒的再发。

1. 核苷类抗病毒药物 抗疱疹病毒药物经历了 50 余年的发展。以碘苷为代表的早期抗疱疹病毒药物选择性低，对正常细胞毒性大。阿昔洛韦的选择性高，对正常细胞毒性小，至今仍是抗 HSV 的首选药。但阿昔洛韦口服生物利用度仅 15% ~ 30%。近十余年来，很多具有抗 HSV 作用的新药陆续投入临床，该类药物与阿昔洛韦抗病毒机制相近，在感染细胞内经酶作用转化为核苷酸类似物，竞争性抑制病毒 DNA 聚合酶、阻断 DNA 合成和病毒复制。

推荐方案：①阿昔洛韦 200 mg，口服，每天 5 次，共 5 天；②伐昔洛韦 500 mg，口服，每天 2 次，共 7 天；③泛昔洛韦 250 mg，口服，每天 3 次，共 5 天（初发）；125 mg，口服，每天 3 次，共 5 天（复发）。

2. 非核苷类抗病毒药物

（1）阿糖腺苷（Ara-A）：为第一代抗疱疹病毒药，具有抗所有 HHV 活性，对具有 DNA 聚合酶活性的病毒敏感，在体内对 DNA 聚合酶具有选择性竞争抑制，从而阻止病毒复制。对新生儿单纯疱疹及单纯疱疹性脑膜炎有肯定的疗效，但宜及早用药。成人静脉滴注 Ara-A 10 ~ 15 mg/（kg·d），持续 10 天。新生儿单纯疱疹以 Ara-A 15 mg/（kg·d）静脉滴注治疗 10 天，可使其病死率从 74% 降至 38%。

（2）利巴韦林：有报道采用 0.1% 利巴韦林滴眼液治疗流行性角膜结膜炎和疱疹性角膜炎有效。用法：第一天每 2 h 滴 1 次，以后每 6 h 滴 1 次；或用利巴韦林注射液 200 mg 肌内注射，每天 1 ~ 2 次，7 ~ 10 天为一疗程。

（3）干扰素（IFN）：是人类生物反应调节剂，不能直接侵袭病毒，而是通过细胞表面受体增强宿主细胞的反应能力。IFN 局部外用可降低 HSV-1、HSV-2 感染的严重性，缓解症状，缩短病程及降低复发率。

（4）异丙肌苷：是由肌苷与二甲氨基异丙醇的对乙酰氨基苯甲酸盐以 1 : 3 比例组合而成的药物，为广谱抗病毒免疫调节剂。用法：成人口服，每次 1 ~ 2 g，2 ~ 3 次 / 天；肌内注射或静脉滴注 50 ~ 100 mg/（kg·d），分 2 次给药。

（5）聚肌胞：又名聚肌胞苷酸，是人工合成的高效干扰素诱生剂。主要通过诱生干扰素并特异性地与病毒聚合酶结合而发挥抗病毒作用。用法：1 ~ 2 mg/kg 肌内注射，每 2 ~ 3 天 1 次。

在临床应用中，非核苷类抗病毒药物可与核苷类抗病毒药物配合使用，可获得协同或相加的药理作用，而且可减轻毒副作用。

3. 局部治疗　以促进吸收、干燥，防止继发感染为主。可选用 5% 硫黄炉甘石洗剂、1% 喷昔洛韦软膏、2% 甲紫液等，3~4 次 / 天。若有继发感染，可外用 5% 金霉素眼膏或莫匹罗星软膏。糜烂渗出时，可外用复方依沙吖啶溶液或 3% 硼酸溶液湿敷患处。

4. 免疫治疗　联合应用免疫治疗也是临床上治疗单纯疱疹的重要方法，常用的免疫调节剂有胸腺肽、转移因子、IL-2、左旋咪唑和咪喹莫特等。

5. 其他　对患者采取必要的健康宣教及心理干预，教育其保持规律的生活习惯、适当的体育锻炼和良好的心理状态，与药物治疗同样重要。

【预防】

由于 HSV 潜伏感染的特性，抗病毒治疗或联合免疫治疗难以彻底清除体内 HSV 而达到治愈效果，故 HSV 感染的预防尤为重要。咨询、性行为教育和疫苗接种是最重要的预防手段[2]。单纯疱疹的传染源包括现症患者、亚临床或无症状排毒患者，因后两者较为隐匿，故在临床上更为重要。

避免不安全性行为，全程使用安全套，及时治疗性伴侣是最基本的预防手段。患有生殖器 HSV 感染的患者应教导他们克制性生活直至生殖器病损彻底愈合为止。医护人员处理有传染性的患者组织或体液时应戴手套，以防止被感染或散布传染。如孕妇产道发生 HSV 感染，剖宫产是预防新生儿疱疹感染的有效方法之一。研制高效、安全的疫苗是预防和治疗 HSV 感染的关键，人们从 20 世纪 20 年代就开始研制 HSV 疫苗。到目前为止已研发出多种此类疫苗，包括灭活疫苗、减毒活疫苗、复制缺陷性病毒疫苗、亚单位疫苗、肽疫苗、活载体疫苗和 DNA 疫苗等。但目前针对 HSV 的疫苗研究仍停留在体外试验、动物实验和上市前临床试验阶段，全球范围内尚无 HSV 疫苗获批上市。原因可能是有的疫苗不能较为有效地刺激机体的细胞免疫机制，特别是细胞毒 T 细胞的杀伤作用，另外，因 HSV 与宫颈癌等的发生可能有关，故一般不主张使用活疫苗。

第三节　生殖器疱疹

生殖器疱疹（genital herpes，GH）是由单纯疱疹病毒（HSV）感染泌尿生殖器及肛门部位的皮肤黏膜而引起的一种性传播疾病。此病的发病率在迅速增加，易复发，目前尚无满意的治疗方法，因其可引起新生儿、胎儿的严重感染而日益受到关注。

【病原学】

病原体为 HSV。HSV 可分为 HSV-1 和 HSV-2 两型。HSV-1 常引起口、咽、鼻、眼及皮肤感染，即单纯疱疹；而 HSV-2 则常引起生殖器疱疹，但近年来，HSV-1 感染引起的生殖器疱疹有所增加。

【流行病学】

流行病学研究显示，在过去 20 年中，全球大多数地区 HSV-2 的血清患病率显著增加，非洲为 30%~40%，美国为 21%~25%，欧洲为 7%~16%。

临床诊断的生殖器疱疹的发病率也有增加，美国每年报告的新病例为 50 万；英国 1981—1994 年病例数增加近 3 倍，发病率从 32/10 万增加到 98/10 万；国内近 10 年来，此病的发生率增加 10 倍以上，但各地报告的病例数有较大的差异。

生殖器疱疹的传播途径有：①主要通过性接触，肛交者可在肛门部位及直肠发生损害；②母婴传播，患病的妇女其胎儿可在宫内受感染，也可因羊膜早破而发生逆行感染，或在分娩过程中受感染；③间接接触，少数可以通过密切接触日常生活用品而发生感染。

此病多发生于性活跃的年轻人，以 20~30 岁者居多。传染源为患者及无症状带病毒者。不安全性行为是本病发生的高危因素，包括有多性伴侣或性伴侣有感染史。

【发病机制】

感染 HSV 后，HSV 可在感染者体内持续存在，因其有逃避宿主防御的机制：① HSV 可在细胞间传播而不需进入细胞外环境；②可使神经节细胞发生潜伏性感染；③可逃避宿主的自然防御系统，即巨噬细胞、自然杀伤细胞及干扰素。但宿主至少有 3 种免疫应答来消除 HSV，即抗体、特异性细胞毒性 T 细胞及特异性迟发超敏反应。

抗体可阻止持续性感染的建立，抗体水平高时可阻止病毒侵犯神经系统。首次感染 HSV 后，4~6 周内抗 HSV 抗体升至高峰，并在其后保持稳定，早期产生的抗 HSV IgM 抗体可持续 6~8 周。过去已受感染而存在抗体者，复发或再感染（同型或另一型 HSV）时，抗体滴度均无明显变化，而且不出现 IgM 抗体。

HSV-1 及 HSV-2 具有共同的抗原决定簇，因此感染了一型 HSV 后所产生的抗体及细胞免疫对另一型 HSV 感染可提供交叉保护。此外，由于受感染后产生了细胞免疫及体液免疫，而且在非原发性 HSV 感染时，细胞免疫应答比原发性 HSV 感染时出现早，因此原发与非原发性 HSV 感染的临床表现不同，前者较后者严重。与感染者发生性接触时，生殖器皮肤黏膜受到摩擦，HSV 通过微小裂隙进入皮肤黏膜的角质形成细胞。病毒在细胞内复制，并直接播散到周围细胞，使受感染的表皮细胞破坏，引起表皮损伤。

一些病毒被宿主的免疫反应所清除，但有些病毒逃避了宿主的防御反应而长期潜伏于宿主的神经节中（HSV-1 在三叉神经节，HSV-2 在骶神经节）。当宿主受外伤、细菌感染、月经来潮、精神创伤及免疫受抑制等情况下，病毒可以复苏和再激活，由神经节返回经常受累部位的皮肤黏膜而出现感染的复发。

【临床表现】

生殖器疱疹的病程及病情严重程度与此病为原发性感染还是复发性感染有关。生殖器疱疹可分为原发性、复发性、亚临床 HSV 激活等类型，此外还存在一些特殊类型，临床表现各有特点。

1. 原发性生殖器疱疹 原发性感染是指从未受 HSV（1 型或 2 型）感染，血中无抗 HSV 抗体。原发性生殖器疱疹的特征为全身及局部症状发生率高，持续时间长，排毒时间也长。初次感染 HSV，其潜伏期为 2～20 天（平均 6 天）。

患者临床症状的严重程度可有很大差异，大多数患者无症状；有症状者在病程早期即出现全身症状，在皮损发生后 3～4 天内达高峰，持续 3～4 天后逐渐消失。全身症状有发热、头痛、不适及肌痛，可持续 2～3 周。在发病后的第 6～7 天，局部症状逐渐加重，到第 7～11 天时最严重，2 周后逐渐消退。局部症状可有疼痛、瘙痒及排尿困难。此外，还有腹股沟淋巴结肿大、有触痛，出现于发病后的第 2～3 周内。

（1）男性原发性生殖器疱疹：皮损可发生于龟头、冠状沟、尿道口、阴茎体等部位。原发损害为少数或多数小红丘疹，有痒感，迅速变成小水疱。3～5 天后水疱发生糜烂或溃疡，并有剧烈的疼痛，溃疡的大小及形状有很大的差异。溃疡可持续 4～15 天，直至结痂出现上皮重新形成，黏膜损害不结痂（图 9-2）。病损愈合后遗留瘢痕者不常见。75% 的患者在病程中可发生新损害，损害一般发生于病程的 4～10 天内。1/3 的患者尿道有分泌物及排尿困难。尿道分泌物呈黏液状，排尿困难的严重程度与尿道分泌物的量不成比例。尿道拭子或清晨首次尿液可分离到 HSV。

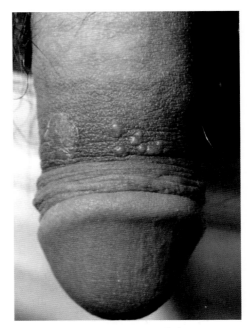

图 9-2　生殖器疱疹

（2）女性原发性生殖器疱疹：全身及局部症状与体征均比男性患者重。原发损害为小水疱伴疼痛，皮损可发生于子宫颈、外阴、阴道，也可发生于肛周、臀部、大腿，或沿坐骨神经分布。一般表现为外阴阴道炎，大部分患者发生宫颈炎。常见的临床症状有阴道分泌物增多，还可有排尿困难及尿潴留，局部淋巴结肿大及触痛。皮损多于 1～2 周内愈合，但有时可发生新损害，持续时间可达 6 周。

2. 复发性生殖器疱疹　在原发性感染之后，疱疹病毒可潜伏数月至 1 年不等，直至再次发作。首次复发多出现在原发性感染后 1～4 个月。复发频率的个体差异较大，平均每年 3～4 次，每年发作 6 次以上者可认为是频繁复发性生殖器疱疹。

复发时的临床表现一般较原发性感染时温和。约 50% 的患者复发前有前驱症状，前驱症状多出现在发病前数小时至 5 天内，局部有瘙痒、烧灼或刺痛感，多局限于生殖器部位，常为一侧。此后在红斑上发生水疱，轻者数个，重者 15～20 个。发生溃疡时疼痛较重。一般于 7～10 天愈合。全身症状少见，多不伴有腹股沟淋巴结肿大。

3. 亚临床型生殖器疱疹　即无症状型生殖器疱疹，一般 50% 的 HSV-1 和 70%～80% 的 HSV-2 感染在临床上无症状。并非亚临床型真正无症状，而是皮疹不典型，一些轻微细小裂隙、溃疡常易被忽略，成为"无症状"的 HSV 携带者。潜伏的 HSV-2 较潜伏的 HSV-1 更易被激发致病。亚临床型生殖器疱疹患者是本病的主要传染源，研究表明，70% 的传染发生在与亚临床 HSV 激活患者性接触之后。

4. 不典型或未识别的生殖器疱疹　不典型损害可为非特异性红斑、裂隙、硬结（或疖肿）、毛囊炎、皮肤擦破、包皮红肿渗液等。

5. 特殊类型的生殖器疱疹　①疱疹性宫颈炎：表现为黏液脓性宫颈炎，可出现宫颈充血及脆性增加、水疱、黏膜脱失糜烂，甚至坏死。②疱疹性直肠炎：多见于男性同性性行为者，表现为肛周水疱或溃疡，肛门部疼痛、里急后重、便秘和直肠黏液血性分泌物，常伴发热、全身不适、肌痛等。③新生儿疱疹：可分为局限型、中枢神经系统型和播散型。常在生后 3～30 天出现症状，侵犯皮肤黏膜、内脏和中枢神经系统，表现为吃奶时吸吮无力、昏睡、发热、抽搐、惊厥或发生皮损，可出现结膜炎、角膜炎，伴有黄疸、发绀、呼吸困难、循环衰竭甚至死亡。

6. 并发症　生殖器疱疹引起的并发症在临床上少见，包括：①中枢神经系统并发症，如无菌性脑膜炎、自主神经功能障碍、横断性脊髓炎和骶神经根病；②播散性 HSV 感染，如播散性皮肤感染、疱疹性脑炎、肝炎、肺炎等。

【实验室检查】

1. Tzanck 涂片做细胞学检查　肛门生殖器损害水疱底部取材做涂片，采用巴氏染色，可见特征性的核内包涵体及多核巨细胞。

2. 电镜　采用电镜检查病毒颗粒。

3. 病毒培养　宫颈、尿道或肛门、生殖器水疱性损害标本做组织培养，48～72 h 可见到特征性的细胞致病作用。此法敏感性高、特异性强，可确定诊断。但晚期溃疡及结痂损害不能分离到病毒。

4. 检测病毒抗原　宫颈、尿道或肛门生殖器损害标本用免疫荧光法、酶联免疫吸附试验（ELISA）、放射免疫测定法（RIA）或核酸杂交技术来检测病毒抗原。

5. 血清抗体检测　ELISA 或 Western blot 蛋白印迹试验可检测血清中的特异性抗体，并区分病毒型别。但因血清学检测受感染情况、方法学等多种因素影响，血清学检测仅作为生殖器疱疹的临床辅助诊断。

6. 核酸检测　PCR 法等检测临床标本中的 HSV 核酸阳性，其意义与抗原检测相似，但更敏感。核酸检测应在通过相关机构认定的实验室开展。

7. 组织病理　表皮内水疱系细胞内的气球变性及网状变性所致。最初为网状变性形成的多房性水疱，后聚合成单房性大疱，疱内可见棘层松解细胞、多核巨细胞，疱周可见气球变性细胞。真皮乳头水肿伴不同程度的中性粒细胞和淋巴细胞浸润。

【诊断和鉴别诊断】

1. 诊断
（1）有不洁性交史或配偶感染史。
（2）原发性、复发性、亚临床型生殖器疱疹的临床表现。
（3）实验室检查阳性结果。
（4）具有接触史和临床表现就可以报告病例，若再具有实验室检查中任何一项阳性结果或组织病理学证实，即可确诊。

2. 鉴别诊断　主要与下述临床表现类似的疾病相鉴别，同时应检查是否合并感染了其他性传播疾病，特别是梅毒、淋病及衣原体感染。
（1）一期梅毒（硬下疳）：一期梅毒有生殖器糜烂，但在暗视野显微镜下可查到梅毒螺旋体，梅毒血清反应阳性。
（2）软下疳：软下疳有生殖器溃疡，但可查到短链状革兰氏阴性杆菌，培养可查到杜克雷嗜血杆菌。
（3）外伤性生殖器溃疡：有外伤史，皮损呈单一性，边缘清楚。查不到 HSV。
（4）生殖器部位接触性皮炎：以水肿性红斑、丘疹或水疱为主，常伴瘙痒，去除原因后可愈合。查不到 HSV。

（5）生殖器部位固定性药疹：也可引起水疱，一般以局限性、水肿性红斑为主（有药物过敏史）。水疱大，不成簇，病损消退后有明显的色素沉着。查不到 HSV。

（6）带状疱疹：由 VZV 所致，一般先有前驱症状，在生殖器部位发生集簇性水疱，伴局部烧灼及神经痛，多侵犯单侧神经，愈后极少复发。无不洁性交史。

（7）白塞病：外生殖器可出现深在性溃疡，疼痛明显，愈后留有瘢痕，还常伴有口腔溃疡、眼部病变、关节症状或小腿结节性红斑等。

【治疗】

治疗的目的在于应用抑制疗法减少复发次数和促进皮损快速愈合，同时，通过减少无症状排毒来降低疾病的传染性，减少并发症。亚临床型生殖器 HSV 感染不需药物治疗，有症状者的治疗包括全身治疗和局部处理两方面。全身治疗主要是抗病毒治疗和治疗合并感染，局部处理包括清洁创面和防止继发感染[3]。

由于生殖器疱疹极易复发，常给患者带来很大的心理压力，引起心理紧张、抑郁或焦虑等不良情绪，而心理因素又可影响该病的自然病程。因此，应在患病早期及时提供医学咨询服务，使患者理解疾病的慢性复发特性，同时给予社会心理咨询、药物治疗等综合处理措施，以减少疾病复发，预防性传播和围产期感染。

1. 一般治疗

（1）防止继发感染，保持疱壁完整、清洁与干燥，每天用等渗盐水冲洗 2～3 次，吸干。

（2）继发细菌感染时，选用敏感的抗生素治疗。

（3）局部疼痛明显时，可用 5% 盐酸利多卡因软膏或口服止痛药。

2. 抗病毒药物治疗　抗病毒药物包括核苷类和非核苷类药物。核苷类药物包括阿昔洛韦（ACV）、伐昔洛韦（VCV）、泛昔洛韦（FCV）和喷昔洛韦（PCV）等，非核苷类药物包括膦甲酸钠（FOS）、疱疹净即碘苷等，以及生物抗病毒药物如干扰素等。抗病毒药物能缩短病程，减少病毒排放，促进皮损愈合，抑制疱疹复发，但并不能防止潜伏感染的建立或改变复发频率。

（1）原发性生殖器疱疹：一经诊断，即使实验室检查尚未证实，也应立即开始抗病毒治疗，以防症状加重或病程延长。治疗一般持续 7～10 天，如效果不佳，可延长治疗时间。

推荐方案：阿昔洛韦 200 mg，口服，每天 5 次，共 7～10 天；或阿昔洛韦 400 mg，口服，每日 3 次，共 7～10 天；或伐昔洛韦 1000 mg，口服，每天 2 次，共 7～10 天；或泛昔洛韦 250 mg，口服，每天 3 次，共 7～10 天。

（2）复发性生殖器疱疹：在前驱症状出现时或皮损出现 24 h 内就应开始抗病毒治疗，因此患者须备好药物。

推荐方案：阿昔洛韦 200 mg，口服，每天 5 次，共 5 天；或阿昔洛韦 400 mg，口服，每天 3 次，共 5 天；或伐昔洛韦 500 mg，口服，每天 2 次，共 5 天；或单日疗法：伐昔洛韦 2000 mg，每天 2 次，服用 1 天，此方案治疗复发性生殖器疱疹更简单、快捷；或泛昔洛韦 125～250 mg，口服，每天 3 次，共 5 天；或单日疗法：前驱症状出现 6 h 内，泛昔洛韦 1000 mg，每天 2 次，服用 1 天。

（3）频繁复发（每年复发≥6 次）、严重复发、免疫抑制或分娩前的患者：可采用长期抑制疗法。

推荐方案：阿昔洛韦 400 mg，口服，每天 2 次；或伐昔洛韦 500 mg，口服，每天 1 次；或泛昔洛韦 125～250 mg，口服，每天 2 次。需长期持续给药，疗程一般为 4 个月至 1 年。

（4）疱疹性直肠炎、口炎或咽炎：适当增大剂量或延长疗程至 10～14 天。

（5）播散性 HSV 感染：指原发性感染症状严重和损害广泛者，推荐静脉滴注阿昔洛韦 5～10 mg/kg，每 8 h 一次，疗程为 5～7 天或直至临床症状消失，然后继续口服抗病毒药物，疗程为 10 天。

（6）新生儿疱疹：对新生儿疑有 HSV 感染者，应进行认真评估。在既往有生殖器疱疹复发史的孕妇和妊娠前半程早期感染的孕妇，将 HSV 传播给新生儿的危险性较低（<13%）；相反，在近分娩时感染生殖器疱疹的孕妇，将 HSV 传播给新生儿的危险性较高（30%～50%）。另外，妊娠时的 HSV 病毒培养并不能预测分娩时的排毒情况。因此，预防新生儿疱疹的关键是预防孕妇在妊娠后期发生生殖器 HSV 感染。对于易感的孕妇来说，在妊娠期间应该避免与有 HSV 感染或疑似感染的性伴侣发生无保护的生殖器及口腔的性接触。由于在妊娠后期特别是分娩前 6 周内感染 HSV 的孕妇，其所生的新生儿发生新生儿疱疹的可能性很大，故建议考虑行剖宫产术和阿昔洛韦预防性治疗，方法是阿昔洛韦 30～60 mg/（kg·d），静脉滴注，疗程为 10～21 天。

（7）局部治疗：皮损局部可采用生理盐水或 3% 硼酸溶液清洗，保持患处清洁、干燥。复发性生殖器疱疹皮损处可单剂量外用西多福韦（cidofovir）凝胶。外用 0.01% 雷西莫特（resiquimod）凝胶可降低生殖器疱疹复发频率。阿昔洛韦外用较口服效果差，故不提倡外用阿昔洛韦治疗。

3. 免疫调节剂治疗

（1）干扰素：具有抗病毒、抗增殖及免疫调节作用。近年来，IFNα 用于生殖器疱疹的治疗，尤其对 HSV-2 感染引起的生殖器疱疹是有效的。但是研究发现，无论干扰素剂量多大及次数多少，都不能消除潜伏感染，且价格昂贵。

（2）胸腺肽：可以将骨髓提供的干细胞转变为 T 细胞，能较快启动机体免疫系统，调节免疫功能。

（3）卡介苗多糖蛋白：是一种非特异性免疫增强剂，可提高机体细胞免疫功能，诱导释放淋巴因子，破坏溶解病毒靶细胞，增强单核巨噬细胞系统的免疫功能。

4. 中医药治疗

（1）局部治疗：原则是清热解毒、燥湿杀虫。常用药物有马齿苋、青黛、土茯苓、蛇床子、蚤休、蒲公英、苦参、半枝莲、大黄、白鲜皮等外洗或湿敷。

（2）全身治疗：原则是发作期治疗重在祛邪，治法为清热利湿解毒；非发作期治疗重在扶正祛邪，标本兼顾，治法为清热解毒。常用药物有板蓝根、甘草、柴胡、龙胆草、大青叶、当归等。

5. 抗 HSV 单克隆抗体　利用 HSV 型特异性抗原控制基因进行克隆化而制成，初步研究表明对生殖器疱疹有一定的治疗作用。

【预防】

开展健康教育，避免无保护的性接触。提倡使用安全套，在无症状期感染时可减少 HSV 的传播，但当有疱疹损害存在时，则可靠性较差。患原发性感染的孕妇分娩时仍有活动性损害，建议行剖宫术以防新生儿感染。

第四节　水　痘

水痘（varicella，chickenpox）是由水痘-带状疱疹病毒（VZV）所引起的急性传染病，以较轻的全身症状和皮肤黏膜上分批出现斑疹、丘疹、水疱和结痂为特征。本病 90% 以上发生于 10 岁以下儿童。热带、亚热带国家成年人患本病的概率高于气候温和国家。

【病原学】

VZV 属于疱疹病毒，为双链的 DNA 病毒。该病毒在外界环境中生活力很弱，不耐酸和热，能被乙醚灭活。该病毒在感染的细胞核内增殖，仅对人有传染性，存在于患者疱疹的疱浆、血液和口腔分泌物中，传染性强，接种于人胚羊膜等组织培养可产生特异性细胞病变，在细胞核内有嗜酸性包涵体形成。

【流行病学】

1. 传染源　患者是唯一的传染源，自发病前 1～2 天至皮疹干燥结痂为止均有传染性。易感者在室内环境持续暴露于水痘后，几乎均可受感染，故水痘常常在幼托机构、小学或者其他儿童集中场所形成流行。同时，水痘也是儿科诊室发生医院感染的重要疾病之一。发病者在接触水痘后 10～20 天出现症状。水痘传染性极强，而带状疱疹传染性相对较小。

2. 传播途径　主要通过空气飞沫传播，直接接触水痘疱疹液或其污染的用具也可传播。此外，处于潜伏期的供血者可通过输血传播，孕妇在分娩前 4 天患水痘可传染给胎儿。

3. 易感性　任何年龄均可感染，婴幼儿和学龄前儿童发病较多，6 个月以下的婴儿较少见，但新生儿亦可患病。孕妇患水痘时，胎儿可被感染甚至形成先天性水痘综合征。偶见成人患者。一次患病后，可获得持久免疫，再次得病者极少。

4. 流行季节　本病全年均可发生，以冬、春两季较多，流行的高峰在 3 月份。

【发病机制】

病毒感染后 2～4 天，病毒开始在上呼吸道黏膜增殖，随后在病毒感染的 4～6 天发生初次病毒血症；第二轮的病毒复制发生于机体的内脏器官，尤其在肝和脾，随后在病毒感染的 14～16 天再次发生病毒血症。第二轮病毒血症的典型表现为病毒播散入毛细血管内皮细胞及上皮。VZV 感染生发层的细胞，引起胞内和胞间水肿，从而导致出现典型的小水疱。

【临床表现】

1. 潜伏期　10～24 天，一般为 13～17 天。

2. 前驱期　成人于皮疹出现前 1～2 天可先有发热、头痛、咽痛、四肢酸痛、恶心、呕吐、腹痛等症状。小儿则无前驱期症状，皮疹和全身症状多同时出现。

3. 发疹期　皮疹先见于躯干、头部，逐渐延及面部，最后达四肢。皮疹分布以躯干为多，面部及四肢较少，呈向心性分布（图 9-3）。开始为粉红色针帽大的斑疹，数小时内变为丘疹，再经数小时变为水疱，从斑疹→丘疹→水疱→结痂共 4 个阶段，短者仅 6～8 h，皮疹发展快是本病特征之一。水疱稍呈椭圆形，2~5 mm 大小，水疱基部有一圈红晕，疱疹之间皮肤正常，当水疱开始干时红晕亦消退，皮疹往往很痒。水疱初呈清澈水珠状，以后稍混浊，疱疹壁较薄、易破。水痘皮损表浅，按之无坚实感，数日后从水疱中心开始干结，最后成痂，经 1~2 周脱落。无继发感染者痂脱后不留瘢痕，痂才脱落时留有浅粉色凹陷，而后成为白色。因皮疹分批出现，故在病程中可见各种皮疹同时存在。口腔、咽部或外阴等也常见黏膜疹，早期为红色小丘疹，迅速变为水疱，随之破裂成小溃疡。有时眼结膜、喉部亦有同样皮疹。以上为典型水痘，皮疹不多，全身症状亦轻。重者皮疹密布全身甚至累及内脏（如肺部），全身症状亦重，热度高，热程长。成人水痘常属重型。

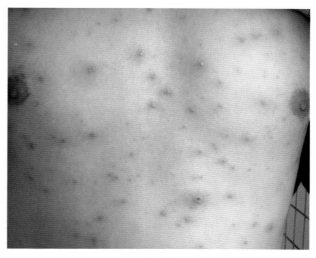

图 9-3 水痘

4. 特殊类型

（1）出血性、进行性（病程长达 2 周以上）和播散性水痘：主要见于应用糖皮质激素或其他免疫抑制药物的患者，疱疹内有血性渗出，或正常皮肤上有瘀点、瘀斑。

（2）先天性水痘综合征和新生儿水痘：如母亲于产前 4 天以内患水痘，新生儿出生后 5~10 天时发病者，易形成播散性水痘，甚至因此引起死亡。先天性水痘综合征表现为出生体重低、瘢痕性皮肤病变、肢体萎缩、视神经萎缩、白内障、智力低下等，易患继发性细菌性感染。

（3）大疱性水痘：疱疹融合成为大疱。皮疹处皮肤及皮下组织坏死而形成坏疽型水痘。

（4）原发性水痘性肺炎：患者多系成年人，原发性水痘性肺炎出现于病程第 1~6 天，病情轻重不一，轻者无明显症状，重者可有高热、咳嗽、胸痛、咯血、呼吸困难及发绀等。胸部体征不明显，或者有少量干、湿啰音，X 线胸片可见双肺部弥漫性结节阴影，肺门及肺底处较显著。水痘性肺炎的病理过程大体上与皮疹同步，常常随皮疹消退好转；也有少数重症水痘性肺炎患者临床症状消失后，X 线胸片阴影仍持续存在 2~3 个月方能消散。

（5）水痘性脑炎：较少见，患者在出疹后 3~8 天出现脑炎的症状，也有少数见于出疹前 2 周至出疹后 3 周。患者一般为 5~7 岁幼儿，男多于女。临床表现和脑脊液检查特点与其他病毒性脑炎相似。病后可有精神异常、智力迟钝及癫痫发作等后遗症。水痘性脑炎病程为 1~3 周，病死率为 5%~25%。

【实验室检查】

1. 血常规 大多数正常，偶有白细胞轻度增多。

2. 病原学检查

（1）取新鲜疱疹内液体做电镜检查，可见到疱疹病毒颗粒。能快速和天花病毒相鉴别。

（2）病毒分离，起病 3 天内，取疱疹内液体接种于人胚羊膜组织，病毒分离阳性率较高。

（3）血清学检查，常用补体结合试验。水痘患者于出疹后 1~4 天血清中即出现补体结合抗体，2~6 周达高峰，6~12 个月后逐渐下降。亦可用间接荧光抗体法检测。

（4）PCR 方法检测鼻咽部分泌物、呼吸道上皮细胞和外周血白细胞 VZV DNA，是敏感和快速的早期诊断手段。

【诊断和鉴别诊断】

依据发热、头痛等前驱症状，皮损分批出现及向心性分布，黏膜亦可受累等特点，诊断即成立。一般病例的临床症状典型，诊断多无困难。必要时可做实验室检查。重症患者及并发细菌感染时，需和下列疾病鉴别。

1. 脓疱病　好发于鼻唇周围或四肢暴露部位，初视为疱疹，继成脓疱，然后结痂，无分批出现的特点，不见于黏膜处，多无全身症状。

2. 丘疹性荨麻疹　系梭形水肿性红色丘疹，如花生米大小，中心有针尖或粟粒大小丘疱疹或水疱，触之较硬，甚痒。分布于四肢或躯干，不累及头部或口腔。

3. 带状疱疹　疱疹沿一定的神经干径路分布，不对称，不超过躯干的中线，局部有显著的灼痛。

4. 天花　天花全身反应重，始即 39～40 ℃高热，热度下降后发疹，皮损中央有明显的脐凹，皮疹呈离心分布，以头部、四肢等暴露部位为多，身体上部较下部为多，腋下及腰部皮疹稀少或者无疹，愈后遗留凹陷性瘢痕。

【治疗】

治疗主要是对症处理。患者应隔离。患儿应早期隔离，直到全部皮疹结痂为止。与水痘接触过的儿童应隔离观察 3 周。

1. 全身治疗　轻症者一般不需用药，加强护理即可，预防继发感染和并发症的发生。发热期应卧床休息，给予足够的营养支持与水分供应。勤换衣被，保持皮肤清洁。

临床以对症用药为主。热度高者可给予退热剂。瘙痒较重者可口服抗组胺药物止痒。若有弥漫性脓疱病、蜂窝织炎或急性淋巴结炎等并发症时，则需给予广谱抗生素。重症患者可静脉滴注丙种球蛋白。一般情况下，水痘患者禁用糖皮质激素，以防止水痘泛发和加重，但对水痘所致的重症喉炎、水痘性肺炎、水痘性脑炎等危重型患者等，可考虑在强效抗病毒药物应用的同时，酌情适量加用。

对免疫低下的播散性水痘、新生儿水痘或水痘性肺炎、脑炎等严重病例，应及早采用抗病毒药物治疗。可用阿糖腺苷（Ara-A）10～15 mg/（kg·d）静脉滴注，或阿昔洛韦（ACV）5～10 mg/kg，每 8 h 静脉注射 1 次，疗程 7～10 天，或加用 α 干扰素，100 万～300 万 IU 肌内注射，每天 1 次，以抑制病毒复制，防止病毒扩散，促进皮损愈合，加速病情恢复，降低病死率。对新生儿水痘性肺炎，应首选阿昔洛韦治疗。

2. 中医中药　多选用银翘散、清营汤、龙胆泻肝丸（或汤）等辨证施治。

3. 局部治疗　可选用外用炉甘石洗剂止痒及依沙吖啶溶液、3% 硼酸溶液等对症处理。有继发感染时，可外用抗菌制剂。

【预防】

1. 隔离消毒　患者应呼吸道隔离至全部疱疹干燥结痂或出疹后 7 天为止。在集体机构中，对接触患者的易感者应留验 3 周（可自接触后第 11 天起观察）。被患者呼吸道分泌物或皮疹内容物污染的空气、被服和用具，应利用通风、紫外线照射、曝晒、煮沸等方法消毒。

2. 被动免疫 在接触后 72 h 内用高效价水痘-带状疱疹免疫球蛋白（VZIG）5 ml 肌内注射，对水痘有预防效果。

3. 主动免疫 接种水痘-带状疱疹灭活疫苗和减毒活疫苗有一定的预防效果，保护力可持续 10 年以上，主要用于水痘高危易感者。

第五节 带状疱疹

带状疱疹（herpes zoster，HZ）是一种常见的病毒性皮肤病，由潜伏于机体神经节内的水痘 - 带状疱疹病毒（VZV）再激活、复制后沿神经传递到皮肤所致，常于机体免疫力低下时发生，表现为单侧皮肤呈带状分布的红斑，其上簇集丘疱疹、水疱等，可伴烧灼、疼痛感。带状疱疹通常有自限性，但部分患者尤其是老年人、免疫力低下者极易并发带状疱疹后遗神经痛（post-herpetic neuralgia，PHN），或出现其他严重合并症。

【病原学】

VZV 属于人类疱疹病毒 α 科的 DNA 病毒，为人类疱疹病毒 3 型（HHV-3）。基因组中包含 70 多种开放阅读框，编码不同蛋白质，目前研究较多的为糖蛋白 gE，其基本特性与 HSV 相似。此病毒只有一个血清型。自然条件下，人是其唯一的宿主，一般实验动物及鸡胚对 VZV 均不敏感。VZV 感染人体后具有噬皮肤、神经、淋巴细胞的特性，受染细胞出现嗜酸性核内包涵体和多核巨细胞。由于病毒不易向组织外释放，可用感染细胞进行病毒传代培养。

【流行病学】

人群对 VZV 普遍易感，血清学证据显示，成人 VZV 感染率高达 90% 以上[4]，故人群普遍存在患带状疱疹的可能性。全球普通人群带状疱疹年发病率为 3‰ ~ 5‰，发病率随年龄增长显著上升。我国带状疱疹的疾病负担与世界其他地区相似。湖北省宜昌市基于健康管理大数据平台分析的结果显示，2016—2017 年宜昌市城区全人群带状疱疹平均报告发病率为 5.06‰[5]。浙江省鄞州一项基于电子健康数据库的分析显示，50 岁及以上人群带状疱疹年发病率为 6.64‰[6]。过去 60 年间，带状疱疹发病率以平均 2.5% ~ 5% 逐年增长[7-8]。带状疱疹年住院率为 2/10 万 ~ 25/10 万，复发率为 1% ~ 6%，死亡率为 0.017/10 万 ~ 0.465/10 万，伴有基础疾病和失能老人的死亡率更高。

本病为散发，无季节性。高龄、女性和免疫力低下是发生带状疱疹的主要危险因素。诱因有受凉、过劳、创伤、恶性肿瘤、免疫抑制剂治疗和器官移植等。

【发病机制】

VZV 初次感染可引起水痘或呈隐性感染状态，主要经疱液传入人体，最初接种于上呼吸道黏膜，并依次转移至淋巴结及网状内皮系统进行复制、增殖，引起病毒血症，广泛播散至全身，通过侵入毛细血管内皮细胞到达表皮，形成水痘，表现为泛发全身的疱疹，并伴有发热。初次感染后，VZV可沿感觉神经轴突逆行，或经感染的T细胞与神经元细胞融合，转移到脊髓背根神经节或脑神经节中，当神经元不再凋亡，潜伏感染建立。

带状疱疹发病的危险因素包括高龄、细胞免疫缺陷（免疫系统疾病）、遗传易感性、机械性创伤、系统性疾病（如糖尿病、肾脏疾患、发热、高血压等）、近期精神压力大等。各种内外因素导致机体抵抗力降低时，VZV特异性细胞免疫下降，潜伏的病毒被激活，大量复制，通过感觉神经轴突转移到皮肤，穿透表皮，引起带状疱疹。

【临床表现】

1. 前驱症状　发病前常有轻度的前驱症状，如发热、乏力、食欲缺乏、局部淋巴结肿大，以及患处皮肤灼热、感觉过敏或神经痛等。

2. 皮肤表现　皮疹往往沿一侧周围神经分布，排列成带状，一般不超过体表中线，多见于肋间神经或三叉神经、腰骶神经支配区。典型的皮损表现为红斑基础上出现簇集而不融合的粟粒至黄豆大小丘疹，继而转变为水疱，疱液澄清，疱壁紧张，周围绕以红晕，各簇集性水疱群间皮肤正常（图9-4）。如无继发感染，数日后水疱干涸结痂，愈后留有暂时性色素沉着，一般不留瘢痕，病程2~4周。

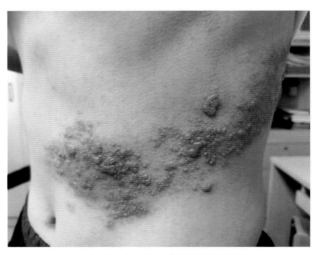

图9-4　躯干部带状疱疹

3. 神经痛　神经痛为本病特征之一，疼痛可出现在发疹前或伴随皮疹存在，或在皮疹痊愈1个月后出现，称为带状疱疹相关性疼痛（zoster-associated pain，ZAP）。疼痛一般呈阵发性、针刺样、烧灼样或感觉过敏。年龄越大，疼痛越剧烈。老年患者于皮损消退后遗留顽固神经痛可达数月之久。

4. 特殊型带状疱疹　由于机体免疫状态不同，侵犯神经各异，可出现下列几种特殊型带状疱疹。

（1）顿挫型带状疱疹：仅发生红斑、丘疹而不形成水疱。

（2）出血型带状疱疹：水疱内容为血液。

（3）坏疽型带状疱疹：水疱中心出现坏死，呈褐色结痂，痂下为溃疡，愈后有瘢痕。

（4）泛发型带状疱疹：病毒通过血行播散，全身泛发水痘样皮疹，伴高热及肺、脑等全身中毒症状，病情严重，可导致死亡。

5. 特殊部位带状疱疹　除上述非典型性带状疱疹外，临床上尚可见到某些特殊部位的带状疱疹。

（1）眼带状疱疹：如不及时发现和治疗，可引起虹膜炎、虹膜睫状体炎、青光眼，导致视力减退。如累及角膜，水疱破溃，形成溃疡性角膜炎，愈后可留有角膜瘢痕而失明，严重者甚至发生全眼球炎。

（2）耳带状疱疹：由于病毒进入膝神经节，影响面神经和听神经的感觉神经纤维，典型临床表现为患耳剧痛，耳郭或外耳道出现水疱，同侧周围性面瘫，同时伴有耳聋、耳鸣、眩晕等功能障碍，称为Ramsay-Hunt综合征或Hunt综合征。

（3）咽喉带状疱疹：病毒累及舌咽神经和迷走神经。典型皮损表现为痛性小水疱，可分布于上颚、舌根、会厌、扁桃体，偶尔累及外耳道。沿单侧分布可用于和疱疹性咽峡炎鉴别。

（4）内脏带状疱疹：病毒由脊髓后根侵及交感神经和副交感神经的内脏神经纤维，引起胃肠道或泌尿道症状。当侵犯胸膜、腹膜时，则发生刺激症状甚或出现积液。

（5）带状疱疹性脑炎：感染后以一种潜在的形式长期存在于脊神经节或三叉神经节细胞内。当机体免疫力低下时，病毒被启动、复制增殖，沿神经上行传播，进入中枢神经系统引起脑炎或脑膜炎。带状疱疹性脑炎多在出疹后几天内出现，但亦有报道可以在急性期 30 天前或 10 天后出现，有时脑炎可在没有明显的皮肤带状疱疹情况下出现。

带状疱疹性脑炎的诊断主要依据其临床表现：①发热、头痛、呕吐、抽搐、精神异常、脑膜刺激征、共济失调等；②脑脊液白细胞轻或中度增高，以淋巴细胞为主，蛋白正常或略增加；③具有典型的皮肤带状疱疹改变；④脑电图异常；⑤如有条件检查脑脊液中 VZV 抗体，可进一步确定诊断。

6. 带状疱疹后遗神经痛（PHN）　定义为带状疱疹皮疹愈合后持续 1 个月及以上的疼痛。大部分 PHN 患者会主诉下列不同类型的疼痛和感觉异常：钻痛、刺痛、灼痛、刀割样痛、电击样痛，或持续深在性跳痛，或阵发性异常疼痛，或痛觉过敏及难以忍受的瘙痒。PHN 可因理化因素、精神紧张而加重疼痛程度，反之可因松弛而觉缓解。带状疱疹后遗瘙痒在既往文献中极少描述，但它是一些患者唯一的主诉，可单独发生，亦可与 PHN 同时存在。

【实验室检查】

带状疱疹临床症状较典型，一般不依赖实验室诊断。必要时可取患者皮损处疱液行病毒核酸检测，或从疱疹基底部取材进行涂片染色，检查嗜酸性核内包涵体，或用单克隆抗体免疫荧光染色法查细胞内的 VZV 抗原有助于快速诊断。也可用电镜直接检查水疱液中的病毒或进行病毒的分离培养鉴定。

【诊断和鉴别诊断】

根据水疱集簇成群，沿一侧神经分布，排列成带状，伴疼痛等特点，不难诊断。但神经痛于皮疹前出现者需与胸膜炎、阑尾炎、坐骨神经痛等鉴别。有时需与下列疾病相鉴别。

1. 单纯疱疹　也可成簇状排列，但无典型的疼痛，疱疹好发于皮肤黏膜交界处，以口角、唇缘和鼻孔周围多见，也可在外生殖器发生，不沿神经分布，疱疹常反复发作，水疱较小、易破，炎症轻微，常在发热性疾病如肺炎、流感、流脑、胃肠功能紊乱及月经不调等患者中出现。

2. 卡波西水痘样疹（疱疹性湿疹）　皮疹多形性，无一定好发部位，多对称分布，自觉剧痒。

3. Bell 面瘫　与耳带状疱疹鉴别，该病与 Bell 面瘫的鉴别点主要在于有无耳部疱疹与内耳症状。

4. 免疫介导的脱髓鞘疾病　如多发性硬化。发病前无明确病毒感染史，临床症状表现更为弥散，MRI 显示的病灶多在脑室周围和脑干，更为重要的是数字减影血管成像（DSA）检查血管多为正常，并且该病的病理改变主要为中枢神经系统的脱髓鞘病变，而 VZV 感染引起的脑血管炎病理改变主要为血管炎性反应，脑实质的脱髓鞘改变并不明显。

【治疗】

治疗原则主要是抗病毒、镇痛、营养神经和防止继发感染。

1. 抗病毒治疗　已证实抗病毒药物的系统使用可以减轻皮肤症状并降低带状疱疹相关疼痛的持续

时间或严重程度[9-10]。

（1）治疗指征：根据《中国带状疱疹治疗指南》（2018年），系统性抗病毒治疗的指征包括以下几点。①大于50岁；②头面部；③患者出现下列情况时：中到重度疼痛，出血或坏死性皮损，累及一个以上神经皮节，播散性带状疱疹，累及黏膜；④免疫不全的患者；⑤患者合并有其他严重皮肤病（例如特异性皮炎）；⑥长期使用水杨酸或糖皮质激素治疗的儿童或成人患者。此外，考虑到系统应用抗病毒药物的副作用较低，小于50岁、未合并上述风险因素的患者也建议系统应用抗病毒药物。

（2）治疗时机及疗程：早期、足量、规范应用抗病毒药物是治疗带状疱疹及其后遗神经痛的有效措施。建议应在起病3天（72 h）内系统应用抗病毒药物。对于伴中重度疼痛或严重皮疹，有新水疱出现，泛发性皮疹及合并带状疱疹眼炎、耳炎，免疫功能不全的患者，即使皮疹出现已超过72 h，仍应系统应用抗病毒治疗。一般抗病毒疗程为7天，有研究显示，延长抗病毒疗程与标准7天疗程之间的疗效无差别或只是存在可疑性的优势。如果抗病毒治疗7天后仍有新水疱出现，排除误诊或对抗病毒药物耐药后，可延长疗程[10]。

（3）主要抗病毒药物：目前国内获批的可应用于带状疱疹治疗的抗病毒药物包括阿昔洛韦、伐昔洛韦、泛昔洛韦、溴夫定、膦甲酸钠等（表9-2）。选择抗病毒药物时应综合考虑各种因素，包括费用、用药频次、禁忌证、合并症、药物相互作用、是否耐药等。

表9-2　用于带状疱疹治疗的主要抗病毒药物

药物	特点	用法和用量
阿昔洛韦	在感染细胞内经病毒胸苷激酶磷酸化，生成阿昔洛韦三磷酸，抑制病毒DNA聚合酶，终止病毒DNA链的延伸	口服400～800 mg，5次/天，服用7天
伐昔洛韦	口服吸收快，迅速转化为阿昔洛韦	口服1000 mg，3次/天，服用7天
泛昔洛韦	口服后转化为喷昔洛韦，生物利用度高	口服250～500 mg，3次/天，服用7天
溴夫定	具有高度选择性	口服125 mg，1次/天，服用7天
膦甲酸钠	通过非竞争性抑制病毒DNA聚合酶的磷酸盐结合部位，防止病毒链的延伸	静脉滴注，个性化用量，每8～12 h一次

1）阿昔洛韦：经济成本较低，但口服生物利用度低，仅为15%～20%。常需静脉给药，而静脉给药有引起肾功能不全、肾衰竭的风险，在给药期间应给予患者充足的水分，防止阿昔洛韦在肾小管内沉淀，对肾功能造成损害。

2）伐昔洛韦：是阿昔洛韦的前体药物，口服吸收快，在胃肠道和肝内迅速转化为阿昔洛韦，其生物利用度是阿昔洛韦的3～5倍，药代动力学比阿昔洛韦更好。服用方法：每次1 g，3次/天，服用7天。国内外研究指出，大剂量伐昔洛韦的系统应用（1 g，3次/天，服用7天）与较低剂量伐昔洛韦（300 mg，2次/天，服用10天）相比能更快地减轻带状疱疹所致的急性疼痛，但对皮肤症状改善方面尚无明确结论，两种剂量的不良反应发生率无统计学差异。

3）泛昔洛韦：是喷昔洛韦的前体药物，口服后在胃肠道、血液中和肝内迅速转化为喷昔洛韦，在细胞内维持较长的半衰期。其抗病毒机制类似阿昔洛韦。给药方法：每次250～500 mg，3次/天，服用7天。口服生物利用度高，给药频率和剂量低于阿昔洛韦，是治疗无并发症带状疱疹最常用的抗病毒药物。

4）溴夫定：已在国内上市，适用于免疫功能正常的成人急性带状疱疹患者的早期治疗。给药方法：每次 125 mg，1 次 / 天，服用 7 天。应尽早应用，建议短期使用。溴夫定的突出优势为用药频次少，肝肾功能损害的患者无须调整剂量，但禁止用于免疫抑制患者，并且需要警惕其与 5- 氟尿嘧啶类药物合用所存在的严重药物反应。禁止用于妊娠和哺乳期妇女，在儿童中的安全性和疗效还未得到证实，故不用于儿童。

5）膦甲酸钠：主要用于治疗对阿昔洛韦抵抗的免疫受损患者，剂量应个体化，一般推荐剂量为 40 mg/kg 静脉滴注，每 8 h 或 12 h 一次，连用 2 ~ 3 周。目前，临床上对核苷类抗病毒药物耐药的免疫缺陷带状疱疹患者可选用膦甲酸钠，但需要注意的是膦甲酸钠具有明显的肾毒性，用药期间患者应摄取充足水分，有助于减轻肾毒性，并密切监测肾功能。此外，膦甲酸钠不可快速静脉滴注（时间不得少于 1 h），快速静脉滴注可导致血药浓度过高和急性低钙血症或其他中毒症状，建议用输液泵恒速滴注，滴注速度不得大于 1 mg/（min·kg）。

抗病毒治疗能否预防 PHN 的发生目前并无明确定论。部分学者认为，控制患者的带状疱疹相关性疼痛可降低 PHN 的风险；也有一些国内外证据表明，在疾病发展早期的抗病毒治疗可以降低 PHN 的发生率和严重程度，但研究结果尚不完全一致。

2. 镇痛

（1）对乙酰氨基酚和非甾体类抗炎药可治疗带状疱疹轻度疼痛，是急性带状疱疹疼痛控制的一线药物，但对 PHN 的镇痛作用不佳。阿片类镇痛药适用于严重的急性带状疱疹疼痛，可与曲马多联合应用作为缓解 PHN 症状的三线药物。

（2）三环类抗抑郁药对急性带状疱疹和 PHN 均有镇痛作用，并可缓解老年带状疱疹或 PHN 期间的抑郁状态。可用药物包括阿米替林、去甲替林、地昔帕明等。治疗初期可能出现抗胆碱能反应及中枢神经系统不良反应，如嗜睡、震颤、眩晕等，并可能引起心血管系统不良反应。

（3）加巴喷丁和普瑞巴林属于抗惊厥药，在临床上常用于缓解带状疱疹急性疼痛及 PHN，为 PHN 治疗的首选药物。值得注意的是，目前关于加巴喷丁对缓解带状疱疹急性期疼痛是否有效仍未有统一的临床试验数据。加巴喷丁和普瑞巴林的使用剂量多在其初始剂量的基础上，根据疗效及耐受性逐渐增加。其不良反应呈剂量依赖性，主要为头晕、嗜睡、意识模糊、共济失调、外周水肿等，也可能导致年老体弱者认知功能受损。但与三环类抗抑郁药相比，其副作用较小。加巴喷丁半衰期较短，每天需服药 3 次，药物最适剂量调整也往往需要 10 周以上。加巴喷丁肠道缓释片、加巴喷丁酯等缓释剂型减少了服药频次，提高了药物耐受性。普瑞巴林缓解 PHN 疼痛的效果优于加巴喷丁，但治疗成本也略高。

（4）5% 利多卡因贴剂可显著缓解 PHN 疼痛，减少口服药物（如普瑞巴林）的剂量和服药次数，减少头晕、头痛、嗜睡、自杀倾向等中枢神经系统不良反应。同时，临床研究显示利多卡因贴剂可显著改善带状疱疹急性期疼痛，改善患者生活质量，并且局部用药可避免全身吸收，耐受性佳。5% 利多卡因贴剂用于无破损皮肤，覆盖疼痛最严重的区域。每次最多使用 3 贴，24 h 内仅可使用一次，贴敷不超过 12 h。患者可根据疼痛部位面积，用剪刀将本品剪成小块使用。

（5）局部神经阻滞或局部麻醉用于治疗 PHN 时，很少有患者能达到持续的止痛效果，对缓解带状疱疹急性疼痛也缺乏严格的随机对照试验，目前仅建议在使用了抗病毒药物、糖皮质激素等其他上述止痛药物仍无法缓解疼痛时才考虑选择。

（6）对于单一治疗不能有效缓解的 PHN 疼痛，可联合应用不同作用机制的止痛药物。目前推荐联合应用口服药物与 5% 利多卡因贴剂，或是联合使用加巴喷丁 / 普瑞巴林与阿片类药物或三环类抗抑郁药。联合应用能明显增强止痛效果，减少出现严重的或新的不良反应。

3. 糖皮质激素治疗　糖皮质激素在带状疱疹治疗中的相对适应证为：年龄大于 50 岁，出现大面积皮疹及疼痛，累及头面部的带状疱疹，疱疹性脑炎及内脏播散性带状疱疹。

由于其免疫抑制特性，在没有系统性抗病毒治疗时不推荐单独使用糖皮质激素。研究显示，泼尼松联合阿昔洛韦治疗可有效缓解带状疱疹伴发的疼痛。剂量：泼尼松 30 ~ 40 mg/d，疗程 1 ~ 2 周，病情控制后逐渐减量。对高血压、糖尿病、消化性溃疡及骨质疏松患者谨慎使用，禁用于免疫抑制患者或者有禁忌证的患者。对于免疫功能正常的患者，泼尼松可用于治疗带状疱疹引起的 Ramsay-Hunt 综合征和中枢神经系统并发症，如脑炎或 Bell 麻痹。

4. 眼带状疱疹的治疗　眼带状疱疹的治疗方案特别是眼科情况的评估，应充分参考眼科医生的意见。眼带状疱疹应足量、早期进行抗病毒治疗。急性视网膜坏死（acute retinal necrosis，ARN）作为眼带状疱疹的严重并发症属于眼科紧急情况，其发展迅速，并可能传播到对侧眼，需要立即治疗，建议静脉用药并持续口服 3 ~ 4 个月的抗病毒药物，以防止对侧眼睛受累。同时建议带状疱疹相关 ARN 患者局部和系统使用皮质类固醇作为辅助性抗炎治疗，治疗前 7 ~ 10 天使用皮质类固醇（泼尼松龙）的剂量为 0.5 ~ 1.0 mg/（kg·d）。应格外注意皮质类固醇制剂必须在应用抗病毒药物的前提下使用，以防止激素制剂对促进病毒复制及加重感染的诱发作用。

5. 耳带状疱疹的治疗　一般多采取支持及对症处理。急性期在足量强效抗病毒药物使用的前提下，应用大剂量激素，有止痛和加速面瘫恢复的功效。国外有人报告口服泼尼松 80 mg/d，连服 3 ~ 7 天，后每隔 3 ~ 5 天酌减 10 ~ 20 mg，疗程 3 ~ 6 周。国内有人报告用地塞米松静脉滴注治疗，第一周 10 mg/d，第二周 5 mg/d，第三周改口服地塞米松片 2.25 mg/d，连用 3 ~ 4 周。同时联合应用 ATP、维生素 B_{12} 和 B_1 以及血管扩张剂。一般用药 1 ~ 2 周，面瘫即有明显好转，1 个月左右可基本恢复。针灸理疗宜在发病 10 天后进行，对改善面部肌张力、促进面瘫恢复起一定作用。同时有报道早期联合应用微波照射可显著减轻面神经变性，增强神经兴奋性，恢复听力。微波照射具有明显的止痛作用，对于疱疹的吸收亦有一定作用。

6. 带状疱疹性脑炎的治疗　及早足量应用抗病毒药物，尤其是抗疱疹病毒药物如阿昔洛韦，静脉滴注比口服效果好。如果有免疫抑制表现可加用干扰素、胸腺肽等，一般不用糖皮质激素。如果无免疫抑制表现，可短时间使用小剂量糖皮质激素，以减轻脑组织损伤。对免疫机制引起者，抗病毒药物和糖皮质激素联用，糖皮质激素剂量要适当加大，再配以其他对症药物治疗，只要三者处理恰当，一般预后较好，但 AIDS 者除外。

7. 其他特殊人群的治疗　对于儿童、妇女、肾功能障碍者、HIV 患者、难治性带状疱疹、内脏带状疱疹等需谨慎用药，密切关注。

（1）肾功能障碍者：对于伴有肾功能损害的带状疱疹患者，抗病毒药物可选择口服溴夫定。溴夫定相对于其他抗病毒药物较少依赖肾排泄，不需对剂量作出调整。急性或慢性肾功能不全者不宜选用阿昔洛韦静脉滴注，因滴速过快可引起肾衰竭。口服阿昔洛韦、伐昔洛韦、泛昔洛韦时，剂量应按患者具体肾功能状态相应下调，并在治疗过程中对肾功能进行检查。

（2）孕妇：由于缺乏对妊娠期间使用抗病毒药物安全性的系统评估数据，用药前应谨慎评估利弊。在妊娠期带状疱疹患者无并发症风险的情况下，不建议使用抗病毒药物。一项大样本回顾分析对照研究显示，妊娠期应用阿昔洛韦并未增加婴儿出生缺陷风险，伐昔洛韦和泛昔洛韦在妊娠期的应用观察病例较少，尚无有效结论。因此，妊娠期带状疱疹患者在出现风险因素，可能加重病情的情况下，建议使用阿昔洛韦。

（3）儿童：儿童带状疱疹多发生于免疫功能异常的人群，幼儿期（尤其是1岁以内）发生过水痘或曾在母体内有过宫内感染的儿童也易发生。如无并发症的风险，儿童带状疱疹不建议使用抗病毒药物。若存在风险因素，如头面部中到重度疼痛、有出血或坏死性皮损、累及一个以上神经皮节、播散性带状疱疹、累及黏膜、免疫功能不全、合并有严重的其他皮肤病（例如特应性皮炎）、长期使用水杨酸或糖皮质激素治疗时，建议使用抗病毒药物。

对于儿童带状疱疹的治疗，要明确患儿是否存在免疫缺陷。有研究表明，免疫缺陷儿童发生带状疱疹的早期，使用阿昔洛韦治疗可显著减轻病毒在内脏的播散，并降低患儿的病死率。

（4）HIV感染者：治疗的关键是减少带状疱疹皮肤、内脏播散。应尽早抗病毒治疗，严重者每8 h静脉滴注阿昔洛韦10 mg/kg；对于阿昔洛韦治疗抵抗的患者，推荐静脉滴注膦甲酸钠。此类患者一般不用糖皮质激素。

（5）难治性带状疱疹：在药物治疗10～21天还没有起效的情况下，特别当患者出现疣状VZV感染症状时，应考虑病毒对阿昔洛韦临床耐药，需要应用替代药物治疗，例如溴夫定或泛昔洛韦。

（6）内脏带状疱疹：带状疱疹内脏播散多见于免疫力低下的患者，个别患者内脏表现早于皮肤损害时易误诊，且致死率极高（55%）。一旦疑诊内脏带状疱疹，应立即静脉滴注阿昔洛韦抗病毒治疗。

8. 局部疗法　局部治疗以干燥、消炎为主。疱疹未破时外搽炉甘石洗剂，每日数次，或阿昔洛韦软膏、喷昔洛韦软膏外搽。若疱疹已破溃，需酌情以3%硼酸溶液或复方乳酸依沙吖啶溶液湿敷，或外搽0.5%新霉素软膏等。

9. 物理疗法　紫外线、冷光紫外线、低频电磁、音频电疗、激光照射均可消炎止痛，缩短病程。

【预防】

接种疫苗是预防带状疱疹及其并发症的有效手段，具有十分重要的意义[9, 11]。目前，国际上已有带状疱疹减毒活疫苗、重组带状疱疹疫苗获批用于50岁以上人群预防带状疱疹及其并发症，也有其他类型带状疱疹疫苗正在研制中。其中，重组带状疱疹疫苗已在中国获批，并于2020年正式上市。由于带状疱疹存在复发的可能性，有带状疱疹病史的人群也可以接种重组带状疱疹疫苗。临床研究显示，少数接种重组带状疱疹疫苗后仍发病的患者，其疼痛等临床症状也明显减轻。

平时注意体育锻炼，增强体质，日常生活应有规律。积极寻找诱因，及时治疗原发疾病。儿童应接受计划免疫，提高机体免疫能力。带状疱疹患者不必隔离，但应避免与易感儿童和孕妇接触。免疫功能低下人群特别是HIV、恶性肿瘤、血液病、自身免疫疾病、实体器官移植以及接受免疫抑制剂治疗等患者发生带状疱疹的风险显著增高，应特别关注这类人群的预防[12]。

第六节　卡波西水痘样疹

卡波西水痘样疹（Kaposi's varicelliform eruption）是指在原有的皮肤病（多为特应性皮炎或湿疹）基础上感染单纯疱疹病毒（HSV-1、HSV-2）、柯萨奇病毒A16或牛痘病毒而发生的一种皮肤病，也有称疱疹性湿疹或种痘性湿疹。

【病原学】

从细胞涂片检查可见 HSV 引起的病毒包涵体在细胞核内，牛痘病毒引起的在细胞质内。前者还见有气球样变性及多核巨细胞。

【流行病学】

男女患病率均等。本病多发生在患湿疹的婴儿或儿童，尤以 5 岁以内多见。偶然发生于患脂溢性皮炎、脓疱病、落叶型天疱疮、鱼鳞病样红皮症、毛囊角化病、蕈样肉芽肿和其他炎症性皮肤病的成人。德国一项关于 75 名卡波西水痘样疹患者的研究中，患者年龄在 5 个月至 69 岁，统计发现以 15 ~ 24 岁这个年龄层的患者居多（约占 56%）。另一项研究表明，过敏性皮炎合并卡波西水痘样疹的患者平均发病年龄较过敏性皮炎得到控制的患者要低（约 5.6 岁）。

【发病机制】

本病由 HSV 或牛痘病毒所引起，发病机制尚未明确。某些学说认为过敏性皮炎患者的细胞和体液免疫缺陷为本病的易感因素，是过敏性皮肤病患者的一种突然发生的并发病。

【临床表现】

由于接种牛痘或接触种痘及单纯疱疹患者后，经过 5 ~ 19 天（平均 10 天）潜伏期，突然出现密集成群的发亮扁平水疱，以后很快转变为脓疱，疱中央有脐窝，周围有红晕（图 9-5）。皮疹可局限于原有皮肤病的部位，也可超越原有皮损范围。1 ~ 2 周后皮疹干燥结痂而脱落，部分残留浅表瘢痕及色素沉着。皮疹发出 2 ~ 3 天后可有高热、全身不适、食欲不振等症状。浅表淋巴结可肿大。绝大部分患者预后良好，少数患者可并发脑炎、树枝状角膜溃疡或泛发性内脏损害。

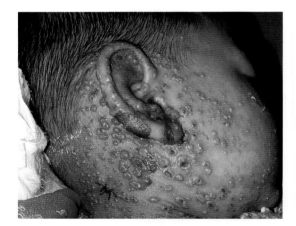

图 9-5 卡波西水痘样疹
（由第四军医大学皮肤科提供）

【诊断】

根据病史及特征性临床表现可作出诊断。通过水疱液电镜检查和组织培养可进一步明确诊断。

（1）好发于 3 岁以内患湿疹或特应性皮炎的婴幼儿，多有种痘或接触单纯疱疹患者的历史，潜伏期 1 ~ 2 周。

（2）出疹前有高热、全身不适、嗜睡等全身症状。

（3）皮疹为突然发生的密集水疱，并迅速变为脓疱，基底明显红肿，部分疱中央呈脐窝状。皮疹可互相融合成片，但周围仍有散在典型皮疹。

（4）皮疹多局限于面部、肩部、臀部等原有皮肤病变部位，少数可发生于正常皮肤上。

（5）1～2周后皮疹干燥结痂，留下色素沉着或浅表瘢痕而愈合。

【鉴别诊断】

本病有时需与水痘、天花相鉴别。

1. 天花　天花全身反应重，开始即达 39～40 ℃高热，热度下降后发疹，皮损中央有明显的脐凹，颜面疹多，愈后遗留凹陷性瘢痕。

2. 水痘　发热同时或 1～2 天后，躯干部皮肤始出现红色斑疹，迅速变为米粒到豌豆大的丘疹、水疱，疱液初清亮，后渐混浊，壁薄易破，周围有红晕，数目不定，4～7 天后水疱干燥、结痂，不留瘢痕。皮损以躯干为多，面部、四肢较少，呈向心性分布；开始在躯干，然后到头皮、面部、四肢，呈离心性发展；皮疹分批出现。

【治疗】

1. 全身治疗　重症患者应积极地给予支持治疗，改善全身状况，提高机体抵抗力，保持水、电解质平衡，必要时输全血或血浆。高热者或并发脑炎、内脏损害者，给予相应的治疗和处理。对皮疹广泛、病情较重者，可用阿昔洛韦等抗病毒制剂（见单纯疱疹），并适当应用磺胺类及抗生素等预防或控制感染。亦可用丙种球蛋白，每天或隔天 1 次，每次 3 ml，肌内注射，连用 3～5 次。

2. 对原有皮肤病的治疗　在有效的抗病毒治疗基础上，原发病的治疗可按原治疗方法进行，但糖皮质激素的治疗要在皮损愈合后进行。

3. 局部治疗　原则为保护患处、预防感染。可外用抗菌、消炎、收敛等药物，如用 0.1% 依沙吖啶溶液或 0.08% 庆大霉素生理盐水湿敷，或用复方阿昔洛韦霜、莫匹罗星软膏等。

4. 其他　加强护理，给予支持疗法。

【预防】

患有特应性皮炎等炎症性皮肤病的儿童应避免与单纯疱疹患者接触。发病后立即隔离，以免传染他人，对患者用具与衣物亦应消毒。积极寻找诱因，及时消除致病因素。

第七节　B 病毒病

国际病毒分类委员会将 B 病毒（B virus）称为猕猴疱疹病毒 1 型，拉丁文名为猴疱疹病毒，属于疱疹病毒科、α 疱疹病毒亚科、单纯疱疹病毒属。在 35 种非人灵长类疱疹病毒中，只有 B 病毒对人有致病性。

【病原学】

B 病毒为大的双链 DNA 病毒，约 162 kb，有多个开放阅读框，其中一些氨基酸序列与 HSV-1 和 HSV-2 约有 79% 的同源性。病毒基因组富含 G+C（75%），是疱疹病毒中 G+C 含量最高的。B 病毒全基因组迄今尚未全部测序，只测定了部分序列，与 HSV 很相似。病毒基因组由一个长独特区（UL）和一个短独特区（US）组成，每区的两端被倒置重复序列所覆盖。在长独特区上，完全测序的基因有糖蛋白基因 C 和 B，部分测序的基因有胸苷激酶基因。根据已获得的序列与 HSV-1 的 UL23 编码序列相比，大部分仍很保守。

【流行病学】

本病较为罕见，仅在非洲中西部雨林有见报道。在非洲疫区，90% 的患者为小于 15 岁的孩童，死亡率达 1%～10%。1981—1986 年的统计数据表明 B 病毒感染共 338 例，1996—1997 年报告本病的发病率为 22‰。近来在美国也有报道，截至 2003 年，有 74 例可疑病例，其中 37 例最后被证实为 B 病毒感染。

【发病机制】

自然宿主感染 B 病毒后，几乎不造成死亡。发病初期在舌背面和口腔黏膜与皮肤交界的口唇部以及口腔内其他部位出现充满液体的小疱疹，3～4 天时这些疱疹破裂形成溃疡，有时也可见到程度不等的皮肤及结膜病变，很少出现全身症状，一般在 7～14 天自愈，不留瘢痕。局部病灶内有病毒复制，因而，痂皮内含传染性病毒。口腔病变有时伴发肝实变、肾间质的灶性炎症和坏死，如果没有包涵体的存在，这些并非 B 病毒感染的特异性病变。病毒可由感染处经外周神经传到中枢神经系统，形成潜伏感染。

人类感染 B 病毒是由于暴露猴组织和体液引起的，例如通过猴咬伤、抓伤或者伤口直接接触了猴的组织或体液等。猴的口腔、眼、生殖道分泌物、脑脊液和脑组织，以及来源于猴肾的细胞培养组织都是潜在的感染源。通过接触患者而被感染的传播仅有 1 例报道。进一步的研究表明，这种人与人之间 B 病毒的二次传播的可能性很小。

【临床表现】

人感染 B 病毒后，临床症状通常发生在暴露后 1 个月内，潜伏期从几天到几周，个别病例可达 10 年。发病通常以感冒样症状开始，如发热、肌痛、疲劳和头痛。在破损皮肤处发生类似单纯疱疹样损害，偶尔在其他部位也可发生水疱性损害。其他症状还包括淋巴管炎、淋巴结炎、恶心、呕吐、腹痛和打嗝。病毒传播到中枢神经系统时出现神经症状，随侵犯的大脑或脊髓部位表现症状不同，包括感觉过敏、共济失调、复视、激动、麻痹等，病死率很高。

【实验室检查】

1. 病毒分离培养　B 病毒属于生物安全 4 级（BSL-4）病原，涉及活病毒的实验必须在 BSL-4 级实验室内进行。B 病毒能够在组织培养物及实验动物体内良好地增殖，但因使用实验动物较为困难，所以大多数研究工作集中在 Vero 细胞和体外已建立的其他上皮细胞系。虽然病毒分离能直接说明病毒的存在，但却不主张在采取预防措施前在伤口部位或暴露部位取样培养，因为这样可能延误伤口的清洁处理，取样时的挤压还可促使病毒进入深层伤口或污染邻近物品。而清洁过的伤口（即使后来证明为 B 病毒感染）取样培养的结果往往为阴性。

2. 病毒核酸检测 PCR 检测 B 病毒临床样品快速而敏感，减少了病毒培养的危险性。

3. 血清学检测 人类感染 B 病毒后，糖蛋白诱发的抗体出现最早，感染 7 ~ 10 天开始出现 IgM 抗体，14 ~ 21 天出现 IgG 抗体。少数病例尽管分离出了病毒，抗体仍为阴性。如果感染 B 病毒之前感染过 HSV-1 或 HSV-2，抗体反应形式可能有所变化，因为有些抗原在这 3 种病毒中是相同的，可引起免疫记忆反应。

【诊断】

依据临床表现和实验室检查可以诊断。

【治疗】

无特效疗法，主要是抗病毒治疗，也可以用丙种球蛋白注射治疗。

【预防】

尽量避免与猴接触。在使用猴类进行试验时，要严格遵守有关预防 B 病毒感染的实验室安全操作规程；发生暴露于 B 病毒后，要立即采取预防急救措施。

第八节　巨细胞包涵体病

巨细胞病毒（CMV）是巨细胞包涵体病的病原体。1956 年，Smith 等首先用组织培养方法从患者体内分离出病毒。由于感染的细胞肿大并具有大的核内包涵体，故而命名。CMV 多为潜伏感染，常可由怀孕、器官移植等因素被激活。该病毒还可发生垂直传播，对胎儿危害较大，是引起先天性畸形的重要病原之一，也是器官移植、艾滋病患者死亡的重要原因。

【病原学】

巨细胞病毒的形态与基因组结构与 HSV 极为相似。典型的 CMV 直径为 180 ~ 250 nm，有包膜，在病毒的衣壳和包膜之间有一层被膜。核衣壳直径 100 nm，衣壳由 162 个壳微粒组成，其中 150 个为六邻体，12 个为五邻体，构成 20 面体立体对称型。核心为线状双股 DNA，由长股（UL）和短股（US）组成，两股 UL 和 US 以不同的方向排列，构成 4 种不同类型的基因组。病毒超微结构研究发现，CMV 的包膜蛋白存在多形性，感染 CMV 的细胞可释放 3 种类型的病毒颗粒：典型病毒颗粒、致密颗粒和包膜颗粒。致密颗粒既无衣壳，也无病毒 DNA，其本质是被膜蛋白 P65，外周包绕病毒糖蛋白包膜；包膜颗粒有衣壳，但无电子致密的 DNA 核心；致密颗粒及包膜颗粒均无感染性。

CMV 感染的宿主范围和细胞范围均狭窄，种属特异性高，即人 CMV 只能感染人。在体内，人 CMV 可感染各种不同的上皮细胞、白细胞和精子细胞等。但在体外，人 CMV 只有在人成纤维细胞中才能增殖。CMV 在细胞培养中增殖缓慢，其增殖周期为 48 ~ 72 h。

CMV 感染细胞后，脱去衣壳进入生物合成阶段，病毒基因转录合成病毒蛋白分为 3 个时相：立即早期基因转录合成立即早期蛋白，主要参与病毒基因转录的调控；在立即早期蛋白的调控下，早期基因转录合成早期蛋白，早期蛋白是抑制宿主 DNA 复制的抑制蛋白和病毒 DNA 聚合酶，参与病毒 DNA 的复制和基因调控；晚期基因转录合成晚期蛋白，主要构成病毒的衣壳、皮层和包膜蛋白。在 CMV 感染细胞 36 h 后才能检测到晚期蛋白。

病毒 DNA 的复制也分为两个阶段，分别发生在感染后的 18~24 h 和 60~80 h。所以初次分离 CMV 常需经 2~6 周才出现细胞病变。其特点是细胞变圆、膨胀、核变大，形成巨大细胞，核内出现周围绕有一轮"晕"的大型嗜碱性包涵体。

【流行病学】

CMV 在人群中感染非常普遍，但传播途径和临床表现因人而异。本病毒在不同国家的感染率为 40%~100% 不等。此外，本病毒的感染率还与年龄成正比。在某些器官移植人群中，年龄被认为是巨细胞包涵体病的危险因素之一。CMV 感染引起的死亡率较低（<1%）。

【发病机制】

初次感染后，CMV 将在宿主细胞中无限期存在，呈潜伏状态。可能累及多种组织器官，尸检提示肺、肝、胰、唾液腺、中枢神经系统及肠都可能是病毒潜伏的场所。先天性感染的严重程度与缺乏产生沉淀抗体的能力和 T 细胞对 CMV 的应答有关。儿童和成年人感染 CMV 后，在外周血中出现具有抑制细胞毒表型的活化 T 淋巴细胞。如果宿主的 T 细胞功能受损，潜伏的病毒就可能复活并引起多种症候群。组织移植后发生的慢性刺激，为 CMV 活化、诱发疾病提供了条件。某些针对 T 细胞的强烈免疫抑制剂如抗胸腺细胞球蛋白，与临床 CMV 症候群的高发率有关。此外，CMV 在功能上可作为辅助因子，使潜伏感染的 HIV 活化。

【临床表现】

人群中 CMV 感染非常广泛，初次感染大多在 2 岁以下，通常呈隐性感染，少数有临床症状。60%~90% 的成人已有 CMV 抗体。人感染后虽产生抗体，但多数可长期带毒成为潜伏感染。潜伏部位常在唾液腺、乳腺、肾、白细胞或其他腺体中，病毒可长期或间歇地自唾液、乳汁、尿液、精液或宫颈分泌物中排出。CMV 的传染源为患者和无症状的隐性感染者，可以通过口腔、产道、胎盘、器官或骨髓移植等多种途径传播，引起多种类型的感染。

1. 宫内感染　系孕妇体内的 CMV 通过胎盘使胎儿在宫内受染，是人 CMV 感染的重要途径之一，也是造成死胎、流产、早产的重要原因，特别是当感染发生在妊娠头 4 个月内时更容易造成胎儿损害。受染胎儿 90% 为隐性感染，约 10% 有临床表现，如发育迟缓，出生时体重不足，或者出现各种先天性畸形，患儿出生后可表现为反应差、喂养困难、发热、黄疸、肝脾大、皮肤瘀点、脉络膜视网膜炎、颅内钙化、智力低下和运动障碍等，还可伴有烦躁不安、生长迟缓、耳聋、失明、瘫痪、抽搐等，多于数周内死亡。

2. 后天性感染　新生儿通过产道或乳汁受染，临床症状一般较轻。主要表现为肝、脾、淋巴结肿大，皮疹和肺炎等；多次输注新鲜血液的患儿亦可发病而表现为单核细胞增多、发热、乏力、关节痛、皮疹，伴轻度肝炎症状及脾大；还可引起感染性末梢神经炎或溶血性贫血。

3. 免疫功能低下患者的感染　肾移植、骨髓移植、艾滋病、白血病、淋巴瘤等患者由于机体免疫功能低下或长期用免疫抑制治疗，致使体内潜伏的 CMV 被激活，易发生肺炎、视网膜炎、食管炎、结肠炎和脑膜脑炎。

人体受 CMV 感染后，可产生特异性的 IgM、IgG、IgA 类抗体，但这些抗体并不能有效地防御 CMV 感染。机体的细胞免疫功能在控制人 CMV 感染中起重要的作用。所以，细胞免疫功能缺陷者是 CMV 感染的高危人群。另外，CMV 感染本身又可导致机体免疫功能受损或导致免疫抑制，对疾病加剧和病毒持续存在均有重要影响。

【实验室检查】

1. 病毒分离　可从尿液、唾液、脑脊液或其他组织中分离出病毒，亦可取新鲜尿液做涂片染色找巨细胞或核内包涵体。该方法简便，可用于辅助诊断，但阳性率不高。

2. 抗体检查　最常用的有补体结合试验（CF）、间接免疫荧光试验（IIF）、免疫酶试验（EIA）、间接血凝试验（IHA）和放射免疫试验（RIA）等，检测 CMV-IgG 和 IgM 抗体。用双份血清测巨细胞病毒 IgG 抗体呈 4 倍或 4 倍以上增高均有助于诊断。由于 IgM 不能从母体经胎盘传给胎儿，若从新生儿血清中检出 CMV-IgM 抗体，可以确诊为先天性感染。

3. 病毒 DNA 检测　近年用标记 DNA 探针核酸杂交法，以及用 CMV 特异的引物 PCR 法检测 CMV 的 DNA，其阳性检出率明显高于细胞培养。

4. 血常规检查　较重的患者可以有白细胞数升高，血中出现异常淋巴细胞；婴幼儿患者常伴有贫血、血小板数减少；累及肝脏的患者可以出现肝功能异常。

【影像学检查】

头颅 X 线片或 CT 扫描可有钙化影，胸部 X 线片可见间质性肺炎改变。

【诊断和鉴别诊断】

感染 CMV 后，可数月或数年地排出病毒而不发病，因此，对于 CMV 阳性结果的解释需要考虑宿主个体和疾病的表现。凡新生儿、婴幼儿患间质性肺炎，或患肝炎伴单核细胞增多，出现变异淋巴细胞，尤其是先天畸形的新生儿，应考虑本病。成人接受输血、器官移植或免疫抑制治疗后出现单核细胞增多，出现变异淋巴细胞，发热、皮疹、肝脾大者，也应考虑本病。根据实验室检查可以帮助诊断该病。

先天性感染应与细菌性、病毒性（如风疹）和原虫（如弓形虫）感染相鉴别。后天性感染应注意与传染性单核细胞增多症、病毒性肝炎以及其他原因造成的肝大、黄疸相鉴别。

【治疗】

治疗可应用各种抗病毒制剂如更昔洛韦（GCV）、抗 CMV 的免疫球蛋白制剂、干扰素及转移因子等。但这些药物并不能解决根本问题，往往停药后病毒又潜伏、回升。鉴于此病毒可能作为艾滋病的病因之一，各国学者均在致力于控制其感染的研究。目前尚无特效的药物。国外用更昔洛韦治疗，疗效达 70%～80%，急性感染时每日用 5～15 mg/kg，分 2～3 次静脉滴注，疗程为 10～14 天，但停药后复发率高，且对骨髓有抑制作用。也可用阿糖腺苷、阿糖胞苷、泼尼松和膦甲酸钠等药物，但疗效均不太满意。近年国外研制的两种 CMV 减毒活疫苗在高危人群中试用后证明其安全性好，并对肾移植引起的严重 CMV 疾病有一定保护作用。应用 CMV 包膜蛋白研制不含病毒 DNA 的亚单位疫苗或基因工程疫苗，是目前国内外研究的方向。

【预后】

一般成人或儿童患者发生 CMV 临床感染后大多预后良好。对机体处于免疫抑制状态的患者，如器官移植术受者、艾滋病患者、接受化疗或放疗的晚期癌症患者，CMV 感染可以导致严重的临床表现或加速其死亡。CMV 宫内感染可导致流产或死产。

【预防】

如发现孕妇产道有排毒者，可行剖宫产分娩，以免影响新生儿。如母亲已受感染或携带病毒者，不可给新生儿喂奶，以减少新生儿受感染的风险。近年正在研究用 γ 球蛋白或高效价免疫球蛋白进行预防。宫内已受感染的新生儿可从唾液及尿中排出病毒，故在新生儿室应进行隔离。

加强对器官移植供者的 CMV 感染的筛选，包括对用于器官移植手术过程中所需要血源的 CMV 感染的筛选，有助于预防 CMV 感染或潜伏性感染的发作，提高器官移植术的成功率。

预防 CMV 感染的疫苗已经研制出来，目前尚在观察试用中。

第九节　EB 病毒相关皮肤病

EB 病毒（EBV）是 Epstein 和 Barr 于 1964 年首次成功地将非洲儿童 Burkitt 淋巴瘤细胞通过体外悬浮培养而建株。EBV 感染可引起多种肿瘤或非肿瘤疾病，如与 EBV 急性感染相关的传染性单核细胞增多症、药物与病毒相互作用所致的药物超敏反应综合征、牛痘样水疱病、牛痘样水疱病样淋巴细胞增生性疾病、结外 NK/T 细胞淋巴瘤（鼻型）等肿瘤疾病[13]。这些疾病具有显著的皮肤损害，患者会以皮肤损害为首发或者主要症状就医。

【病原学】

EBV 属于人类疱疹病毒科 4 型，为亲 B 淋巴细胞的双链 DNA 病毒，在自然界中普遍存在。绝大多数 EBV 通过接触呼吸道分泌物传播，少数患者通过输血传播。EBV 的形态与其他疱疹病毒相似，基本结构含核样物、衣壳和囊膜三部分。核样物为直径 45 nm 的致密物，主要含双股线性 DNA，其长度随不同毒株而异。衣壳为 20 面体立体对称，由 162 个壳微粒组成。囊膜由感染细胞的核膜组成，其上有病毒编码的膜糖蛋白，有识别淋巴细胞上的 EBV 受体及与细胞融合等功能。

一、传染性单核细胞增多症

【流行病学】

传染性单核细胞增多症（infectious mononucleosis，IM）多见于青年，尤其是 15～24 岁。幼童感染病毒后较少表现出 IM 的临床症状，而约 70% 的青年和成人感染后会表现出 IM 的症状[14]。

【发病机制】

90% 的 IM 由 EBV 感染引起，另外 10% 由 CMV、HHV-6、HSV-1 和 HIV 等感染引起[15]。经过成功传播，EBV 感染上皮细胞和咽部淋巴结内 B 细胞，开始复制并扩散到全身，导致细胞毒性 T 淋巴细胞（CTL）和 NK 细胞的活化。CTL 的活化导致细胞介导免疫反应而引起 IM 的临床表现[16]。

【临床表现】

多数情况下，EBV 原发感染为无症状性感染，仅少数原发感染患者表现为 IM。患者可出现发热、咽扁桃体炎、淋巴结肿大（其中颈部淋巴结肿大最常见）的典型三联征表现及肝脾大等全身症状，严重者可合并其他系统损害，如间质性肺炎、中枢神经系统脑炎等。3%～15% 的患者会出现皮肤黏膜的损害，主要表现为躯干、上臂部弥散分布米粒大小红色斑疹，呈典型的麻疹样发疹。皮肤损害可累及面部、前臂并进展至四肢。部分患者可出现荨麻疹样、瘀点样、紫癜样、多形红斑样皮肤损害。皮疹轻度痛痒，一般持续 1～2 周，消退较快。IM 常预后良好，多在临床和实验室诊断后 2～4 周症状可缓解[14]。

【实验室检查】

实验室检查外周血常规示淋巴细胞、异型淋巴细胞的比例增高，EBV-VCA-IgM、EBV-VCA-IgG 阳性，嗜异性凝集试验阳性等支持该诊断。

【诊断和鉴别诊断】

发热、咽喉红痛、淋巴结肿大、白细胞分类以淋巴细胞占优势、异型淋巴细胞＞10%、EBV-VCA-IgM 阳性、嗜异性凝集试验阳性是诊断 IM 的有力证据。

一般将异型淋巴细胞＞10% 定为诊断指标之一。异型淋巴细胞虽然在病初即出现，但半数以上患者要在病程第 1 周末或第 2 周时才能达到诊断标准（＞10%），而 IM 通常起病急、就诊早，大多数病例就诊时间早于异型淋巴细胞出现时间，因此应反复检查血常规及细胞形态，避免误、漏诊。由于异型淋巴细胞形态多样，非血液病专业的技术人员对其形态改变认识不足，易将其与幼稚细胞混淆而误诊为急性淋巴细胞白血病、浆细胞白血病[16]。

【治疗】

该疾病是自限性疾病，无特殊治疗方法。该病大多预后良好。对伴有严重合并症如呼吸道阻塞、神经系统合并症、心肌炎、心包炎、血小板减少性紫癜和自身免疫性溶血性贫血的患者，可考虑使用短程泼尼松治疗[16]。

抗病毒治疗对本病的作用尚不明确。有研究汇总分析了抗病毒药物对于急性 IM 的疗效，认为证据尚不充分[15]。

二、药物超敏反应综合征

药物超敏反应综合征（drug induced hypersensitivity syndrome，DIHS）又称伴嗜酸性粒细胞增多和系统症状的药物反应（drug reaction with eosinophilia and systemic symptoms，DRESS），是一种累及多个器官系统并影响生命的重症药疹。

【流行病学】

DRESS 的发病率尚不明确，有报道称约 1/10 万。其可发生在任何年龄，但大多数文献报道的患者为成人。部分注册研究和病例研究中曾报告女性更多见。多种药物被报告可能引起 DRESS，最常报告的药物包括别嘌呤醇、抗惊厥药、磺胺类、抗生素等[17]。

【发病机制】

到目前为止，该病的发病机制仍不清楚。虽然大量研究显示与药物、感染、免疫、遗传等综合性因素有关，但需要更多的研究来分别阐明病毒和药物诱导的免疫反应在 DRESS 中的作用。

病毒再活化在此病患者中普遍存在，尤其是 HHV-6、EBV 和 CMV。不仅如此，病毒再活化也和该病的严重程度相关。更高的病毒负荷量和抗体滴度的患者病程相对更长，系统损害更广泛，预后更差。部分学者提出 DRESS 中发生的多器官免疫攻击是由对病毒抗原交叉反应的 T 细胞介导的。调节性 T 细胞（Treg 细胞）也与 DRESS 发生有关。相比急性移植物抗宿主病或斑丘疹型药疹患者，DRESS 患者皮损中 FoxP3+Treg 细胞与 CD3$^+$ T 细胞的比例增加。遗传因素在家族遗传易感性中起着重要作用，影响有毒药物代谢物解毒的基因多态性被认为会增加机体出现 DRESS 的易感性。一些 HLA 等位基因与包括 DRESS 在内的药物特异性皮肤不良反应相关。部分学者提出假设认为，特定 HLA 等位基因对病毒再活化的影响可以解释它们和 DRESS 之间的关系[17]。

【临床表现】

本病皮肤损害表现多样，常先累及头面、躯干上部、上肢（图 9-6），逐渐进展至下肢。常见表现为麻疹样发疹，周身弥散分布瘙痒性红色斑疹，严重者表现为红皮病样外观，其中颜面水肿是 DRESS 的典型特征。DRESS 皮疹瘙痒剧烈，持续时间长，甚至可长达数月。除皮肤损害外，DRESS 还表现为持续高热，肝、脾、淋巴结肿大，顽固性腹泻等全身症状[13]。

【实验室检查】

异常的实验室指标包括：嗜酸性粒细胞计数增加，非典型淋巴细胞增多症，伴有肿大的活化淋巴细胞、淋巴母细胞或单核细胞增多症样细胞，血清谷丙转氨酶增高，再次激活的 HHV-6 和其他病毒等[18]。

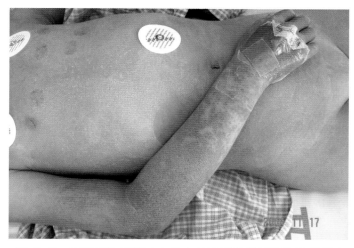

图 9-6　DRESS 皮疹（由北京儿童医院徐子刚医生提供）

【诊断和鉴别诊断】

鉴于临床表现的非特异性和多变性，在许多情况下，DRESS 的诊断需要将疑似病例与临床判断结合起来。

典型病例的诊断要点包括：①发病前 2～6 周暴露于高风险药物史，如别嘌呤醇或抗惊厥药；②麻疹样皮疹可进展为融合性、浸润性红斑或剥脱性皮炎，累及人体体表面积的 90% 以上；③血液学异常，嗜酸性粒细胞增多＞700/μl 和（或）非典型淋巴细胞增多症；④全身症状和器官受累，包括发热（38～40 ℃）、淋巴结肿大、肝功能异常、肾功能不全、间质性肺炎和（或）胸腔积液、心肌炎。

非典型病例的诊断要点包括：①与药物接触的关系不明确；②皮疹短暂或无；③没有嗜酸性粒细胞增多症；④全身症状轻微或没有[18]。

DRESS 需要与其他严重的皮肤药疹、病毒或细菌感染、嗜酸性粒细胞增多症、淋巴瘤和结缔组织病相鉴别，其可能伴有皮疹、发热、全身症状，和 DRESS 类似。

【治疗】

1. 停用相关药物　DRESS 的主要治疗方法是确定和迅速停止相关药物，并尽量避免引入新的药物。在抗癫痫药物中，丙戊酸通常用作替代可疑药物。

2. 对症支持　患有剥脱性皮炎的患者需要维持补液，维持电解质平衡和营养支持。其他措施包括提供温、湿度合适的环境，温和的皮肤护理，温水浴 / 湿敷和润肤。

3. 皮疹的治疗　对于瘙痒和皮肤炎症的症状缓解，建议局部使用高效皮质类固醇，而不是全身性应用皮质类固醇。外用皮质类固醇每天 2～3 次，持续 1 周。

4. 肝损害的治疗　药物引起的急性肝炎主要治疗方法是停止用药。全身性应用皮质类固醇对药物性肝损害的疗效未经证实，并且对其使用尚未达成共识。严重的肝细胞损伤可能演变为急性肝衰竭，唯一有效的治疗方法可能是肝移植。重症肝炎患者尤其是黄疸患者应立即请肝移植专家进一步评估和护理。

5. 肺部或肾脏受累的治疗   对肺部受累（呼吸困难、胸片异常、低氧血症）或肾脏受累（肌酐＞150% 基础水平和蛋白尿或血尿）的患者推荐使用中至高剂量的全身性皮质类固醇。环孢素可作为对全身性皮质类固醇无反应和禁用皮质类固醇患者的二线治疗。无肺部或肾脏受累的患者和肝转氨酶轻度升高的患者（＜正常上限的 3 倍）可以对症治疗。

6. 监测随访   应监测 DRESS 患者皮疹的进展和（或）与器官受累相关的临床症状及实验室检查，实验室检查包括血常规、肝功能（血清转氨酶、胆红素、凝血酶原时间）、血尿素氮和肌酐。对于病情稳定的患者，每周进行一次实验室检查。对于病情严重或疾病进展快的患者，可能需要更频繁的监测[18]。

大部分患者在停药后数周至数月内完全恢复。在药物反应结束后数月或数年，一部分患者可能会出现自身免疫性疾病[18]。

三、结外 NK/T 细胞淋巴瘤（鼻型）

EBV 是一种重要的肿瘤相关病毒，EBV 相关性肿瘤主要包括霍奇金淋巴瘤、非霍奇金淋巴瘤、NK/T 细胞淋巴瘤等。原发性皮肤 T 细胞淋巴瘤（cutaneous T cell lymphoma，CTCL）属于结外非霍奇金淋巴瘤。

结外 NK/T 细胞淋巴瘤（extra-nodal NK/T cell lymphoma，EN-NK/TCL）（鼻型）属于非霍奇金淋巴瘤的一种类型，曾被称为致死性中线肉芽肿、多形性网状细胞增生病、血管中心性 T 细胞淋巴瘤等。皮肤是除了鼻腔和鼻咽部以外该病最常见的累及部位，但其发病率非常低，和 EBV 感染高度相关，血清 EBV-DNA 载量可提示预后[13]。该病往往具有高度侵袭性，对多药耐药，生存预后较差。目前关于该类病例的临床分析资料非常有限。

【流行病学】

结外 NK/T 细胞淋巴瘤（鼻型）是一种少见疾病，其分布具有明显的地域和种族特征，多发生于亚洲、墨西哥及中南美洲，占所有非霍奇金淋巴瘤的 5%～18%[19, 22]。在美国、加拿大及欧洲等地区，其在非霍奇金淋巴瘤中的占比不足 1.5%。有报道称大多数患者为成年人，中位年龄为 46～60 岁，年龄跨度可达 9～89 岁。男性更多见，在以往的报告病例中，男性占比 55%～78%。也有少数来自中国、日本等地关于儿童和青少年的病例报告[20]。

皮肤结外 NK/T 细胞淋巴瘤发病率非常低。在荷兰和奥地利的一项 1986—2002 年的原发性皮肤淋巴瘤注册研究中，1905 例患者中仅 7 例为该病。国内数据亦有限，2012 年华西医院曾报告了 19 例皮肤结外 NK/T 细胞淋巴瘤病例，其中男、女性别比例为 12：7，年龄 9～72 岁，中位年龄 32.9 岁[21]。

【发病机制】

对于皮肤结外 NK/T 细胞淋巴瘤的确切病因知之甚少，目前的证据大都将其发生原因指向 EBV 的感染。这是因为 EBV 编码的核内小 RNA 和病毒蛋白的表达几乎能在所有受累组织中检测到，特别是在亚洲患者；而在白种人中，这种关系尚不清楚。许多研究结果也说明 EBV-DNA 的水平是一个较好的预测疾病复发风险和总生存率的指标[19-20]。

【临床表现】

大多数病例表现为鼻腔（包括鼻咽、鼻窦、扁桃体、下咽和喉部）病变。最常见的初始症状是鼻塞，偶尔出现分泌物或鼻出血。可见鼻外皮下硬结，表面红肿。皮损随着疾病进展可逐渐增大，形成局部斑块、隆起、破溃。破溃后继发感染可引起局部炎症、溃烂，可能使面部毁形（图 9-7）。

10%～20% 的患者会继发其他结外器官受累，如皮肤、胃肠道、淋巴结等，但肿瘤原发于这些部位的情况少见。除鼻部外，皮肤是结外 NK/T 细胞淋巴瘤最易累及的部位，损害常常发生在肢端，表现为多发性皮肤色至紫红色结节、浸润性斑块、坏死、溃疡形成，也可有斑疹、环形红斑等非特异性皮肤损害[13]。华西医院王琳等报告的 19 例皮肤结外 NK/T 细胞淋巴瘤患者中，大多表现为躯干或肢端单个或多个结节或包块，部分患者伴有发热和体重减轻，其他皮疹类型包括红斑、瘀点、水疱和溃疡等[21]（图 9-8）。

该疾病累及骨髓的情况少见，发病率为 1.9%～16%。这些患者发生噬血细胞综合征（hemophagocytic syndrome，HPS）的可能性更大，它是一种显著降低生存率的主要并发症（中位生存期从 26 天到 40 天），以高热、全血细胞减少、脾大等为特征[20]。

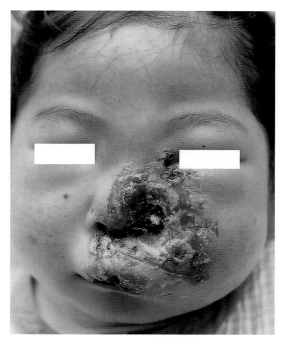

图 9-7　结外 NK/T 细胞淋巴瘤（鼻型）

患儿颜面部肿胀明显，鼻部瘤体表面溃烂，面部毁形（由北京儿童医院徐子刚医生提供）

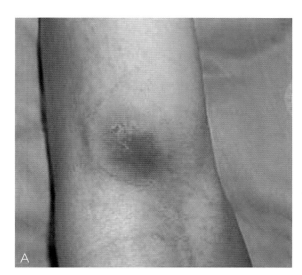

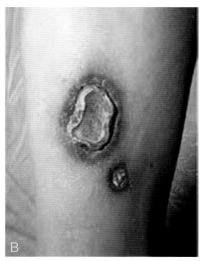

图 9-8　皮肤结外 NK/T 淋巴瘤患者的临床表现（由四川华西医院王琳医生提供）

A. 手臂单个红色结节；B. 下肢表面伴有硬痂的溃疡

【实验室检查】

本病的病理表现主要为血管中心坏死型，瘤细胞大小不一，核不规则，导致血管管壁破坏、管腔闭塞等。在王琳等[21]报告的19例患者组织学检查中，肿瘤主要累及真皮和皮下，肿瘤细胞形态多样、大小不一，大多数病例以中等大小细胞为主；肿瘤细胞核不规则，染色质致密，细胞质丰富；组织坏死、细胞碎片及血管中心性和破坏性浸润等表现常见；2例患者出现了瘤细胞呈花边样形状浸润脂肪细胞，而这些既往被认为是皮下脂膜炎样T细胞淋巴瘤的特征。

其常见的免疫表型为：CD56（+），CD2（+），细胞表面抗原CD3（－），细胞质抗原CD3με（+），以及表达细胞毒颗粒相关蛋白：T细胞内抗原-1（TIA-1），颗粒酶B（+），穿孔素（+）和原位杂交EBER呈阳性。

【诊断和鉴别诊断】

本病的诊断关键在于临床上提高警惕性。若鼻部损害或组织检查标本过小或者过浅时，可能仅见炎细胞，易漏诊。本病有时需要和感染性肉芽肿、皮下脂膜炎样T细胞淋巴瘤等鉴别[13]。

【治疗】

目前单独针对皮肤结外NK/T细胞淋巴瘤治疗的文献报道非常有限。对结外NK/T细胞淋巴瘤（鼻型）而言，以往化疗被视为最主要的治疗方式，而化疗多数以环磷酰胺＋多柔比星＋长春新碱＋泼尼松（CHOP）为主，被认为适用于病情进展的患者。然而，单纯放疗的患者复发率为24%～50%。研究显示联合应用放疗和化疗的患者拥有更好的生存结局，因此目前认为放、化疗的综合治疗适合大多数患者。不过该病整体治疗预后较差，可选择的治疗方案有限。进一步研究分子靶向治疗、免疫治疗及自体干细胞移植在未来可能具有一定的前景[20]。

（赵阳　杨雨清　蓝晓婕　杨慧兰）

参考文献

[1] 赵阳，邹晖，何丹，等. CTCF在人类疱疹病毒潜伏复发机制中的调控作用. 热带医学杂志，2019，19（1）：125-128，132.

[2] 樊建勇，赵阳，杨慧兰. 单纯疱疹病毒的潜伏、复发感染与防治. 中国医学文摘（皮肤科学），2017，34（01）：9-17.

[3] Cole S. Herpes simplex virus:epidemiology, diagnosis and treatment. Nurs Clin North Am, 2020, 55（3）: 337-345.

[4] Harpaz R, Ortega-Sanchez IR, Seward JF, Advisory Committee on Immunization Practices Centers for Disease C, Prevention. Prevention of herpes zoster: recommendations of the Advisory Committee on Immunization Practices（ACIP）. MMWR Recomm Rep, 2008, 57（RR-5）: 1-30; quiz CE2-4.

[5] 蒋蔚，李贵文，徐勇，等. 基于健康管理大数据平台分析宜昌市城区2016—2017年带状疱疹流行特征.

中国疫苗和免疫，2019，25（4）：4.

[6] Sun X, Wei Z, Lin H, et al. Incidence and disease burden of herpes zoster in the population aged≥50 years in China: data from an integrated health care network. J Infect, 2021, 82（2）：253-260.

[7] Kawai K, Gebremeskel BG, Acosta CJ. Systematic review of incidence and complications of herpes zoster: towards a global perspective. BMJ Open, 2014, 4（6）：e004833.

[8] Yang F, Yu S, Fan B, et al. The epidemiology of herpes zoster and postherpetic neuralgia in China: results from a cross-sectional study. Pain Ther, 2019, 8（2）：249-259.

[9] Ehrenstein B. Diagnosis, treatment and prophylaxis of herpes zoster. Z Rheumatol, 2020, 79（10）：1009-1017.

[10] 杨慧兰. 带状疱疹中国专家共识解读. 中华皮肤科杂志，2018，51（09）：699-701.

[11] 赵阳，杨慧兰. 抗带状疱疹疫苗进展. 皮肤科学通报，2020，37（04）：375-380.

[12] Munoz-Quiles C, Lopez-Lacort M, Diez-Domingo J, et al. Herpes zoster risk and burden of disease in immunocompromised populations: a population-based study using health system integrated databases, 2009-2014. BMC Infect Dis, 2020, 20（1）：905.

[13] 刘元香，徐子刚. EB病毒感染相关皮肤疾病的研究进展. 中华实用儿科临床杂志，2016，31（22）：4.

[14] Cai X, Ebell MH, Haines L. Accuracy of signs, symptoms, and hematologic parameters for the diagnosis of infectious mononucleosis: a systematic review and meta-analysis. J Am Board Fam Med, 2021, 34（6）：1141-1156.

[15] 蒋莎义，尹洪臣，李桂梅. 传染性单核细胞增多症. 山东医药，2000，40（12）：48-49.

[16] Fugl A, Andersen CL. Epstein-Barr virus and its association with disease—a review of relevance to general practice. BMC Fam Pract, 2019, 20（1）：62.

[17] Cardones AR. Drug reaction with eosinophilia and systemic symptoms（DRESS）syndrome. Clin Dermatol, 2020, 38（6）：702-711.

[18] 陈伟明，张铮铮，陆国平. 药物超敏反应综合征. 中国小儿急救医学，2019，26（5）：321-325.

[19] 刘晓玲，邹立群. 皮肤NK/T细胞淋巴瘤的治疗与研究现状. 华西医学，2012，27（11）：6.

[20] Sánchez-Romero C, Bologna-Molina R, Carlos R. Extranodal NK/T cell lymphoma, nasal type: an updated overview. Crit Rev Oncol Hematol, 2021, 159:103237.

[21] Wang TT, Chen XU, Liu SL, et al. Clinicopathology, immunophenotype, T cell receptor gene rearrangement, Epstein-Barr virus status and p53 gene mutation of cutaneous extranodal NK/T-cell lymphoma, nasal-type. 中华医学杂志：英文版，2013，126（7）：7.

[22] Chen W, Xie Y, Wang T, et al. New insights into Epstein-Barr virus-associated tumors: Exosomes（Review）. Oncol Rep, 2022, 47（1）：13.

第十章

痘病毒性皮肤病

痘病毒（poxviruses）属于痘病毒科，pox 有"痘、疹"的意思，即引起发疹、出痘的病毒，可引起人类和多种脊椎动物感染。痘病毒是体积最大、结构最复杂的病原性病毒。病毒颗粒呈砖形或椭圆形，直径 140～260 nm，蛋白衣壳由 30 多种结构蛋白组成，呈复合对称形式。病毒颗粒包含核心、侧体和胞膜。病毒核心中含有与蛋白质结合的双链 DNA（130～375 kb）。痘病毒在感染细胞质内复制，成熟的病毒以出芽方式释放[1]。

痘病毒科进一步细分为两个亚科，即脊索痘病毒亚科和昆虫痘病毒亚科。脊索痘病毒亚科包括 8 个属：正痘病毒属、副痘病毒属、禽痘病毒属、山羊痘病毒属、野兔痘病毒属、猪痘病毒属、软疣痘病毒属和亚塔痘病毒属。其中正痘病毒属和副痘病毒属为感染人类的重要病原，软疣痘病毒属和亚塔痘病毒属的部分成员也可引起人类疾病。引起天花、类天花、牛痘、猴痘的病毒属于正痘病毒属，引起副牛痘、羊痘和挤奶者结节的病毒属于副痘病毒属，引起传染性软疣的病毒属于软疣痘病毒属。天花病毒和传染性软疣病毒只对人类有病原性，而其他动物痘病毒也可引起人类感染。

痘病毒主要的传染源是已感染的动物或人类，主要通过呼吸道分泌物、接触传染等途径传播。

第一节 牛 痘

牛痘（cowpox）是发生于患病动物如病牛、病猫等的一种人畜共患传染病，由牛痘病毒引起，牛痘病毒与天花病毒同属于正痘病毒科。当人皮肤存在伤口时可通过接触患病动物而被感染。患者接触部位皮肤出现丘疹、水疱、脓疱，可伴发热、淋巴结炎、淋巴管炎等。本病具有自限性，人感染牛痘病毒经过 3～4 周可自愈。

由于牛痘病毒和天花病毒具有相似的抗原决定簇，故曾患牛痘的人类可产生对天花的免疫。野生鼠是主要传染源，宠物猫是近年常见的传染源，现仍有人感染牛痘的个案报道[2-3]。

【病原学】

牛痘病毒是一种双链 DNA 病毒，在抗原性和遗传上与痘苗病毒非常相似，与同属正痘病毒属的天花病毒和猴痘病毒接近。病毒颗粒呈砖形，核心呈哑铃状，由 1 个双链 DNA 分子和 2 个侧体组成，基因组长度约 200 kb。

最近的试验已经确定，牛痘可以通过蛋白质 CPXV012 和 CPXV203 在病毒感染人和鼠细胞期间破坏 MHCI 抗原呈递[4]。

【流行病学】

牛痘病毒的自然宿主是野生小型仓鼠或林鼠等啮齿类动物，牛、猫、马、狗等为意外宿主。人类同为意外宿主，通过接触患病动物而感染。牛痘目前尚无在人群间传播的报道。

【临床表现】

免疫功能正常的患者在接触病牛或家养病猫后，经过 7~12 天的潜伏期，在接触部位出现丘疹、结节、水疱、脓疱，偶有血疱，周围红斑、水肿，继而发生局部溃疡、焦痂，持续 3~4 周后皮损可逐渐消退，部分遗留瘢痕。少数患者可出现全身症状，包括发热、恶心、肌痛、局部淋巴结肿大等，持续 2~3 天。

免疫功能低下的患者或合并特异性皮炎患者，其皮疹表现为中央有坏死（脐凹样损害）的出血性脓疱，可泛发全身，伴发热等全身表现，继之出现深在溃疡覆以坚硬黑色焦痂，愈合后遗留瘢痕。

【诊断和鉴别诊断】

根据发病前有接触病牛、病猫等流行病学史和典型皮损表现可诊断。实验室诊断方法包括电子显微镜、病毒分离培养和分子分析。电子显微镜下从疱内容物中检测出大砖形正痘病毒，病毒分离培养、人抗痘病毒血清免疫荧光测试、PCR 等可诊断。

本病需与疱疹病毒感染、皮肤炭疽、孢子丝菌病等进行鉴别。

【治疗】

牛痘是一种自限性疾病，目前尚无特效治疗，现有治疗以对症治疗和预防继发感染为主。有报道称西多福韦可作为治疗候选药物[5]。

第二节　猴　痘

猴痘（monkeypox）是一种病毒性人畜共患病，由猴痘病毒感染引起。猴痘病毒与天花病毒同属正痘病毒属，于 20 世纪 50 年代后期从病猴体内分离出来，主要流行于中非和西非。2022 年 5 月以来，一些非流行国家也报道猴痘病例，并存在社区传播[6]。猴痘皮损类似天花，但病情较轻，死亡率明显低于天花[7]。

【病原学】

猴痘病毒属于正痘病毒属。在电子显微镜下，猴痘病毒颗粒呈砖形或卵圆形，形态与天花病毒或牛痘病毒无法区分，大小约 200 nm×250 nm，基因组长度约 197 kb。此外，猴痘病毒、牛痘病毒、天花病毒具有共同抗原，相互之间存在强血清交叉反应和交叉免疫。非洲存在两种不同的猴痘病毒类型，包括西非分支和刚果盆地分支两支。

【流行病学】

猴痘病毒感染于1970年首次被确认为一种人类疾病病因。1970—1980 年，病案报告患者均于中非、西非热带雨林中接触小型森林动物或灵长类动物（啮齿动物、猴子、黑猩猩、人等）后发病。2003 年，美国出现暴发病例，被认为与感染动物从西非进入美洲相关。

人感染猴痘通常是通过接触感染动物的体液或通过动物咬伤获得。人群间传播率很低，主要是密切接触传播，也可通过飞沫传播，并且需要长时间的近距离接触。接触被病毒污染的物品也有可能感染，还可通过胎盘垂直传播。

感染途径和暴露程度影响猴痘临床症状的严重程度。复杂暴露的患者更可能出现全身症状。自从天花免疫接种停止以来，仍不时有猴痘感染的个案报道。

【临床表现】

猴痘病毒感染潜伏期为 5~21 天，多为 6~13 天。对于免疫正常个体，多数患者无症状，少数患者发病早期可出现发热，体温多在38.5 ℃以上 [8]，伴寒战、肌痛、头痛等全身症状，颈部、腋窝、腹股沟淋巴结肿大。通常发热 1~3 天后出现皮疹，皮疹持续 8~12 天。皮疹从躯干开始，逐渐蔓延至手掌和足跖，也可累及黏膜。通常以斑疹、丘疹起病，2~4 周内发展为水疱、脓疱、结痂、鳞屑，皮损中央可形成脐凹样损害。结痂脱落后可能遗留红斑、色素沉着、瘢痕。部分患者仅在与感染动物接触的部位出现皮疹。猴痘患者可出现并发症，包括皮损处继发细菌感染、脑病、咽后脓肿、转氨酶异常、白细胞增多、轻度血小板减少和低蛋白血症等。

【实验室检查】

实验室检查主要包括一般检查和病原学检查：

1. 一般检查　可见外周血白细胞增多，轻度血小板减少。部分患者出现转氨酶升高、低蛋白血症等。

2. 病原学检查　在皮疹、疱液、痂皮、口咽或鼻咽分泌物标本中可进行核酸检测和病毒培养。

3. 其他检查方法　包括电子显微镜检查、ELISA 和免疫荧光抗体分析等。电子显微镜下可见具有特征性砖形结构的病毒体。2003 年，美国 CDC 研发出猴痘病毒 IgM 和 IgG 检测的 ELISA 试剂盒用于猴痘病毒感染检测。

【诊断和鉴别诊断】

猴痘临床表现类似天花，但病情通常较轻，患者起病前有接触患病动物的流行病学史。皮损组织病理学检查可见角质形成细胞气球样变性、海绵水肿、真皮水肿和炎细胞浸润。因皮损表现与天花类似，需通过实验室检查进行区分和鉴别。

猴痘需与天花和水痘进行鉴别。天花已在世界范围内根除。水痘可同时有处于发展和愈合不同阶段的皮疹，而猴痘皮疹通常处于同一阶段。

【治疗】

目前国内尚无特效治疗药物。由于多数感染者无症状，不需特殊治疗。对有症状的患者，治疗以对症支持治疗为主，如对症补液以及对重症患者的重症监护治疗等。对于出现继发细菌感染等并发症的患者，可针对性治疗。目前已开展西多福韦、Tecovirimat 治疗猴痘的临床研究。天花疫苗对猴痘感染有效率约 85%。2019 年，美国批准非复制型猴痘疫苗 Jynneos（MVA-BN）用于职业暴露风险人群[9]。也有报道牛痘免疫球蛋白用于猴痘治疗[10]。

第三节　天　花

天花病毒曾流行全球，古印度和古埃及被认为是天花可能的起源地[11]。1769 年，爱德华·詹纳证实牛痘可以有效预防天花，此后全球加大防疫力度。1979 年 12 月 9 日，WHO 确认天花已经绝迹。

【病原学】

天花的病原体是隶属痘病毒科的天花病毒，病毒起源尚存争议。自然情况下，天花病毒只能感染人类，目前没有发现天花的自然携带者[12]。

天花病毒是一种体型较大、呈砖块状的线状 DNA 双链病毒，大小介于（302～350 nm）×（244～170 nm），其基因组具有 186 000 个碱基对，两端均有茎环。病毒胞膜由含病毒多肽（如血凝素）的高尔基膜组成。天花病毒有主天花病毒和次天花病毒两类。

【流行病学】

患者是主要传染源。天花主要通过空气传播。天花患者的口、鼻、咽分泌物均载有病毒，长期近距离接触是人传人的主要原因，直接接触患者或近期受污染的物体表面也具有一定风险。病毒能穿透胎盘屏障，也有报道来源于母婴传播的先天性天花。未接种疫苗人群普遍易感。

【临床表现】

天花潜伏期平均 12 天（7～17 天）。病毒经呼吸道黏膜入侵淋巴结并复制，经过约 12 天的潜伏期，受感染细胞破裂，病毒入血，出现病毒血症，患者可出现发热、肌痛、头痛等流感样症状，也可出现恶心、呕吐等。此后 2～3 天，患者皮肤（初发于颜面、躯干、四肢近端，随后累及四肢远端）及口腔黏膜出现典型天花疹，病灶在几天后出现破溃、流脓，与此同时，体温降至正常。皮损 2 周后结痂，愈后遗留瘢痕。

1. 典型表现　主要发生于未接种疫苗的患者[12]。皮疹在第 2 天变为丘疹，1～2 天后转变为丘疱疹、水疱。此后 6～7 天，所有皮疹形成脓疱。1～2 周后，脓疱破溃、结痂。2～4 天后痂皮脱落，遗留瘢痕。

致死率约 30%。

2. 缓和型　缓和型天花主要发生于曾接种疫苗的患者，同样会出现皮肤黏膜损害，但临床表现较轻，恢复快，死亡率低，常与水痘混淆。

3. 恶性型　5%～10% 的天花患者发生恶性天花，其中多数是儿童（72%）。起病早期即出现病毒血症，持续发热，皮肤黏膜可出现血疱，易破、渗血，皮疹在 7～8 天后变平，故又称"扁平型天花"，死亡率高[12]。

4. 出血型　出血型天花约占天花患者的 2%，以成年人居多，起病突然。患者发病 2～3 天后会出现出血现象，皮肤出现瘀点、瘀斑，后呈焦黑色，又称为"黑天花"，常伴内脏出血，于发病后 5～7 天突然死亡，致死率高。

【实验室检查】

皮损脓疱或痂皮中发现痘病毒包涵体，病毒分离培养、电镜、PCR 技术等可检测病毒。

【诊断和鉴别诊断】

通过流行病学史、高热、典型发病过程和皮损特征可初步诊断。需要与水痘、猴痘病毒感染等鉴别。病原学检测可明确诊断。

【治疗】

天花防治依赖于疫苗接种，目前依然没有广泛认可的治疗天花的药物。有研究显示西多福韦有潜力成为针对天花的治疗药物[13]。

【预后】

次天花病毒感染、缓和型天花死亡率低，典型天花死亡率约 30%，而恶性型和出血型天花致死率最高。天花病毒感染无慢性或复发性感染的报道，存在并发症及后遗症，包括皮肤损容性瘢痕、支气管炎、肺炎、结膜炎、角膜炎、角膜溃疡、骨髓炎、关节畸形等。

第四节　种痘并发症

随着世界范围内减毒痘病毒疫苗的广泛接种，1979 年 12 月 9 日，WHO 确认天花已经绝迹。天花绝迹后，近年来减毒痘病毒疫苗逐渐停用。但在执行根除天花计划期间，曾有接种减毒痘病毒疫苗相关不良反应的报告，这些不良反应称为种痘并发症。常见种痘并发症包括进行性牛痘疹、种痘性湿疹、泛发性牛痘疹、意外种痘疹、心包炎和心肌炎、急性种痘综合征、种痘后脑炎等[14]。

【流行病学】

1968 年的一项监测研究提示，种痘并发症发生率约 75/100 万，总体死亡率约 1/100 万。初次接种疫苗者的并发症发生率高于重新接种疫苗者。在非紧急情况下，应当避免对以下高危人群接种疫苗：免疫缺陷患者、湿疹或剥脱性皮炎患者、孕妇、18 岁以下人群、既往患心脏疾病等[15]。

【临床表现】

1. 进行性牛痘疹 也称为坏疽性牛痘疹，是最严重的并发症之一，在牛痘免疫球蛋白作为治疗药物出现之前普遍是致命性的。进行性牛痘疹好发于合并免疫缺陷的疫苗接种者，如无丙种球蛋白血症或 T 细胞缺陷、接受免疫抑制剂治疗的患者。这部分患者在接种疫苗后出现皮肤、皮下组织及深部结构的坏死，病毒入血后可出现迁移性病灶，发生远隔部位坏疽性损害。患者常因合并感染、败血症而死亡。

2. 种痘性湿疹 有时也称为卡波西水痘样疹，好发于有湿疹或其他类型特应性皮炎患者，表现为局部或播散性牛痘。这部分患者可能会出现全身广泛分布的水疱、脓疱，甚至全身症状。因此，湿疹病史被认为是接种减毒痘病毒疫苗的禁忌证。

3. 泛发性牛痘疹 发生于部分疫苗接种者，表现为全身广泛分布的水疱性皮疹。通常本病自限，不危及生命。

4. 心包炎和心肌炎 种痘相关心脏疾病从无症状的 T 波变化到致命的心肌炎或心肌心包炎均有报道，病因尚未明确。有研究认为是免疫介导所致，但尚未证实，故在疫苗接种前需评估患者有无心血管风险[16]。

5. 意外种痘疹 是疫苗接种最常见的并发症，在意外接触部位引起痘疮，皮损多数在 2 ~ 4 周内消退。常报道自体接种引起眼周皮损，严重时发生急性角膜炎，可能引起失明。因自体接种是常见诱因，故对疫苗接种者手卫生的宣教非常重要。

6. 急性种痘综合征 发生于约 13% 的初次接种人群，表现为疲劳、头痛、肌肉酸痛和发热，被认为与 IL-1 相关[17]。

7. 种痘后脑炎 在初次接种疫苗的人群中发病率约 2.9/100 万，但死亡率很高，并且存在发生永久性神经系统损伤后遗症的可能。已经确定 2 种不同的种痘后脑炎病理学特征，包括小胶质脑炎和疫苗接种后脑病。小胶质脑炎多见于 2 岁以上的患者，特点是发热和头痛，然后出现癫痫发作和昏迷；组织学检查可见皮层下白质广泛脱髓鞘。疫苗接种后脑病主要发生在 2 岁以下的儿童，表现为暴发性癫痫和瘫痪，患者有弥漫性脑水肿和血管周围出血，有时可以从脑或脑脊液中分离出病毒[18]。

【治疗】

1. 牛痘免疫球蛋白 美国 FDA 于 2005 年 2 月批准了一种源自接种减毒痘病毒疫苗者血浆的牛痘免疫球蛋白静脉注射制剂。牛痘免疫球蛋白只能通过 CDC（404-639-3670）获得，以 2 ml/kg（100 mg/kg）的剂量静脉输注给药，可以降低进行性牛痘疹、种痘性湿疹、泛发性牛痘疹致死率以及发生于眼部的意外种痘疹的致残率[19]。

2. 抗病毒药物 已有报道用于治疗正痘病毒感染并对天花感染和种痘并发症有效的药物，这些药物包括被批准用于治疗天花的 Tecovirimat（ST-246）、布林西多福韦（CMX001）和西多福韦。ST-246 靶向病毒成熟所需的包膜蛋白，并抑制感染细胞释放正痘病毒。布林西多福韦是抗病毒药物西多福韦的类似物，可口服给药，肾毒性小于西多福韦。西多福韦抑制病毒 DNA 聚合酶，在体外具有抗痘病毒活性，因此可能对治疗有用，但存在肾毒性风险，被 CDC 划为严重牛痘感染的二线治疗 [20]。

3. 其他治疗　包括预防继发感染和对症支持治疗。

【预防】

除了严格掌握疫苗使用的适应证和禁忌证外，牛痘免疫球蛋白主动免疫也被用于高危人群种痘并发症的预防，可能降低致残率、致死率。2 个易感基因可能与种痘并发症相关，可能未来用于高危人群预筛选 [21]。

第五节　挤奶者结节

挤奶者结节（miler's nodules）是由副牛痘病毒引起，由受感染的奶牛传播给人类，被认为是一种职业病。本病通过接触牛、牛副产品或污染物传播。有接触风险的人包括农民、屠夫和农业游客。临床表现和羊痘类似 [22]。

【病原学】

副牛痘病毒是副病毒属的双链 DNA 病毒，目前包括 4 个亚种，通过破损皮肤感染动物。角质形成细胞为病毒首先侵入的部位。电镜下，病毒颗粒呈椭圆形（羊毛球状），核心为双链 DNA，外周包绕衣壳。与其他痘病毒相比，副牛痘病毒基因组的 G+C 含量异常高，平均为 65%[23]。

【流行病学】

挤奶者结节是一种人畜共患病。已发现的宿主包括小反刍动物（绵羊、山羊）、大型野生反刍动物（如驯鹿、骆驼、日本牦牛、红松鼠）等，这些物种成员可将病毒感染传播给人类。副痘病毒通常存在于受感染动物的唾液、鼻腔分泌物以及乳房、躯干和四肢的病变中。人类皮肤黏膜破损后可通过直接或间接接触病灶而感染。

【临床表现】

副牛痘病毒感染潜伏期为 5 ~ 15 天，此后于接触部位出现紫红色圆形结节，中心明显凹陷，周围有红斑。结节最常见于与受感染动物有皮肤接触的区域，如手和前臂。

对于免疫功能正常的患者，本病具有自限性。全身症状多出现于免疫抑制的患者。皮肤结节分为6 个阶段：斑丘疹期、靶样疹期、急性渗出期、结节期、乳头瘤状期和消退期，每个阶段持续约 6 天。在大多数情况下，经过 1 ~ 2 个月，结节会逐渐消退。

【诊断和鉴别诊断】

挤奶者结节主要依靠临床诊断，组织病理学可确诊。组织学上表现为角化过度、棘层肥厚，表皮上1/3 呈气球样变和网状变性，可见多房水疱。真皮单核细胞、嗜酸性粒细胞浸润，有时可看到胞内嗜酸性包涵体。

挤奶者结节需与牛痘、天花、猴痘、传染性软疣、羊痘等鉴别。

【治疗】

对于免疫功能正常的患者，本病具有自限性，对症支持治疗及预防继发感染为主要治疗目标。

对于持久不退的结节性损害，在冷冻或手术切除治疗的同时，配合外用制剂如碘尿苷和咪喹莫特外用，可通过刺激免疫系统、增强局部抗病毒反应而加强疗效。对于病变较大或免疫功能低下的患者，可将 α- 干扰素注射到病变中或局部外用西多福韦乳膏。

【预防】

发现可疑病牛应立即隔离，并做相应的消毒处理，避免直接接触病牛；对有接触风险的人群做好健康宣教，在接触患病动物时注意手卫生和使用防护设备。

第六节　羊　痘

羊痘（orf）是一种具有高度传染性的人畜共患病。羊痘通常表现为手部不断发展的红斑结节，有时也被称为传染性臁疮、传染性脓疱性皮炎。本病具有自限性[24]。

【病原学】

羊痘病毒（orf virus）是一种双链 DNA 病毒，具有嗜上皮性，属于副痘病毒属。羊痘病毒在宿主细胞内复制。病毒基因组中心核心区高度保守，负责编码转录和复制机制；病毒基因组核心区外的两端负责编码毒力、免疫调节和发病机制相关的因子。

【发病机制】

羊痘病毒主要侵犯绵羊和山羊，具有高度传染性。人直接接触病羊或被病羊污染的牧草、饲料、土壤、器具等而被感染，皮肤伤口感染是最重要的诱因。自体接种和人际传播较为少见。羊痘病毒侵入角质形成细胞，可引起水疱、溃疡性损害。多种毒力因子有助于病毒免疫逃逸和感染扩散。毒力因子包括具有抗炎功能的蛋白质，如病毒-血管内皮生长因子、羊痘病毒 IL-10、干扰素抗性蛋白、粒细胞-巨噬细胞集落刺激因子抑制因子和趋化因子结合蛋白，以及促进病毒存活和宿主细胞操作或利用的蛋白质，如羊痘病毒编码的脱氧尿苷三磷酸（dUTP）酶、核转录因子 ΚB（NF-ΚB）、锚蛋白重复蛋白和糖类抗原 CA125。

【临床表现】

免疫正常的患者经过 3～7 天的潜伏期后，手背或手指出现单个无症状皮损，经过 6 个阶段后逐渐消退。每个阶段的持续时间约为 1 周：斑丘疹期（孤立性红斑丘疹）、靶样疹期（中心水疱、周围红色晕的丘疹或结节）（图10-1）、急性渗出期（具有渗出倾向的丘疹或结节）、结节期（坚硬、结痂的丘疹或结节）、乳头瘤状期（丘疹或结节，表面呈疣状或干痂）、消退期（病变逐渐缩小并消退，一般无残留瘢痕）。少数情况下伴随发热、肌痛等全身症状。免疫功能低下患者可出现巨大、非典型、持续性羊痘皮疹，呈肿瘤样外观，可伴继发感染、淋巴管炎等。

组织病理学特征因感染阶段而不同，常见角化不全、表皮不规则增生、角质形成细胞气球样变性伴表皮内水疱形成，可见角质形成细胞空泡变性及胞质内、核内包涵体，真皮乳头水肿，混合性炎细胞浸润。

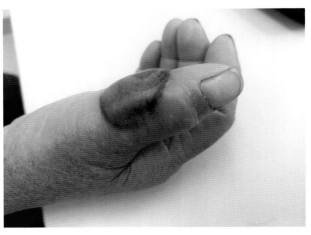

图 10-1　羊痘
右手拇指结节、大疱（靶样疹期）

【诊断和鉴别诊断】

根据流行病学史、典型皮损和自愈倾向可诊断。当诊断存疑时，皮肤组织病理活检有助于诊断，病毒分离鉴定可确诊。本病需与挤奶者结节、皮肤炭疽鉴别。

【治疗】

在免疫功能正常的患者中，本病具有自限性，以对症支持治疗和预防继发感染为主。对于持续巨大损害，有报道冷冻疗法、电烙术、刮除术、咪喹莫特、病灶内干扰素注射或局部外用西多福韦有效，但易复发。

【预防】

在处理感染动物时使用防渗透手套可以降低人类感染的风险。羊痘病毒疫苗已用于动物，但尚不能用于人类。

第七节　传染性软疣

传染性软疣是由传染性软疣病毒（molluscum contagiosum virus，MCV）引起的局部慢性感染性皮肤病，表现为受感染个体皮肤上的肉色圆顶状丘疹，表面有蜡样光泽，中央可见脐凹样损害，挤压可见乳酪状软疣小体[25]。

【病原学】

本病的病原体是MCV，是痘病毒科中软疣病毒属的唯一成员，是一种双链DNA病毒，复制仅限于人类表皮，细胞及动物模型培养困难，尚不能分离培养。在电子显微镜下，病毒体呈包膜状，多形性，通常为卵形至砖形，具有哑铃形中央核心和侧体，大小约为 320 nm × 250 nm × 200 nm。

　　MCV 的基因组是一种线性的双链 DNA 分子，是典型的痘病毒基因组，鸟嘌呤–胞嘧啶含量高（63%），具有约 4.2 kb 的末端反向重复序列。MCV-1 型（1/80）的完整基因组已被克隆和测序，显示包含 190 289 bp。目前发现 4 种主要的 MCV 基因型，其中 MCV-1 和 MCV-2 是最常见的基因型。

【发病机制】

　　人类是本病唯一的感染者，故患者是主要传染源。传染性软疣可通过密切接触、性接触和自体接种传播，托儿机构宿舍、游泳场馆是较常见的传染场所。MCV 是一种细胞内复制病毒，复制仅局限于人类表皮。MCV 感染细胞后，在角质形成细胞的胞质内复制，形成嗜酸性大颗粒，称颗粒组合型病毒（初期型病毒），继而形成颗粒型病毒（中期型）及嗜酸性病毒包涵体（软疣小体）。痘病毒颗粒包裹在角质形成细胞内富含脂质的保护性囊状结构中，当囊壁破裂释放病毒颗粒时，感染即扩散。

【临床表现】

　　潜伏期为 1 周至半年。儿童患者皮损可发生于任何部位，好发于四肢及躯干，经性接触传播者可见于生殖器、臀部、下腹部耻骨部及大腿内侧等。典型皮损为直径 3～5 mm 大小的半球形坚实丘疹，呈灰色或珍珠色，表面有蜡样光泽，中央有脐凹样损害，可挤出乳白色干酪样物质即软疣小体（图 10-2、10-3）。也有报道成年人因文身[26]、接触性体育运动[27] 感染传染性软疣。泛发性、难治性传染性软疣多见于免疫抑制者，成人面、颈部密集分布，特别是眶周、眼睑多发的传染性软疣需高度警惕艾滋病。

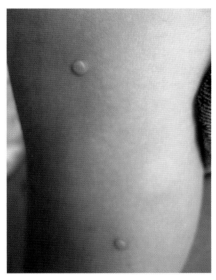

图 10-2　传染性软疣
儿童右下肢半球形脐凹样丘疹

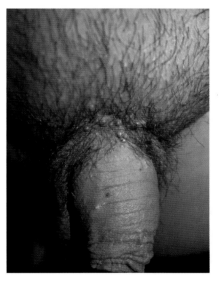

图 10-3　传染性软疣
成人外生殖器蜡样光泽丘疹

【诊断和鉴别诊断】

　　根据特征性皮损可诊断，必要时可结合组织病理学检查明确。在苏木精和伊红染色下，传染性软疣组织病理学检查可见表皮细胞内含有嗜酸性细胞质包涵体；在角质层可见嗜碱性软疣小体，如果中心的角质层破裂，排出软疣小体，中心形成火山口样结构。毛囊性传染性软疣可见真皮内有多数扩大的毛囊，其中充满了软疣小体。皮肤镜检查可支持传染性软疣的临床诊断，典型表现为具有多叶、白色至黄色、无定形结构，中央脐凹样损害，外周为放射状或点状血管的外周冠。

对于患有传染性软疣的儿童通常不需要实验室检查。但对皮损泛发，特别是生殖器、面颈部的传染性软疣患者，应进行 HIV 及其他性病筛查。

本病需与隐球菌病、组织胞浆菌病、马尔尼菲篮状菌感染引起的皮肤损害进行鉴别。

【治疗】

本病具有自限性 [25]，在免疫功能正常的患者中，个别病变通常会在 2 个月内自行消退。为降低传染性、缓解瘙痒、防止继发感染等，治疗可考虑刮除术、斑蝥素、咪喹莫特、冷冻治疗等。此外，脉冲染料激光、电干燥、热疗、水杨酸、鬼臼毒素、20% ～ 35% 三氯乙酸、病灶内免疫疗法 [28] 等也有报道有效。

（李玉叶　王红梅　曾子珣）

参考文献

[1] 李凡，徐志凯. 医学微生物学. 9 版. 北京：人民卫生出版社，2018：309-310.

[2] Pelkonen PM, Tarvainen K, Hynninen A, et al. Cowpox with severe generalized eruption. Finland Emerg Infect Dis, 2003, 9（11）: 1458-1461.

[3] Baxby D, Bennett M, Getty B. Human cowpox 1969-93: a review based on 54 cases. Br J Dermatol, 1994, 131（5）: 598-607.

[4] McCoy WHt, Wang X, Yokoyama WM, et al. Cowpox virus employs a two-pronged strategy to outflank MHCI antigen presentation. Mol Immunol, 2013, 55（2）: 156-158.

[5] De Clercq E, Neyts J. Therapeutic potential of nucleoside/nucleotide analogues against poxvirus infections. Rev Med Virol, 2004, 14（5）: 289-300.

[6] Gong Q, Wang C, Chuai X, et al. Monkeypox virus: a re-emergent threat to humans. Virol Sin, 2022, 9: S1995-820X（22）00120-1.

[7] Yong SEF, Ng OT, Ho ZJM, et al. Imported monkeypox, Singapore. Emerg Infect Dis, 2020, 26（8）: 1826-1830.

[8] 医政医管局. 关于印发猴痘诊疗（2022 年版）的通知：国卫办医函〔2022〕202 号 [EB/OL].（2022-06-14）[2022-08-10]. http://www.nhc.gov.cn/yzygj/s7653p/202206/d687b12fe8b84bbfaede2c7a5ca596ec.shtml.

[9] Volkmann A, Williamson AL, Weidenthaler H, et al. The Brighton Collaboration standardized template for collection of key information for risk/benefit assessment of a Modified Vaccinia Ankara（MVA）vaccine platform. Vaccine, 2021, 39（22）: 3067-3080.

[10] Baker RO, Bray M, Huggins JW. Potential antiviral therapeutics for smallpox, monkeypox and other orthopoxvirus infections. Antiviral Res, 2003, 57（1-2）: 13-23.

[11] Shchelkunov SN. Emergence and reemergence of smallpox: the need for development of a new generation smallpox vaccine. Vaccine, 2011, 29 Suppl 4: D49-53.

[12] Atkinson WHJ, McIntyre L, Wolfe S（eds.）. Smallpox. Epidemiology and Prevention of Vaccine-Preventable Diseases（The Pink Book）（PDF）9th. Washington DC: Public Health Foundation, 2005:281-306.

[13] Bray M, Roy CJ. Antiviral prophylaxis of smallpox. J Antimicrob Chemother, 2004, 54（1）: 1-5.

[14] Casey CG, Iskander JK, Roper MH, et al. Adverse events associated with smallpox vaccination in the United States, January-October 2003. JAMA, 2005, 294（21）: 2734-2743.

[15] Suarez VR, Hankins GD. Smallpox and pregnancy: from eradicated disease to bioterrorist threat. Obstet Gynecol, 2002, 100（1）: 87-93.

[16] Monath TP, Frey SE. Possible autoimmune reactions following smallpox vaccination: the biologic false positive test for syphilis. Vaccine, 2009, 27（10）: 1645-1650.

[17] Frey SE, Couch RB, Tacket CO, et al. Clinical responses to undiluted and diluted smallpox vaccine. N Engl J Med, 2002, 346（17）: 1265-1274.

[18] Lane JM, Ruben FL, Neff JM, et al. Complications of smallpox vaccination. N Engl J Med, 1969, 281（22）: 1201-1208.

[19] Hopkins RJ, Lane JM. Clinical efficacy of intramuscular vaccinia immune globulin: a literature review. Clin Infect Dis, 2004, 39（6）: 819-826.

[20] Grosenbach DW, Honeychurch K, Rose EA, et al. Oral tecovirimat for the treatment of smallpox. N Engl J Med, 2018, 379（1）: 44-53.

[21] Reif DM, McKinney BA, Motsinger AA, et al. Genetic basis for adverse events after smallpox vaccination. J Infect Dis, 2008, 198（1）: 16-22.

[22] Jayasree P, Kaliyadan F, Abraham R. Milker's nodule. JAMA Dermatol, 2020, 156（1）: 93.

[23] Handler NS, Handler MZ, Rubins A, et al. Milker's nodule: an occupational infection and threat to the immunocompromised. J Eur Acad Dermatol Venereol, 2018, 32（4）: 537-541.

[24] Bergqvist C, Kurban M, Abbas O. Orf virus infection. Rev Med Virol, 2017, 27（4）.

[25] Chen X, Anstey AV, Bugert JJ. Molluscum contagiosum virus infection. Lancet Infect Dis, 2013, 13（10）: 877-888.

[26] Tampa M, Mitran MI, Mitran CI, et al. Viral infections confined to tattoos—a narrative review. Medicina（Kaunas）, 2022, 58（3）: 342.

[27] Nowicka D, Baglaj-Oleszczuk M, Maj J. Infectious diseases of the skin in contact sports. Adv Clin Exp Med, 2020, 29（12）: 1491-1495.

[28] Wells A, Saikaly SK, Schoch JJ. Intralesional immunotherapy for molluscum contagiosum: a review. Dermatol Ther, 2020, 33（6）: e14386.

第十一章

乳头瘤病毒性皮肤病

第一节 概 述

【病原学】

人乳头瘤病毒（human papilloma virus，HPV）为乳头瘤病毒科、乳头瘤病毒属 A 属成员，可感染皮肤和黏膜的上皮组织，最常见的临床表现为疣。HPV 颗粒直径为 45~55 nm，无包膜，由 72 个五面体壳微粒（pentameric capsomers）形成二十面体立体对称的衣壳（capsid），包绕中心 DNA 结构。HPV 的衣壳蛋白有 2 种，分别是主要衣壳蛋白（major capsid protein，占病毒蛋白的 80%，分子量 55 千道尔顿）和次要衣壳蛋白（minor capsid protein，分子量 70 000），通过疏水键和二硫键构成复杂的网格结构。完整的病毒颗粒在氯化铯中浮密度为 1.34 g/ml，而无 DNA 的空壳病毒颗粒的浮密度为 1.29 g/ml。

HPV 基因组呈闭环双链 DNA，约 8000 bp，分子量 5×10^6。HPV 基因组分 3 个功能区，即早期（E）区、晚期（L）区和上游调节区（upstream regulatory region，URR）或称长控制区（long control region，LCR），亦称非编码区（non-coding region，NCR）。早期区和晚期区共由 9 个开放阅读框（ORF）组成，包括早期区（E1、E2、E1-E4、E5、E6、E7 和 E8）和晚期区（L1 和 L2），而上游调节区包含 DNA 复制起点（ORI）及调节依赖于 RNA 聚合酶 Ⅱ 的转录所需的转录因子结合位点。这 3 个区由早期和晚期多聚腺苷酸化位点（分别为 PAE 和 PAL）分隔。早期区分为 E1~E8 基因，主要编码与病毒复制、转录、调控和细胞转化有关的蛋白。晚期区分 L1 和 L2 基因，分别编码病毒结构蛋白主要衣壳蛋白和次要衣壳蛋白。非编码区是早期区与晚期区间的 DNA 片段，负责转录和复制的调控。HPV 基因组包含两个主要的启动子：HPV-16 和 HPV-31 中的 p97（HPV-18 中的 p105）负责早期基因的表达，位于 E6 ORF 的上游，以及 HPV-16 中的 p670（HPV-18 中的 p811 和 HPV-31 中的 p742）负责分化依赖性晚期基因表达并位于 E7 ORF[1]。

HPV 是高度种属特异性、严格嗜上皮的病毒，即 HPV 的唯一宿主细胞是人皮肤及黏膜的复层鳞状上皮细胞，至今体外培养该病毒很困难。根据 HPV 的 L1 基因最相近的亚型有大于 10% 的差异被认为是新的病毒亚型，目前已确定HPV有200多种不同亚型。根据DNA序列分析，HPV分为5个属：α、β、γ、Nu和Mu，每个属都有不同的生命周期特征和相关疾病，即不同HPV基因型感染人体部位及引起的病变有一定差异，部分HPV型别仅引起皮肤黏膜增生性病变，而部分亚型的基因组整合到人体DNA中会导致皮肤黏膜恶性肿瘤。根据其组织亲嗜性，可分为嗜皮肤型和嗜黏膜型，或嗜皮肤感染（寻常疣、扁平疣和跖疣）、肛门生殖器上皮感染（尖锐湿疣、宫颈和阴道病变、肛门和阴茎癌及癌前病变）及其他黏膜表面感染（口腔、呼吸道和消化道黏膜感染）。根据病变恶性程度相关性，又可分低危型（主要引起寻常疣、扁平疣和尖锐湿疣等）和高危型（主要引起宫颈癌、头颈部癌等）[2-3]。

HPV的生命周期与上皮细胞分化程序有内在联系。病毒颗粒必须通过微损伤的皮肤黏膜上皮感染基底层角质形成细胞的干细胞，并以低拷贝病毒数潜伏在基底层细胞内。病毒颗粒的L1衣壳蛋白与基底膜或基底角质形成细胞表面的硫酸肝素蛋白聚糖（heparan sulfate proteoglycan，HSPG）结合，进而衣壳结构的构象变化，导致次要衣壳蛋白L2暴露并与二级受体结合、内吞、微胞饮而入侵宿主细胞[4-5]。

病毒基因组向跨高尔基网络（trans Golgi network，TGN）转运，有丝分裂期间核膜的破裂有助于病毒基因组进入细胞核，通过L2与宿主有丝分裂的染色体结合。受HPV感染的上皮细胞具有两种复制模式：基底细胞分裂时，一个子细胞保留HPV游离基因组在基底层中稳定复制，另一个子细胞向上迁移，在分化的角质形成细胞中繁殖产生子代病毒。HPV随表皮细胞分化移行进行复制和成熟，在终末分化的上皮最上层内完成生命周期，病毒颗粒在宿主的细胞核组装，并以高拷贝数在角质层细胞中存在并随之从上皮表面释放脱落形成新的病毒颗粒，进入下一轮感染。病毒复制的过程可改变表皮细胞的特性，导致皮肤或黏膜增生性病变[6]。

HPV各型之间有共同抗原，即属特异性抗原，位于L1蛋白。L2蛋白为型特异性抗原，大部分亚型间无交叉反应，仅部分亚型间有一定交叉性，因此部分亚型感染或疫苗免疫后有一定程度的交叉保护性，例如已发现使用HPV-16、18的L1表面抗原构建的双价疫苗，对HPV-31、33和45具有交叉保护作用[7]。

多数HPV感染（包括致癌性HPV基因型）通常在12个月内消退。约60%的皮肤HPV感染在24个月内消退。如果高危型HPV感染持续多年，癌前病变或癌性病变的可能性增加。美国的流行病学数据显示，细胞学检测到宫颈癌前病变的中位年龄约在首次性行为的中位年龄后10年。HPV可进入潜伏状态，有证据表明一些人群（包括HIV感染的女性和老年女性）可发生宫颈HPV再激活。

【流行病学】

1. 发病概况　HPV在皮肤表面之间传播，一般人群中广泛存在皮肤HPV感染。疣在儿童中的发生率为10%，其发病高峰在12~16岁。多达3.5%的成人患过疣。肛门生殖器HPV感染是全球最常见的性传播感染。HPV感染患病率高峰在首次性行为后最初10年内，通常在15~25岁。据估计，至少80%的性行为活跃期女性和男性在一生中会暴露于一次HPV，即几乎所有性行为活跃的成人都可能已经感染过HPV，以一过性感染为主。超过40种HPV型别的感染可侵犯生殖道黏膜（包括阴道）。男性HPV的感染率与年龄无相关性，但女性HPV的感染率随年龄增长反而降低。全球宫颈HPV感染最常见的亚型是16型和18型，但基因型分布似乎存在地理差异，如欧洲女性更可能感染16型，而亚洲其他几个亚型（18、31、33、52、58型）的比例更高。

2. 传播途径　生殖器疣主要通过性接触传播。寻常疣、扁平疣和跖疣主要通过损伤的皮肤直接接触病毒传播。激光治疗尖锐湿疣产生的雾化气体被吸入，可导致咽喉部尖锐湿疣或乳头瘤，也是 HPV 可能的传播途径。

3. 易感人群　儿童是皮肤 HPV 感染导致皮肤疣的主要群体。性活跃人群、性工作者、有多个性伴侣等是高危型 HPV 的"运载体"，也是生殖器疣的主要易感人群。另外，免疫功能低下或缺陷人群也是 HPV 的易感人群。

【临床表现及分型】

临床常见的 HPV 感染有：寻常疣、跖疣、扁平疣、尖锐湿疣等。寻常疣最常见于青少年，可发生于任何部位，其中又以手部最常见。跖疣发病率高，好发于青少年，行走易引起疼痛。扁平疣好发于青少年的面部、手、臂、膝，常为多发性。尖锐湿疣为好发于肛门、生殖器部位的疣状增生性病变，近年来发病率明显上升。HPV 型别和疾病的关系如表 11-1 所示。

表 11-1　HPV 型别和疾病的关系

疾病	HPV 型别
跖疣	1、2、4、60、63
寻常疣	1、2、4、7、26、27、29、41、57、65、75～78
扁平疣	3、5、8、10、11、27、28、41、49
疣状表皮发育不良	1、2、3、4、7、9、10、12、14、15、19、17～25、36～38、46、47、49、50
疣状表皮发育不良伴发皮肤癌	5、8
尖锐湿疣	1～6、10、11、13、16、18、30～33、35、37、39～45、51～59、70、83
巨大尖锐湿疣	6、11、57、72、73
喉部乳头状瘤	2、6、11、16、30、40、57
鲍温病	6、18、31、34
鲍温样丘疹病	16、18、34、39、40、42、45、55
宫颈上皮内瘤变	16、18、30、31、33～35、39～45、51、52、56～62、69

【与肿瘤的关系】

HPV 感染与皮肤癌和其他部位（腔道、黏膜）的肿瘤密切相关，高危型 HPV 可引起 90% 的肛门癌、29%～43% 的外阴癌、70% 的阴道癌、12% 的口咽癌及 3% 的口腔癌。35%～40% 的阴茎鲍温病和阴茎癌与 HPV 感染有关。口腔良性赘生物和癌前病变、皮肤鳞状细胞癌（squamous cell carcinoma，SCC）组织中 HPV-11、16、18 型 DNA 阳性很常见；喉部 HPV-6 阳性乳头瘤可恶变成喉癌；皮肤疣状表皮发育不良的疣状皮损中可发现多种 HPV 型别，其皮肤 SCC 组织可检出 HPV-5、8、14、17 及 20 型，故推测皮肤 SCC 由已存在的 HPV 感染损害演变而来。HPV-5、8 可能通过协同紫外线照射致 DNA 突变的累积效应而参与致癌过程。

1. 生殖器癌　生殖器癌与 HPV 亚型有一定关系。生殖器癌组织中常检测到 HPV-6、11、16、18 型 DNA。根据 HPV 与宫颈癌的关系可分两大类型：低危型 HPV 主要指 HPV-6、11 型，高危型以 HPV-16、18 型为主，尤其侵袭性宫颈癌中 HPV-16、18 型阳性率高达 70% 以上。此外，部分宫颈癌与 HPV-31、33、45、52、58 型有关。黏膜高危型 HPV 通过表达 E6、E7 致癌基因参与细胞转化。

2. 皮肤鳞状细胞癌　HPV 感染皮损如尖锐湿疣可进展为癌前病变，并可发展成肛门生殖器 SCC，表明 HPV 感染是女阴、阴茎及肛门生殖器 SCC 的重要因素。尖锐湿疣、巨大尖锐湿疣和疣状 SCC 可组成生殖器癌前病变和癌的损害病谱，部分生殖器癌周围伴发尖锐湿疣。

3. 鲍温样丘疹病　其组织病理学改变与鲍温病极为相似，好发于阴茎、女阴或肛门周围的褐色斑丘疹，皮损内可发现包括 HPV-16 的多种 HPV 亚型 DNA。

【发病机制】

免疫系统在 HPV 感染的自然过程和 HPV 感染相关疾病中起决定作用。HPV 感染可激发细胞免疫和体液免疫。大部分 HPV 感染可在 2 年内被宿主免疫防御机制清除，但某些患者可持续感染多年，病毒蛋白 E6 和 E7 通过独特的免疫逃逸机制抑制宿主固有免疫反应的激活，使病毒处于持续感染的无免疫反应状态。HPV 诱导转化细胞的生长取决于 E6 和 E7（尤其高危 HPV-16/18 蛋白）对细胞增殖、细胞死亡和固有免疫信号通路的影响能力。此外，E5 基因也对宿主细胞的生命周期有一定影响而参与细胞增生。

固有免疫反应是抵抗病原微生物的第一道防线。角质形成细胞表达多种病原体模式识别受体，能感知病毒并促进固有免疫反应，但 HPV 进化过程中能成功创造一种无反应的细胞环境，使病毒得以复制、持续感染和促进肿瘤发生。

1. 细胞免疫　细胞免疫在病毒清除过程中起关键作用，主要效应细胞有两类：一是 CD8$^+$ 细胞毒 T 淋巴细胞（CTL），CTL 是 Ⅰ 类主要组织相容性复合体（MHC）限制性细胞毒细胞，能识别特异病毒、肿瘤抗原，在 T 细胞免疫应答中发挥重要功能；二是 Th1 型 CD4$^+$ Th 细胞，Th1 型细胞以分泌 IL-2、IFN-γ 为主，IFN-γ 是单核巨噬细胞强有力的活化因子，同时 IFN-γ 和 IL-2 又是 NK 细胞强有力的激活剂。CTL 反应及 Th1 型细胞反应模式与随后的 HPV 病毒清除有关。HPV 持续感染患者往往表现为 Th1 细胞分泌因子水平低下，Th1、Th2 细胞分泌因子交互作用失衡。以表达 IL-4、6、10 为主的 Th2 型细胞反应模式与病损恶变密切相关，因此应设法使患者免疫反应向 Th1 型逆转。

局部皮肤黏膜免疫反应与病变进展密切相关，由于 HPV 主要局限于皮肤黏膜表皮细胞层的感染，不进入血液，极少发生抗原呈递及释放，且 HPV 感染上皮的朗格汉斯细胞（Langerhans cell，LCs）数量减少，分布及形态也有改变。而朗格汉斯细胞是主要的表皮内抗原提呈细胞，因此 HPV 感染患者存在局部细胞免疫缺陷。

2. 体液免疫　HPV 感染患者的抗 HPV 中和抗体可通过抑制 HPV 复制、降低病毒载量而阻止 HPV 相关皮损进一步发展。因此，体液免疫对控制 HPV 感染具有重要作用。然而 HPV 自然感染后，患者仅产生较低水平的抗衣壳蛋白 L1、L2 抗体以及抗 E6、E7 抗体，不足以产生有效的保护性作用。以 L1、L2 为基础的 HPV 预防性疫苗可产生高水平抗体并持续多年，故能长期有效预防相应亚型的 HPV 感染。近年来，有数据显示经过接种相关型别的 HPV 疫苗，宫颈癌和生殖器疣发病率显著下降。

3. HPV 感染与免疫逃逸　研究表明，一部分 HPV 感染患者皮损局部未能启动针对 HPV 的免疫反应，提示 HPV 持续感染的患者存在免疫逃逸。

（1）抗原提呈：朗格汉斯细胞是位于表皮的一种抗原提呈细胞，可介导局部的 CD4⁺ T 细胞反应。有证据表明在患者皮损局部的朗格汉斯细胞减少，HPV 病毒样颗粒不能激活表皮的朗格汉斯细胞，因而不能启动激活 CD8⁺ 的 T 细胞对 HPV 完整病毒起免疫反应。

人类白细胞抗原（HLA）即主要组织相容性抗原（MHC）在识别外源肽提呈抗原给免疫系统过程中起关键作用。在 HPV 感染患者中，HPV 的 E7 蛋白能抑制 MHC-Ⅰ重链启动子的活性，或者与抗原处理相关转运蛋白（TAP）-1 相互作用而阻止有效的抗原肽转运，导致 HPV 感染细胞对病毒抗原的提呈下降。HPV 感染导致细胞表面 MHC-Ⅰ类分子表达下降，并抑制抗原多肽 -MHC-Ⅰ类分子复合体转运至细胞表面，从而阻止病原肽提呈给特异的 T 效应细胞，降低 CTL 对感染细胞的杀伤作用。

某些 HLA 等位基因与 HPV 感染存在一定相关性，某些 HLA 等位基因的携带者提呈病毒抗原给免疫系统的效力较低，从而引起病毒持续性感染。如携带人白细胞抗原（HLA）-DQw3、DR15 的个体更易患 HPV 相关性恶性肿瘤，携带 HLA-DR13 的个体风险则降低。

（2）自然杀伤细胞（NK 细胞）：NK 细胞在感染早期杀伤病毒感染的靶细胞，其杀伤活性不受 MHC 限制，选择性杀伤 MHC-Ⅰ类分子表达低下或缺乏的细胞。HPV 感染患者 NK 细胞数量下降，并且 NK 细胞对 HPV 感染的角质形成细胞杀伤活性下降，自发清除 HPV 感染的患者具有正常的 NK 细胞活性。

（3）干扰素（IFN）：细胞受病毒感染后产生 IFN，IFN 分泌至胞外与靶细胞表面特异受体结合，激活 JAK 和 STAT 信号转导途径，诱导 IFN 反应性基因转录生成一系列抗病毒蛋白。HPV 可减少 IFN 的合成并可通过多种途径降低其活性。高危型 HPV 持续感染过程中，病毒 DNA 可整合到宿主基因组，稳定 E6 和 E7 的转录，影响三大固有免疫信号通路即 cGAS/STING/TANK 结合激酶 -1（TBK1）、RIG-I/MAVS/TBK1 和 TLR，调控 IFNs、促炎细胞因子和趋化因子的转录激活。

第二节　寻常疣

寻常疣（verruca vulgaris）是一种 HPV 感染导致的发生在皮肤或指（趾）甲的粗糙坚硬的、灰褐色或皮色的以角质增生性丘疹为特征的疾病。

【病原学】

寻常疣主要由 HPV-2、4 型感染引起，其次为 1、3、27、29、57 型感染引起。

【发病机制】

本病通过直接或间接接触传染。HPV 通过损伤的皮肤进入表皮基底层。本病的发生和发展与机体免疫状态有关，免疫缺陷或低下者发病率高且顽固难治而迁延多年。

【临床表现】

1. 典型表现　本病好发于 5～20 岁的学龄期儿童和青少年，初起为单个针尖大小的丘疹，渐扩大融合至呈圆形或多角形的结节斑块。皮损表面粗糙，角化明显，触之质硬，可呈灰黄、污黄或污褐色，遇摩擦或撞击易出血。偶可继发细菌感染。皮损数目不等，可由数个逐渐增多至数十个，好发于手背、手指、足、甲侧缘等处（图 11-1A）。一般无自觉症状。约 65% 的寻常疣可在 2 年内自行消退。

2. 特殊类型

（1）甲周疣：皮损发生于指（趾）甲周围（图 11-1B）。

（2）甲下疣：发生于甲床，向甲下蔓延使甲掀起，影响甲的生长，易使甲板裂开。

（3）跖疣：足跖部位的角化丘疹、斑块，可多发或散在分布，常因疼痛影响行走（图 11-1C）。

（4）丝状疣：老年人多见，好发于颈、眼睑、颏部等处，呈柔软的丝状突起，正常皮色或棕灰色，顶端角化，多无自觉症状。

（5）指状疣：同一个柔软基底上发生一簇集的参差不齐的多个指状突起，顶端为角质样物质。好发于头皮、面部及趾间，数目不等，无自觉症状。

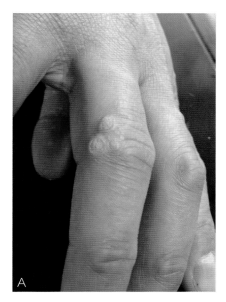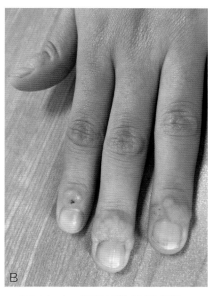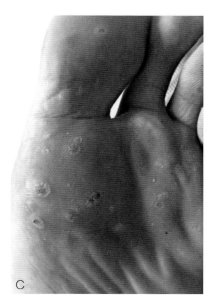

图 11-1　寻常疣的皮损表现

圆形角化扁平丘疹，表面粗糙，可聚集融合。A. 寻常疣；B. 甲周疣；C. 跖疣

【组织病理】

皮损表皮角化过度、角化不全和棘层肥厚，呈疣状或乳头瘤样增生。疣状增生的乳头顶部可见角化不全排列成叠瓦状。棘层上部和颗粒层内可见空泡化细胞，核深染，核周透明，称凹空细胞。颗粒细胞内常含大量簇集的深嗜碱性颗粒，细胞核大而圆形，为病毒颗粒聚集所致病毒包涵体（图 11-2）。电镜证实在凹空细胞和角化不全细胞的深嗜碱性圆形核中含大量病毒颗粒。真皮浅层可有炎细胞浸润。

【诊断和鉴别诊断】

根据手背、手指、足、甲缘针头至豌豆大小圆形或多角形灰黄色丘疹，表面粗糙，角化明显，触之坚硬，诊断不难。需与脂溢性角化病、疣状肢端角化病、疣状皮肤结核等鉴别。

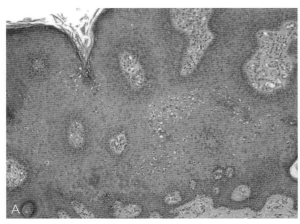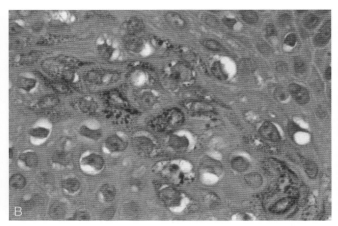

图 11-2　寻常疣的病理改变

A. 皮损表皮角化过度、角化不全和棘层肥厚增生，呈疣状或乳头瘤样。棘层上部和颗粒层内有大空泡化细胞，核深染，核周透明，称凹空细胞。B. 颗粒细胞内常含大量簇集的深嗜碱性颗粒，为病毒颗粒聚集所致的病毒包涵体

【治疗】

约 2/3 的寻常疣可在 2 年内自行消退，因此可选择等待自然消退，但需教育患者及家属尽量避免自我接种和传播他人。常用表面消毒剂如 70% 酒精、戊二醛、邻苯二甲醛等对 HPV 无明确消杀作用。某些部位的寻常疣因引起不适或影响功能，或数量众多或位于面部等造成美容问题和社交尴尬，可以考虑治疗。有许多治疗疣的方法，可单独使用或联合使用，使用证据不多。家庭疗法也有很多。根据病程、数目、部位、治疗经过及患者选择等决定治疗方案[8]。

1. 局部治疗

（1）物理疗法

1）液氮冷冻（证据等级 1+，推荐强度 B）：是一种传统治疗，适用于皮损小、数目少的患者。因液氮冷冻有疼痛感，小于 12 岁的儿童不宜采用。冷冻时应注意深度，应包含疣和周围约 2 mm 的正常皮肤。若冷冻不彻底可造成疣的复发，需重复治疗直至疣消退。如果治疗多次没有效果，可改用其他治疗。冷冻后需防止继发感染。治疗期间的疼痛感、水肿、水疱、治疗后的瘢痕形成、色素改变是较常见的不良反应。影响美容和关节活动的部位要慎用冷冻治疗。偶尔水疱可导致病毒播散至邻近皮肤，从而产生更大的疣。

2）CO_2 激光（证据等级 2+，推荐强度 C）：局部麻醉后行激光烧灼。注意治疗深度，是否彻底清除病变，可能遗留瘢痕或影响局部功能、指甲生长等。

3）温热疗法（证据等级 2+，推荐强度 D）：临床研究报道温热疗法治疗寻常疣有效，但发热设备类型、热疗参数和方案存在一定差异。热疗的作用机制可能是促进受损细胞释放热休克蛋白，刺激抗原提呈细胞、细胞因子释放和细胞表面分子的表达，将热休克蛋白结合的肽抗原提呈给树突状细胞中的 MHC-I 类分子并诱导抗原特异性细胞毒性 T 淋巴细胞。40 ℃的温度可增加树突状细胞和巨噬细胞对抗原的摄取和吞噬作用，增加树突状细胞向区域淋巴结的迁移，并促进淋巴细胞向淋巴和肿瘤组织的运动。此外，温热疗法可以调控疣体 HPV 的基因表达而影响病毒复制[9]。一项对 52 名 18 岁及以上患 10 个皮肤疣的患者进行的随机对照临床试验表明，热疗组疣体清除率为 79.2%，冷冻治疗组的疣体清除率为 58.3%[10]。

（2）腐蚀性药物：80% 三氯醋酸溶液、10% 水杨酸（或更高浓度）、斑蝥素乳膏涂抹疣体也有一定疗效，应注意疼痛、刺激、红斑糜烂、色素沉着等不良反应。外用水杨酸是寻常疣和跖疣最常见的治疗方式，疗效证据也最有力。水杨酸有液体、软膏、垫片和贴片等外用剂型。斑蝥素（也称"斑蝥汁"）的优点是涂抹时无疼痛，便于治疗多发性疣，包括儿童的寻常疣，可每 3 周重复涂抹 1 次。

（3）抗增生药：①0.5% 鬼臼毒素酊外涂（证据等级 3，推荐强度 D）。②博来霉素（证据等级 2+，推荐强度 C）、平阳霉素皮损内注射。博来霉素通过细胞毒作用和抗病毒作用治疗寻常疣。数项安慰剂对照随机试验评估了博来霉素治疗皮肤疣的效果，显示对疣的治愈率从 16%～94% 不等。皮损内注射博来霉素的一个缺点是注射即时和持续性疼痛。推荐给药前或给药同时注射局部麻醉药。③氟尿嘧啶外用或皮损内注射（证据等级 2+，推荐强度 C），常用于顽固性疣的治疗。氟尿嘧啶的作用机制是抑制 DNA 和 RNA 合成及疣增生。数项随机试验显示外用氟尿嘧啶对皮肤疣有效，治愈率约为 50%，方法为每日涂抹封包，持续 4～12 周。随机临床试验结果提示皮损内使用氟尿嘧啶也有效，方法为皮损内注射含 4 ml 氟尿嘧啶（50 mg/ml）与 1 ml 利多卡因（20 mg/ml）－肾上腺素（0.0125 mg/ml）的溶液。使用氟尿嘧啶可能导致红斑、水肿、色素沉着过度、色素沉着减少、溃疡、坏死、甲剥离或瘢痕。注射药物时可能会有疼痛和烧灼感。④维 A 酸类药如 0.1% 维 A 酸软膏每晚外用（证据等级 2+，推荐强度 C），通常需治疗时间较长。

（4）抗病毒类药物：①咪喹莫特乳膏外用（证据等级 3，推荐强度 D），5% 咪喹莫特乳膏对非肛门生殖区皮肤疣也有效，可联合水杨酸溶液。它通过诱导、合成和释放 α- 干扰素、TNF-α 和 IL-12 以及促进 NK 细胞活化来刺激促炎反应。可每周用药数日至每日 2 次（封包或不封包）。用药前应先对疣进行浸泡或削刮。有开放性研究显示，每日 2 次外用咪喹莫特对疣体的清除效果更好。②酞丁安二甲基亚砜溶液或酞丁安软膏外用，应先用手术刀片削去增厚的角质层后，再厚涂软膏效果较好。③顽固性皮损可于基底部局部注射人 α- 干扰素或聚肌胞有一定疗效。

2. 系统治疗

（1）全身免疫治疗（证据等级 3，推荐强度 D）：有报道使用干扰素、免疫球蛋白和伐昔洛韦治疗免疫抑制患者的疣取得良好效果。在我国，对伴免疫功能低下患者的顽固性寻常疣常用免疫增强剂如卡介菌多糖核酸、转移因子、胸腺肽等治疗，但缺乏足够的循证医学支持。

（2）维 A 酸类药：维胺酯及异维 A 酸口服可用于治疗泛发性及顽固性寻常疣（证据级别 3，推荐强度 D）。

（3）中药治疗：或以清热解毒为主，或以理气活血、软坚散结为主，多能奏效。常用中药如清热解毒的板蓝根、大青叶、马齿苋、败酱草，理气活血的川芎、赤芍、桃仁、红花、当归、牛膝，软坚散结的龙骨、牡蛎、穿山甲等。内服同时可配合外洗。

3. 其他治疗

（1）西多福韦：国外有报道用 1% 西多福韦乳膏或静脉注射西多福韦治疗寻常疣也取得较好疗效。可隔周用药，封包 5 天，并重复使用。国外有用于治疗儿童疣的报道，也获得较高的疣体清除率。

（2）皮损内免疫治疗：即疣体种植术，将 0.3 ml 含皮肤测试抗原（常见如流行性腮腺炎病毒、念珠菌、毛癣菌属抗原）配合或不配合干扰素 α 2b 种植到疣体中，每 3 周治疗 1 次，直至疣体完全清除，最多注射 5 次。治疗期间可能伴随发热、肌痛等症状，考虑与干扰素作用有关。

（3）胶布粘贴治疗：在儿童研究中发现针对疣体清除方面，冷冻治疗联用胶布粘贴优于单纯冷冻治疗，但疗效目前尚有争议。

（4）光动力治疗（证据级别 2+，推荐强度 D）：20% 5- 氨基酮戊酸光动力疗法（ALA-PDT）治疗手掌和足底疣体可获得较高的疣体清除率。

第三节　扁平疣

扁平疣（verruca plana）主要见于儿童和青少年，是由 HPV 感染导致的以米粒至黄豆大、质地坚韧、肤色或淡褐色扁平丘疹为特征的疾病。

【病原学】

本病主要由 HPV-3、5、8、11 型感染引起。

【发病机制】

本病主要通过直接接触传染，也可由自身接种导致。扁平疣的发病与细胞免疫功能失调有关。顽固性扁平疣患者可伴外周血 T 淋巴细胞亚群异常，机体的免疫监视作用尤其是 NK 细胞活性可能降低。

【临床表现】

本病好发于颜面、颈部、前臂及手背等处。大多骤然出现，为米粒至绿豆大扁平隆起的丘疹（图 11-3），表面光滑、质硬，浅褐或肤色，圆形、椭圆形或多角形，数目较多，密集分布，偶可沿抓痕排列成串珠状或条状，即 Koebner 现象。一般无自觉症状，偶有微痒。有时伴发寻常疣，偶可伴发喉部乳头瘤。本病可自行消退[12]，但亦可持续多年不愈，愈后不留瘢痕。

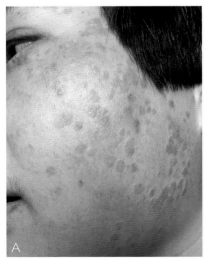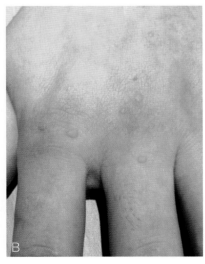

图 11-3　扁平疣的临床表现

肉色、淡褐色或淡红色扁平丘疹，表面光滑或稍粗糙，面部（A）或手背（B）多见

【组织病理】

皮损表皮角化过度和棘层肥厚呈轻微乳头状，角质层细胞呈网篮状，颗粒层均匀增厚，表皮上部广泛凹空细胞形成，部分核呈深嗜碱性，基底层可含大量黑色素。

【诊断和鉴别诊断】

根据好发部位及皮损特点易于诊断。有时需与疣状痣、疣状表皮发育不良、汗管瘤、粟丘疹、毛发上皮瘤、脂溢性角化病、雀斑等相鉴别。

【治疗】

部分患者的扁平疣可自行消退，因此可观察一段时间，但需注意避免接触传染。部分疣体可自身接种播散、迁延不愈或影响容貌，需进行治疗。许多治疗寻常疣的方法也可用于扁平疣的治疗，但缺乏仅针对扁平疣的治疗手段的随机试验评估。冷冻治疗和外用药物治疗（如水杨酸、外用维 A 酸、咪喹莫特和氟尿嘧啶）是最常用的方法。

1. 局部治疗　物理治疗和局部用药基本同寻常疣的治疗。治疗局部皮肤常有轻度发红或炎症，有认为轻度炎症有可能促进扁平疣的消退。

（1）物理治疗：如液氮冷冻、电灼或激光治疗、温热疗法等可以取得较好疗效。近年来，有报道面部多发、顽固的扁平疣可采用光动力治疗，显示出较好的疗效和安全性。

（2）外用药物：如咪喹莫特软膏、维 A 乳膏等外用，隔天 1 次，2～4 周为一疗程。此外，中药治疗的外洗方（如香附 100 g，木贼 50 g，莪术 100 g，大青叶、板蓝根各 60 g）、中药验方（如桃仁红花饮：板蓝根、大青叶、牡蛎各 31 g；紫草、郁金、桃仁、红花各 9 g；苡仁、桑白皮各 12 g）也有一定疗效。

2. 系统治疗　部分治疗方法同寻常疣。

（1）有些传统的治疗药物西咪替丁、维 A 酸类等可用于治疗扁平疣。

（2）干扰素可全身或病损局部注射，用于治疗多发性且顽固难治的扁平疣。

（3）聚肌胞针、转移因子针、卡介苗多糖核酸也用于治疗，但缺乏随机对照研究。

（4）中医中药：有些传统的祛疣方治疗扁平疣也取得了较满意的疗效，如紫草 30 g，大青叶 20 g，板蓝根 30 g，生地 12 g，红花 9 g，当归 12 g，甘草 6 g，丹参 15 g，虎杖 12 g，每日 1 帖，水煎服，药渣外敷，1 个月为一疗程。

第四节　跖　疣

跖疣（verruca plantaris）系发生于足跖的寻常疣。临床上皮损以足跖部乳头状角质增生丘疹、结节，剥除角质可见疏松角质软芯为特征。

【病原学】

本病主要由 HPV-1、2、4 型感染引起。

【发病机制】

跖疣的发生和消退以及严重程度与机体细胞免疫功能密切相关。外伤、摩擦及足部多汗可为诱因。免疫功能低下的患者如系统性红斑狼疮患者常发生足底多发疣且治疗困难。

【临床表现】

初起为一细小角化丘疹，后逐渐增大，表面粗糙不平，灰褐、灰黄或污灰色，呈圆形，境界清楚，周围绕以稍高增厚的角化环。若用小刀将表面角质削去，则见角化环与疣组织之间境界更为明显，继续修削，则见小的出血点，是延伸的真皮乳头血管破裂所致。血液外渗凝固则形成小黑点。好发于足跟、跖骨。较大跖疣的四周可有散在卫星疣，数个疣聚集可融合形成斑块（图 11-1C）。若将表面角质削除，则见多个角质软芯，称为镶嵌疣。常自觉疼痛，病程慢性，可自然消退，一般认为儿童较成人易于消退。

发生于手掌的寻常疣称掌疣，临床表现与跖疣相似。尚有一种深部的掌跖疣，又称包涵疣或蚁丘疣，其特点为表面覆盖较厚角质，去除角质则显露出疣所特有的白色或淡棕色柔软颗粒，有压痛，偶有红肿，可多发。

【组织病理】

跖疣的组织病理改变与寻常疣基本相同，但整个损害陷入真皮，角质层更为增厚，并有广泛角化不全。棘层上部细胞的空泡形成较明显，构成明显网状。因常继发感染，故真皮内有较多炎性细胞浸润。深在掌跖疣的组织特征为表皮下部细胞胞质内有很多透明角质颗粒，与正常透明角质不同，为嗜酸性，在棘细胞层上部增大，互相融合形成形态不一、均质性包涵体，并围绕在空泡化核周围或被核周空泡与核隔开。

【诊断和鉴别诊断】

根据足跖部圆形乳头状角质增生，周围绕以增厚的角质环，境界清楚，表面常有散在小黑点，削去表面角质层，可见疏松角质软芯，局部有触压痛，诊断不难。有时需与鸡眼、胼胝、点状掌跖角皮症、砷角化症等鉴别。跖疣与鸡眼、胼胝的鉴别要点见表 11-2。

表 11-2　跖疣与鸡眼及胼胝的鉴别

鉴别要点	跖疣	鸡眼	胼胝
病因	HPV 感染	挤压	压迫摩擦
好发部位	足跖	足跖、足缘、趾	足跖前部、足跟
损害	圆形、中央凹陷，表面粗糙、无皮纹，外周角化环，易见出血点	圆锥形，角质栓外围透明黄色环	蜡黄色角质斑，中央略增厚，皮纹清楚，边缘不清楚
数目	多发	单发或几个	1~2 个
疼痛	挤捏时疼痛	压痛明显	无或轻微

【治疗】

1. 局部治疗　治疗方法和寻常疣类似。应减少对皮损的挤压摩擦，保持鞋袜清洁干燥有助于皮损消退。

（1）皮损数目少时，可采用冷冻、CO_2 激光、手术挖除法，但皮损容易复发且有可能形成瘢痕。

（2）皮损较多时，可外用 5% 氟尿嘧啶软膏、维 A 酸制剂治疗，但可致局部刺激，出现红肿、皲裂、疼痛、过敏反应、色素沉着等副作用。

（3）平阳霉素 10 mg 用利多卡因 5 ml 及生理盐水 15 ml 稀释后，根据疣体大小在疣体基底注射 0.2 ~ 0.5 ml，每周 1 次，2 ~ 3 次后疣体即可脱落。

（4）也可用斑蝥素乳膏、30% 冰醋酸溶液外涂治疗，每日 1 ~ 2 次。

（5）顽固病例可考虑联合光动力治疗。

（6）44 ℃ 左右的温热疗法 30 min，连续或间断治疗，3 个月疣体清除率约 54%。治疗有可耐受的热痛感，对多发疣体可只选一处靶皮损治疗即可。

2. 系统治疗

（1）口服异维 A 酸 10 mg，每日 1 ~ 2 次；或维胺酯 25 mg，每日 3 次。

（2）中医中药：中药水煎内服，或以清热解毒为主，或以理气活血、软坚散结为主。常用中药如清热解毒的板蓝根、大青叶、马齿苋、败酱草，理气活血的川芎、赤芍、桃仁、红花、当归、牛膝，软坚散结的龙骨、牡蛎、穿山甲等。内服同时可配合外洗效果更佳。

第五节　尖锐湿疣

尖锐湿疣（condyloma acuminatum，CA）又称肛门生殖器疣（anogenital warts），是由 HPV 感染所致的一种古老的性传播疾病，关于生殖器湿疣样损害最早的文字描述可以追溯至公元 1 世纪。尖锐湿疣主要发生在肛门生殖器部位，是最常见的性传播疾病之一。

【病原学】

引起尖锐湿疣的病毒有 HPV-6、11、13、16、18、30、31、32、37、42、44、51 ~ 55 型等，其中 HPV-6、11 型感染占绝大多数。HPV 在温暖潮湿的环境中容易生存，并可自身接种，故外生殖器部位最易感染，且损害常为两侧对称的接触面。疣体经治疗可去除，但不一定能清除 HPV，病毒以潜伏状态存在于皮肤黏膜基底层细胞。

【流行病学】

1. 流行状况

（1）全球流行状况：据估计，尖锐湿疣的全球发病率为 160 ~ 289/10 万人年。男性新发尖锐湿疣的发病率为 103 ~ 168/10 万，女性为 76 ~ 191/10 万。复发尖锐湿疣的男性发病率为 47 ~ 163/10 万，女性为 23 ~ 110/10 万。HPV 不同状态的感染呈冰山效应，HPV 感染率和性伴数密切相关，从未有过阴道性交的妇女生殖道取样很少发现 HPV DNA（3%），仅 1 个男性性伴者 HPV 检出率为 7%，2 ~ 4 个男性性伴者 HPV 检出率达 33%，5 个以上性伴可达 53%。

（2）我国流行状况：解放初期，尖锐湿疣患者很少见，20 世纪 80 年代开始报告；近年来发病率逐年增高。据全国性病控制中心统计，尖锐湿疣的发病率在 8 种性传播疾病中构成比为 24.73%，发病率为 17.55/10 万，至 2010 年增长 5 倍多，跃居我国性传播疾病的第二位。据中国疾控中心提供的中国性病监测点数据显示，尖锐湿疣的报告发病率从 2008 年的 29.47/10 万下降到 2016 年的 24.26/10 万，年均下降 2.21%，但明显高于 2001 年全国尖锐湿疣报告发病率（15.19/10 万）。这提示尖锐湿疣发病总体上呈稳中有降趋势，但仍维持在较高水平，一些低发地区监测点仍呈增长趋势。本病好发于性活跃的中、青年男女，20 ~ 40 岁患者占 80%。本病我国南方比北方更多见，男女患者之比为 0.83∶1。

2. 传播途径 常见传播途径有以下 4 种。

（1）性传播：为主要途径，多数患者通过此途径感染。即使皮肤黏膜伤口很细小，当含大量病毒颗粒的表皮细胞或角蛋白进入时，就有可能发生感染，故在多个性伴的人群中最易发生传染，一般在病期 3 个月时传染性最强。

（2）间接接触传染：部分患者可通过污染物体，即接触被污染的日常生活用品如内衣裤、毛巾、浴盆和坐厕等被传染。排除性虐待的婴幼儿多通过此途径传染。

（3）母婴传播：少数新生儿感染是由于已感染 HPV 的母亲在分娩过程中通过产道发生喉乳头瘤病，出生后与患病母亲密切接触也可被传染。

（4）自体接种：偶可因自体接种引发多部位感染。

3. 尖锐湿疣发生的危险因素

（1）性行为：性伴数过多及过早性交是发生 HPV 感染的高危因素。

（2）免疫抑制：HPV 感染和 HPV 相关的恶性肿瘤似乎是慢性免疫功能抑制的晚期表现。肾异体移植者、自身免疫性疾病患者等患尖锐湿疣的危险性增加。

（3）HIV 感染：HIV 阳性患者发生 HPV 感染及 HPV 相关肿瘤的概率增加。

（4）年龄与妊娠：宫颈脱落细胞涂片中检测 HPV 感染的高峰年龄为 20 ~ 40 岁，随着年龄增加，流行率下降；妊娠期 HPV 检出率高，产后 HPV 检出率下降。

【发病机制】

人类三种鳞状上皮（皮肤、黏膜、化生的）对 HPV 均敏感。每一亚型 HPV 与特殊的临床损害有关，并且对皮肤或黏膜鳞状上皮各有其好发部位。当含大量病毒颗粒的表层细胞或角蛋白碎片进入易感上皮裂隙时可导致感染。皮肤黏膜直接接触污染 HPV 的内裤、浴盆、浴巾、便盆而被感染。

性接触或间接接触时，生殖器或接触部位表皮有微小创伤或裂隙，为病毒接种感染提供了条件。病毒进入人体后潜伏在基底层角质形成细胞，随后进入细胞核内，细胞分裂后随病毒复制和播散，形成皮损，如特征性乳头瘤样增生或亚临床感染。病毒主要集中在表皮棘细胞、颗粒层细胞的细胞核内，晚期基因表达结构蛋白，并装配成环状颗粒，导致棘细胞增殖（棘层肥厚）和空泡形成（凹空细胞）。

尖锐湿疣的发生、转归受人体免疫状态影响。其中细胞免疫比体液免疫更为重要。机体细胞免疫缺陷时，生殖器 HPV 感染和 HPV 相关疾病的发生率均增加，尖锐湿疣皮损常持续存在并容易复发。尖锐湿疣自然消退情况尚无系统评估，有研究认为其自然消退率在 0 ~ 69%，即使消退或治愈后，仍存在 45% 的潜伏感染率和 67% 的复发率。

【临床表现】

1. 典型表现

（1）潜伏期：一般为 2 周至 8 个月，平均为 3 个月。

（2）好发部位：HPV 在人体温暖潮湿处最易生存繁殖，故外生殖器及肛门附近的皮肤、黏膜湿润区为其好发部位。男性好发于包皮、系带、冠状沟、龟头、尿道口、阴茎部、会阴、肛周和阴囊；同性恋者好发于肛门及直肠；女性依次见于大小阴唇、阴道口、阴道、阴蒂、后联合、宫颈、会阴和肛周等，偶见于肛门生殖器以外的部位，如口腔和唇部、乳房、腋窝、脐窝和趾间等；包皮过长或白带过多者易受感染并易复发。

（3）皮损：初为单个或多个散在或密集的淡红或肤色尖顶丘疹，可为指状、蒂状或鱼籽状颗粒，后逐渐增大、增多，表面凹凸不平，进一步增生成疣状突起，并向外蔓延。根据疣体形态分成两种类型，一种为无蒂型，即丘疹型；另一种为有蒂型，可包括乳头型、菜花型、鸡冠型和蕈样型。疣体呈白色、红色或污灰色，表面常潮湿、浸渍、糜烂和破溃，可合并感染和出血（图 11-4）。妊娠时皮损可明显增多、增大。尖锐湿疣还可与梅毒、淋病或细菌性阴道病等并存。

（4）症状：大多数患者无任何自觉症状，仅少数偶有异物感、痒感及疼痛，肛门、直肠、阴道及宫颈损害可有疼痛、性交痛及接触性出血，阴道、宫颈损害可有白带增多，若合并其他性传播疾病可伴随相应表现。

极少数患者会阴部皮损过度增生为较大疣体，称巨大尖锐湿疣，又称 Buschke-Loewenstein 肿瘤，男女均可发生。此型与 HPV-16、18 型感染有关，外观颇似鳞状细胞癌，故也称癌样尖锐湿疣，其组织病理学表现为良性病变，但少数可恶变。

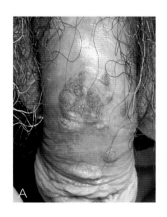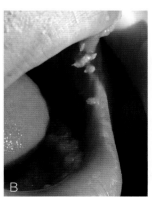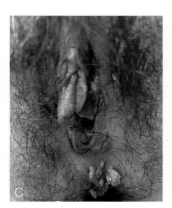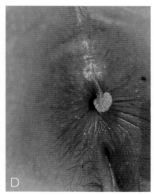

图 11-4 尖锐湿疣的皮损表现

单个或多个散在或密集的淡红或肤色尖顶丘疹或疣状突起。疣体呈白色、红色或污灰色。A. 阴茎包皮上散在多发褐色丘疹，部分融合成斑块，表面毛糙；B. 唇部多发肉色和淡红色尖顶疣体；C. 外阴尖锐湿疣，可见会阴处散在大小不等疣状丘疹；D. 肛门口疣状丘疹

2. 亚临床感染 很大一部分患者可处在 HPV 亚临床感染，即肉眼观察皮肤黏膜表现正常，但辅助

检查（如醋酸白试验、皮肤镜、阴道镜、电子肛肠镜、病理检查等）表现异常。可有如下表现：①主要分布于女性前庭和阴道的多发性微小乳头状隆起，集中在毛细血管袢上，称穗状湿疣；另一种表现为无隆起的扁平皮损，即非特定的内皮瘤形成。②见于阴茎体部直径 1～3 mm、单发或多发的微小无蒂疣。③见于阴茎、女性外阴、阴道及宫颈的外观正常的环状皮损。亚临床感染可以与尖锐湿疣伴发或单独发生，目前认为复发与亚临床感染的存在和再活动有关。

3. 潜伏感染　潜伏感染是指皮肤黏膜外观正常，其他辅助检查（醋酸白试验、阴道镜或尿道镜等检查）均为阴性，仅 HPV 核酸检测阳性。潜伏感染可与尖锐湿疣可见皮损及亚临床感染伴发，也可以单独存在。研究发现尖锐湿疣患者尿道内 HPV 阳性率为 60%，阴囊 HPV 阳性率达 22%，是 HPV 的潜在储存库，是外阴 HPV 的散布源。目前认为 HPV 潜伏感染是复发的主要原因之一。

4. HPV 感染与肿瘤的关系　尖锐湿疣与生殖器癌的发生密切相关，尤其是巨大尖锐湿疣、HPV-16和 18 引起的尖锐湿疣患者。宫颈上皮内瘤变和宫颈癌患者的 HPV DNA 检出率非常高，且多为 HPV-16、18，即 HPV 宫颈感染可增加宫颈上皮内瘤变和宫颈癌发生的危险性。此外，临床常可见尖锐湿疣基础上发生阴茎癌、女阴癌及肛门癌的病例。

5. 复发　多数患者皮损可多次复发，可能原因包括以下几方面。①治疗不彻底：皮损未完全清除、亚临床感染皮损持续存在或皮损周围存在潜伏感染；②局部因素：如男性包皮过长、女性阴道炎或宫颈炎等；③患者全身或局部免疫状态低下：如 HIV 感染、妊娠及有其他免疫低下性疾病等；④再次感染：接触患尖锐湿疣的新性伴侣，既往性伴侣尖锐湿疣未治愈或处在 HPV 感染潜伏状态。

【实验室检查】

1. 醋酸白试验　用 3%～5% 醋酸溶液涂抹于可疑皮损处或进行湿敷，3～5 min 后观察，局部皮肤或黏膜变白即为阳性，其原理是 HPV 感染部位产生的异性蛋白易被醋酸凝固而显白色。该方法诊断 HPV 感染敏感性高，但特异性较低，某些非 HPV 感染的损害如瘢痕、念珠菌感染、非特异性外阴炎或包皮龟头炎等均可出现假阳性，但尖锐湿疣皮损发白常表现为均匀一致，边缘略隆起，边界清楚，而假阳性皮损则表现为不均匀、边界模糊的表面发白。

2. 细胞学检查　用阴道或宫颈疣体脱落细胞涂片或薄层液基细胞学检查可辅助诊断。

3. HPV 基因型检测　如核酸探针原位杂交和荧光定量 PCR 方法等，后者可鉴别 HPV DNA 亚型而被常规用于 HPV 亚型分析。

【辅助检查】

1. 皮肤镜　近年来较多用于皮肤病的辅助诊断。尖锐湿疣的皮肤镜特征性表现为乳头样、扁平型、角化型皮损形态，具有点状、弧形、环状、树枝状、发卡状、多形性的血管表现。

2. 阴道窥器、阴道镜、肛门镜、尿道镜　是常用辅助检查手段，可充分暴露腔道部位的疣体，并有助于诊断微小病变。

【组织病理】

典型皮损不必行组织病理活检，但下列情况，尤其是免疫功能低下者（包括 HIV 感染者）需进行组织病理活检：诊断不确定、非典型皮损（如溃疡、出血、色素沉着、硬化、与周围组织粘连等）、标准治疗后效果不佳或恶化以及巨大尖锐湿疣等。

　　组织病理表现为表皮角化过度伴角化不全，棘层高度肥厚呈乳头瘤样或疣状增生。特征性病理改变为颗粒层和棘层上部出现灶状、片状及散在分布的空泡化细胞，即凹空细胞，细胞体积大，胞质色淡，核深染，核周有透亮的晕，部分皮损的颗粒层细胞内可见到粗大的紫色包涵体颗粒。此外，可见真皮浅层水肿、毛细血管扩张及不同程度慢性炎症细胞浸润。电镜下见棘细胞核内有呈晶格样排列颗粒，是HPV 感染的特征性表现，即 HPV 颗粒。用 HPV L1 或 E7 蛋白抗体进行免疫组化检测皮损组织中相应HPV 病毒蛋白抗原，阳性率为 40% ~ 80%。

【诊断】

　　（1）不洁性交史。

　　（2）典型皮损为生殖器或肛周等潮湿部位出现丘疹，乳头状、菜花状或鸡冠状肉质赘生物，表面粗糙角化。

　　（3）醋酸白试验阳性，病理切片可见角化不良及凹空细胞。

　　（4）核酸杂交可检出 HPV DNA 相关序列，PCR 检测可见特异性 HPV DNA 扩增区带，荧光定量PCR 可检测感染的 HPV 亚型。

【鉴别诊断】

　　1. 假性湿疣　女性小阴唇内侧和阴道前庭对称分布白色或淡红色小丘疹，表面光滑，个别呈微小息肉状；组织病理见表皮轻度角化不全，棘层不规则肥厚，表皮细胞胞质淡染，但未见空泡化，真皮浅层毛细血管扩张、充血，周围有散在的炎性细胞浸润；醋酸白试验阴性。

　　2. 阴茎珍珠样丘疹　成年男性冠状沟边缘的成行对称排列的圆锥形或丝状小丘疹，丘疹直径为1~3 mm 大小，白色、淡红或淡黄色，发亮，部分可呈多行排列，无自觉症状；无不洁性交史；醋酸白试验阴性。

　　3. 扁平湿疣　是二期梅毒特征性表现，主要发生于男女两性肛门生殖器部位成群的褐红色扁平丘疹，基底宽而无蒂，表面糜烂，可有密集颗粒，呈乳头状、菜花状；暗视野显微镜可查到梅毒螺旋体；梅毒血清学试验强阳性。组织病理见表皮增生伴真皮浅层炎症浸润，较多浆细胞，螺旋体特异抗体的免疫组化染色可见表皮和真皮内散在螺旋体。

　　4. 鲍温样丘疹病　表现为褐色、表面光滑的扁平丘疹，多数为多发性，部分皮损融合成片，可自行消退，与 HPV-16、18 型感染有关。可伴瘙痒或无症状。好发部位为肛门和外生殖器。组织病理学表现为表皮角化不全，棘层肥厚伴角质形成细胞不同程度的非典型增生，可见异常核分裂、极性紊乱，出现异型性。

　　5. 外生殖器鳞状细胞癌　多见于 40 岁以上人群，皮损浸润明显，质坚硬，易出血，常形成溃疡。组织病理可见鳞状细胞癌的特征性改变。

　　6. 皮脂腺异位症　发生于口唇、龟头及阴唇的淡黄色小丘疹，位于皮内；醋酸白试验阴性，组织病理表现为成熟的皮脂腺组织。

　　7. 阴囊、外阴血管角皮瘤　是一种表现为真皮上部毛细血管扩张和表皮角化过度的皮肤病，好发于中老年人，一般孤立散发，大小均匀，沿浅表静脉或皮纹排列，皮损表面光滑，鲜红、暗红或紫色，质硬，易出血。

8. 多发性脂囊瘤　是一种较少见的常染色体显性遗传病，男女皆可发病，且无性别差异。好发于面、颈、前胸、腹部及四肢，有的还见于腹股沟、腋窝、阴囊和大阴唇等，特别是面、颈部等暴露部位。

9. 阴茎系带旁丘疹性纤维瘤　是男性阴茎系带旁的一种黄白色或肤色软性纤维瘤，易被误诊；常见于青年男性，对称发生在包皮系带两侧或隐窝内，针头到粟粒大小，丘疹不规则排列或独立存在，对称分布，互不融合；醋酸白试验阴性。

10. 脂溢性角化病　多见于老年人，起初为小而扁平、境界清楚的丘疹或斑疹，表面平或略呈乳头瘤样，其后逐渐扩大、增高，色素渐加深，呈棕褐色或褐黑色。组织病理可见表皮乳头状增生、角化过度、角囊肿形成，分为棘层肥厚型、角化过度型、腺样型、菌落型、刺激型和色素型。

【治疗】

治疗原则为尽早去除疣体，尽可能消除疣体周围亚临床感染以减少或预防复发。治疗方法很多，所有方法都有其优点和局限性，且均可复发，复发率为 10%～80%，3 个月内复发率最高，随着时间延长，复发率逐渐下降。

应根据疣体大小、数目、部位、形态等，充分考虑患者年龄、个体差异和依从性，选择治疗方案。外生殖器部位可见的中等以下大小的疣体（单个疣体直径<5 mm，疣体团块直径<10 mm，疣体数目<15 个），可由患者自行外用药物治疗。外用药物治疗不良反应有瘙痒、烧灼感、糜烂和疼痛等。超过上述皮损大小、数量及患者无法自行治疗的疣体，需在医院进行物理治疗或手术治疗等。

1. 局部治疗

（1）外用药物

1）0.5% 足叶草毒素酊：即鬼臼毒素酊，是抗有丝分裂药，疣体清除率为 36%～83%，早晚各涂 1 次，连续 3 天，至疣体脱落停药观察，4 天为一疗程。疣体未消退者进行第二疗程，总计不超过 3 个疗程。注意保护疣体周围皮肤黏膜。有致畸作用，孕妇禁用。

2）0.15% 鬼臼毒素软膏：疣体清除率为 43%～70%。每周 1～2 次外搽，1～4 h 后洗去。该药刺激性大，有致畸作用，孕妇禁用。

3）80%～90% 三氯醋酸或二氯醋酸溶液：均为腐蚀剂，通过对蛋白质的化学凝固作用而破坏疣体，使疣组织坏死、干枯和脱落，每 1～2 周外涂 1 次，连续用药不超过 6 次。

4）5% 氟尿嘧啶霜：每周外涂 1 次，可多次治疗，治愈率为 75%。使用时注意保护正常的皮肤黏膜。

5）5% 咪喹莫特霜：非核苷类异环胺类药，为局部外用免疫调节剂，刺激局部产生 α-干扰素和其他细胞因子而发挥抗病毒及抗肿瘤作用。每周外涂 3 次，用药 6～10 h 后清洗掉，通常 8～10 周疣体脱落，可治疗 16 周。局部可出现轻、中度炎症反应，如潮红、糜烂等，需注意。

6）干扰素凝胶或喷剂：有抗增殖、抗病毒、抗肿瘤和免疫调节作用，对较小疣体有一定治疗作用。

（2）物理疗法

1）激光治疗：多用 CO_2 激光治疗，病灶清除率可达 95%，但复发率也可高达 77%。

2）冷冻治疗：通过低温对疣体细胞溶解而破坏疣体，多用液氮治疗，每 1～2 周重复一次。

3）电灼术：局部麻醉后炭化去除疣体，治愈率为 94%。

4）手术治疗：外科手术治疗，适用于巨大疣体。

5）微波治疗：通过微波振动产生的热效应和非热效应，使微波探头接触的疣体组织凝固、脱落而达到治疗目的，具有止血效果好、无烟尘等优点。

6）光动力疗法（PDT）：光动力疗法用于治疗尖锐湿疣取得了较好的疗效。对腔道内如肛管内、尿道内、尿道口、宫颈管内的尖锐湿疣治疗具有优势。常与其他治疗手段联合应用，可明显减少疣体复发。作用机制为：光敏剂 5- 氨基酮戊酸（ALA）作为内源物质参与血红蛋白合成，当外源性 ALA 进入机体，在各种酶的催化下生成原卟啉 IX（PPIX），后者在疣体与亚临床感染病变处优先浓集，与构成病毒包膜的脂类和糖脂结合，在光源照射下产生单线态氧，破坏病毒包膜，杀伤病毒感染的角质形成细胞。

治疗方法：患处敷药 ALA（浓度 20%）3~4 h，用波长为 635 nm 的光源进行照射，能量密度 100 J/cm²，照射时间 20~30 min，每周 1 次，3 周为一疗程。不良反应：光照区域可能出现疼痛、烧灼感、瘙痒、红斑、水疱。

7）温热疗法：有临床研究表明，可控温式非接触式局部温热疗法可有效治疗各种病毒疣，用于治疗尖锐湿疣取得了较好疗效。

（3）局部干扰素治疗：干扰素具有抗病毒、抗增殖和免疫刺激作用。安慰剂对照随机试验中均发现干扰素皮损内注射治疗尖锐湿疣有效。

2. 系统治疗 尖锐湿疣患者的迁延不愈和高复发率与机体免疫功能缺陷有一定关系，调节机体免疫功能可以降低复发率、提高治愈率。常用药物包括卡介菌多糖核酸、转移因子、聚肌胞、胸腺肽等，但疗效均缺乏高质量循证医学证据支持。

（1）自体疫苗法：用患者自身疣体组织匀浆（融冷灭活病毒），并进行加热处理（56 ℃ 1 h），收集上清液注射，可用于治疗顽固性肛周湿疣。

（2）干扰素诱导剂：聚肌胞肌内注射 2 ml，连用 10 天，停药 1~2 个月后，再继续用药。

（3）干扰素（α-2a、α-1b）：皮下或肌内注射对尖锐湿疣的复发有一定疗效。

（4）中医中药：可作为辅助治疗。外用熏洗：取马齿苋 60 g、枯矾 30 g、朴硝 100 g，煎水熏洗，每日 1~2 次，每次 20 min。熏洗后以青黛散合六一散混合撒疣体上，保持干燥清洁。鸦胆子油外涂：疣体小者点涂患处，或用鸦胆子仁 1 份、花生油 3 份，浸泡半月后，涂于患处。

3. HPV 疫苗 HPV 疫苗在预防 HPV 感染、预防尖锐湿疣复发、治疗生殖器疣体及预防 HPV 相关肿瘤方面具有很好的应用前景。目前已上市的 HPV 疫苗为预防性疫苗，为 HPV L1 衣壳蛋白在酵母表达系统中形成的不含 DNA 的病毒样颗粒（VLP）。在体内可以诱导出针对特异型别 HPV 的免疫反应并产生保护性中和抗体。

针对高危型 HPV 病毒，目前研发上市有 5 种不同的疫苗，包括二价 HPV 疫苗（针对 16、18 型）、四价 HPV 疫苗（针对 6、11、16、18 型 HPV 病毒）、九价 HPV 疫苗（针对 6、11、16、18，以及 31、33、45、52、58 型），用于预防 HPV 感染及 HPV 相关疾病。研究显示，二价、四价、九价疫苗可以在 HPV 持续感染状态下保护宿主免于发生癌症转化。在疫苗接种率高的地区，生殖器疣发病率降低。四价、九价疫苗在预防泌尿道生殖道疣中亦发挥作用。

HPV 疫苗接种时可不考虑患者的尖锐湿疣病史、HPV 检测结果或 HPV 导致的生殖器癌前病变。初次性行为前接种疫苗将最大限度地发挥保护作用。在美国，常规推荐 11~12 岁儿童接种，对于 13~26 岁人群考虑补种，对于 27 岁以上人群补种不作为常规推荐。而对于 27 岁以上无性经验人群，如果考虑到

HPV 高暴露风险仍可考虑接种。对于医疗工作者，可能有 HPV 职业暴露风险时，仍然推荐 26 岁以上未接种人群接种 HPV 疫苗。疫苗的血清转化率在女性为 93% ~ 100%，男性为 99% ~ 100%。对于预防宫颈、阴道、阴唇上皮内瘤变以及原位癌有效；对预防肛管上皮内瘤变有效，但有效率低于对宫颈病变的预防有效率；对口腔 HPV 相关疾病的预防报道尚有限；九价疫苗对于预防肛门生殖器疣有效。

【预防】

控制性病是预防尖锐湿疣的关键。及时发现并治疗患者及其性伴侣，进行健康宣教；安全套可以降低和预防生殖道 HPV 感染，也可减少罹患 HPV 感染相关疾病（如尖锐湿疣或宫颈癌）的危险性。

接种 HPV 疫苗对 HPV 感染包括尖锐湿疣有较好的预防作用。HPV 疫苗可预防 90% ~ 95% 的肛门生殖器疣。在疫苗接种率 ≥50% 的国家，13 ~ 19 岁年轻女性接种 HPV 疫苗后比接种前肛门生殖器疣减少 61%。15 ~ 19 岁男性、20 ~ 35 岁男性及 20 ~ 39 岁女性的生殖器疣减少分别为 34%、18%、32%。疫苗接种率 <50% 的国家，15 ~ 19 岁年轻女性肛门生殖器疣仅减少 14%，不显示群体保护效应。因此，扩大接种率才能有更好的保护效应。

第六节　鲍温样丘疹病

鲍温样丘疹病（Bowenoid papulosis，BP）为生殖器部位发生的多发性斑丘疹，多数为良性病变，可自行消退。临床上，鲍温样丘疹病与生殖器疣相似，而病理组织学上与原位鳞状细胞癌（鲍温病）非常相似，易误诊。本病命名有多种。1970 年，Lloyd 首先报道 1 例男青年阴部发生的病变，命名为多中心性色素性鲍温病（multicentric pigmented Bowen's disease），之后也有称为鲍温样非典型增生（Bowenoid dysplasia）。1978 年，Wade 等将其命名为鲍温样丘疹病。

鲍温样丘疹病属于 HPV 感染相关的性传播疾病，多数病变与高危 HPV 感染有关：HPV-16 型较常见，还可检测到 HPV-18、31、33、34、35、39、42、48、51、52、53 和 54。可发生在免疫功能低下的个体。尽管少数病变可能转变成鳞状细胞癌（1% ~ 2.6%），但通常认为是良性病程，并可能自行消退而采取保守治疗。

【临床表现】

鲍温样丘疹病通常发生在性活跃人群，年轻人多见（平均 31 岁）。男女都可发病。患者有不同程度的瘙痒或无症状。男性病变主要累及阴茎干，但也可能累及包皮、龟头、阴囊及肛门。女性病变通常位于双侧大阴唇、小阴唇、阴蒂、阴道内、腹股沟褶皱和肛周等。

临床皮损的特征为褐色、红棕色至紫红色、界清的扁平丘疹，表面光滑、乳头状或疣状，通常 2 ~ 10 mm，多为散在多发，部分可融合成斑块（图 11-5）。部分患者可同时伴有尖锐湿疣。

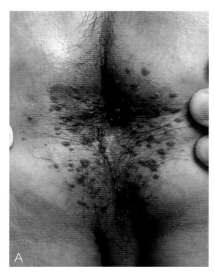
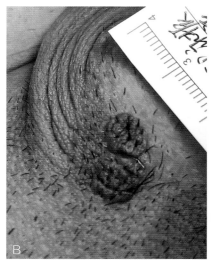

图 11-5 鲍温样丘疹病的皮损表现

红棕色至紫红色的扁平丘疹，表面光滑、乳头状或疣状，散在多发，或部分融合成斑块。A. 肛周散在褐色扁平丘疹；B. 阴茎根部褐色扁平丘疹

【组织病理】

组织学改变主要有：表皮棘层肥厚，伴角质形成细胞不典型和细胞极性紊乱，可见多核瘤巨细胞和（或）巨核瘤巨细胞，散在角化不良细胞和异常核分裂（图 11-6）。上皮细胞不典型增生的发生机制仍未完全阐明，个别病例发展成侵袭性癌，提示鲍温病样组织学变化缘于表皮、毛囊或小汗腺导管角化上皮组织的一种进展缓慢的增殖性病变。但生物学恶性程度较低，免疫组化显示 p16 蛋白表达强阳性，具有高度特异性和敏感性。

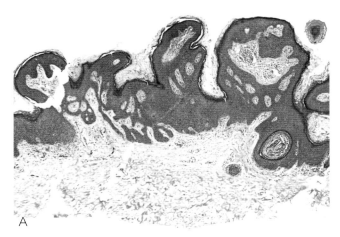
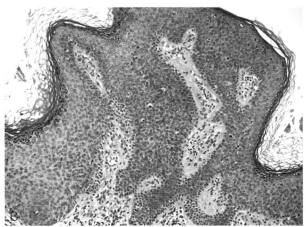

图 11-6 鲍温样丘疹病的病理改变

A. 表皮棘层肥厚，不规则增生。角质形成细胞呈不典型和细胞极性紊乱。B. 增生的表皮内可见多核瘤巨细胞和（或）巨核瘤巨细胞，散在角化不良细胞和异常核分裂

【诊断和鉴别诊断】

本病的组织病理学特点与原位癌或鲍温病极其相似，故易误诊。鲍温样丘疹病多见于年轻人，皮损多发，有色素沉着倾向；鲍温病多发生于老年人，呈红色绒状，表面多有鳞屑或结痂，多为单发斑块，呈离心性增大并有浸润，因此临床表现对疾病的诊断更为重要。

组织病理学上，鲍温样丘疹病非典型增生程度比鲍温病轻，不典型细胞存在于相对成熟的表皮中，易累及上部的汗腺，毛囊开口常不受累；鲍温病角化过度伴角化不全，棘层肥厚明显，表皮全层均可见角化不良细胞及异常核分裂象，病变常累及毛囊开口。

此外，本病需与尖锐湿疣、银屑病、扁平苔藓、脂溢性角化病、色素性鲍温病、黑素细胞痣、皮肤鳞状细胞癌、疣状角化不良瘤等鉴别。

【治疗】

本病预后良好，部分病例病灶未经治疗可自行消退，可保守治疗。但因极少数病例可发展成浸润癌，应定期随访。无条件随访者应积极治疗。若皮损复发或迅速增大则需随访评估。

可采用 CO_2 激光、冷冻疗法、微波、电凝、光动力疗法、手术切除等治疗手段。也可用 5% 咪喹莫特乳膏每天 1 次外用，对局限性病灶清除效果良好。HPV 疫苗对部分 HPV 亚型感染有预防作用。

第七节　疣状表皮发育不良

疣状表皮发育不良（epidermodysplasia verruciformis，EV）由 Lewandowsky 和 Lutz 在 1922 年首次描述。本病与 HPV 感染相关。患者因 HPV 持续性感染并发展为皮肤异常增生和恶性肿瘤，表现为全身泛发性扁平疣及寻常疣样损害，易发生恶变，进展为鲍温病和皮肤鳞状细胞癌。组织病理以表皮疣状增生伴细胞空泡变性为特征。

【病原学】

多种 HPV 亚型与疣状表皮发育不良的皮肤病变有关。疣状表皮发育不良相关癌症中最常见的是 HPV-5、8 型。这两型存在于多达 90% 的疣状表皮发育不良相关皮肤癌中。其他类型的 HPV 包括 1～5、7～10、12、14、15、17～25、36、38、46、47 和 50 型，其中 3、5、8 为主要型别。

【发病机制】

1. 基因易感性　原发性常染色体隐性遗传性疣状表皮发育不良由 TMC6/EVER1 或 TMC8/EVER2 突变引起，并认为会导致角质形成细胞对 HPV 某些类型的免疫应答缺陷。有趣的是，典型患者通常不会表现出针对其他感染性病原体的免疫功能降低。TMC6/EVER1 或 TMC8/EVER2 是跨膜通道蛋白，通过影响锌转运蛋白影响细胞内锌浓度，而锌在激活 HPV 生命周期步骤的转录因子中起关键作用，进而限制 β-HPV 在角质形成细胞中的复制和基因表达。有报道疣状表皮发育不良易感非等位基因位于第 17

条染色体长臂的 2 区末端 1～4 带及第 2 条染色体短臂 2 区 5 带。近年来，分子遗传学研究表明，疣状表皮发育不良是由于 EVER1 或 EVER2 片段缺失所致。此外，疣状表皮发育不良患者 EVER 基因突变，对 HPV 易感性增加。

2. 免疫因素　细胞免疫功能是本病发病过程中一个非常重要的因素。部分患者存在免疫缺陷病史，称获得性疣状表皮发育不良（也称非典型疣状表皮发育不良）。不同于遗传型，其被认为在诸如 RHOH 和 STK4 等易感基因突变的患者中，由 T 细胞介导的免疫缺陷引起，或有 HIV 或免疫抑制药物治疗史。

【临床表现】

自幼年发病的疣状表皮发育不良多有遗传背景，早在婴儿期就开始出现皮损，常多见于紫外线（UV）暴露的皮肤区域，并持续终生。也可在任何年龄发病，部分患者有家族发病史。皮损多对称分布于面部、四肢，亦可泛发于全身，甚至口唇、尿道口黏膜亦可受累。患者常伴有掌跖角化、指甲病变、神经纤维瘤、雀斑样痣和智力发育迟缓。可自觉瘙痒，病程慢性，皮损不消退。部分患者皮损形态多样，出现皮肤恶性肿瘤的倾向为日光暴露部位发生的基底细胞癌和鳞状细胞癌（图 11-7）。

根据皮损特点分为三型：

1. 扁平疣型　最常见，主要表现为泛发性扁平疣样损害。早期表现为表面光滑的淡红色或淡褐色丘疹，晚期皮疹表面可呈脂溢性角化样改变。躯干和四肢皮疹较大，类似寻常疣。

2. 花斑癣型　较少见，类似花斑癣，皮损多为色素减退斑，不高于皮肤，表面有光泽，覆有少许鳞屑。

3. 点状瘢痕型　最少见，皮损轻度凹陷，好发于面、颈、躯干、四肢。

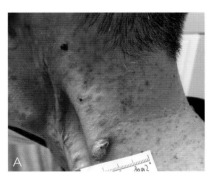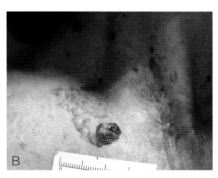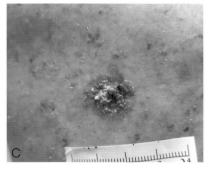

图 11-7　疣状表皮发育不良的皮损表现

该患者表现为多发扁平疣、疣状角化丘疹及鲍温病、光线性角化、皮肤鳞癌的皮损。A. 患者颈部红色扁平疣样损害及疣状丘疹；B. 不规则疣状角化性斑块，病理提示为鲍温病；C. 淡红色斑片上覆角化鳞屑，病理提示为光线性角化

【组织病理】

HPV-3 所致的疣状表皮发育不良其组织学变化与扁平疣病理表现相同，表皮上部弥漫性细胞空泡化。HPV-5、8 所致疣状表皮发育不良的病理特征更加明显、广泛。棘层不同程度肥厚，受累细胞肿胀，形态不规则，胞质丰富，含有多数圆形嗜碱性透明角质颗粒，有些细胞核固缩、核空泡变，呈"发育不良"外观。如临床类似寻常疣，则组织病理亦似寻常疣。电镜检查显示，颗粒层及棘细胞体积增大，细胞器减少，张

力细丝增多，粗面内质网增多、增粗，线粒体退行性变，细胞核空泡变性，核碎裂，核内可见病毒颗粒。

【诊断和鉴别诊断】

根据家族史、幼年起病、慢性病程、皮疹特点，结合病理检查结果及病毒学检查，一般诊断不难。需与以下疾病鉴别。

1. 扁平疣 青少年多发，好发于颜面、手背及前臂皮肤。有自限性，皮损可自愈，愈后不留瘢痕。疣状表皮发育不良皮损表现为扁平疣状时，往往分布更广泛，皮损显得更扁平，数目众多，可互相融合。

2. 疣状肢端角化病 本病为常染色体显性遗传，好发于肢体远端，尤其是手背、肘、膝，皮损表现为角化性扁平丘疹。病理表现为表皮中无空泡细胞。

3. 扁平苔藓 临床上为多角形紫红色丘疹，常见 Wickham 纹，常伴瘙痒。病理检查表现为表皮角化过度，颗粒层楔形增厚，棘层不规则增厚，基底细胞液化变性，真皮浅层带状淋巴细胞浸润是其最突出的病理变化。

【治疗】

目前尚无针对疣状表皮发育不良确切有效的治疗方法。由于皮损往往发生在皮肤暴光区域，应嘱患者采取严格的防晒措施，以防止发生光线性角化病和非黑色素瘤性皮肤癌。系统应用维A酸类（包括阿维A及异维A酸）、大剂量口服西咪替丁的疗效并不明确。也有外用咪喹莫特、卡泊三醇、光动力疗法和氟尿嘧啶治疗疣状表皮发育不良皮损的少量报道，但治疗停止后常复发。任何可疑的恶性病变均应切除，并进行组织病理学评估。患者需定期检查随访，以评估病变发展。对已有转移的皮肤鳞状细胞癌，放射治疗可考虑作为其他治疗的辅助手段。

1. 药物治疗

（1）维A酸：1 mg/（kg·d），口服 6~9 个月，疗程结束后继续每次 25 mg，每周 2 次，维持数月。也有报道用异维A酸联合他扎罗汀凝胶治疗取得满意疗效。

（2）干扰素：局部皮损内注射 a 干扰素可能阻止本病发展成鲍温病、鳞状细胞癌。皮损内注射 300 万 U，每周 2~3 次，连续 4 周。

（3）5% 氟尿嘧啶软膏：局部外用对早期恶性肿瘤和癌前损害有效。

（4）他卡西醇：外用 0.0002% 他卡西醇软膏连续 4 周以上，每日 1~2 次，可改善皮损。

（5）西咪替丁：有报道口服西咪替丁 40 mg/（kg·d），连续 3 个月后，皮损得到明显改善。

2. 手术治疗 恶性肿瘤可手术切除后植皮，供皮区可选择非暴露部位正常皮肤如上臂内侧等。也有报道在手术切除皮损后，联合应用干扰素与维A酸治疗取得满意疗效。

3. 光动力疗法 应用光动力疗法治疗部分疣状表皮发育不良癌前病变或浅表原位癌变病损可以取得较满意的效果。方法如下：10% 5-氨基酮戊酸（5-ALA）乳膏外涂于皮损 4 h 后，用波长为 635 nm 的激光进行照射，功率密度为 100 mW/cm^2，能量密度为 100 J/cm^2。每周 1 次，3 周为一疗程。

（朱江 程浩 李玉叶 高兴华）

参考文献

[1] Zheng ZM, Baker CC. Papillomavirus genome structure, expression, and post-transcriptional regulation. Front Biosci, 2006, 11: 2286-2302.

[2] Aksoy P, Gottschalk EY, Meneses PI. HPV entry into cells. Mutat Res Rev Mutat Res, 2017, 772: 13-22.

[3] Schelhaas M, Shah B, Holzer M, et al. Entry of human papillomavirus type 16 by actin-dependent, clathrin-and lipid raft-independent endocytosis. PLoS Pathog, 2012, 8（4）: e1002657.

[4] Cerqueira C, Schiller JT. Papillomavirus assembly: an overview and perspectives. Virus Res, 2017, 231: 103-107.

[5] Doorbar J. Molecular biology of human papillomavirus infection and cervical cancer. Clin Sci（Lond）, 2006, 110（5）: 525-541.

[6] Bernard HU, Burk RD, Chen Z, et al. Classification of papillomaviruses（PVs）based on 189 PV types and proposal of taxonomic amendments. Virology, 2010, 401（1）: 70-79.

[7] Tsang SH, Sampson JN, Schussler J, et al. Durability of cross-protection by different schedules of the bivalent HPV vaccine: the CVT trial. J Natl Cancer Inst, 2020, 112（10）: 1030-1037.

[8] Sterling JC, Gibbs S, Haque Hussain SS, et al. BAD guidelines for cutaneous warts 2014. Br J Dermatol, 2014, 171（4）: 696-712.

[9] Li X, Zhang C, Hong Y, et al. Local hyperthermia treatment of extensive viral warts in Darier disease: a case report and literature review. Int J Hyperthermia, 2012, 28（5）: 451-455.

[10] Izadi Firouzabadi L, Khamesipour A, Ghandi N, et al. Comparison of clinical efficacy and safety of thermotherapy versus cryotherapy in treatment of skin warts: a randomized controlled trial. Dermatol Ther, 2018, 31（1）.

[11] Workowski KA, Bachmann LH, Chan PA, et al. Sexually transmitted infections treatment guidelines, 2021. MMWR Recomm Rep, 2021, 70（4）: 1-187.

[12] Yang YC, Cheng YW, Lai CS, et al. Prevalence of childhood acne, ephelides, warts, atopic dermatitis, psoriasis, alopecia areata and keloid in Kaohsiung County, Taiwan: a community-based clinical survey. J Eur Acad Dermatol Venereol, 2007, 21（5）: 643-649.

[13] Sendagorta-Cudós E, Burgos-Cibrián J, Rodríguez-Iglesias M. Genital infections due to the human papillomavirus. Enferm Infecc Microbiol Clin, 2019, 37（5）: 324-334.

[14] O' Mahony C, Gomberg M, Skerlev M, et al. Position statement for the diagnosis and management of anogenital warts. J Eur Acad Dermatol Venereol, 2019, 33（6）: 1006-1019.

[15] Soenjoyo KR, Chua BWB, Wee LWY, et al. Treatment of cutaneous viral warts in children: a review. Dermatol Ther, 2020, 33（6）: e14034.

[16] 中华医学会皮肤性病学分会、中国医师协会皮肤科医师分会、中国康复医学会皮肤性病委员会．中国尖锐湿疣临床诊疗指南（2021 完整版）．中国皮肤性病学杂志，2021，35（4）: 359.

[17] Cheng L, Wang Y, Du J. Human papillomavirus vaccines: an updated review. Vaccines（Basel）, 2020, 16, 8（3）: 391.

[18] 王秀丽，顾恒．氨基酮戊酸光动力疗法皮肤科临床应用指南（2021 版）．中华皮肤科杂志，2021，54（01）: 1-9.

第十二章

病毒性肝炎与皮肤病

第一节 概 述

目前已知的肝炎病毒（hepatitis virus）有 7 种类型，分别是甲型肝炎病毒（hepatitis A virus，HAV）、乙型肝炎病毒（hepatitis B virus，HBV）、丙型肝炎病毒（hepatitis C virus，HCV）、丁型肝炎病毒（hepatitis D virus，HDV）、戊型肝炎病毒（hepatitis E virus，HEV）、己型肝炎病毒（hepatitis F virus，HFV）和庚型肝炎病毒（hepatitis G virus，HGV），分别能引起甲型、乙型、丙型、丁型、戊型、己型和庚型病毒性肝炎。肝炎病毒感染人体后，主要累及肝脏，引起病毒性肝炎，是一种严重威胁人类健康的全身性传染病。其流行范围广，传播途径复杂。我国病毒性肝炎的发病率约为 100/10 万，即每年新发生的急性病毒性肝炎约 120 万例，其中 50% 为甲型，25% 为乙型，5% 为丙型，10% 为戊型，另外 10% 为其他型。

HAV 和 HEV 主要引起急性肝炎或隐性感染，经粪-口途径传播，发病有明显季节性，可引起暴发流行，为自限性疾病，临床上对症治疗即可。HBV、HCV、HDV 可引起急性肝炎、慢性肝炎或隐性感染，主要经母婴垂直传播和血液传播，无明显季节性，多为散发，病情常迁延不愈，部分患者可发展为肝硬化和肝细胞癌，临床上需进行抗病毒治疗。HFV 主要经粪-口传播和血液传播，其潜伏期长达 1 个月，有亚临床感染症状，经排除其他肝炎病毒感染进行诊断。HGV 主要引起急性肝炎或慢性肝炎，经血液传播和肠道外途径传播，无明显季节性，在感染者体内潜伏期较长，部分患者发展为慢性肝炎，部分患者会恢复正常，但其 RNA 依然存在患者体内，具有传染性。

在部分病毒性肝炎患者中可出现皮肤损害，其发病机制主要是免疫因素，临床上可表现为特异性或非特异性皮肤改变。值得一提的是，在少数病毒性肝炎患者中可出现胆汁淤积，常可引起皮肤瘙痒。目前尚未找到引起瘙痒的确切物质，可能与胆酸升高或胆汁中的致痒因子潴留刺激神经末梢有关。也有研究认为可能与类阿片系统紧张有关，内源性亲脂胆酸可能导致不明原因的致痒因子释放，刺激中枢神经系统的类阿片受体。在药物中毒性肝炎、自身免疫性肝炎以及阻塞性黄疸的患者中常常也有类似的症状，因此，皮肤瘙痒主要与胆汁淤积有关，与肝炎病毒感染并无直接的关系。

乙型病毒性肝炎预防的基本原则主要是通过注射乙肝疫苗，其次是预防母婴垂直传播、水平传播及医源性传播。丙型病毒性肝炎预防的基本原则同乙型病毒性肝炎。由于本病目前尚无预防性疫苗，故防治措施应以切断传播途径为主。对献血人员筛选时，必须常规进行抗 HCV 的检测，阳性者不得献血。此外，杜绝静脉注射毒品及医源性传播也是一项重要的预防措施。丙型病毒性肝炎目前已经可以被治愈。丁型病毒性肝炎的主要传染源是急、慢性丁型病毒性肝炎患者和丁型病毒性肝炎病毒携带者。

第二节　乙型肝炎病毒相关性皮肤病

急、慢性乙型病毒性肝炎和无症状乙型病毒性肝炎病毒携带者均可出现肝外表现，其中皮肤损害是其常见的肝外表现之一，确切的发病机制尚未完全阐明，多数是由于 HBV 的抗原抗体免疫复合物沉积所致，常见的皮肤表现包括以下几方面。

1. 血清病样表现　20%～30% 的 HBV 感染者可出现血清病样表现，包括荨麻疹、血管神经性水肿、发热、皮疹、关节痛、蛋白尿和血尿，以上症状通常出现在黄疸前 6 周。荨麻疹的发生可能与低补体血症有关。皮肤损害的病理检查显示为白细胞碎裂性血管炎改变，直接免疫荧光发现血管周围有 IgG、IgM、C3 和乙型肝炎表面抗原（HBsAg）沉积。这些症状的出现是由于免疫复合物沉积所致。

2. 混合型冷球蛋白血症　混合型冷球蛋白血症患者可有紫癜性皮损、关节痛及肾损害，而虚弱乏力往往是突出症状，小腿红绀病和雷诺现象也很常见。研究发现，混合型冷球蛋白血症患者的冷沉淀物中约 74% 可查出 HBsAg[1]。因此，HBV 的感染可能也是混合型冷球蛋白血症发病的重要原因。

3. 儿童丘疹性肢端皮炎　本病于 1955 年首次报道，表现为急性无黄疸性肝炎伴有皮疹，常发生于 2～6 岁儿童。皮疹多局限于面部和四肢，为 2～3 mm 圆形或扁平非瘙痒性、不融合丘疹，经 2～4 周可自行消退（图 12-1）[2]。浅表淋巴结可肿大。研究发现本病与 HBV ayw 亚型感染有关，可能是 HBV 抗原抗体复合物疾病，或为通过皮肤致病的 HBV 原发感染[3]。

4. 荨麻疹　急、慢性荨麻疹常与 HBV 感染有关，临床表现与普通荨麻疹一样，但严重者可出现高热、腹痛等全身症状。荨麻疹发作时，常伴有低补体血症，CH50、C3 和 C4 降低，主要是由于经典和旁路补体途径均被激活所致。直接免疫荧光检查可见皮损部位血管壁有 C3、纤维蛋白原、IgM、HBsAg 和 HBsAb 沉积。

5. 扁平苔藓（lichen planus）　据统计，HBV 感染者扁平苔藓的发病率至少是普通人群的 2 倍。一项回顾性研究表明，11.3% 的扁平苔藓患者伴有慢性活动性肝炎[4]。Divano 等研究发现，87 例扁平苔藓患者中有 44% 的血清 HBV 抗体阳性和（或）HCV 阳性。扁平苔藓和慢性乙型肝炎在免疫学和组织学上有相似性，两种疾病均有细胞液化变性、淋巴细胞带状浸润和胶样小体的形成[5-6]。Katz 等对 15 例口腔黏膜扁平苔藓患者进行研究，但仅发现 6.6% 的患者 HBV 阳性[7]。

6. 白细胞碎裂性血管炎（leukocytoclastic vasculitis，LCV）　HBV 感染患者常会出现可触及的紫癜患者性皮肤损害。Ibrahim 等对 19 例皮肤血管炎患者进行研究，发现 HBsAg 阳性者 6 例[8]。HBV 感

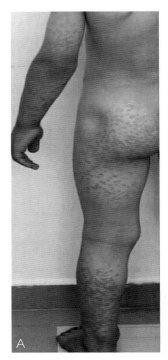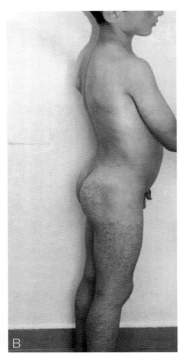

图 12-1　儿童丘疹性肢端皮炎

染的时间与血管炎的发生时间差异很大，血管炎的活动性与肝炎的活动性也不完全一致。

7. 结节性多动脉炎（polyarteritis nodosa，PAN）　PAN 是慢性 HBV 感染患者中罕见而严重的系统性合并症。PAN 多见于北美和亚洲患者，而罕见于亚洲患者。PAN 最终侵犯多器官系统，有些为致死性，尽管患者的肝脏表现仅为中等损害。据报道，PAN 中有 30% ~ 70% 的患者感染 HBV[9]。临床上，首先出现高血压、嗜酸性粒细胞增多、腹痛、发热、皮疹、多关节炎、多关节痛，然后累及肾、胃肠道、外周和中枢神经系统而成为多系统弥漫坏死和血管周围浸润。影像学上，表现为器官的微小动脉瘤、狭窄和闭塞，多见于肾、肝和肠系膜血管。30% ~ 50% 的患者死于血管炎，肾、胃肠道表现是影响预后的重要因素，HBsAg 阳性的 PAN 患者预后与非 HBV 感染的 PAN 患者相同。联合应用泼尼松和干扰素治疗有效。

8. 坏疽性脓皮病　现认为坏疽性脓皮病是一种免疫性血管疾病，慢性感染是其发病原因之一。慢性活动性乙型病毒性肝炎患者常合并本病，提示 HBV 感染与坏疽性脓皮病的发生有关。

9. 躯干、上肢复发性丘疹性发疹　Martinez 等曾报告 12 例 HBV 携带者，病程 8 个月至 8 年，皮肤表现为躯干上肢散在的紫红色丘疹，直径为 2 ~ 3 mm，持续 5 ~ 7 天，但反复发作，无自觉症状。病理示血管周围仅有轻、中度单核细胞浸润，推测该皮肤损害并不是由于免疫复合物沉积所致，而可能是异常的细胞介导宿主反应。

10. 皮肌炎样综合征　Pittsley 等报告 1 例 HBsAg 阳性者出现皮肌炎样临床表现。皮损为双上眼睑水肿性紫红斑和双颊水肿红斑，四肢近端肌无力，伴有肌酸激酶升高和四肢近端肌肉病变[10]。

11. 结节性红斑　国外曾报告 1 例 6 岁男童因患慢性活动性乙型病毒性肝炎和肝硬化，其双下肢皮肤有结节性红斑损害[11]。

目前根据多个协会的共识，对于乙型病毒性肝炎的治疗，如患者有肝外表现、妊娠、肝细胞癌家族史、HCV/HDV 合并感染、免疫抑制、代偿 / 失代偿性肝硬化，或者处于免疫活动期并符合指南确定的特定标准，则建议使用病毒抑制治疗。如果 HBV DNA 检查阳性并伴有肝损害者，可尝试用 α- 干扰素或核苷（酸）类似物治疗。

综上所述，HBV 感染与某些皮肤病的发生有关，其机制多数为 HBV 感染后可能引起免疫学改变而导致皮肤的病变。

第三节　丙型肝炎病毒相关性皮肤病

既往研究发现，38% 的丙型病毒性肝炎患者在发病过程中至少有一种肝外表现，近年来发现许多皮肤病的发生可能与 HCV 感染有关。目前认为可能与 HCV 感染相关的皮肤病包括以下几种。

1. 混合型冷球蛋白血症　冷球蛋白血症（cryoglobulinemia）是在低温 4 ℃时，血清中出现可逆性沉淀的蛋白和蛋白复合物而引起的一种自身免疫性疾病。可分为 Ⅰ、Ⅱ、Ⅲ 型，其中 Ⅱ 型和 Ⅲ 型又称为混合型冷球蛋白血症。

目前认为，混合型冷球蛋白血症的主要发病机制为免疫复合物沉积。混合型冷球蛋白血症是 HCV 感染最常见的皮肤表现之一，慢性 HCV 感染、冷球蛋白血症和白细胞碎裂性血管炎可称为"三联症"。患者血清中有免疫复合物在低温下沉积，包括类风湿因子、补体、HCV 抗体和其他免疫球蛋白。伴有 HCV 感染的混合型冷球蛋白血症的皮肤表现最常见为触及性紫癜，局限在下肢，大多呈红色丘疹，患者血清冷球蛋白的水平比无 HCV 感染者高。其他皮肤表现还可见白细胞碎裂性血管炎、网状青斑、肢端发绀症、出血性水疱、荨麻疹性斑块和溃疡等（图 12-2）[12]。

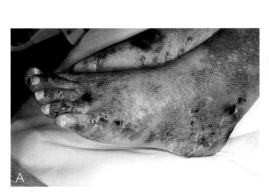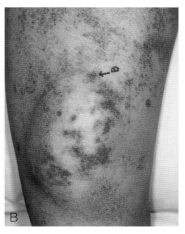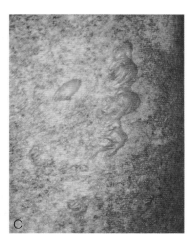

图 12-2　混合型冷球蛋白血症
A. 脚趾上有坏死性溃疡和坏疽变化；B. 网状紫癜；C. 水疱

Buezo 等对 11 例混合型冷球蛋白血症患者的血清和冷沉淀物检查抗 -HCV 和 HCV-RNA，证实 8 例有 HCV 感染；4 例患者接受重组 α- 干扰素治疗，其中 2 例血清转氨酶恢复正常、冷凝球蛋白消失[13]，故推测混合型冷球蛋白血症发病可能与 HCV 感染有关。党双锁等对 45 例原发性混合型冷球蛋白血症患者的血清采用 ELISA 法检测 HCV 抗体，PCR 法检测 HCV-RNA，结果显示：HCV 抗体的阳性率为 75.56%，HCV-RNA 的阳性率为 77.78%，亦提示原发性混合型冷球蛋白血症与 HCV 感染可能有关。

Leone N 等人研究 114 例 HCV 感染患者（96 名女性，平均年龄 63.5 岁），通过免疫固定法确定冷球蛋白的出现、浓度和类型，PCR 法检测 HCV 基因型，结果显示 II 型冷球蛋白血症有 39 例，III 型冷球蛋白血症有 58 例。确定 HCV-RNA 基因型的 62 例患者中，有 47 例（76%）为基因型 1b 感染，8 例（13%）为基因型 2a，其他为少见基因型[14]。

Ferri C 等观察 231 例混合型冷球蛋白血症患者，其中 92% 有 HCV 感染的证据（抗 HCV 92%，HCV-RNA 90%），而有 HBV 感染的仅为 1.8%[15]。

此外，冷球蛋白血症与慢性丙型肝炎发生肝硬化有一定关联。Kayali 等对 19 项临床研究（2323 例慢性丙型肝炎患者中有 1022 例冷球蛋白检测异常）的荟萃结果进行分析。结果显示，伴发冷球蛋白血症的慢性病毒性肝炎患者发生肝硬化的比例（40%）要远高于对照组（17%）[16]。肝硬化与冷球蛋白血症之间存在高度相关性，提示冷球蛋白血症可能是 HCV 感染者发生肝硬化的危险因素之一。

干扰素目前仍是治疗 HCV 相关混合型冷球蛋白血症的主要药物。应用 α- 干扰素（IFNα）治疗后可使 50% 的患者临床症状和生化指标得到改善；但如果中途停止治疗或治疗后 HCV 感染复发，几乎所有患者的血中会再次出现冷球蛋白。α- 干扰素治疗后混合型冷球蛋白血症痊愈与 HCV-RNA 的清除有关，HCV 相关混合型冷球蛋白血症经干扰素治疗无效者，其血清 HCV-RNA 多数也不能清除，而在治疗有效的患者中，抗 HCV 治疗多可获得应答。利巴韦林联合干扰素可提高对混合型冷球蛋白血症的疗效。血液透析和冷却滤过法可以去除血液循环中的冷球蛋白，但应用仅限于混合型冷球蛋白血症临床症状加剧，出现进行性肾衰竭、严重的脉管炎或神经系统损害等症状时。国外已有多篇应用治疗 B 细胞淋巴瘤的重组嵌合抗 CD20 单克隆抗体（anti-20 chimeric monoclonal antibody）利妥昔单抗（rituximab）治疗混合型冷球蛋白血症的报道[17]。结果显示，利妥昔单抗治疗安全、有效，患者的耐受性好，可应用于干扰素治疗无应答或不良反应明显的病例。

2. 迟发性皮肤卟啉病（porphyria cutanea tarda，PCT）　本病临床少见，好发于中年男性，可分为家族型和散发型。散发型较常见。发生常常有诱因，包括过度饮酒、应用雌激素、铁负荷过重、日晒、六氯苯等。特征性损害为光暴露部位迟发的光毒反应：皮肤脆性增加、水疱、溃疡、愈后瘢痕、粟丘疹、多毛、瘢痕性脱发、色素沉着及硬皮病样损害等（图 12-3A）[18]。

迟发性皮肤卟啉病患者中，抗 -HCV 的阳性率为 10% ~ 80%。Koester 等采用 RIBA 法和 ELISA 法检测患者的抗 -HCV，结果发现有 77% ~ 100% 阳性[19]。其发病机制尚不清楚，可能与肝脏受损、卟啉合成酶活性降低、肝脏卟啉代谢障碍有关。也有研究认为，肝细胞感染 HCV 后，可能造成肝细胞中谷胱甘肽含量下降而导致迟发性皮肤卟啉病发生，或由于感染 HCV 后使细胞内铁离子分布异常而产生"自由铁"，从而导致尿卟啉原氧化。但近期研究显示，迟发性皮肤卟啉病的出现可能与 HCV 感染者中遗传性血色素沉着症候选基因 HFE（C282Y/H63D）发生突变有关，尤其是 H63D 突变常见于 HCV 感染的迟发性皮肤卟啉病患者[20]。

国外部分病例报告干扰素治疗后可使症状到改善，但也有研究发现抗 HCV 治疗（干扰素联合利巴韦林）可促使迟发性皮肤卟啉病的发生[18]。

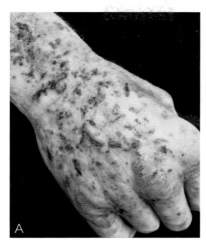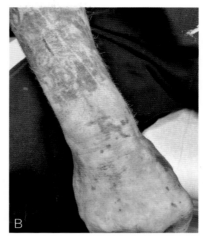

图 12-3　迟发性皮肤卟啉病治疗前（A）、后（B）的皮损表现

3. 扁平苔藓　扁平苔藓也是 HCV 感染肝外损害的重要表现之一，其发病机制尚不清楚，可能与 HCV 引起表皮抗原性改变有关。Imhof 等采用 ELISA 方法对 84 例扁平苔藓患者进行 HCV 抗体检测，结果发现 13 例阳性，阳性率为 16%；采用反向杂交分析发现，多数基因型为 HCV1b 型，其次为 HCV2b 型，而对照组的阳性率仅为 1.1%。治疗合并 HCV 感染的口腔扁平苔藓患者，若采用干扰素联合利巴韦林的抗病毒治疗方案会加重皮损；若采用不含干扰素的抗逆转录病毒药物治疗方案，皮损会消退[21]。

4. 荨麻疹　Kanazawa 等对 79 例荨麻疹患者进行 HCV 检测发现，HCV 抗体阳性者有 19 例（24%），HCV-RNA 阳性者有 17 例（22%），HCV 的基因型主要为 Ⅱ /1b（71%）和 Ⅲ /2a（24%）。此外，与 HCV 阴性者相比，17 例 HCV-RNA 阳性患者的年龄较大，皮疹的持续时间较长，且消失后易遗留色素沉着，转氨酶的水平也较高，因此认为 HCV 感染是荨麻疹发生的重要原因之一[22]。Dupin 对 1 例合并 HCV 感染的荨麻疹患者进行活检，病理结果显示白细胞碎裂性血管炎，提示部分荨麻疹患者实际上可能是荨麻疹性血管炎，临床需加以鉴别。但目前尚无证据证明 HCV 感染在慢性荨麻疹发生中的作用[23]。但 HCV 抗体阳性的慢性荨麻疹患者病程更长，临床症状更明显，风团更大，发作频率更高，皮肤瘙痒更严重。

5. 皮肤瘙痒症（pruritus）　该病可能与肝细胞破坏后释放的非胆汁性致瘙痒物质有关。全身瘙痒是其主要症状，常常比较严重，皮肤可见抓痕等继发性皮损，抗组胺药物治疗无效。临床需排除外来刺激引起的单纯性瘙痒，或内源性疾病如糖尿病、习惯性便秘、阻塞性黄疸、甲状腺功能异常等，以及其他皮肤病所致的瘙痒。泼尼松和氨甲蝶呤治疗有效。

6. 痒疹（prurigo）　Kanazawa 等对 978 例皮肤科门诊患者（包括 28 例痒疹患者，其中 25 例为单纯性痒疹，3 例为结节性痒疹）采用 ELISA 法检测 HCV 感染，结果显示 28 例痒疹患者中有 11 例（39%）存在 HCV 感染；另外 950 例非痒疹的皮肤病患者中，HCV 阳性者有 49 例（5%）[24]。研究认为 HCV 感染可能是痒疹的重要发病原因，其发病机制与 HCV 感染患者血液中的循环免疫复合物有关。因此，当痒疹患者出现谷丙转氨酶异常时，应想到 HCV 感染的可能。

7. 皮肤血管炎　与 HCV 感染相关的皮肤血管炎的主要病理改变为白细胞碎裂性血管炎和坏死性血管炎。临床表现包括可触及性紫癜、雷诺现象、网状青斑、紫癜和双下肢痛性结节等，其中可触及性紫癜是最常见的皮疹。皮肤坏死性血管炎还经常与 Ⅱ 型混合型冷球蛋白血症同时出现。Paoletti 等观察 96 例 HCV 感染患者中，12 例（12.5%）出现皮肤损害，其中 5 例为白细胞碎裂性血管炎合并混合型冷球蛋白血症，1 例为瘙痒症，2 例为口腔扁平苔藓，2 例为斑秃，1 例为荨麻疹，1 例为银屑病[25]。

8．系统性硬皮病 Tiosano 等对 2431 例系统性硬皮病患者及 12 710 例健康对照者进行研究，结果显示 HCV 阳性者在系统性硬皮病组占 1.23%，在健康对照组则占 0.65%[26]。推测 HCV 感染可能引起 B 淋巴细胞多克隆性增殖，导致不同自身抗体和免疫复合物的形成。

9．其他 其他可能与 HCV 感染有关的皮肤病包括结节性多动脉炎、结节性红斑、多形性红斑、银屑病、白塞病、白癜风、单侧痣样毛细血管扩张症、复发性多软骨炎、坏疽性脓皮病、脂膜炎、坏死松懈性肢端红斑、获得性大疱性表皮松解症、口眼干燥和关节炎综合征、成人 Still 病、大疱性类天疱疮等，但临床上均较少见。

第四节　其他类型肝炎病毒相关性皮肤病

一、甲型肝炎病毒相关性皮肤病

与 HAV 感染可能相关的皮肤病较少见，主要有以下几种。

1．脂膜炎 既往 LeBlanc 曾报道 1 例 HAV 感染后出现纵隔性脂膜炎的患者，皮损表现为胸腹部疼痛性红斑、皮下结节。病理示纤维变性和大量混合细胞浸润，而无血管坏死和多核巨细胞[27]。

2．猩红热样发疹 Prestia 等曾报告 1 例患者 HAV 感染后，在躯干、上肢出现猩红热样发疹，1 周后皮疹消退，有少许脱屑[28]。

3．荨麻疹 急性荨麻疹偶可与 HAV 伴发，有报道 130 例 HAV 感染患者中有 2 例发生急性荨麻疹，但两者之间的关系尚不能确定[29]。

二、丁型肝炎病毒相关性皮肤病

由于 HDV 是一种有缺陷的单股负链 RNA 病毒，其复制依赖于 HBV，因此 HDV 感染者通常 HBV 亦阳性。与 HDV 感染相关的皮肤损害可参考 HBV 感染章节。

三、戊型肝炎病毒相关性皮肤病

Dumas 曾报道 1 例与 HEV 伴发的浅表播散性汗孔角化病。该患者为结肠癌放化疗术后的患者，考虑该患者是由于放化疗及 HEV 感染出现了汗孔角化病的皮疹[30]。

（陆捷洁　吴伟伟　袁羞　孙朝晖）

参考文献

[1]   Levo Y, Gorevic PD, Kassab HJ, et al. Association between hepatitis B virus and essential mixed cryoglobulinemia. N Engl J Med, 1977, 296（26）: 1501-1504.

[2]   Dikici B, Uzun H, Konca C, et al. A case of Gianotti Crosti syndrome with HBV infection. Adv Med Sci, 2008, 53（2）: 338-340.

[3]   Takata M, Fukui Y, Taketani T, et al. Papular acrodermatitis of childhood（Gianotti's disease）: a report of two cases. J Dermatol, 1980, 7（5）: 357-361.

[4]   Rebora A, Rongioletti F. Lichen planus and chronic active hepatitis. A retrospective survey. Acta Derm Venereol, 1984, 64（1）: 52-56.

[5]   Saleh W, SHawky E, Halim GA, et al. Oral lichen planus after COVID-19, a case report. Ann Med Surg（Lond）, 2021, 72:103051.

[6]   Rela M, Jothimani D, Vij M, et al. Auto-immune hepatitis following COVID vaccination. J Autoimmun, 2021, 123: 102688.

[7]   Katz RW, Brahim JS, Travis WD. Oral squamous cell carcinoma arising in a patient with long-standing lichen planus. A case report. Oral Surg Oral Med Oral Pathol, 1990, 70（3）: 282-285.

[8]   Ibrahim HA, Baddour MM, Morsi MG, et al. Should we routinely check for hepatitis B and C in patients with lichen planus or cutaneous vasculitis? East Mediterr Health J, 1999, 5（1）: 71-78.

[9]   Trepo C, Guillevin L. Polyarteritis nodosa and extrahepatic manifestations of HBV infection: the case against autoimmune intervention in pathogenesis. J Autoimmun, 2001, 16（3）: 269-274.

[10]   Pittsley RA, Shearn MA, Kaufman L. Acute hepatitis B simulating dermatomyositis. JAMA, 1978, 239（10）: 959.

[11]   Maggiore G, Martini A, Grifeo S, et al. Hepatitis B virus infection and Schönlein-Henoch purpura. Am J Dis Child, 1984, 138（7）: 681-682.

[12]   Cho S, Chang SE, Kim KR, et al. Waldenström's macroglobulinaemia presenting as reticulate purpura and bullae in a patient with hepatitis B virus infection. Clin Exp Dermatol, 2001, 26（6）: 513-517.

[13]   Buezo GF, García-Buey M, Rios-Buceta L, et al. Cryoglobulinemia and cutaneous leukocytoclastic vasculitis with hepatitis C virus infection. Int J Dermatol, 1996, 35（2）: 112-115.

[14]   Leone N, Pellicano R, Ariata Maiocco I, et al. Mixed cryoglobulinaemia and chronic hepatitis C virus infection: the rheumatic manifestations. J Med Virol, 2002, 66（2）: 200-203.

[15]   Ferri C, Sebastiani M, Giuggioli D, et al. Mixed cryoglobulinemia: demographic, clinical, and serologic features and survival in 231 patients. Semin Arthritis Rheum, 2004, 33（6）: 355-374.

[16]   Kayali Z, Buckwold VE, Zimmerman B, et al. Hepatitis C, cryoglobulinemia, and cirrhosis: a meta-analysis. Hepatology, 2002, 36（4 Pt 1）: 978-985.

[17]   Fabrizi F, Lunghi G, Messa P, et al. Therapy of hepatitis C virus-associated glomerulonephritis: current approaches. J Nephrol, 2008, 21（6）: 813-825.

[18]   John JJ, Sterling RK. Hepatitis-induced porphyria: are direct-acting antiviral agents the way of the future? ACG

Case Rep J, 2021, 8（5）: e00581.

[19] Chuang TY, Brashear R, Lewis C. Porphyria cutanea tarda and hepatitis C virus: a case-control study and meta-analysis of the literature. J Am Acad Dermatol, 1999, 41（1）: 31-36.

[20] Li SH, Zhao H, Ren YY, et al. The H63D mutation of the hemochromatosis gene is associated with sustained virological response in chronic hepatitis C patients treated with interferon-based therapy: a meta-analysis. Tohoku J Exp Med, 2012, 226（4）: 293-299.

[21] Imhof M, Popal H, Lee JH, et al. Prevalence of hepatitis C virus antibodies and evaluation of hepatitis C virus genotypes in patients with lichen planus. Dermatology, 1997, 195（1）: 1-5.

[22] Kanazawa K, Yaoita H, Tsuda F, et al. Hepatitis C virus infection in patients with urticaria. J Am Acad Dermatol, 1996, 35（2 Pt 1）: 195-198.

[23] Dega H, Francès C, Dupin N, et al. Prurit et virus de l'hépatite C. Le Groupe Multivirc [Pruritus and the hepatitis C virus. The MULTIVIRC Unit]. Ann Dermatol Venereol, 1998, 125（1）: 9-12.

[24] Kanazawa K, Yaoita H, Tsuda F, et al. Association of prurigo with hepatitis C virus infection. Arch Dermatol, 1995, 131（7）: 852-853.

[25] Paoletti V, Mammarella A, Basili S, et al. Prevalence and clinical features of skin diseases in chronic HCV infection. A prospective study in 96 patients. Panminerva Med, 2002, 44（4）: 349-352.

[26] Tiosano S, Cohen AD, Amital H. The association between hepatitis B, hepatitis C and systemic sclerosis: a cross-sectional study. Curr Opin Rheumatol, 2019, 31（5）: 493-498.

[27] LeBlanc RE, Lansigan F. Unraveling subcutaneous panniculitis-like T-cell lymphoma: an association between subcutaneous panniculitis-like T-cell lymphoma, autoimmune lymphoproliferative syndrome, and familial hemophagocytic lymphohistiocytosis. J Cutan Pathol, 2021, 48（4）: 572-577.

[28] Prestia AE, Lynfield YL. Scarlatiniform eruption in viral hepatitis. Arch Dermatol, 1970, 101（3）: 352-355.

[29] Scully LJ, Ryan AE. Urticaria and acute hepatitis A virus infection. Am J Gastroenterol, 1993, 88（2）: 277-278.

[30] Dumas M, Corre F, Payancé A, et al. Porokératose éruptive superficielle disséminée associée à une hépatite virale E aiguë [Eruptive disseminated superficial porokeratosis associated with acute hepatitis E]. Ann Dermatol Venereol, 2019, 146（10）: 655-658.

第十三章

黄病毒所致皮肤病

黄病毒泛指黄病毒属（Flavivirus）病毒，从属于黄病毒科（Flaviviridae），包括约 68 种病毒，根据血清学特征可分为 9 组，包括黄热病毒组、日本脑炎组和登革热组等。黄病毒通常为 40~50 nm 的球状病毒颗粒，外被囊膜，核衣壳的核心由一单股正链 RNA 与碱性衣壳蛋白（称 C 蛋白）相混合。最外层的脂质包膜中镶嵌有蛋白 E（分子量 50 kDa）和蛋白 M（分子量约 10 kDa）。E 和 preM 蛋白构成囊膜的表面刺突，是宿主细胞识别的主要抗原。

黄病毒属中有超过一半的病毒与人类疾病密切相关，如登革病毒、日本乙型脑炎病毒、西尼罗病毒和黄热病毒等，它们所导致的传染病如登革热、日本乙型脑炎、西尼罗热和黄热病等，都是目前严重危害人类健康的疾病。黄病毒感染的流行是当今世界重要的公共卫生问题之一，据估计，全球有超过 20 亿人处于黄病毒感染的危险中。

第一节　登革热

登革热（dengue fever）是由登革病毒（dengue virus，DENV）引起的由蚊子传播的急性传染病，1779 年在埃及开罗、印度尼西亚雅加达以及美国费城被发现，并据症状命名为关节热和骨折热。1896 年，英国伦敦皇家内科学会将其命名为登革热。"登革（dengue）"一词源于西班牙语，原意是"装腔作势"，描写本病急性期因关节疼痛而导致步态有装腔作势的样子。

本病特征为发热、头疼、关节痛、全身肌肉骨骼酸痛、皮疹及白细胞、血小板减少。尽管大多数病例无症状，但可能会导致严重的疾病和死亡。少数先前感染登革病毒一个亚种的人在感染另一种亚种后会出现严重的毛细血管通透性增加和出血，被称为登革出血热。

本病是世界上节肢动物传播的主要病毒性疾病，在热带和亚热带地区很普遍，在世界某些地区是地方性的。在过去的几十年中，登革热的发病率急剧上升。

【病原学】

1. 形态结构　登革病毒为 50 nm 球形颗粒，是基因组为长约 11 kb 的单股正链 RNA 病毒，编码 3 种结构蛋白即膜蛋白（M）、包膜蛋白（E）和衣壳蛋白（C），以及 7 个非结构（NS）蛋白即 NS1、NS2A、NS2B、NS3、NS4A、NS4B 和 NS5。登革病毒颗粒内部由衣壳蛋白 C 和 RNA 构成核衣壳，外部镶嵌有病毒结构蛋白，核衣壳外有类脂包膜。NS1 是登革病毒编码的重要非结构蛋白，能够以细胞内、细胞膜和胞外分泌 3 种形式存在。感染患者急性期血清中存在大量 NS1，可作为早期实验室诊断的特异性指标。

2. 血清分型　依病毒抗原性不同分为 Ⅰ、Ⅱ、Ⅲ、Ⅳ 4 种血清型，近来又分离出 Ⅴ 和 Ⅵ 型，其中 Ⅱ 型传播最广泛。各型病毒间抗原性有交叉，与乙脑病毒和西尼罗病毒也有部分抗原相同。

3. 理化特征　登革病毒对热敏感，60 ℃加热 30 min 或 100 ℃加热 2 min 即可灭活，此外还可用 0.05% 甲醛、紫外线、高锰酸钾等。登革病毒于 4 ℃ 人血中可存活数周，在 −70 ℃、冷冻干燥或在密闭的二氧化碳柜内极稳定。

【流行病学】

登革热是世界上传播最快的蚊媒病毒性疾病，已在 100 多个国家中被发现，每年影响超 1 亿人。登革病毒有两个传播周期：一是蚊子将病毒从非人类灵长类动物传播到人类，二是蚊子将病毒在人与人之间传播。人蚊循环主要发生在城市环境。

1. 传染源　患者和隐性感染者是本病的重要传染源，其中隐性感染者由于缺乏早期诊治，其传染源的作用更值得重视。患者在发病前 6 h 至发病后 5 天，血液中含有大量病毒，此时传染性最强。在东南亚部分丛林地区中，猿猴也是主要的传染源。

2. 传播途径　伊蚊的雌性蚊是本病的传播媒介，以埃及伊蚊和白纹伊蚊最为重要。白纹伊蚊的范围正在扩大，可能与数量增加有关。当其叮吸患者或隐性感染者后，病毒进入蚊体内，在蚊唾液腺及神经细胞中大量复制，8 ~ 12 天后当再叮吸正常人血时，病毒随唾液排出进入人体内，造成感染。此外，雌性伊蚊可经卵将病毒传播给后代，因此伊蚊既是登革热的传播媒介，在非流行期间亦是登革病毒的储存宿主。

3. 易感人群　人对本病普遍易感，且无年龄和性别差异。感染后对同血清型病毒的免疫力可维持多年，对异型病毒有 1 年以上的免疫，对于其他黄病毒属成员可能存在一定的交叉免疫。家畜及实验动物对本病均不易感，猴、长尾猿、狒狒可感染本病，但一般无临床症状。

4. 流行特征　本病流行于热带、亚热带甚至温带有媒介伊蚊存在的广阔地带，以及人口密度高、居住条件不良、交通频繁和人口移动大的地方，在我国主要位于广东、广西、海南、港澳台地区。登革病毒流行具有一定的季节性，常发生于湿热多雨的夏秋季，一般雨后伊蚊数量上升导致发病高峰。此外，在流行地区有隔数年发病率升高的趋势。这与当地居民血液中特异性抗体的升降有关。

【发病机制】

登革病毒通过伊蚊叮咬进入人体，皮肤巨噬细胞和树突状细胞似乎是第一个靶标。病毒在毛细血管壁上的内皮细胞和单核吞噬细胞系统内增殖，受感染的细胞迁移至淋巴结并通过淋巴系统扩散到其他器官。而后通过血液扩散至全身，形成第一次病毒血症。病毒血症可能在症状发作前存在 24 ~ 48 h。

随后，登革病毒定位于内皮细胞和淋巴组织中，在大单核细胞、巨噬细胞、组织细胞内复制，释放入血形成第二次病毒血症，产生临床症状。具体为机体产生的抗登革热抗体与登革病毒形成免疫复合物，激活补体系统，导致血管通透性增加，血浆外渗，临床上可引起出血、水肿和血液浓缩。同时病毒血症可抑制骨髓中的白细胞和血小板系统，导致白细胞、血小板减少和出血倾向。此外，部分患者可见蛛网膜下腔和脑实质灶性出血、重症患者形成肝坏死灶、小叶性肺炎、肺小脓肿等。

由于缺少理想动物模型，重症登革热的发病机制尚未完全明确，所有型的登革病毒都可以引起重型登革热。炎症因子风暴、病毒毒力变异可能会在重型登革热发病机制中起到重要作用。此外，重型登革热的病理生理改变主要是毛细血管通透性增加和血浆外渗，并无明显的毛细血管内皮损伤，故临床上容易引起休克，治疗也容易引起缺血再灌注损伤。

【临床表现】

以往登革热的分类混杂，概念之间有所交叉，分为典型登革热、轻型登革热、重型登革热和登革出血热等，但目前世界卫生组织（WHO）不建议使用登革出血热等概念，因为这与起病严重程度并无正相关。根据 2009 年的新分类，WHO 更倾向于认为登革热是单一疾病，但是其发展过程有动态性和系统性。为了明确疾病诊断与发展变化，笔者将 WHO 的意见与中国登革热临床诊疗指南综合后如图13-1 所示。

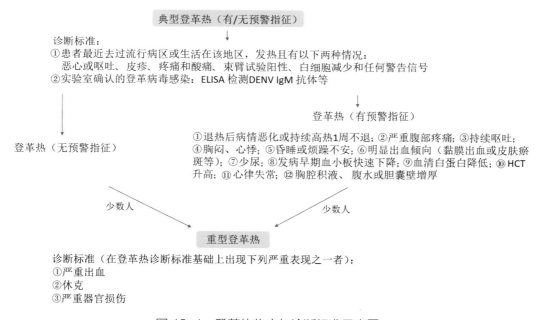

图 13-1　登革热临床与诊断标准示意图

登革热的潜伏期一般为 1 ~ 14 天，多数为 5 ~ 9 天。病程分为 3 期，即发热期、极期和恢复期。根据病情严重程度，登革热分为普通登革热和重型登革热两种临床类型。多数患者表现为普通登革热，可仅有发热期和恢复期，仅少数患者发展为重型登革热。部分患者出现并发症，如肝损伤、心肌病、肺炎、睾丸炎、眼炎、癫痫发作、脑病、脑炎等。

1. 发热期　患者通常急性起病，首发症状为骤起高热，可伴畏寒，24 h 内体温可达 40 ℃。除发热外，患者还可出现头痛，眼眶痛，全身肌肉、骨骼和关节疼痛，乏力，恶心、呕吐及纳差，腹痛，腹泻等胃肠道症状。发热期一般持续 3~7 天。于病程第 3~6 天可在颜面、四肢出现充血性皮疹或点状出血疹。典型皮疹为四肢的针尖样出血点，或融合成片的红斑疹，其中可见有散在小片的正常皮肤，如红色海洋中的岛屿，简称"皮岛"。多有痒感，大部分不脱屑，皮疹持续 3~4 天逐渐消退。患者可出现不同程度的出血现象，如皮下或黏膜出血、注射部位瘀点瘀斑、牙龈出血、鼻出血及束臂试验阳性等。

2. 极期　极期通常出现在病程的第 3~8 天。此期内，部分患者可因毛细血管通透性增加导致明显的血浆渗漏，可出现腹部剧痛、持续呕吐、球结膜水肿、四肢渗漏征、胸腔积液和腹水等，症状严重者可引起休克，出现如低体温、心动过速、四肢湿冷、脉搏细弱、脉压缩小或测不到血压等表现。随着休克加重和持续，可发生代谢性酸中毒、多器官功能障碍和弥散性血管内凝血等。实验室检查可表现为进行性白细胞计数减少及血小板计数迅速降低、红细胞比容升高以及白蛋白下降等。少数患者无明显的血浆渗漏表现，但仍可出现严重出血（如皮下血肿、消化道出血、阴道出血、颅内出血、咯血、肉眼血尿等），严重者可出现胸闷、心悸、心律失常，端坐呼吸、气促、呼吸困难，嗜睡、烦躁、谵妄、抽搐、昏迷、行为异常、颈强直，腰痛、少尿或无尿，深度黄疸等严重脏器损害的表现。重型登革热患者死亡通常发生于极期开始后 24~48 h。

3. 恢复期　极期后的 2~3 天，患者病情好转，胃肠道症状减轻，白细胞和血小板计数回升，进入恢复期。部分患者可见针尖样出血点，可有皮肤瘙痒。

【实验室检查】

1. 血常规　白细胞和血小板计数减少，血小板计数下降幅度与病情严重程度呈正比。红细胞比容升高提示血液浓缩。

2. 生化全项　半数以上患者出现谷丙转氨酶（ALT）和谷草转氨酶（AST）轻度到中度升高，且 AST 的升幅较 ALT 明显。部分患者脑钠肽（BNP）、心肌酶谱、肌钙蛋白、血肌酐升高等。

3. 病原学及血清学检查　应在病程早期进行登革病毒核酸、NS1 抗原或 IgM/IgG 抗体检测，有条件可进行病毒分型和病毒分离。在原发感染中，抗登革病毒 IgG 的演变相对缓慢，在发热后 8~10 天出现低滴度，而抗登革病毒 IgM 通常在发热后 5 天左右检测到，持续 2~3 个月。在继发感染中，抗登革病毒 IgG 产生迅速，发热后不久即出现高滴度。

【诊断和鉴别诊断】

登革热的诊断标准包括：

（1）近期曾到过登革热流行区、居住地或工作地有登革热病例。

（2）有发热，伴乏力、厌食、恶心，头痛、肌肉及骨关节痛，皮疹和出血倾向等临床表现。

（3）白细胞和（或）血小板计数减少。

（4）登革病毒 IgM 抗体或核酸阳性。

在登革热诊断标准基础上出现下列严重表现之一者，可诊断重型登革热：

（1）严重出血：皮下血肿、肉眼血尿、咯血、消化道出血、阴道出血和颅内出血等。

（2）休克：心动过速、肢端湿冷、毛细血管充盈时间延长＞3 s、脉搏细弱或测不到、脉压减小、血压下降＜90/60 mmHg 或较基础血压下降 20% 或血压测不到等。

（3）严重器官损伤：急性呼吸窘迫综合征或呼吸衰竭、急性心肌炎或急性心力衰竭、急性肝损伤（ALT 或 AST＞1000 U/L）、急性肾功能不全、脑病或脑炎等重要脏器损伤。

本病应注意与流感、麻疹、猩红热、肾综合征出血热、钩端螺旋体病、恙虫病、败血症、伤寒及疟疾相鉴别。

【治疗】

目前，美国食品药品监督管理局尚未批准任何抗登革热药物，但正在大力开发针对病毒或宿主因子的抗病毒化合物。临床常用支持疗法，发热期应卧床休息，补充血容量，改善循环，退热最好采用物理降温，慎用退热药。持续高热、中毒症状明显或呕吐、休克、不能进食者，可静脉使用激素，及时补液。出血可应用各种止血药，输入新鲜血，注意出血量及出血部位，避免发生颅内出血和休克。

【预防】

切断疾病传播途径是预防本病的根本措施，清除蚊虫，改善卫生环境，消灭伊蚊孳生地。目前对于消灭埃及伊蚊的一个重要进展是来自果蝇的内共生细菌 Wolbachia 的研究，发现其对蚊子有缩短寿命的作用，对登革病毒也有直接传播阻断作用。做好个人防护，对患者应早期发现、早期诊断、早期隔离治疗。同时做好疫情的监测和口岸管理，防止输入性病例的传入。

第二节 西尼罗热

西尼罗热（West Nile fever）是由西尼罗病毒（West Nile virus）引起的虫媒传染病，因于 1937 年首次自非洲乌干达西尼罗地区的一名发热成年妇女血中分离而得名。西尼罗热以往仅在非洲、西亚、中东地区流行，20 世纪 60 年代初传入欧洲，自 1999 年起在西半球登陆，并相继在美国传播，现存在于世界各地。临床表现主要有发热、皮疹和淋巴结肿大，可侵犯中枢神经系统产生脑炎症状。

【病原学】

西尼罗病毒是一种虫媒病毒，归类于黄病毒科黄病毒属的西尼罗病毒株。其为直径 21~35 nm 的十二面体立体对称型单股正链 RNA 病毒，有囊膜。西尼罗病毒在基因学上可分为两型，只有 1 型病毒与人类脑炎有关。1 型病毒已经在非洲、欧洲、亚洲和北美洲分离到。2 型病毒在非洲引起地方性动物病，与人类脑炎无关。西尼罗病毒能在乳鼠脑内繁殖，并培养传代。病毒可在鸡胚中复制，并在绒毛尿囊膜上形成痘斑。其对乙醚和去氧胆酸钠敏感；最适宜 pH 值为 6.6，最适宜温度为 37 ℃；对低温和干燥的抵抗力强，用冰冻干燥法在 4 ℃可保存数年。

【流行病学】

1. 传播途径　许多野生鸟类尤其是乌鸦是西尼罗病毒的储存宿主和传染源，库蚊是主要的传播媒介，鸟是病毒的主要携带者，携带西尼罗病毒的蚊子叮咬感染宿主是本病的自然传播途径。当蚊子叮咬鸟受到感染并出现病毒血症时，病毒进入蚊子的唾液腺，经过 10～14 天后发育成熟，当蚊子再叮咬人等脊椎动物时，病毒随之进入宿主血液，引起发病或隐性感染。如果病毒透过血脑屏障，则可引起致命性脑炎。此外，西尼罗病毒也可通过输血、哺乳、宫内感染以及器官移植造成人与人的传播。

2. 易感人群　人群对西尼罗病毒普遍易感，隐性感染和轻型患者更为常见，流行地区 60% 以上青壮年体内抗体呈阳性，无男女性别差异。人受感染后有较持久的免疫力。初次进入流行区的人易感性强。流行季节在温带以蚊子多的夏季为主，热带地区可终年发病。

3. 流行特征　此病在非洲首发后向欧洲、中东、中亚、西亚及大洋洲蔓延，并于 1999 年首次登陆西半球，同年美国纽约有 62 人被感染，然后向全国蔓延。由于感染者仅 25% 有发热等症状，并发神经系统病变更少，75% 的患者几乎没有症状，导致该病的大量发病者未被报告。例如，1999—2015 年，美国已确诊和可能感染西尼罗病毒的病例近 44 000 例，其中 2 万多例是神经侵袭性疾病。血清学调查和献血者筛查数据显示，神经侵袭性疾病的感染率约 0.5%，暴发地区的感染率为 10%，故据此推断感染病例可达 300 万～500 万例。

【发病机制】

蚊子将受感染的唾液传递到宿主体内。病毒在皮肤树突状细胞和角质形成细胞中复制。之后是内脏器官传播阶段，包括病毒在引流淋巴结中复制，引起病毒血症并扩散到内脏器官，最后扩散到中枢神经系统。病毒进入中枢神经系统的机制尚不清楚，可能包括直接穿过血脑屏障、通过内皮的被动转运、被感染的巨噬细胞穿过血脑屏障或直接轴突逆行转运。一旦进入中枢神经系统，病毒将诱发炎症，随后引起脊髓和脑干灰质内神经元的损伤。

【临床表现】

西尼罗病毒的潜伏期为 1～6 天，人感染西尼罗病毒后多数表现为隐性感染，少数为显性感染。其症状为突然发热、头痛、背痛、肌肉酸痛等。体格检查可见颜面潮红、结膜充血及无痛性全身淋巴结肿大，尤其是枕部、腋窝和腹股沟淋巴结较为明显。此外，在半数患者尤其是儿童患者中可见皮疹，出疹时间在发热期或发热后期，为散在玫瑰样疹或斑丘疹，不痒，主要见于颈部、躯干和上肢，持续时间约为 1 周，无脱屑现象。部分患者可有腹痛、腹泻、恶心、呕吐等消化道症状。病程一般为 3～6 天，然后迅速恢复，预后良好。但也有少数患者尤其是老年患者可表现为无菌性脑膜炎、脑膜脑炎或脑炎，临床症状有高热、头痛、颈强直、意识障碍、四肢发抖、痉挛、局部麻痹和昏迷等，病死率高达 10%。

该病的并发症包括：神经系统症状，如脑膜炎、脑炎、无力、神经病、急性弛缓性麻痹、癫痫发作、昏迷；眼部表现，如玻璃体炎、脉络膜视网膜炎、视网膜出血；以及心肌炎、胰腺炎、横纹肌溶解症、中枢性尿崩症、死亡等。

【实验室检查】

1. 一般检查　可见外周血白细胞减少。有中枢神经系统症状者脑脊液检查可见脑脊液清亮，淋巴细胞、蛋白均增高，可能出现低钠血症。

2. 血清学检测　采集患者急性期和恢复期双份血清同时检测，以恢复期血清较急性期特异性 IgG 抗体滴度升高 4 倍以上为阳性，有助于本病诊断。

3. 病毒分离　自潜伏末期至发病后第 5 天，可从患者血液或脑脊液中可分离出西尼罗病毒，阳性率较高。

4. RT-PCR 试验　可以通过设计西尼罗病毒特异性引物对脑脊液或血清标本进行 RT-PCR 试验，阳性率较高，具有特异性诊断价值。

【诊断和鉴别诊断】

西尼罗热的临床表现与大多数发热性疾病不易区别，而且实验室检查也无特异性改变，因此仅靠临床表现不能明确诊断。但根据流行病学特点尤其是旅行史、临床表现可作出初步判断，确诊主要靠病原学或血清学诊断，如 ELISA 法检测血液或脑脊液样品中的 IgM 抗体。

结合临床表现和流行病学资料，有以下一项检验结果均可作为确诊的依据：抗西尼罗病毒的抗体滴度升高；从患者血液中分离出西尼罗病毒；在患者体液中检出西尼罗病毒 RNA。此外，急性神经浸润性病变数周后，MRI 可能显示异常。

【治疗】

西尼罗热目前尚无特效治疗药物，主要是支持治疗和对症治疗。研究人员已经尝试了几种方案，包括干扰素、利巴韦林和静脉注射免疫球蛋白。一旦确诊，病情较轻的患者对症治疗，预后良好。

具有神经系统症状的患者常需要长期重症监护治疗。西尼罗病毒引起的神经系统损伤包括严重的运动、认知和精细运动异常。许多患者残留神经功能缺损，恢复时间较长，有些缺陷可能是永久性的。

【预防】

控制和预防西尼罗热在全球传播的最大困难是其传染源为野生鸟类。伴随着候鸟的迁徙，病毒可实现大范围的传播。另外，随着经济的发展，人群洲际间交往更为便利，全球贸易一体化和生活都市化趋势等，使得病毒和传播媒介更容易从发展中国家传到发达国家，而且一旦传入，将对传入地人群构成威胁。由于目前尚无预防西尼罗热的有效疫苗，控制蚊子和减少暴露是预防西尼罗热和其他虫媒病毒在人和动物中传播及控制暴发的最有效方法。

控制措施包括：①消灭蚊虫孳生地并对幼蚊和成蚊进行药物消杀，在紧急情况下可采用飞机灭蚊，以迅速减少成蚊数量。②加强个人保护，包括减少户外活动（尤其是在夜晚），穿长袖衬衣，在暴露的皮肤涂祛蚊药等。事实证明，通过控制蚊子和减少与蚊子接触，能够有效地控制西尼罗热在人群中的发生。如美国纽约市 1999 年出现西尼罗热暴发后，当地采取了控制蚊子和减少暴露等措施，之后该市未出现新的病例，而其周围未采取措施的地区则不断出现新病例。

（张功恺　田晨　程浩）

参考文献

[1] Guzman MG, Harris E. Dengue. Lancet, 2015, 385（9966）: 453-465.

[2] Harapan H, Michie A, Sasmono RT, et al. Dengue: a minireview. Viruses, 2020, 12（8）: 829.

[3] 王贵强，张复春. 中国登革热临床诊断和治疗指南. 中华传染病杂志，2018，36（09）: 513-520.

[4] Halstead S. Recent advances in understanding dengue. F1000Res, 2019, 8: F1000 Faculty Rev-1279.

[5] Wiemer D, Frickmann H, Krüger A. Dengue fever: symptoms, epidemiology, entomology, pathogen diagnosis and prevention. Hautarzt, 2017, 68（12）: 1011-1020.

[6] Gubler DJ. Dengue and dengue hemorrhagic fever. Clin Microbiol Rev, 1998, 11（3）: 480-496.

[7] Whitehorn J, Simmons CP. The pathogenesis of dengue. Vaccine, 2011, 29（42）: 7221-7228.

[8] Khetarpal N, Khanna I. Dengue Fever: causes, complications, and vaccine strategies. J Immunol Res, 2016, 2016: 6803098.

[9] Petersen LR., Brault AC, Nasci RS. West Nile virus: review of the literature. JAMA, 2013, 310（3）: 308-315.

[10] Takasaki T. West Nile fever/encephalitis. Uirusu, 2007, 57（2）: 199-205.

[11] Suthar MS, Diamond MS, Gale M Jr. West Nile virus infection and immunity. Nat Rev Microbiol, 2013, 11（2）: 115-128.

[12] Kotsev S, Christova I, Pishmisheva-Peleva M. West Nile fever—clinical and epidemiological characteristics. Review of the literature and contribution with three clinical cases. Folia Med（Plovdiv）, 2020, 62（4）: 843-850.

[13] Landry K, Rabe IB, Messenger SL, et al. Patients with laboratory evidence of West Nile virus disease without reported fever. Epidemiol Infect, 2019, 147:e219.

第十四章

副黏病毒性皮肤病

副黏病毒科（Paramyxoviridae）是指在某些性质上类似于正黏病毒，但在形态、核酸性质及复制等方面又与正黏病毒有所不同的一类单股负链、具有包膜的 RNA 病毒，其大小为 100～300 nm。副黏病毒科共分为两个亚科：副黏病毒亚科和肺病毒亚科。副黏病毒亚科包括副黏病毒属、麻疹病毒属和腮腺炎病毒属；肺病毒亚科只包括肺病毒属。副黏病毒属主要有人副流感病毒、新城疫病毒和仙台病毒；麻疹病毒属主要是麻疹病毒；腮腺炎病毒属主要是腮腺炎病毒；肺病毒属常见有人和牛呼吸道合胞病毒。

近年来出现的一些新病毒，如尼帕病毒、亨德拉病毒、Salem 病毒、鸟类肺炎病毒等，都属于副黏病毒科。这些病毒能引起严重的人类和动物疾病。

第一节　麻　疹

麻疹（measles，rubeola，morbilli）是由麻疹病毒引起的一种具有高度传染性的急性传染病，以发热、结膜炎、上呼吸道炎、口腔黏膜斑（Koplik 斑）以及全身弥漫性红色斑丘疹为主要特征。麻疹经上呼吸道传播，广泛流行于全世界，患者多为儿童。在疫苗问世前，该病几乎人人必得，死亡率很高。

据古籍文献记载，我国在公元 307 年即已知麻疹是一种传染性很强的疾病。在国外，公元 10 世纪，阿拉伯医生 Rhazes 第一个描述了麻疹，并将其与天花相鉴别。公元 18 世纪，Home 肯定了麻疹是一种传染病。在 1840 年的法罗群岛麻疹流行中，Panum 首先证实了麻疹是由人到人经呼吸道传播，潜伏期约 14 天，并且患者可获终生免疫。1911 年，Goldberger 与 Anderson 证实了传染因子的存在导致发病。1954 年，Enders 与 Peebles 用人胚肾和猴肾细胞分离培养了麻疹病毒，并在组织培养物上连续传代，为深入研究该病毒奠定了基础。1963 年，经由鸡胚羊膜腔适应和鸡胚单层细胞连续多次传代而减毒的麻疹活疫苗在美国正式应用。我国亦于 1957 年分离到麻疹病毒，随后于 1965 年自行研制出麻疹减毒活疫苗并开始了普种。从此，我国麻疹的发病率迅速下降，大大减轻了麻疹的危害。20 世纪 90 年代，因为对接种疫苗安全性的关注，导致一些国家的儿童麻疹疫苗接种率下降，随之发病率又有回升，并偶有孤立性暴发的相关报道。

【病原学】

1. 病毒分类及总体特征　麻疹病毒（measles virus，MV）属于副黏病毒科（Paramyxoviridae）麻疹病毒属（Morbillivirus）。麻疹病毒是麻疹的病原体，是一种具有高度传染性的嗜骨髓、嗜淋巴和嗜上皮的负链 RNA 病毒，对免疫系统有重要影响。尽管有安全有效的减毒活疫苗可用，但麻疹在世界大部分地区仍然是一种重要传染病，每年导致超过 100 000 名儿童死亡。麻疹病毒与其他副黏病毒不同，大小约 140 nm，囊膜上有血凝素抗原，有溶血作用，但缺乏神经氨酸酶。在自然感染中，麻疹病毒的细胞受体是黏蛋白 4 分子（脊髓灰质炎病毒受体样 4 分子）和 CD150（信号淋巴细胞激活分子），以及在人工培养的病毒株的 CD46。病毒感染后先在上呼吸道上皮细胞内复制，后扩散到局部引流淋巴结，最终形成病毒血症。

2. 形态结构　麻疹病毒呈多形态，球形或丝状，直径 120～250 nm。病毒外层为一含脂类的双层包膜，厚 10～22 nm，表面有 8～10 nm 的突起结构物，呈放射状排列，突起间距约 5 nm，带有血凝（H）蛋白和融合（F）蛋白两个表面抗原。内部有核衣壳，是病毒的主要蛋白，与病毒的 RNA 结合，以磷酸化形式存在，呈螺旋对称。多数核衣壳长度为 1.0 μm，由 2000 个蛋白分子包裹。核衣壳外径 17～18 nm，螺距 5～6 nm。

3. 基因组结构和组成　麻疹病毒为单股负链 RNA 病毒，基因组不分节段，分子量为 6.2×10^3 kD，其长度约 15.893 kb。从 3′～5′ 依次排列 6 个结构基因：N 为核衣壳蛋白基因（60 kD）。P/V/C 为三个顺式基因（72 kD），可编码三种不同的蛋白：P、C、V，P 蛋白是磷酸化蛋白，与 N 及 mRNA 结合形成复合物；V 和 C 蛋白可能具有调控复制与转录的功能。M 为基质蛋白基因（37 kD），其编码的膜蛋白存在于病毒包膜与核衣壳之间，与病毒的装配和芽生有关。F 为融合蛋白基因（60 kD），其编码的融合蛋白在外膜表面，与病毒的血溶活性和细胞膜融合活性有关。F 蛋白前体为 F0，无生物活性，裂解为 F1 和 F2 蛋白时才具有活性。H 为血凝蛋白基因（78～80 kD），其编码的血凝蛋白有血凝作用，与病毒吸附于敏感细胞有关。L 为大聚合酶蛋白基因（210 kD），其编码的蛋白与一般依赖 RNA 的 RNA 聚合酶相同。P 和 L 蛋白与核衣壳共同形成核蛋白体复合物（RNP）。

就其功能而言，H、F、N 三种蛋白最为重要，可分别在人体中诱生血凝抑制、血溶抑制和中和抗体，与保护性免疫、免疫持久性以及抗再感染有关。非编码区位于 M 和 F 基因之间，约 1000 kb。

4. 血清型和基因型　长期以来，麻疹病毒一直被认为是遗传稳定、抗原稳定的病毒，只有一个血清型，可分为 8 个基因组（A、B、C、D、E、F、G、H），共 21 个基因型。但现在证实麻疹野毒株存在多个谱系的实验结果越来越多，N、F、H、M、P 和 L 基因的异质性均有报道，而且在世界各地均有暴发流行的报告。根据 H 和（或）N 蛋白的基因序列同源性的差异，按目前资料大致可将当前流行的麻疹病毒分为 6 个谱系（genetic lineages）。麻疹野毒株的分子流行病学研究有利于找到麻疹病毒发生变异的原因，鉴定变异毒株及其起源地、流行途径等，这对改进现有麻疹疫苗、更好更快地达到消除麻疹的世界目标十分重要。

WHO 目前根据血凝素（H）的核苷酸序列识别出 24 种基因型的 8 个进化支（A、B1-3、C1-3、D1-11、E、F、G1-3 和 H1-2）和麻疹病毒核蛋白（N）基因，并将这些基因型中的 6 个（B3、D4、

D8、D9、G3 和 H1）指定为活性基因型。

5. 复制、表达及感染细胞的过程　麻疹病毒感染细胞时以其 H 蛋白突起吸附于细胞表面，经细胞胞吞作用或包膜与病毒外膜互相融合使病毒脱去外膜，核酸进入细胞内。数小时后，核酸开始复制。由于病毒核酸为负链，没有 mRNA 功能，需先复制成多片段的互补正链（cRNAs），由 cRNAs 联合成完整的 cRNA，作为复制病毒的模板。部分 cRNAs 则作为 mRNA 转译病毒蛋白，在胞质内装配后经细胞膜芽生。

6. 理化特性（抵抗力）　麻疹病毒可在许多原代细胞（如人胚肾、猴肾、狗肾、人羊膜、人胚肺等）或者传代细胞（如 Vero、HeLa、Hep2、Bhk21 等）中进行复制，并引起细胞融合巨变，而以绒猴类淋巴母细胞 B95a 分离的麻疹病毒最为敏感。

麻疹病毒对外界抵抗力不强，对热极不稳定，但对寒冷耐受能力强，56 ℃ 30 min、37 ℃ 5 天、室温 26 天即可灭活。4 ℃能存活数周，−70 ℃存活数年，冰冻干燥可保存 20 年。病毒对干燥、紫外线、β 和 γ 射线均敏感，对一般消毒剂也敏感，乙醚、氯仿等脂溶剂及过酸过碱均能灭活病毒。

【流行病学】

1. 传染源　急性患者为唯一传染源，无症状感染和带病毒者少见。麻疹的潜伏期为 10 ~ 14 天。患者从潜伏期最后 1 ~ 2 天至出疹后 5 天都有传染性，以前驱期最强，出疹后传染性迅速减弱。传染期患者口、鼻、咽、眼结合膜分泌物、痰、尿、血液内都存在病毒。值得重视的是，过去一直认为亚临床型感染者几乎没有传染性，但近几年来从这些患者的体液中可分离出麻疹病毒，因此，这些患者被认为可能是另外一个重要的传染源。

2. 传播途径　麻疹主要经呼吸道传播，患者咳嗽、喷嚏或眼分泌物中带有病毒，并以气溶胶形式散布于周围空气中。易感者吸入或眼结合膜接触病毒即受到感染。部分情况下也可以通过精液、黏液或者唾沫等传播。儿童也可通过密切接触污染病毒的手传播。经第三者或经衣服、用具等间接传播的机会极少。本病传染性强，易感者一旦接触病毒，80% ~ 90% 发病。

3. 易感人群　在麻疹疫苗问世以前，除新生儿短时期内受母体传输抗体保护外，人人易感。易感者初次感染麻疹野病毒，几乎百分之百表现为显性感染。自应用疫苗后，易感者表现复杂。

4. 流行特征和现状　20 世纪前 50 年，世界各国都有麻疹流行，其流行情况各地区无明显差别，在人口密集地区可呈地方性全年流行。但随着 20 世纪 60 年代麻疹疫苗的广泛应用，麻疹的流行特征发生了显著变化，其特点大致如下。

（1）发病率、死亡率大幅度下降：20 世纪 70 年代全球实施扩大免疫接种规划以前，全球每年麻疹病例达 1.3 亿，几乎每人都会感染麻疹，其中 700 万 ~ 800 万人死亡。麻疹疫苗普及接种后，麻疹发病率、死亡率大幅度下降。但在发展中国家，麻疹仍是严重威胁儿童健康和生命的公共卫生问题。据 WHO 报告，尽管 1995 年以来全球麻疹疫苗接种率达到了 79%，但每年仍有 4400 万麻疹病例，并有 100 万儿童死于麻疹。广泛使用麻疹疫苗后，1987 年以来，我国的麻疹报告发病率一直在 0.01% 左右，死亡率则在 0.1/10 万以下。

（2）流行周期打破或消失：使用疫苗前，麻疹在世界各地呈典型的周期性流行，城市 2 年一次小流行，4 年一次大流行，农村 1 年一次小流行，5 ~ 6 年一次大流行。大规模应用麻疹疫苗后，麻疹的流行周期则被打破或消失。我国自 1977 以来，麻疹一直呈递减趋势，至 20 世纪 90 年代则稳定在一个较低水平上。

（3）流行季节高峰延迟：疫苗前时代，麻疹发病季节高峰在冬春季。应用疫苗后，流行季节延迟约1个月。若出现麻疹暴发，发病高峰可出现在任何月份。

（4）患病年龄后移：疫苗前时代，患者大多为婴幼儿，8月龄至5岁为高发年龄。疫苗时代，青少年及成人发病者增多。此外，由于人工获得与自然感染麻疹获得的免疫力的差异，8月龄以下的婴儿发病比例有所增加。

（5）临床表现差异性大：临床上有的麻疹症状和体征、出疹时间、顺序及疹形都非常典型，但一部分患者的临床表现并不典型，并可见"异型"麻疹，如出血性麻疹、出血性大疱性麻疹、非典型麻疹综合征等。

（6）严重合并症减少：严重的合并症指支气管肺炎、急性心力衰竭、脑炎、喉炎等，现在已很少见。

（7）麻疹的亚临床型隐性感染增多：麻疹的隐性感染指受感染者无任何麻疹的临床症状出现，而实验室检测证明机体确实已被麻疹病毒感染过，即麻疹的特异血清抗体从阴性转变为阳性，或抗体水平比感染前高出4倍或4倍以上。

研究证明，麻疹的隐性感染是普遍存在的。隐性感染是1964年由徐特璋提出并得到证明，且已成为当前麻疹的主要感染类型。麻疹隐性感染的前提是机体曾经受到麻疹病毒感染或者接种过麻疹疫苗，可以是麻疹野病毒株，也可以是麻疹疫苗病毒株。感染的条件是机体必须处于既有免疫力又不能排除感染的状态。

【发病机制】

通过动物实验和志愿者的试感染，人们对麻疹病毒感染过程和发病机制有了比较清楚的认识。麻疹病毒随患者喷射的飞沫小滴侵入人体后，先在呼吸道上皮细胞增殖，然后入血形成第一次病毒血症，并经血流扩散至淋巴组织和单核吞噬细胞系统进一步增殖并再次释放入血，引起第二次病毒血症，继而侵袭皮肤黏膜、眼结合膜、口腔、呼吸道、肝、脾、胸腺、淋巴结及中枢神经系统，从而出现一系列临床表现。

麻疹感染是由H蛋白与肺或呼吸道中表达SLAM的树突状细胞、淋巴细胞和巨噬细胞之间的相互作用引发的。受感染的淋巴细胞扩散到局部淋巴结，随后病毒感染全身的淋巴器官以及表达Nectin-4的上皮组织，包括肺泡上皮细胞。病毒最终通过利用在基底膜外侧表达的Nectin-4进入肺泡上皮细胞，随后释放到体外。因此，SLAM和Nectin-4的组织分布有望解释麻疹病毒感染的趋向性。

【病理变化】

麻疹的特征性病理变化是病毒感染细胞的广泛融合，形成多核巨细胞，在皮肤及上呼吸道黏膜都可见到这种细胞。皮疹部位表皮细胞变性、细胞间水肿，形成空泡、坏死，而后形成脱屑。真皮内毛细血管内皮细胞肿胀、增生，毛细血管扩张，红细胞和血浆渗出，血管周围单核细胞浸润，并可见多核巨细胞。有时在细胞核内或胞质内见到嗜酸性包涵体。由于毛细血管损伤引起血液淤滞，通透性增加，黏附于血管内膜的红细胞崩解，渗出血管外，皮疹消退后遗留含铁血黄素色素沉着。口腔黏膜及黏膜下炎症导致局部充血、渗出，伴有淋巴细胞炎性浸润，同时表皮细胞坏死及脱落，出现角化不全、角化不良和海绵形成。

【免疫反应】

1. 特异性抗体的升降 麻疹病程是一种全身性迟发型细胞免疫反应。B 淋巴细胞在病毒感染细胞释放的游离细胞或细胞表面抗原的刺激下产生抗体，感染麻疹后第 12 天左右，特异性 IgM、IgG 抗体均增高，以后 IgG 逐渐升高，4 ~ 6 周达到高峰后，IgG 抗体水平逐渐下降，6 个月内降至 1/4 ~ 1/2，随后下降幅度减缓，维持在低水平。IgM 较早出现，但最多只存在 6 周。

2. 特异性细胞免疫反应 麻疹病毒感染可引起宿主细胞免疫反应，使 T 细胞致敏，出现对麻疹病毒特异的 Ⅰ 和 Ⅱ 类细胞毒性 T 细胞，释放出多种淋巴细胞活性因子，诱导单核细胞浸润、多核巨细胞形成和受病毒侵犯细胞发生坏死，同时也使得感染的过程终止。

3. 干扰素的作用 感染麻疹病毒或者接种麻疹疫苗后第 6 ~ 11 天，可在血清中检测到干扰素水平上升，持续 30 天后消失，推测干扰素可能具有保护作用。

4. 麻疹的恢复和预防 研究发现麻疹的恢复主要依靠细胞免疫、特异性抗体和干扰素的产生，三者同时在疾病早、中、晚期发生十分复杂的互动作用。细胞免疫所起到的作用可能最为重要。而麻疹预防主要是依赖血清抗体。因此，对麻疹的免疫应答是机体免疫功能的综合体现。

5. 非特异性免疫反应 麻疹病毒感染过程中还可以伴有其他非特异性免疫反应，如急性期中性粒细胞移动能力减弱，白细胞总数（包括中性粒细胞和淋巴细胞）下降，血小板减少，补体系统受到抑制等，结果使得患者原有的肾病综合征、哮喘、皮肤湿疹等自身免疫性疾病得到暂时缓解，但也有患者出现肺部继发感染、原有结核病灶恶化、伤口愈合延迟等不良后果。

【临床表现】

潜伏期为（10±2）天，曾接受主动免疫或被动免疫者可延长至 21 ~ 28 天。

1. 典型麻疹 疫苗接种失败和未接种疫苗者几乎均表现为典型麻疹，继发性免疫失败者中约有 1/6 的人也表现为典型麻疹。病程可分为三期。

（1）前驱期：前驱期一般为 3 ~ 4 天，主要表现为上呼吸道及眼结膜炎症，有发热、咳嗽、喷嚏、流涕、流泪、畏光、眼结膜充血、咽部充血等，并可出现呕吐、腹痛、腹泻等消化道症状。

起病后 2 ~ 3 天，约有 90% 的患者在口腔两侧正对第一臼齿的颊黏膜上出现麻疹黏膜斑，即 Koplik 斑，为早期诊断的重要依据（图 14-1）。此黏膜斑为 0.1 ~ 1 mm 大小的蓝白色或灰白色小点，绕以红晕，初起为几个，很快增多，且融合成碎片状，似鹅口疮，持续 2 ~ 3 天即消失。此斑在牙龈、口唇、内眦、结膜、鼻黏膜等处也可见到，但硬、软腭上极为少见。有时在悬雍垂、扁桃体、咽后壁、软腭处见到红色斑点，出疹期开始消退，称为黏膜疹。偶见前额、颈、胸、腹部出现风疹样或猩红热样皮疹，数小时后即消失，称前驱疹。发热 2 ~ 4 天后，部分患者在

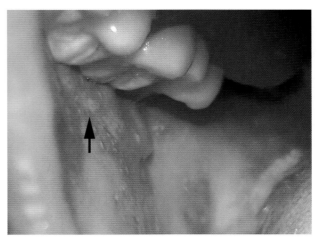

图 14-1 麻疹黏膜斑

皮疹出现前体温可暂时下降至正常，出疹时再度上升。患者发热同时伴有全身不适、精神萎靡、食欲减退等症状。

（2）出疹期：出疹期为 3~5 天。一般是在发热第 4 天，当呼吸道症状及体温达高峰时开始出现皮疹。出疹顺序为：耳后、发际、额、面、颈，渐延至躯干、四肢，最后达手掌和足底。皮疹 2~5 天达高峰。初起皮疹为淡红色斑丘疹，直径 2~4 mm，散在分离，呈鲜红色。随后皮疹逐渐增多并渐融合成暗红色、形状不规则或小片状斑丘疹，疹间皮肤正常。皮疹为充血性，压之退色（图 14-2）。少数病例皮疹可呈出血性改变。出疹时患者全身症状加重，体温高达 40 ℃左右，结膜充血、畏光、嗜睡，有时谵妄。同时，患者呼吸道症状加重，咳嗽频繁、咽部红肿、疼痛、嘶哑，颈部淋巴结肿大，舌乳头红肿、增大，有时颇似猩红热的杨梅舌。患者可有轻度脾大。此期肺部常有干湿性啰音。在此过程中，可检测出患者血清乳酸脱氢酶水平升高，同工酶水平也有升高，被认为是一种特征性变化。

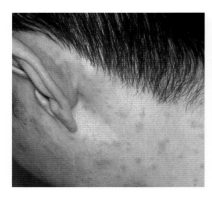 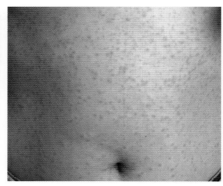 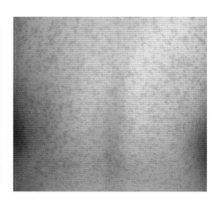

图 14-2　麻疹耳后和躯干部位皮疹

（3）恢复期：恢复期为 10~14 天。出疹 3~5 天达高峰后，体温开始下降，于 12~24 h 内降至正常。患者全身情况迅速改善，中毒症状减轻，皮疹开始消退。皮疹消退顺序与出疹顺序相同，先出先退。疹退后留有浅褐色色素沉着，以躯干为主，1~2 周消失，对麻疹恢复期有诊断价值。皮疹约 2 周退净，局部可见糠状细屑。

部分严重患者在疾病过程中可出现泛发性大疱性改变，这种皮疹很像 Stevens-Johnson 综合征或者表皮坏死松解症的特征，曾被称为"麻疹类天疱疮"，可能与病毒感染及药物应用有关。

2. 非典型麻疹

（1）轻型麻疹：大多数因患者体内有一定量麻疹病毒抗体所致，如 6 个月以下婴儿、近期注射过免疫球蛋白、以往接种过麻疹减毒活疫苗者或第二次患麻疹者。这些患者感染麻疹后临床症状较轻，发热及上呼吸道症状较轻，麻疹黏膜斑不典型或不出现，皮疹稀疏，病程短，较少出现并发症。患者病后所获免疫力与典型麻疹相同。

（2）无皮疹型：在免疫力低下患者，如患白血病、恶性肿瘤、先天性免疫力低下者，或应用免疫抑制剂者，当患麻疹时可不出现皮疹、麻疹黏膜斑，必须依据流行病学及实验室检查诊断。

（3）重症麻疹：重症麻疹多见于营养不良、免疫力低下或缺陷，或正在患其他疾病，或伴有继发细菌感染，或频繁接触麻疹的患者。该型起病急骤，患者高热或超高热、惊厥、热程长、反复抽搐、呼吸急促、唇指发绀、脉搏细速，中毒症状重，发疹严重、密集成片，呈暗红色且融合成片（中毒性麻疹）。

有时可见出血性皮疹，或伴内脏出血（出血性麻疹）；有时麻疹呈疱疹样，可融合成水疱（疱疹性麻疹）；有时皮疹突然隐退或出疹不透，遗留少数青紫色皮疹，面色苍白或青灰色，全身症状及呼吸道症状严重、心率加快、四肢末端发绀发凉，往往是因心功能不全或循环衰竭引起（休克性麻疹）。这类患者病情危重，病死率高。

（4）新生儿麻疹：胎儿在出生前几天母亲感染麻疹病毒，新生儿出生后可患麻疹，有发热、上呼吸道炎、眼结膜炎及密集的皮疹。

（5）成人麻疹：全身症状较小儿为重，麻疹黏膜斑往往与皮疹同时出现，或迟于皮疹出现，皮疹多密集，70%~80%的患者出现肝功能损害，孕妇患麻疹可发生死胎。

【并发症】

约30%的麻疹伴有并发症，在幼儿、营养不良和抵抗力低下的慢性病患者中更为常见。其中，急性感染期以肺炎、中耳炎及肠炎较为常见。最严重的并发症为脑炎，致死率较高。妊娠期感染麻疹可能导致早产及流产等。

1. 肺炎 继发细菌或其他病毒感染的肺炎为麻疹最常见的并发症，也是麻疹死亡的主要原因，约占麻疹死亡病例的90%以上，大多发生在出疹期。

2. 喉炎 轻度喉炎为麻疹的自身症状之一，预后良好。继发性喉炎多由金黄色葡萄球菌或溶血性链球菌引起，重症者可因喉痉挛梗阻引起窒息而死亡。

3. 心功能不全 多见于2岁以下小儿。由于麻疹病毒血症，并发肺炎、高热、缺氧、脱水等导致心功能不全。少数患者伴有心肌炎或心包炎。

4. 肝损害 多见于成人患者，发生率为31%~86%。肝损害多见于麻疹急性期，即病程的第5~10天。肝功能大多于2~4周内恢复正常，个别患者可持续半年左右。

5. 脑炎 麻疹病毒可能会持续存在于脑组织，导致致命的神经退行性疾病、亚急性硬化性全脑炎和麻疹包涵体脑炎。其中，亚急性硬化性全脑炎为一种迟发性神经变性疾病，可见于麻疹急性病变后多年，其特点是人格改变、癫痫发作、昏迷以至死亡，为麻疹最严重的并发症之一。

6. 其他 因护理不当、饮食不周、环境阴暗潮湿常使患者发生并发症。长期忌口、忌油引起营养不良、维生素A缺乏等，使全身免疫力下降，严重者出现角膜软化甚至穿孔而引起失明。忽视口腔卫生引发口腔炎，甚至发生走马疳等严重并发症。麻疹后可因毛细血管通透性增加引起皮肤紫斑、黏膜出血。继发感染可引起局部淋巴结炎、化脓性眼结合膜炎、肠炎、阑尾炎、脑膜炎等。麻疹后人体免疫力下降易发生百日咳、白喉等呼吸道传染病，又容易使原有结核病灶复发、扩散引起粟粒性肺结核及结核性脑膜炎。

【实验室检查】

1. 血常规 白细胞总数前驱期正常或增多，出疹期稍减少，淋巴细胞相对增多。

2. 细胞学检查 于前驱期末至发疹后1~2天阳性率最高，鼻咽拭子涂片、Wright染色或吉姆萨染色可检出多核巨细胞（Warthin-Finkeldey巨细胞），阳性率可高达90%以上。采用免疫荧光法还可查到麻疹抗原，可作为早期诊断的根据。

3. 血清抗体检测 采用ELISA或免疫荧光法检测患者血清中的麻疹特异性IgM抗体，在发病后

2～3 天即可于血清或唾液中测到，可作为早期特异性诊断方法。血清血凝抑制抗体、中和抗体和补体结合抗体检测，恢复期上升 4 倍以上有诊断意义，但只能作为回顾性诊断。

4. 麻疹病毒分离　常用于麻疹病毒分离的细胞有人胚肾、人胚肺等二倍体细胞，以及 HeLa、Vero、Hep2 细胞等传代细胞，以 Vero 细胞最为敏感。因分离技术要求条件高，临床开展较少。

5. RT-PCR 技术　可检测到麻疹患者咽拭子、含漱液、唾液、尿液等多种标本中的麻疹病毒基因，方法快速、灵敏、特异，已广泛用于麻疹病毒感染的实验室诊断。

【组织病理】

在前驱期，皮肤及上呼吸道黏膜中可见广泛的淋巴样组织细胞增殖，伴有多核巨细胞。在麻疹黏膜斑和发疹期的皮疹处，可见局灶性角化不全、角化不良及海绵水肿，真皮内少量淋巴细胞浸润。电子显微镜下可见表皮内多核巨细胞中含有副黏病毒特有的微管聚集物。

【诊断】

典型麻疹根据流行病学资料和临床表现即可诊断。易感者在 2～4 周内有麻疹接触史，出现发热、咳嗽、喷嚏、流涕、结合膜充血、流泪等症状，即应怀疑麻疹，如出现麻疹黏膜斑即可诊断。出疹后根据皮疹特点、出疹顺序及皮疹分布情况也易作出诊断。疹退后有脱屑和色素沉着在恢复期有诊断意义。不典型者可结合实验室检查进行确诊。

【鉴别诊断】

麻疹应与风疹、登革热、细小病毒 B19 感染、人类疱疹病毒 6 型感染和其他病毒感染相鉴别。

1. 风疹　风疹多见于幼儿及学龄前小儿，成人少见。该病与麻疹相似，但发热及呼吸道症状较轻，无麻疹黏膜斑。发热 1～2 天后出疹，迅速见于全身，1～2 天内消退，不留下脱屑和色素沉着。患者耳后、枕后、颈部淋巴结常肿大。患者预后良好，常无并发症。若孕期感染，可出现死胎或胎儿畸形等。

2. 幼儿急疹　多见于婴幼儿，1 岁以内为主，高热骤起，可达 40～41 ℃，持续 3～5 天，无其他明显症状。热退后出疹，呈散在玫瑰斑丘疹，以躯干为多。疹退不脱屑，不留色素沉着。可有颈部及枕后淋巴结肿大，偶见中耳炎及支气管炎。发热时外周血白细胞总数下降，淋巴细胞相对增多。

3. 猩红热　前驱期发热、咽痛明显，1～2 天全身出现大头针帽大小红疹，疹间皮肤充血呈片状猩红色，压之退色，留有显著淡色压痕，疹退后可见大片脱皮。杨梅舌、帕氏线、口周苍白圈为该病特征性表现。常有颌下及颈部淋巴结肿大，伴有压痛。白细胞总数及中性粒细胞增高，咽拭子培养为 A 族乙型溶血性链球菌。

4. 药疹　出疹前有服用青霉素类、磺胺类、巴比妥类、水杨酸类等药物史。可根据皮疹形态、瘙痒、停药后疹退、病程中无呼吸道卡他炎症及麻疹黏膜斑等特点进行鉴别。

5. 肠道病毒感染　柯萨奇病毒及埃可病毒等肠道病毒感染时常伴发各种类型皮疹。感染多发生于夏秋季节，出疹前常有呼吸道症状，发热、咳嗽、腹泻等。患者偶可见黏膜斑，常伴全身淋巴结肿大，继而出疹，也有在体温正常后才出疹者。皮疹多种多样，大多数为斑丘疹，也可为小疱疹、麻疹样，皮疹消退后不留痕迹。外周血象无特殊变化，或可有白细胞轻度增加。

6. 其他　如败血症、斑疹伤寒、过敏性皮疹、川崎病（黏膜皮肤淋巴结综合征）等亦需与麻疹鉴别。根据流行病学、临床表现、皮疹特点和实验室检查可以区分。

【治疗】

因至今为止无特异性抗麻疹病毒的药物，因此治疗重点应放在加强护理、对症处理和防治并发症上。

1. 一般治疗和护理　卧床休息至体温正常，给予易消化、富含营养的食物，补充足够水分。保持室内空气新鲜，晒到阳光，室温和湿度适宜。注意保持眼、鼻、口腔及皮肤清洁。可用 3% 硼酸水或 1 : 1000 依沙丫啶溶液清洗眼、鼻、口腔等。

2. 对症治疗　对病情严重，高热、咳嗽、烦躁、惊厥等症状予以对症治疗，剧咳和烦躁不安者可试用少量镇静剂。为减轻中毒症状，特别是对年老体弱多病者，可在早期给予丙种球蛋白制剂，每公斤体重 0.2 ~ 0.5 ml，1 次 / 天，共 2 次或 3 次。无并发症者不用抗生素。

3. 中医治疗　治则为初热期（前驱期）应祛邪外出，宜辛凉透表，方用宣毒发表汤或升麻葛根汤；见形期（出疹期）宜清热解毒透疹，方用清热透表汤或银翘解毒丸；收没期（恢复期）宜养阴清热，方用沙参麦冬汤或竹叶石膏汤加减。

4. 并发症治疗　可根据病情选用适当药物进行治疗，注意对症支持治疗，加强护理，密切观察病情变化。

5. 其他　WHO 建议缺乏维生素 A 地区的儿童可服用维生素 A，维生素 A 缺乏会增加麻疹相关的发病率和死亡率。

【预后】

预后与患者的年龄、体质以及有无其他疾病和并发症有关。其中以年龄最为重要，2 岁以下小儿易并发肺炎，病死率约为 10%。重症麻疹或并发肺炎、喉炎、脑炎和心功能不全者预后差。患者愈后可获得终生免疫。

【预防】

1. 控制传染源　对麻疹患者做到早发现、早隔离、早治疗，并做好疫情报告。确诊者应隔离至出疹后 5 天，并发肺炎或喉炎延长到出疹后 10 天。易感者接触麻疹后应隔离检疫 3 周，已做被动免疫者隔离 4 周。

2. 切断传播途径　流行期间避免带易感者到公共场所或探亲访友，注意通风和消毒。

3. 增强人群免疫力

（1）主动免疫

1）疫苗的种类

①全病毒灭活疫苗：最初采用的甲醛溶液灭活疫苗仅有短期保护作用，接种过疫苗的儿童有发生长期高热、出血性或水疱性皮疹以及严重肺炎的风险。对猴子的研究表明，非典型麻疹是由于灭活疫苗未能诱导成熟的抗体或 T 细胞反应，产生不能有效中和野生型病毒的低亲和力抗体所致。再次感染麻疹野病毒株则会引起罕见且严重的变异型麻疹，因此各国都停止使用灭活疫苗。

②减毒活疫苗：1963 年，美国成功应用经鸡胚羊膜腔适应和鸡胚单层细胞传代的减毒活疫苗。我国也于 1965 年自行研制出麻疹减毒活疫苗并开始普种。目前我国初次免疫对象主要为 8 个月以上未患过麻疹的小儿，复种时间为 7 周岁。减毒活疫苗安全有效，已挽救了数百万人的生命。该疫苗可诱导持久但不易增强的抗体和 T 细胞介导的细胞免疫。

③基因工程活疫苗：理想疫苗应具有以下特点，即热稳定、廉价、安全有效，可诱导终身免疫保护，出生时或出生后早期即可接种，不需加强免疫，可与其他抗原联合免疫，无痛接种。基因工程活疫苗包括重组痘苗病毒活疫苗、非复制型重组痘类病毒活疫苗、重组腺病毒活疫苗、基因工程亚单位疫苗等。

2）接种方法和注意事项：通常在麻疹流行季节前 1 个月完成易感者的接种。在上臂三角肌附着处皮下注射 0.2 ml，儿童与成人剂量相同。也可采用无针注射或较大儿童集体气雾免疫法，成功率可达 90% 以上。有发热性疾病时应暂缓接种，病愈后及时补种。活动性肺结核或结核菌素试验阳性者应先治疗再考虑接种。凡 1 个月内注射过其他病毒疫苗，或者 8 周内接受过输血、血制品或其他被动免疫制剂者，均应推迟接种至少 1 个月。麻疹疫苗对于孕妇、过敏体质、免疫功能低下者或者免疫功能缺陷者均属于禁忌。除了持续为新生儿群体接种疫苗外，预防麻疹暴发还需要根据接触或接触频率对高危人群（例如在校儿童、大学生、国际旅行者和卫生保健人员）进行识别和接种。

3）接种反应：无论全身或者局部反应均轻微，个别接种者可在接种后 5～14 天有低热，同时伴有乏力，全身出稀疏皮疹，一般持续 1～2 天可消失。

4）接种效果：接种麻疹疫苗后抗体都有上升，最早于接种后第 12 天可检测到相应的抗体，接种后 1 个月时抗体水平达到高峰，接种 2 个月后逐渐下降，但仍维持在一定低水平。部分儿童在接种后 4～6 年抗体可消失，故接种一次疫苗不能获得终身免疫。徐建中等对 2005 年冬春季节江苏南通市的 163 例麻疹患儿进行的回顾性分析发现，大部分患儿均有麻疹疫苗的接种史，也提示接种一次疫苗并非终身免疫。因此，在初种后一段时间有必要进行一次复种，国外有许多国家要求 6～14 岁时需进行第二针复种，以提高人群的免疫力。

5）接种现状：2012 年，世界卫生大会批准了全球疫苗行动计划，首剂麻疹疫苗的全球覆盖率从 2000 年的 72% 上升至 2010 年的 84%，并于 2016 年稳定在 85% 水平。而 2016—2020 年的监测结果显示，个别地区儿童麻疹疫苗接种率在 80% 以下，应继续加强麻疹疫苗的宣传与接种。近年来，我国不同省份相继分离到输入型麻疹病毒，但既往一直以本土 H1 基因型为主。2016—2020 年的疫情分析显示，本土 H1 基因型麻疹病毒有逐步被其他基因型麻疹病毒替代的趋势，若无及时响应与处置，国外输入的其他基因型麻疹病毒亦可造成麻疹暴发。因此，在中国范围内对麻疹病例进行及时、敏感的病毒学检测和监测非常必要。

（2）被动免疫：适用于在麻疹流行期间体弱、患病、年幼的易感者，可在接触患者 5 天内注射人血丙种球蛋白或胎盘丙种球蛋白，起预防保护作用；接触患者 6 天后注射，可减轻症状。这种免疫可预防或减轻接触者的感染，可用于有特殊危险的儿童或接触感染者但未免疫的孕妇等。

4. 其他综合性预防措施　当地发生麻疹流行后，而以往又从未严格实施疫苗普种，则应向当地社区广大群众大力宣传麻疹防治知识，同时组织医务人员对易感染者，如儿童、体弱有病者进行有计划的应急接种疫苗，并密切监视疫情发展。

对麻疹患者做到早发现、早诊断、早治疗、早报告、早隔离，严格防止麻疹播散而引起第二代患者。患者应进行呼吸道隔离，住过的房间应开窗通风 30 min 以上。接触过患者的人员应彻底肥皂流水洗手，更换外衣或至少在室外通风处停留 20 min 以上，方可接触他人。有麻疹接触史的易感染者应检疫 3 周，并根据年龄、健康状况及接触时间进行自动免疫或被动免疫。易感染者集中的场所如托幼机构和学校在必要时可进行分区隔离。

附：与麻疹病毒有关的几种疾病

1. 亚急性硬化性全脑炎（subacute sclerosing panencephalitis，SSPE） 本病是一种由有缺陷的麻疹病毒持续感染中枢神经系统所致的慢性致死性脑退行性变。其临床表现早期为智力和情绪改变，不久出现全身肌肉痉挛、抽搐，伴典型的脑电图改变，脑脊液 IgG 增多，血清和脑脊液中抗麻疹抗体水平升高。本病呈进行性发展，患者一般于发病后 1～3 年死亡，病死率几乎达 100%。患者的神经系统症状一般出现于麻疹病毒感染后 6～15 年，其致病机制尚不清楚。麻疹疫苗接种可显著降低其发病率，β- 干扰素治疗可使病情改善。

Dawson 在 1933 年首先报道本病，1969 年从脑组织中分离出麻疹病毒。1981 年，有人发现 SSPE 患者有高于普通麻疹患后数十倍的体液抗体，经过进一步检查后确定该病是由麻疹病毒引起，但长期分离不到麻疹病毒，后来发现该患者体内的麻疹病毒 M 抗原有变异，M 基因偏态性超突变引起 M 蛋白的缺失及功能缺陷，使其不能折叠与核衣壳结合，而不能形成完整的病毒颗粒释放到细胞外，只能在细胞间扩散。因此，SSPE 患者体内有高滴度抗体，但不能终止感染。

Jabbour 于 1972 年提出 6 条 SSPE 诊断标准：①典型的临床病程，可分为 4 期，即脑功能障碍期（智力减退和行为改变）、运动障碍期（肌痉挛、惊厥）、去大脑强直期、终末期（大脑皮质功能丧失、自主 / 下丘脑功能障碍）；②特征性脑电图改变，在低幅活动中周期性（3～20 s）出现 2～5 Hz 的高波幅慢波和尖慢波；③脑脊液中 γ 球蛋白增高或胶金曲线可呈麻痹型；④血清或脑脊液中出现高水平麻疹抗体，尤其是麻疹特异性 IgM 抗体；⑤脑组织活检或尸检发现全脑炎的病理变化，脑灰质和白质广泛受累，血管周围淋巴细胞和浆细胞袖套样浸润，胶质细胞增生，白质片状脱髓鞘改变，神经细胞和胶质细胞核及胞质内可见嗜伊红包涵体；⑥脑组织中分离出麻疹样病毒。符合其中 4 条即可确诊。

2. 巨细胞性肺炎（giant cell pneumonia） 在免疫功能缺陷如获得性免疫缺陷病、白血病、先天性无球蛋白血症等患者中可发生严重的或致死性的巨细胞性肺炎，其临床特征为缺乏皮疹和血清中不能形成麻疹特异性抗体，其病理变化为间质性肺炎，肺泡及小支气管上皮可见多核巨细胞，其核内和胞质内均有麻疹病毒包涵体。该肺炎病情重、病死率高。

3. 炎症性肠病 包括溃疡性结肠炎和节段性回肠炎（克罗恩病），是原因不明的一种免疫性疾病。1993 年，伦敦炎症性肠病研究组发表了一篇文章报道在克罗恩病患者的肠组织中发现似为麻疹病毒的粒子。因此有人提出麻疹可引起克罗恩病或其他慢性炎症性肠病，但目前这仍只是一个假设，因为现有的微生物学及流行病学资料并不能证明麻疹病毒与炎症性肠病有关。现在认为，儿童早期麻疹病毒感染与此有关，并从病变组织中检测到麻疹病毒抗原[3]。其原因可能是血管内皮细胞中麻疹病毒持续感染引起的慢性肉芽肿性血管炎[4]。

4. 非典型麻疹综合征 本型见于接种麻疹灭活疫苗后 4～6 年再接种麻疹灭活疫苗，或再接触麻疹患者，偶见于曾接受麻疹病毒活疫苗者。大多认为是以往接种疫苗使机体获得了持久性细胞免疫，当再次感染自然麻疹病毒时，致敏淋巴细胞发生了迟发型变态反应。但也有一部分人认为，本型是由于麻疹病毒抗原与循环中抗体结合所形成的免疫复合物所导致的。非典型麻疹综合征多发生于 10~24 岁青年，于冬春季节散发。临床表现为突然起病，出现头痛、高热、肌痛及腹痛等，但一般无咳嗽、流涕或结膜炎等普通麻疹常见症状。发病 2~3 天后于踝部、腕部及身体皱褶处出现瘀点样皮疹，在随后的 3~5 天内，皮损逐渐由头部向躯干、四肢蔓延。腭部无麻疹黏膜斑，但可见瘀点。皮疹在约 2 周内逐渐消退。此病常常并发肺炎、胸腔积液及肺门淋巴结肿大等，其他如脑炎、关节痛、心肌炎、舌炎等并发症少见。实验室检查可有白细胞减少、淋巴细胞及嗜酸性粒细胞增多，还可出现血小板减少、弥散性血管内凝血、血尿及肝酶异常等。麻疹病毒及细菌培养阴性，但血清麻疹补体结合试验滴度增高。本病治疗与麻疹相同，以对症治疗为主。

5. 其他　如多发性硬化、系统性红斑狼疮、慢性自身免疫性肝病等，均被认为与麻疹病毒感染相关。

第二节　呼吸道合胞病毒感染

1956 年，Worris 首次从患上呼吸道感染的猩猩体内分离出一种病毒，当时命名为"猩猩卡他性鼻炎因子"。1957 年，Chanock 等从患下呼吸道疾病的婴儿鼻咽分泌物中分离到同种病毒。由于该病毒在组织培养中可使细胞发生特征性融合病变，故命名为呼吸道合胞病毒（respiratory syncytial virus，RSV）。

呼吸道合胞病毒感染是以呼吸道炎症、发热，伴有面部和躯干部发疹为特征的疾病，主要侵犯 6 个月以下的婴儿，为婴儿急性呼吸道感染的最常见原因，也是全球 1 岁以下婴儿死亡的主要原因之一。

【病原学】

呼吸道合胞病毒属于副黏病毒科肺炎病毒属，是有包膜的负链 RNA 病毒，能使感染细胞发生融合病变，但无血凝素和神经氨酸酶，缺乏细胞凝集素、血吸附和溶血活性。

1. 形态结构　镜下呼吸道合胞病毒颗粒呈不规则的表面粗糙的球形或丝状，略小于麻疹病毒，表面有膜蛋白包膜，包膜内有直径 13.5 nm 螺旋的核衣壳，螺距 6.5 nm。包膜上有刺突，长 12~15 nm。丝状病毒粒子具有传染性。

2. 基因组结构和组成　呼吸道合胞病毒的核酸为单股负链 RNA，不分节段，相对分子量为 5×10^6 kDa，由 1.5 kb 核苷酸组成，共有 10 种不同的基因，编码 10 种病毒蛋白，从 3′~5′ 依次为 NS1、NS2、N、P、M、SH、G、F、M2、L。10 种蛋白中有 7 种结构蛋白和 3 种非结构蛋白。7 种结构蛋白为大核蛋白（L）、糖蛋白（G）、融合蛋白（F）、核仁蛋白（N）、磷酸化蛋白（P）、与包膜相连的基质蛋白 M1 和 M2。其中，G、F、M、M2 为包膜蛋白，N、P、L 为核衣壳蛋白。3 种非结构蛋白为 NS1、NS2、SH。其中，核仁蛋白在体内和体外细胞表面也可发现一小部分，这些细胞表面的核仁蛋白被认为是许多病毒和细菌病原体以及各种生长因子的受体；而在活跃分裂细胞表面发现了大量核仁素，这可能是幼儿下呼吸道易发感染的原因。

呼吸道合胞病毒包膜上的突起由两种不同的糖蛋白组成，一种为 G 蛋白，是病毒的主要结构蛋白，分为膜结合型与分泌型。根据 G 蛋白的不同，可将病毒分为 A、B 两个亚型，两型致病力无明显差异，但 A 组病毒检出率较高，且与严重感染高相关。另一种为融合（F）蛋白，它只有被宿主细胞蛋白酶裂解成 F1 和 F2 后，才具有生物学活性，能使病毒包膜与宿主细胞膜融合成多核巨细胞。G、F 蛋白均具有较强的免疫原性，为体液免疫保护型抗原，能刺激机体产生中和抗体。F 蛋白介导病毒膜与宿主细胞膜的融合，导致病毒进入宿主细胞而引起感染。M2、F 和 N 蛋白为细胞免疫保护性抗原，综合诱生保护性体液免疫和细胞免疫的能力。

细胞质蛋白包涵体（IBs）是呼吸道合胞病毒感染的细胞随着病毒复制而形成的内涵物，与细胞膜紧密贴合，靠近高尔基体，包含病毒转录和复制的所有成分（RSV-N、-M2-1、-L 和 -P 和基因组 RNA）。IBs 是病毒 RNA 合成的主要位点。应激颗粒是细胞处于应激状态时形成的蛋白质和 mRNA 聚集体，是先天免疫系统对感染的应对产物。此外，呼吸道合胞病毒诱导的白细胞介素（IL）33-IL13 轴可能会促进气道高反应性的发展，诱发哮喘。

3. 血清型和基因型　一般认为呼吸道合胞病毒只有一个血清型，其代表原始株为 Long 和 18537 分离株。

4. 理化特性　呼吸道合胞病毒能在原代人胚肾细胞、猴肾细胞、人胚肺二倍体细胞以及 HeLa、Hep2、A549、KB 等细胞内增殖，出现细胞融合。该病毒对理化因子的抵抗力强。0.1% 去氧胆酸钠、0.25% 胰酶、乙醚、氯仿均可破坏其感染性。55 ℃ 5 min 可使 90% 的病毒灭活，4 ℃可保存 4 ~ 5 天，–50 ℃可保存 10 个月，–70 ℃可保存 2 年。在 pH 3.0 的酸性环境中，其感染性很快被破坏，而在 pH 4.0 以上则相对稳定，在 pH 7.5 较为稳定。二价阳离子如镁和钙、葡萄糖和蔗糖等，对呼吸道合胞病毒有保护作用。

【流行病学】

1. 传染源　呼吸道合胞病毒感染者是重要的传染源。

2. 传播途径　呼吸道合胞病毒最有效的传播方式是与患儿的密切接触，主要是通过直接接触大颗粒飞沫经呼吸道传播，比起接触污染物表面而感染的可能性更大，经鼻内和眼结合膜接种最易发病，不常发生经口感染。在院内感染的主要方式是手-眼和手-鼻途径。

3. 易感人群　小于 6 个月的婴儿发病率最高。呼吸道合胞病毒感染住院的唯一独立危险因素是早产和低龄儿。大多数人在幼儿时就被感染，并在一生中反复发生。部分年轻人也会发生感染，主要原因为发育中较高的气道表面积与体积比。此外，老年人免疫力下降、呼吸道合胞病毒特异性血清免疫球蛋白（Ig）和鼻腔 IgA 滴度降低可能会增加其易感性。

4. 流行特征和现状　每年的冬季和热带的雨季皆有流行。在温带地区（如英、美）的冬春季（常在 1 ~ 2 月份）为流行高峰。除亚热带外，在亚洲包括我国在内，流行高峰与西方相同，多在冬季发病。而在悉尼和我国广州，流行高峰多在 7 ~ 8 月份。

【临床表现】

感染呼吸道合胞病毒后的潜伏期为 4 ~ 5 天。该病毒尤其与婴幼儿细支气管炎相关。主要表现为发热、咽炎、支气管炎及支气管肺炎等症状，较大儿童及成年人则表现为普通感冒的上呼吸道症状。少数儿童于发病第 4 天在面部和躯干发生单纯性红斑，第 5 天播散到前臂、肩、背、臀等处，出现弥漫性斑丘疹，亦可见少许瘀点（图14-3）。皮疹持续 12 h 后消退，同时体温亦下降。在老年人及骨髓移植者中，可见呼吸道合胞病毒性肺炎，且致死率较高，免疫抑制与高死亡率有关。

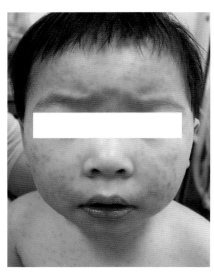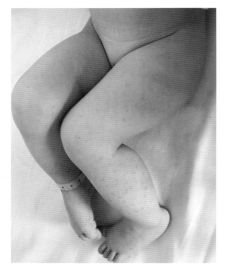

图 14-3　呼吸道合胞病毒感染患儿面部和躯干皮疹

【组织病理】

感染的黏膜上皮组织内出现多核融合细胞或巨细胞，气道中嗜酸性粒细胞增多，柱状纤毛上皮细胞变圆、脱落，免疫荧光检查可在感染细胞的胞质中查到病毒抗原，电子显微镜检查可以发现病毒颗粒。

【诊断】

在冬春季，婴幼儿细支气管炎及肺炎发病急剧增多，即应考虑到呼吸道合胞病毒感染。早期鼻咽涂片标本、间接免疫荧光检测、ELISA 检测病毒抗原。有条件者可做细胞培养分离出病毒、成人血清补体结合试验和中和抗体检测。

【治疗】

可肌内注射生物制剂帕利珠单抗抗病毒治疗。吸入式纳米抗体（ALX-0171）正在临床试验中。对于严重病例如免疫抑制状态下的呼吸道合胞病毒性肺炎，可酌情考虑使用雾化利巴韦林。

【预防】

患者应隔离治疗，呼吸道排泄物及其用品应当消毒处理。减毒活疫苗接种可使 97% 的儿童产生中和抗体，有的还可测出鼻分泌物抗体。

第三节　风　疹

风疹（rubella，German measles）是由风疹病毒引起的一种常见急性传染病，临床表现为低热、全身皮疹，常伴有耳后及枕部淋巴结肿大。由于全身症状轻、病程短，容易被忽视，但是近年来在风疹暴发流行中，常有重症病例报道。如果妊娠早期孕妇感染风疹，将会严重损害胎儿，引起先天性风疹综合征（congenital rubella syndrome，CRS）。

【病原学】

风疹病毒为 RNA 病毒，早期分类为 RNA 多形副黏病毒。在新的病毒分类中，该病毒属于披膜病毒科（Togaviride）风疹病毒属中唯一的病毒种类，结构类似副黏病毒。风疹病毒是一种仅限于人类感染的病毒，直到 1962 年才在人羊膜细胞中培养成功。其电镜下多呈球形，直径 60～70 nm，内有 30 nm 的核心。包膜厚 8 nm，其表面有很多 5～6 nm 向外凸起的结构，含血凝素。病毒颗粒由 RNA 和一种壳体（衣壳）蛋白（HI）及三种包膜蛋白（E1、E2a 与 E2b）组成。风疹病毒的基因组很小，仅编码五种蛋白质。E1 和 E2 具有良好的免疫原性，能刺激机体产生中和抗体和血凝抑制抗体。迄今为止，还没有明确已知的风疹病毒受体。但已有研究明确风疹 E1 蛋白与髓鞘少突胶质细胞糖蛋白（MOG）结合，并且 MOG 在非许可细胞上的异位表达可引起体外感染。从生物学意义上讲，MOG 是一种值得研究的候选病毒受体之一，尤其是对于传播到胎儿的母体感染。风疹 E2 蛋白与 MOG 之间存在高度同源性，这或许可以解释抗风疹抗体导致大鼠脑细胞脱髓鞘的能力。

风疹病毒仅有一个血清型，与披膜病毒科的 60 多种病毒无抗原交叉。风疹病毒可在胎盘或胎儿体内（以及出生后数月甚至数年）生存，引起长期、多系统的慢性进行性感染。风疹病毒可在兔肾、乳田鼠肾、绿猴肾、兔角膜等细胞培养中生长，能凝集鸡、鸽、鹅和人 O 型红细胞。病毒在体外的生活力弱，对紫外线、乙醚、氯仿、甲醛、氯化铯、去氧胆酸钠等均敏感。pH<6.8 和>8.1 均不易生长，pH<3.0 可将其灭活。该病毒不耐热，56 ℃ 30 min、37 ℃ 1.5 h 均可将其杀死，4 ℃保存不稳定，在 −70～−60 ℃可保存活力 3 个月，干燥冰冻下可保存 9 个月。

【流行病学】

风疹在世界各地均有发生，主要流行于大城市。发生流行的时间也无明显规律性，但通常在春季。世界各国均在努力推进免疫规划，以期根除风疹及先天性风疹综合征。但由于人员流动或未接种疫苗社区的存在，在已经常规免疫接种的国家仍有散在流行。

1. 传染源 患者是唯一的传染源，包括亚临床型或隐性感染者，其实际数目比发病者要高得多，因此是容易被忽略的重要传染源。传染期在发病前 5～7 天和发病后 3～5 天，起病当日和前一日传染性最强。患者口、鼻、咽部分泌物以及血液、大小便等中均可分离出病毒。

2. 传播途径 一般儿童与成人风疹主要经呼吸道由飞沫传播，人与人之间密切接触也可传染。宫内被感染的新生儿，其咽部可排病毒数周、数月甚至 1 年以上，因此可通过污染的奶瓶、奶头、衣被、尿布及直接接触等感染缺乏抗体的医务人员、家庭成员，或者引起婴儿室中传播。胎儿被感染后可引起流产、死产、早产，或伴有多种先天畸形的先天性风疹。风疹的周期性与人群中易感人群的数量和接触率有关。季节性模式在西非和南部非洲更为明显，中非和东非具有全年传播的双峰模式。

3. 易感人群 本病多见于 5～9 岁儿童。上海于 1993 年春夏风疹暴发流行，发病率高达 451.57/10 万，其中 10～14 岁最高，其次为 5～9 岁。在流行期间，成年人和老年人发病也不少见。我国自 20 世纪 80 年代后期至今有多处地方流行。世界各地抗体情况不一致。6 个月以下小儿因母体传来的被动免疫很少患病。患病后大多有持久免疫力。自然感染或接种疫苗后的免疫力是终生的。在未接种疫苗的情况下，风疹感染的平均年龄为 5～9 岁。风疹 IgM 阳性病例的中位年龄为 7.3 岁。每年季节性暴发通常发生在春季，每 3～8 年发生一次大流行。

【发病机制和病理】

风疹病毒可以在多种人源细胞系中建立感染，表明其同源受体无处不在或以各种形式存在。有证据表明，病毒粒子与宿主细胞的连接是通过 E1 蛋白介导的。此外，E1 蛋白在内体区室的膜融合中起着至关重要的作用。这种融合活性已被证明是由 28 个残基内部疏水性 E1 结构域介导。一旦进入内体液泡，6.0 甚至更低的 pH 值会诱导 E1 和 E2 糖蛋白的构象变化，导致病毒包膜与内体膜融合。风疹病毒进入宿主细胞需要宿主细胞成分，如膜磷脂和糖脂。此外，N-乙酰氨基葡萄糖、葡萄糖和半乳糖也可能参与该过程。髓鞘少突胶质细胞糖蛋白（MOG）是免疫球蛋白超家族的成员。MOG 主要在中枢神经系统表达，在小鼠脾、肝、胸腺等其他组织中也检测到其表达。由于 MOG 在这些组织细胞中的表达受限，不能排除其他受体和共受体在风疹病毒附着中的作用。通常认为内吞是病毒进入细胞的主要机制。

患者感染风疹后，风疹病毒首先在上呼吸道黏膜及颈部淋巴结复制，然后进入血液循环引起病毒血症，播散至全身淋巴组织引起淋巴结肿大。目前多认为皮疹是由风疹病毒所致的抗原抗体复合物引起真皮浅层的毛细血管内皮损伤和炎症所致。本病病情较轻，病理发现不多，皮肤及淋巴结呈急性、慢性非特异性炎症。风疹病毒可引起脑炎、脑组织水肿、非特异性血管周围浸润、神经细胞变性及轻度脑膜反应，也可在感染十几年后由于慢性持续性病变而导致慢性全脑炎。

先天性风疹综合征的发病机制还不十分清楚。目前已知孕妇感染风疹后，风疹病毒可在病毒血症阶段随血流感染胎盘，最后感染胎儿。胎盘绒毛膜被感染后有较持久的小血管和毛细血管壁广泛受累现象。母亲感染风疹孕龄越早，胎儿被感染的机会就越多。孕龄第 1 个月时 10%～50% 被感染，第二个月时 10%～30%，第三个月时 5%～20%，第四个月时 1%～5%，以后仍可能有少数胎儿被感染。由于胎儿被风疹病毒感染后缺乏细胞免疫功能及不产生干扰素，风疹病毒在体内长期广泛存在，并随胎儿细胞分裂、增生时侵入下一代细胞，不断增生传代，形成持续、多器官的全身感染，并由此产生多种多样的先天性缺陷症状，称为先天性风疹综合征。最常见的有白内障、神经性耳聋、先天性心脏病、脑膜脑炎、心肌坏死、间质性肺炎、巨细胞肝炎、肾炎、尿道下裂等。此类新生儿出生后持续排毒数月甚至数年。也有不少生后未出现明显症状，但经血清学检查证明宫内已被风疹病毒感染。近年研究一再揭示先天性风疹患儿常有异常免疫反应。根据分子和细胞生物学研究报告，宿主的几种蛋白质与多种病毒蛋白质相互作用而致畸。已经发现一些调节细胞分裂和细胞生长的宿主蛋白与风疹病毒 p90 相关。病毒在宿主细胞中复制，直接和间接影响参与感觉器官发育的基因表达。有证据表明病毒感染期间，细胞骨架和线粒体发生了变化。

【临床表现】

1. 获得性风疹（或自然感染的风疹）　潜伏期平均 18 天（14～21 天）。

（1）前驱期：较短暂，一般为 1～2 天，症状亦较轻微。可有低热或中度发热、头痛、食欲减退、疲倦、乏力、咳嗽、喷嚏、流涕、咽痛、结合膜充血等。偶有呕吐、腹泻、鼻出血、牙龈肿胀等。

一般说来，婴幼儿患者前驱期症状常较轻微，或无前驱期症状。而年长儿及成人患者则较明显，并可持续 5～6 天。

（2）出疹期：通常于发热 1~2 天后即出现皮疹，约 20% 的患者在出疹的第一天或前驱期时，会出现局限于软腭的暗红色黏膜疹或瘀点（Forschheimer 征）。皮疹初见于面、颈部，迅速向下蔓延，1 天内布满躯干和四肢，但手掌、足底大多无皮疹。皮疹初起呈细点状淡红色斑疹、斑丘疹或丘疹，直径为 2~3 mm。面部、四肢远端皮疹较稀疏，部分融合类似麻疹。躯干尤其背部皮疹密集，融合成片，类似猩红热（图 14-4）。皮疹一般持续 3 天（1~4 天）消退，亦有人称为"三日麻疹"。面部有疹为风疹之特征，少数患者出疹呈出血性，同时全身伴出血倾向。出疹期常伴低热、轻度上呼吸道炎、脾大及全身浅表淋巴结肿大，其中尤以耳后、枕部、颈部淋巴结肿大最明显，肿大淋巴结轻度压痛，不融合，不化脓。有时患者的脾脏及淋巴结肿大可在出疹前 4~10 天就已发生，尤其在发疹的第一天或第二天达到最大（图 14-5）。疹退时体温下降，上呼吸道症状消退，肿大的淋巴结亦逐渐恢复，但完全恢复正常则需要数周。皮疹消退后一般不留色素沉着，亦不脱屑。

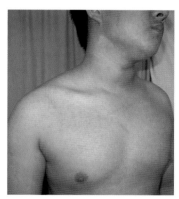
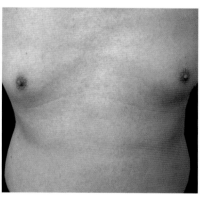

图 14-4 风疹耳后和躯干部位皮疹

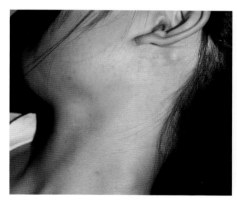

图 14-5 风疹耳后皮疹和淋巴结肿大

无皮疹性风疹：有些风疹患者可以只有发热、上呼吸道炎、淋巴结肿痛，而不出皮疹。也可以在感染风疹病毒后没有任何症状、体征，血清学检查风疹抗体为阳性，即所谓隐性感染或亚临床型患者。在不同地区的流行病调查中发现显性感染和无皮疹的隐性感染患者的比例为 1:（6~9）。

2. 先天性风疹综合征 孕妇在妊娠前 4 个月内感染风疹病毒，胎儿被感染后，重者可导致死胎、流产、早产，轻者可致胎儿发育迟缓，出生体重、身长、头围、胸围等均比正常新生儿低，这种差距往往在 1 岁时还不能纠正，此种胎儿畸形称为先天性风疹综合征。此类患儿易有多种畸形，在新生儿先天畸形中 5% 以上是由先天性风疹所致。常见表现有先天性白内障、青光眼、耳聋、齿缺损、先天性心脏病、骨发育异常、小头、智力障碍、消化道畸形、肝脾大、黄疸等。皮肤表现有血小板减少性紫癜、皮肤色素沉着，因真皮内红细胞生成，在皮肤上出现 2~8 mm 大小蓝红色浸润性损害，此外还有慢性荨麻疹、面部及四肢网状青斑等。

风疹视网膜病变是先天性风疹综合征的一部分，包括单侧或双侧色素性视网膜病变，被描述为"椒盐色"眼底，表现为从细小的斑点到明显的色素变化（25%~50%）、白内障（15%）和青光眼（10%）。风疹视网膜病变可以是静止的，也可以是进行性的。视网膜电图（electroretinogram，ERG）不受影响或仅受到轻微影响。

从先天性风疹患儿的咽部、血、尿、脑脊液内可分离出风疹病毒，阳性率以 1 岁内为高。也有报告经先天感染后，风疹病毒于脑组织内持续存在达 12 年而引起进行性风疹全脑炎。多数先天性风疹患儿于出生时即有临床症状，也可于生后数月至数年才出现进行性症状和新的畸形。对有先天性风疹可能的小儿在出生后需随访 4 ~ 5 年。

国外有报道在一次风疹大流行中出生的 4005 例新生儿中，经病毒分离或血清学证实的先天性风疹＞2%（当地当时新生儿中只 0.1% 为先天性风疹）。此 4005 例中 68% 为亚临床型，在新生儿时期看似正常，但 71% 在生后 5 年内陆续出现各种先天性风疹症状。此报道足可见先天感染的严重后果。我国在 835 例早孕妇女中查出风疹 IgM 抗体者占 1.44%，其胎儿血风疹 IgM 阳性率占 62.5%。

【并发症】

风疹一般症状较轻，并发症少，主要见于儿童。仅少数患者并发中耳炎、咽炎、支气管炎、肺炎或心肌炎、胰腺炎、肝炎、消化道出血、血小板减少性紫癜、溶血性贫血、肾病综合征和急、慢肾炎等，较重者有以下几种。

1. 脑炎　风疹性脑炎并不少见，多见于小儿。一般发生于出疹后 1 ~ 7 天，表现有头痛、嗜睡、呕吐、复视、颈部强直、昏迷、惊厥、共济失调、肢体瘫痪等。脑脊液改变与其他病毒性脑炎相似。病程较短，多数患者于 3 ~ 7 天后自愈，少数可遗留后遗症。也可有慢性进行性全脑炎。

2. 关节炎　主要见于成年人，特别是女性患者，在儿童患者中也有可能发生。发生机制尚未完全明确，多系病毒直接侵袭关节腔或免疫反应所致。出疹期间，指、腕、膝等关节红，肿，痛，关节腔积液内含单核细胞。有时数个关节相继肿痛，类似风湿性多发性关节炎，但多数能在 2 ~ 30 天日内自行消失。

3. 出血倾向　少见，由于血小板减少和毛细血管通透性增高所致。常在出疹 3 ~ 4 天后突然出血，出现皮肤黏膜瘀点、瘀斑、呕血、便血、尿血，多数在 1 ~ 2 周内自行缓解，少数因颅内出血可引起死亡。

4. 心肌炎　患者可有胸闷、心慌、头晕等症状，常与脑炎等并发症同时存在，心电图及心肌酶亦有改变，多于 1 ~ 2 周自行恢复。

5. 其他　可有肝、肾功能异常。

【实验室检查】

1. 周围血象　白细胞总数减少，淋巴细胞增多，并出现异型淋巴细胞及浆细胞。

2. 快速诊断　采用直接免疫荧光法查咽拭涂片剥脱细胞中的风疹病毒抗体。

3. 病毒分离　一般风疹患者取鼻咽部分泌物，先天性风疹患者取尿液、脑脊液、血液、骨髓、白内障组织等培养于 RK-13、Vero 或 SIRC 等传代细胞，可分离出风疹病毒，再进行免疫荧光鉴定。

4. 血清抗体测定　如红细胞凝集抑制试验、中和试验、补体结合试验和免疫荧光，双份血清抗体效价增高 4 倍以上为阳性。其中以红细胞凝集抑制试验最常用，用于检测风疹病毒特异性抗体 IgM 和 IgG，具有快速、简便、可靠的优点。此抗体在出疹时即出现，1 ~ 2 周迅速上升，4 ~ 12 个月后降至开始时的水平，并可维持终身。局部分泌型 IgA 抗体用于鼻咽部分泌物检查，有助于诊断。替代样本如干血斑（dried blood spot，DBS）最近已被证明足以支撑 IgM 检测和病毒检测。

标本采集的时间在产后风疹中很重要。仅约 50% 的风疹病例在出疹当天血清中存在风疹病毒特异性抗体 IgM，但在出疹后 5 天，大多数风疹病例可检测到。大多数风疹患者出疹当天呈病毒阳性，并且可能在出疹后 7 ~ 10 天仍呈阳性。由于产后风疹持续时间较短，故需要在出疹当天或之后不久采集样本。先天性风疹综合征患者的 IgM 和病毒阳性可持续数月，故对于疑似患者，采样时间不是非常严格。

5. 其他　斑点杂交法检测风疹病毒 RNA。使用 RT-PCR 直接从临床标本中扩增风疹病毒 RNA 很常见，而且实用。能够可靠检测 3 ~ 10 个风疹病毒 RNA 拷贝的分析是必要的，因为许多样本仅含有少量风疹 RNA。实时巢式 RT-PCR 检测通常满足这种灵敏度需求。

没有任何细胞类型能够在野生型病毒的单次传代中可靠地产生细胞病变效应。然而，在此情况下使用 RT-PCR、免疫荧光法（IFA）和免疫比色分析（ICA）检测病毒 RNA 或蛋白质可识别病毒生长。

【组织病理】

皮肤及受累淋巴结表现为非特异性急性或慢性炎症性改变。风疹性脑炎表现为非特异性血管周围炎、炎症细胞浸润、水肿以及程度不等的神经元变性，且伴有轻度脑膜炎症反应。

【诊断】

获得性风疹主要根据接触史，全身症状轻微，有红色斑疹，耳后、枕后和颈部淋巴结肿大等进行临床诊断，但仅根据临床表现进行诊断容易漏诊或误诊，必要时可结合相关实验室检查确诊，如血清学血凝抑制试验、特异性抗体检测及病毒分离等。

风疹性视网膜炎往往为诊断先天性风疹的重要甚至唯一的体征。视网膜上常出现棕褐色或黑褐色的大小不一的点状或斑纹状色素斑点，重症患者除斑点粗大外还伴有黄色晶状体，视网膜血管常较正常窄细。

【鉴别诊断】

风疹患者的皮疹形态介于麻疹与猩红热之间，因此应着重对此三种常见的发热出疹性疾病进行鉴别诊断。此外，风疹尚需与幼儿急诊、药物疹、传染性单核细胞增多症、肠道病毒感染，如柯萨奇病毒 A 组中 2、4、9、16 型及 B 组中 1、3、5 型，埃可病毒 4、9、16 型感染相鉴别。先天性风疹综合征还需与宫内感染的弓形虫病、巨细胞病毒感染、单纯疱疹病毒感染相鉴别。此三种宫内感染与先天性风疹有相类似之症状。

【治疗】

1. 一般治疗　风疹症状多轻微，不需要特殊治疗，嘱患者卧床休息，多饮水，食用易消化的食物等对症支持治疗即可。

2. 药物治疗　可尝试干扰素、利巴韦林等，有一定缓解病情的作用。

3. 并发症的治疗　并发脑炎出现高热、昏迷、惊厥者可按乙型脑炎的原则来处理。出血倾向严重者可用肾上腺皮质激素治疗，必要时输新鲜全血。

4. 先天性风疹综合征的治疗　从小应有良好的护理、教养，家长应与医务人员、学校老师、社会工作者密切配合，共同观察患儿生长发育的情况，帮助其学习各种生活常识，培养劳动能力和生活自理能力，必要时可采取手术治疗矫治各种畸形，如青光眼、白内障、先天性心脏病、尿道下裂等。患儿可有多种残疾，例如听力、视力、发育、行为、心脏和内分泌障碍，其严重程度各不相同，可能以不同的组合出现。其中一些障碍可能会在这些儿童的生命后期出现或恶化。因此，医生应在出生后不久完成儿科、心脏、听觉、眼科和神经系统检查以及实验室诊断测试。如果怀疑新生儿患有先天性风疹综合征，应在随访期间重复这些评估。及时干预心脏缺陷可以挽救生命。需要通过多学科团队方法及早引入和继续言语、职业、身体和行为疗法以及适当的医疗干预培训，以最大限度地提高生活质量。

【预后】

风疹预后良好。少数并发脑膜脑炎、血小板减少所致颅内出血可引起死亡。妊娠初 3 个月内的孕妇患风疹，其胎儿可发生先天性风疹，引起死产、早产及各种先天性畸形，预后不良，故必须重视孕妇的预防措施。

【预防】

因本病症状轻微，一般预后良好，故不需要特别预防，但先天性风疹综合征危害大，可造成死胎、早产或者多种先天畸形，因此预防的重点应放在先天性风疹综合征。

1. 隔离检疫　患者应隔离至出疹后 5 天。由于本病症状轻微，隐性感染者众多，故常常被忽视，不容易做到全部被隔离。一般接触者可不进行检疫，但妊娠期，特别是妊娠早期的妇女在风疹流行期应尽量避免接触风疹患者。孕妇暴露于风疹病毒后，应进行血清学检测。如果检测到特异性抗体 IgM 或 IgG 滴度有诊断意义的上升，应为患者提供产前咨询。

2. 主动免疫　国际上经过十余年来广泛应用风疹减毒活疫苗，均证明其安全、有效，接种后抗体阳转率在 95% 以上，抗体可维持 7 年以上，是目前预防和消除风疹的最好手段。目前，作为麻疹-腮腺炎-风疹（MMR-Ⅱ）疫苗的一部分，以两剂系列的形式给药。两剂 MMR-Ⅱ 后的血清转化率接近 99%，抗体持续至少 21 年。有研究人员对受试者接种 Wistar RA27/3 风疹病毒活疫苗株后，早在 9 月龄时就观察到 99% 的高血清转化率，风疹特异性抗体甚至可能持续一生。虽然 RA 27/3 疫苗接种获得了极好的血清转化率，但疫苗也存在一定的失败率，这可能是预先存在的抗体中和了活病毒疫苗株导致的。

目前已证明使用风疹减毒活疫苗进行免疫接种可预防感染和先天性风疹综合征的严重并发症。然而风疹仍然是世界范围内重要的公共卫生问题。例如，日本近期发生超过 11 000 例的风疹流行，其中至少发生了 13 例先天性风疹综合征，该事件提示了部分疫苗接种策略并不能完全避免大暴发，因此，倡导全球共同努力，协同控制，消除并最终根除风疹。

风疹疫苗的接种对象在各国均有不同，但一般认为儿童、青少年、青春期及成年妇女应为重点接种对象。儿童初始接种年龄为 12~15 月龄，第二次接种年龄为 4~6 岁。所有孕妇都应进行风疹检测，如果发现 IgG 阴性，则应在产后接种风疹疫苗。当前国内、外使用的风疹疫苗均为减毒活疫苗，但活疫苗的弱病毒性可通过胎盘感染胎儿，发生胎儿畸形，因此孕妇不宜接种这类活疫苗。随着 DNA 疫苗技术的发展，通过生物工程技术合成的亚单位疫苗或 DNA 疫苗可能是未来的发展方向。

（单士军　李萍　李翠华）

参考文献

[1] Moss WJ. Measles. Lancet, 2017, 390（10111）: 2490-2502.

[2] Balu B, Mostow EN. Measles. JAMA Dermatol, 2019, 155（12）: 1436.

[3] Siani A. Measles outbreaks in Italy: a paradigm of the re-emergence of vaccine-preventable diseases in developed countries. Prev Med, 2019, 121: 99-104.

[4] Crecelius EM, Burnett MW. Measles（Rubeola）: an Update. J Spec Oper Med, 2020, 20（2）: 136-138.

[5] Dunn JJ, Baldanti F, Puchhammer E, et al. Pan American Society for Clinical Virology（PASCV）Clinical Practice and Public Policy Committee and the European Society for Clinical Virology（ESCV）Executive Committee. Measles is Back-Considerations for laboratory diagnosis. J Clin Virol, 2020, 128: 104430.

[6] Plemper RK, Hammond AL. Synergizing vaccinations with therapeutics for measles eradication. Expert Opin Drug Discov, 2014, 9（2）: 201-214.

[7] Moss WJ, Ota MO, Griffin DE. Measles: immune suppression and immune responses. Int J Biochem Cell Biol, 2004, 36（8）: 1380-1385.

[8] Gianniki M, Siahanidou T, Botsa E, et al. Measles epidemic in pediatric population in Greece during 2017-2018: epidemiological, clinical characteristics and outcomes. PLoS One, 2021, 16（1）: e0245512.

[9] Griffiths C, Drews SJ, Marchant DJ. Respiratory syncytial virus: infection, detection, and New options for prevention and treatment. Clin Microbiol Rev, 2017, 30（1）: 277-319.

[10] Fujiki, H, Watanabe T, Suganuma M. Cell-surface nucleolin acts as a central mediator for carcinogenic, anti-carcinogenic, and disease-related ligands. J Cancer Res Clin Oncol, 2014, 140（5）: 689-699.

[11] McDonald TP, Pitt AR, Brown G, et al. Evidence that the respiratory syncytial virus polymerase complex associates with lipid rafts in virus-infected cells: a proteomic analysis. Virology, 2004, 330（1）: 147-157.

[12] Jackson DJ, Makrinioti H, Rana BMJ, et al. IL-33-dependent type 2 inflammation during rhinovirus-induced asthma exacerbations in vivo. Am J Respir Crit Care Med, 2014, 190（12）: 1373-1382.

[13] Resch B. Burden of respiratory syncytial virus infection in young children. World J Clin Pediatr, 2012, 1（3）: 8-12.

[14] Ostadabbas S, Christoph B, Ku DN, et al. A passive quantitative measurement of airway resistance using depth data. Annu Int Conf IEEE Eng Med Biol Soc, 2014, 2014: 5743-5747.

[15] Liesman RM, Buchholz UJ, Luongo CL, et al. RSV-encoded NS2 promotes epithelial cell shedding and distal airway obstruction. J Clin Invest, 2014, 124（5）: 2219-2233.

[16] Detalle L, Stohr T, Palomo C, et al. Generation and characterization of ALX-0171, a potent novel therapeutic nanobody for the treatment of respiratory syncytial virus infection. Antimicrob Agents Chemother, 2016, 60（1）: 6-13.

[17] Lambert N, Strebel P, Orenstein W, et al. Rubella. Lancet, 2015, 385（9984）: 2297-307.

[18] Sang SH, Sharma T. Rubella retinopathy. Adv Exp Med Biol, 2018, 1085: 215-217.

[19] Bouthry E, Picone O, Hamdi G, et al. Rubella and pregnancy: diagnosis, management and outcomes. Prenat Diagn, 2014, 34（13）: 1246-1253.

[20] George S, Viswanathan R, Sapkal GN. Molecular aspects of the teratogenesis of rubella virus. Biol Res, 2019, 52（1）: 47.

[21] Sarah LK. WHO international standard for anti-rubella: learning from its application. Lancet Infect Dis, 2020, 20（1）: e17-e19.

[22] Toizumi M, Vo HM, Dang DA, et al. Clinical manifestations of congenital rubella syndrome: a review of our experience in Vietnam. Vaccine, 2019, 37（1）: 202-209.

第十五章

小核糖核酸病毒所致皮肤病

第一节 概 述

小核糖核酸病毒（picornaviridae）是核糖核酸（RNA）病毒中最小的一类，呈正二十面体球形，直径为 15~35 nm。它包括口蹄疫病毒属（aphthoviruses）、心病毒属（cardioviruses）、鼻病毒属（rhinoviruses）、肠道病毒属（enteroviruses）、嗜肝 RNA 病毒属（heparnaviruses）和副埃可病毒属（parechoviruses）。小核糖核酸病毒大多通过粪-口途径传播，在潮湿、炎热地区流行，夏秋季节多见。在居住拥挤、卫生条件恶劣的地区也能通过呼吸道和眼结膜途径传播。大多数感染者为亚临床型。某些肠道病毒长期寄居于人体肠道中。该类病毒感染多见于儿童，婴幼儿和儿童的感染率最高，随年龄增长，感染率逐渐降低，且流行有周期性。能引起皮肤发疹的主要是口蹄疫病毒和肠道病毒，临床表现复杂多变，累及范围广，可引起流行或暴发。

下面主要介绍柯萨奇病毒、埃可病毒和肠道病毒 71 型。

一、柯萨奇病毒

柯萨奇病毒（Coxsackie virus，CV）是一种肠道病毒，分为柯萨奇病毒 A 组及 B 组。该病毒因最早于 1948 年在美国纽约柯萨奇镇发现而得名。科学家从疑患无瘫痪型脊髓灰质炎患者的粪便和血液中提取，接种在乳鼠身上后分离获得。

【病原学】

1. 形态结构 该病毒体积较小，无包膜，病毒颗粒呈球形。病毒衣壳由 60 个拷贝的 VP1~4 四种蛋白质构成，呈二十面体立体对称，核酸类型为正链单股 RNA。

2. 血清型和基因型 根据病毒感染乳鼠引起病理变化的不同，可分为 A 组（1~22 和 24 血清型）和 B 组（1~6 血清型）。A 组病毒能使乳鼠发生广泛的骨骼肌炎及坏死，引起弛缓性麻痹，但不累及中枢神经系统。B 组病毒可使乳鼠发生局灶性肌炎、棕色脂肪坏死、急性心肌炎、脑脊髓炎和痉挛性麻痹，还可侵犯中枢神经系统。

柯萨奇病毒能够在灵长类动物细胞中生长增殖。A 组病毒生长增殖困难，仅 7、9、16 型能够在人羊膜细胞、横纹肌细胞中生长增殖。B 组病毒能够在绿猴肾细胞和人细胞中生长增殖。

3. 致病特性　柯萨奇病毒对敏感细胞有很强的杀细胞作用。接种后 24 h，细胞核呈明显病变，核膜区染色质浓缩，核内出现嗜酸性包涵体，核变形固缩。这些改变与宿主细胞本身的蛋白质、RNA 合成被抑制有关。随后胞质内出现大块嗜酸性物质，即为病毒亚单位复制与装配场所。最后胞核固缩，核染色质碎裂，细胞固缩、破裂。成熟的病毒子粒从细胞空泡释放到胞质并随宿主细胞的溶解、死亡而大量向细胞外释放。

4. 理化特性　柯萨奇病毒对一般理化因素抵抗力较强，耐乙醚，能抵抗 70% 乙醇和 5% 来苏，而对紫外线、干燥及高温较为敏感，各种氧化剂、甲醛、碘酒都能灭活。pH 3 ~ 5 时能抑制其活动，室温下病毒可保存几天，低温（-70 ℃）可存活数年，56 ℃ 30 min 可灭活。紫外线照射能使病毒丧失感染性而不失去抗原性，病毒对抗生素及各种化学治疗药物不敏感。

【流行病学】

1. 传染源　柯萨奇病毒的传染源为患者和病毒携带者。病毒主要位于患者及病毒携带者的肠道及鼻咽部，还可从血液、脑脊液、心包液、心肌纤维等标本中分离出柯萨奇病毒。临床症状出现之前数天即能分离出病毒。病毒通常从患者粪便和鼻咽分泌物中排出，尤以粪便中病毒含量多且排病毒时间最长，可达 29 周。根据我国北京地区统计资料，健康儿童粪便标本中柯萨奇病毒阳性率约为 12%，A 组病毒多于 B 组。流行病学调查显示，柯萨奇病毒阳性标本中的无症状者远远多于显性发病者，可见病毒携带者是最主要的传染源。

2. 传播途径　最主要的途径是粪-口传播。此外，患者和病毒携带者鼻咽部的病毒载量高，呼吸道排出的分泌物也具有较强的传染性，因此飞沫传播及接触传播也是常见的感染途径。柯萨奇病毒可通过污染的手、用具、食物、衣物等传播，容易在家庭和集体单位中扩散。B 组病毒还能通过胎盘由孕妇传给胎儿。此外，在分娩时经产道接触污染的阴道分泌物和血液，以及出生后的新生儿接触污染的母亲分泌物等，均可导致垂直传播。

3. 易感人群　人类任何年龄均可感染，幼儿更易感染，健康儿童中的带病毒率可高达 5% ~ 50%，到成年时多已具有免疫力。感染后产生的特异性抗体对同型病毒有持久保护力。

4. 流行特征和现状　世界各地均有本病毒感染，热带地区常年可见，温带地区夏秋季最多见，热带、亚热带地区则无明显季节性。

【发病机制】

柯萨奇病毒经肠道或呼吸道进入人体后 24 h，即可在患者咽部和小肠查到病毒。病毒在局部黏膜和淋巴组织中增殖，当达到一定程度后进入血液循环。于感染后 48 ~ 72 h 出现第一次病毒血症，此时患者可出现轻度咽喉部不适。随后病毒随血流进入各种组织中继续复制，并引起细胞病变。病毒再次较大量地进入血液循环，形成第二次病毒血症，到达各组织器官。病毒在各种细胞中复制时由于抑制宿主细胞的核酸和蛋白合成而导致细胞坏死，同时引起机体免疫及炎症反应，使感染组织发生相应的病变和功能障碍。病毒血症持续至头痛、恶心、呕吐、肌痛、皮疹等症状出现后才消失。感染柯萨奇病毒 A 组 9 型和 16 型常出现皮疹，多呈斑丘疹或风疹样皮疹，偶见水疱样皮疹。柯萨奇病毒 B 组 1、3、5 型极少出现皮疹。

人体被柯萨奇病毒感染后可引起特异性免疫反应，产生特异性 IgM、IgG 和 IgA 抗体。其中，特异性分泌型 IgA 抗体最早出现，感染后 5 天左右即可检出。特异性 IgM 抗体于感染后 1 周可呈阳性，3～4 周后滴度开始下降至消失。特异性 IgG 抗体亦可于感染后 1 周检出，2～3 周后达高峰，可维持数年。

【临床表现】

柯萨奇病毒 A 组感染以儿童多见，典型症状为疱疹性咽峡炎及手足口病。成人感染后，除上述临床表现外，主要特点为急性发热、皮疹、脑膜脑炎伴有吉兰 - 巴雷综合征和急性病毒性心肌炎，详见后述。

柯萨奇病毒 B 组感染可引起特征性传染性胸肋痛，即所谓 Bornholm 病。可合并脑膜脑炎、心肌炎、发热、吉兰 - 巴雷综合征、肝炎、溶血性贫血和肺炎。

【诊断】

1. 病毒分离 宜采集发病早期标本，粪便分离阳性率最高，其次为咽漱液、脑脊液、血液和组织标本。组织培养分离病毒是确定柯萨奇病毒感染的"金标准"，但临床症状一旦出现，1～2 周后即不易分离出病毒。

2. 动物接种 动物接种常用 1～2 日龄新生小白鼠或地鼠。接种途径有皮下、腹腔及脑内。接种后观察 14 天，以小鼠出现典型发病或有规律死亡为阳性。由于该法耗时长，不适于临床开展，可用于筛选抗病毒药物等研究。

3. 血清学诊断

（1）中和试验、补体结合试验、血凝抑制试验：可检测患者急性期及恢复期双份血清中抗体的效价，若抗体效价呈 4 倍升高或一次血清抗体检测滴度 1∶320 者具有诊断意义。

（2）免疫酶法：常用的 ELISA 法分别采用提纯的各型病毒作为抗原，检测患者血清中相应的病毒特异性抗体，既可检测 IgM 抗体，又可检测 IgG 抗体，可用于快速诊断。

（3）基因诊断：如膜相核酸杂交法、原位杂交法、PCR 法、限制性内切酶分析法等。

【治疗】

该感染尚无特效疗法，只能着重一般治疗和对症治疗。急性期患者应隔离、卧床休息，清淡营养饮食。加强护理，重视口腔清洁等。对症处理与其他口腔炎及出疹性疾病相似。有呕吐、腹泻者，应注意纠正脱水及酸中毒。有惊厥和严重肌痛者，应及时给予镇静剂和止痛剂。出现急性心肌炎伴心力衰竭时，应尽早快速洋地黄化、吸氧，必要时给予利尿剂。

【预后】

柯萨奇病毒感染多属轻症，呈亚临床表现，常能迅速恢复，预后良好。大流行期间，个别病例发生延髓、脑桥病变，可能危及生命。新生儿患本病多为全身性感染，常影响心、脑、肝等重要器官，预后不良。

【预防】

近年来对手足口病的流行病学调查发现，柯萨奇病毒的常见危险因素包括有手足口病患儿接触史、习惯性吸吮手指、养宠物、年龄小于 3 岁、家中有 2 个及以上幼儿、饭前不洗手、居住于农村、居住环境存在露天粪便、监护者教育水平低等。流行时至少隔离患者 2 周，加强粪便处理。密切接触者应检疫 2 周，并可肌内注射丙种球蛋白 0.1 ~ 0.2 ml/kg，以增加被动免疫力。肠道病毒感染流行时，可试用口服脊髓灰质炎减毒活疫苗，以干扰其他肠道病毒在肠道的繁殖，阻抑疫情发展。

二、埃可病毒

【病原学】

埃可病毒（ECHO virus）是人肠细胞病变孤儿病毒（enteric cytopathogenic human orphan virus）的缩写，其大小、形态与柯萨奇病毒相似，核心部分含有 RNA。目前已有 38 个血清型，各血清型之间存在部分交叉免疫反应。用猴肾细胞和人胚细胞培养分离，可致组织培养细胞发生病变及死亡。

【流行病学】

1. 传染源　埃可病毒的传染源主要是患者或病毒携带者。于感染流行期间，隐性感染者和病毒携带者是最重要的传染源。

2. 传播途径　主要经粪−口途径传播，也可经呼吸道和母婴传播。感染埃可病毒后，粪便排出病毒的持续时间较短，85% 的病例仅可维持 2 周左右。病毒通过污染的水源、食物、餐具、玩具等传播。

3. 易感人群　人对埃可病毒普遍易感，成人多曾获得过隐性感染，故其血液中存在特异性抗体而具有免疫力。14 岁以下的儿童感染率较高，占全部病例的 80% ~ 95%。在某些发展中国家，5 岁以下儿童的感染率已高达 90%，提示当地卫生条件较差。

4. 流行特征　夏秋季发病率较高，多呈散发性。热带、温带地区人口发病率较高。

【发病机制和病理变化】

埃可病毒在环境中的稳定性与柯萨奇病毒相同，其致病机制和病理变化也基本相同，但较易侵犯中枢神经系统，较少侵犯心脏，临床表现略有不同。

三、肠道病毒 71 型

肠道病毒 71 型（enterovirus type 71，EV71）是 1969 年首次从加利福尼亚患有中枢神经系统疾病的婴儿粪便标本中分离出来，此后全世界很多国家和地区均有报道 EV71 的流行情况。EV71 在世界范围内已引起十多次大的暴发和流行，可引起多种临床表现，除导致手足口病外，还可导致中枢神经系统并发症，甚至危及生命。

【病原学】

1. 基因型分类 EV71 病毒粒子的衣壳由 60 个亚单位构成，后者又是由 4 种衣壳蛋白（VP1 ~ 4）拼装的五聚体结构，其抗原决定簇基本定位于 VP1 ~ 3 上。根据病毒衣壳蛋白 VP1 核苷酸序列的差异，可将 EV71 分为 A ~ C 3 个基因型，其中，B 型和 C 型又进一步分为 B1 ~ 4 以及 C1、C2 亚型。

2. 理化特性 病毒在 50 ℃可迅速灭活，在 4 ℃可存活 1 年，在 20 ℃可长期保存，在外环境中可长期存活。

【流行病学】

世界上已经有多个国家和地区报道过 EV71 的流行，如澳大利亚、新加坡、瑞典、日本、保加利亚、马来西亚、中国大陆和台湾地区等。

1. 传染源 主要是患者和病毒携带者。

2. 传播途径 病毒主要通过人群间的密切接触传播，通过被感染者的口鼻分泌物、粪便和飞沫等传播，易出现暴发流行。

3. 易感人群 人类是 EV71 的唯一已知自然宿主，其感染对象主要为 5 岁以下儿童。

4. 流行特征和现状 EV71 一年四季均可出现流行，常见于夏秋季，托幼机构是 EV71 流行、暴发的主要场所。在 EV71 的流行史上，共发生过 3 次大流行，分别为 1975 年保加利亚、1997 年马来西亚和 1998 年我国台湾地区，死亡率较高。近年来，EV71 的流行在亚太地区呈上升趋势。

【发病机制】

EV71 病毒毒力机制未明。有研究结果显示，EV71 毒力决定簇在基因组中并非单一位点，其毒力是多个位点共同作用的结果；另外，复杂的宿主因素如宿主抵抗力水平差异以及宿主对肠道病毒属内不同病毒存在免疫交叉保护反应等也影响病毒毒力。

【临床表现】

EV71 主要引起手足口病和疱疹性咽峡炎，并已逐渐成为引起手足口病的主要病原体之一。患者常合并中枢神经系统症状，并成为死亡的重要原因之一。现在 EV71 已取代脊髓灰质炎病毒成为全球范围内最重要的中枢神经毒性病原。EV71 累及神经系统主要表现为急性无菌性脑膜炎、脑干脑炎、脊髓灰质炎样麻痹、吉兰 – 巴雷综合征等，多发生于 5 岁以下幼儿，1 岁以下婴儿发病率最高。其他表现还可见发热、腹泻、皮疹、心肌炎、无菌性脑膜炎、全脑炎、神经源性肺水肿或出血等。

【实验室检查】

实验室检查包括病毒分离培养、中和抗体检测、免疫组化以及 RT-PCR 等，其中 RT-PCR 现已成为 EV71 快速诊断的重要手段。

【治疗】

EV71 感染主要以对症治疗为主，目前缺乏特异、高效的抗感染药物。早期应用 IFN-α 治疗 EV71 引起的中枢神经系统感染可逆转病毒对神经系统的损伤。另外，静脉注射丙种球蛋白能有效地抑制炎症的发生，对 EV71 引起的中枢神经系统感染有一定疗效。

第二节　手足口病

手足口病（hand-foot and mouth disease，HFMD）主要表现为发热和手掌、足跖、口腔等部位丘疱疹、溃疡的一种病毒性传染性皮肤病，通常是由柯萨奇病毒 A16（CVA16）和肠道病毒 71（EV71）所致，少数是由柯萨奇病毒 B（CVB）引起。该病多发生于 5 岁以下婴幼儿，大部分具有自限性，预后较好，但个别患者可引起心肌炎、肺水肿、无菌性脑膜脑炎等致命性并发症。约 0.03% 的患儿病情变化迅速，可导致死亡，重症病例（包括重型和危重型）的病死率可达 3%。

该病最早于 1957 年由新西兰的 Seddon 描述，1958 年加拿大的 Robinson 从患者粪便和咽拭中分离出 CVA16，同时患者血清抗体有 4 倍增长，初步证明 CVA16 为本病病原。1959 年英国伯明翰再次流行，Alsop 从患者疱液中分离出 CVA16，进一步证明该病毒与手足口病的关系。Alsop 根据病变皮损分布特点，将之命名为"手足口病"。1959 年美国加利福尼亚发生流行，Magoffin 提出使用"水疱疹病及口炎"（vesicular exanthem and stomatitis）。由于手足口病典型患者以手、足、口部位发疹为特征，多数学者仍主张使用"手足口病"作为通用名并沿用至今。

【病原学】

手足口病的病原体主要为小核糖核酸病毒科肠道病毒属的柯萨奇病毒、埃可病毒和新肠道病毒，最主要为 CVA16 和 EV71 型，散发者可见 CVA4、5、7、9、10、16、19 型。此外，埃可病毒及 CVB2、3、5 亦可引起。

最初医学界认为手足口病的病原体只有 CVA16，直到 1969 年美国加利福尼亚脑炎患儿标本分离出 EV71，在此之后各地开始陆续报道与 EV71 感染相关的病例。CVA16 感染预后通常较好，多呈散发，极少出现大规模流行。EV71 型重症手足口病患者发热、神经受累症状比其他组更严重，而非 EV71 型在皮疹分布上更为广泛，但皮疹持续时间更短。

自 EV71 首次从患者标本中被分离出来后，EV71 和 CVA16 感染交替出现，成为手足口病的主要病原体。我国 20 世纪 80 年代以 CVA16 为主，1989 年从成人手足口病患者中分离出 EV71 型。1998 年我国台湾地区出现 EV71 大流行，共监测病例约 12 万余人，重症 405 例，死亡 78 例。分离出病毒的患者中，EV71 分离率为 48.7%。近年来 EV71 报道日渐增多，其流行呈上升趋势。由于其可出现严重的并发症，日益受到人们重视。

【流行病学】

1. 传染源　患者、隐性感染者和无症状带病毒者为该病流行的主要传染源。

2. 传播途径　主要是通过密切接触传播。急性期患者的粪便、口腔分泌物、皮肤疱液中的病毒可通过粪-口途径和呼吸道进入体内。接触被病毒污染的水源也可经口感染，并常造成流行。

3. 易感人群　人群对引起手足口病的肠道病毒普遍易感，各年龄组均可感染发病，成人大多已通过隐性感染获得相应抗体。因此，手足口病患者主要为学龄前儿童。在人群中，每隔 2～3 年流行一次，并可出现暴发。

4. 流行特征和现状　手足口病以夏秋两季较为多见，是全球性传染病，世界大部分地区均有该病流行的报道，如新西兰、加拿大、美国、英国、澳大利亚、保加利亚、新加坡等地均有报道流行。日本自 1963—1986 年曾 6 次出现全国性大流行，1982 年的一次报道有 143 204 个病例。我国自 1981 年上海始见本病，之后北京、河北、天津、福建、广东、山东、台湾等十几个省市均有报道，近年来在深圳、福建、台湾等地均曾出现过流行。自 2008 年 5 月我国将手足口病归为丙类传染病管理后，手足口病的发病率一直位于传染病前 3 名。

【发病机制】

CVA16 和 EV71 感染后，经 5～7 天潜伏期，病毒在肠道壁细胞中增殖，进入血液后，由易被压迫部位（如手、足）自血液中游离出来，进入组织中增殖并引起病变，以疱疹性皮疹的形式出现。

【病理变化】

早期表皮水肿，角质形成细胞明显网状变性及气球样变性，有多房性水疱形成。水疱疱液含有较多嗜酸性粒细胞。沿水疱边缘部位可见表皮细胞胞内水肿。真皮上部血管周围有淋巴组织细胞等炎性浸润。

【临床表现】

本病多发生于学龄前儿童，以 1～2 岁婴幼儿最多见。

1. 全身症状　潜伏期为 2～7 天，无明显的前驱症状，多突然发病。全身症状轻微，部分患者初发病时表现类似于上感症状，如轻度发热、食欲减退、消化不良、咽喉疼痛等，亦可出现头痛、流涕、呕吐、腹泻等。有中枢神经系统合并症者几乎都有发热，且持续时间长。

2. 皮肤表现　1～2 天后首先出现口腔黏膜发疹。在口腔的硬腭、舌部、齿龈及颊内侧出现粟粒大疼痛性水疱，周围有红晕（图 15-1A）。水疱很快破溃成溃疡。由于口腔溃疡疼痛，患儿流涎、拒食。同时，患儿手掌或手背、手指侧缘、足底或足背出现米粒至豌豆大小的红色斑丘疹和水疱（图 15-1B，C）。水疱呈球形或半球形，疱壁薄，疱液澄清，不易破溃，一般无疼痛及痒感，愈后不留痕迹。皮疹偶见于臀部、膝部甚至全身泛发。有时，手足口病的症状也只表现为皮疹或口腔溃疡。

有研究显示，CVA6 和 CVA10 所致皮损严重，皮疹可表现为大疱样改变，伴疼痛及痒感，且不限于手、足、口部位。2020 年的一篇临床研究指出，EV71 感染引起的手足口患儿发热时间明显长于非 EV71 型患儿，同时前者的手足抖动和头痛发生率也高于后者。作者认为可能是由于 EV71 具有高度

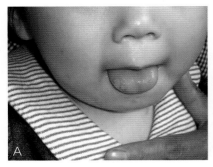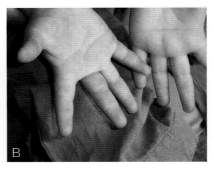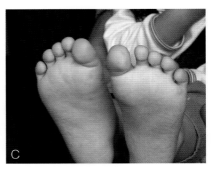

图 15-1 手足口病口腔（A）、手掌（B）和足底（C）表现

嗜神经性，侵犯脑干引起。有动物实验提示，EV71 主要通过周围运动神经元的逆向轴浆运输侵入中枢神经系统，然后通过病毒直接损伤、免疫损伤、诱导神经元凋亡等途径损伤神经系统。因此，EV71 感染患儿应着重关注其发热和神经受累症状，及时采取干预措施，尽量避免出现并发症及病情加重等情况。

【并发症】

并发症主要有中枢神经系统炎症包括无菌性脑膜脑炎、脑炎、脑脊髓炎、脑干脑炎以及心肌炎、肺水肿等。中枢神经系统症状表现有肌痉挛、呕吐、急性小脑共济失调、急性上升性麻痹、良性颅内高压、高热、惊厥和急性软瘫等。

【实验室检查】

1. 常规检验 周围血中白细胞总数一般正常或偏高，中性粒细胞较低，淋巴细胞和单核细胞相对增加，可伴有不典型细胞。有中枢神经系统症状时，脑脊液中细胞数可增多，蛋白升高。

2. 病原学检查

（1）直接检查：标本可取粪便、直肠拭子、咽喉洗液、疱疹液、脑脊液等。常见的病毒分离方法有细胞接种和乳鼠接种。埃可病毒一般不引起乳鼠发病，其多由脑脊液分离，粪便中不易检出。PCR 测序技术可用于肠道病毒分型。此外，荧光斑点杂交法也常用来对肠道病毒进行分型检测。

（2）间接检查：中和试验最为常用，敏感性及特异性均较高。此外，尚可采用血凝抑制试验、补体结合、放射免疫等方法。

【诊断】

本病主要诊断依据包括：①好发于夏秋季节；②主要发生于儿童，常在婴幼儿聚集场所发生，呈流行趋势；③临床主要表现为口腔、手、足的斑丘疹及水疱，初起可有发热；④病程较短，多在 1 周内痊愈；⑤做患儿咽、直肠拭子和疱液组织培养，可用不同方法做病毒分离。急性期患者血清中常出现中和抗体。恢复期患者血清补体结合抗体滴度升高。

【鉴别诊断】

1. 口蹄疫 由口蹄疫病毒引起，主要侵犯猪、牛、马等家畜，人偶可致病。一般发生于畜牧区，成人牧民多见，四季都有。手、足水疱易破，形成浅表性溃疡，口腔黏膜疹易破溃融合成较大溃疡。

2. 疱疹性口炎　四季均可发病，以散发为主，一般无发疹，偶可在下腹部出现疱疹。

3. 疱疹性咽峡炎　可由 CVA 组病毒引起，病变位于口腔后部，如扁桃体、软腭、悬雍垂、咽前柱等，很少累及舌、齿龈及颊黏膜。

不典型和散发病例很难与出疹发热性疾病鉴别，须进行病原学及血清检查。

【治疗】

本病有自限性，若无并发症多预后良好，治疗原则以对症为主。

1. 一般治疗

（1）卧床休息，保持室内清洁卫生及通风。

（2）多饮水，给予营养清淡、易消化饮食。禁食冰冷或辛辣刺激食物，以减少口腔黏膜刺激。

（3）注意皮肤黏膜的护理。注意皮肤及口腔清洁卫生，皮疹应避免搔抓，以防止继发感染。

2. 全身治疗　目前对手足口病尚无特效的抗病毒药物。既往经验治疗选择的抗病毒药物多种多样，利巴韦林、阿昔洛韦、更昔洛韦、奥司他韦等都曾用于手足口病的治疗，但根据最新的手足口病诊疗指南，主要推荐临床使用干扰素 IFN-α，对于改善症状、缩短病程的效果较确切。

（1）重组人 IFN-α：IFN-α 1b 雾化吸入，每次 2～4 μg/kg；IFN-α 2b 雾化吸入，每次 20 万～40 万 IU/kg，每日 2 次，使用 3～7 天。因 IFN 肌内注射可能引起发热、疼痛等不良反应，目前已不推荐常规使用。

（2）其他抗病毒药物：利巴韦林是开环核苷类化合物，属于广谱抗病毒药，但由于其不良反应较多，近年 WHO 和 FDA 均严格限制利巴韦林在儿童患者使用，不常规推荐利巴韦林治疗。

（3）中药治疗：热感冲剂（药用柴胡 2 g，连翘 3.5 g，黄芩 3.5 g，枇杷叶 3.5 g，桔梗 3.5 g，瓜蒌仁 3.5 g，金银花 2 g）联合炎琥宁 5～10 mg/kg 加入 100～250 ml 葡萄糖注射液静脉滴注，每日 1 次。清热解毒中草药如板蓝根注射液 2 ml，肌内注射，1 次 / 日，儿童酌情减量。亦可用清热泻脾散或导赤散加减。

3. 对症支持疗法　发热者可给予物理降温或非甾体类药物降温，并予补液和纠正电解质紊乱治疗。如出现继发感染时，可给予敏感抗生素治疗。严密观察并发症的发生，合并心肌炎、脑膜脑炎、肺水肿等严重并发症时，应请专科会诊，协助治疗。

4. 局部治疗　进食前后可用生理盐水清洁漱口，或用硼酸溶液稀释后漱口，亦可用中药金银花冲水漱口，口腔疼痛明显时可涂地卡因。口腔黏膜溃疡局部可涂 0.2% 冰硼甘油，每日 2～3 次。皮肤疱疹破溃前可外用消炎、收敛及预防感染的乳膏或洗剂，如复方炉甘石洗剂，或复方代马妥泥膏（呋喃西林 0.25 g、代马妥 10 g、氧化锌 20 g、滑石粉 20 g、凡士林加至 100 g），疱疹破溃后可涂以复方依沙吖啶溶液。

【预后】

无合并症的患儿预后良好，一般 5～7 天自愈。部分有严重合并症者可引起死亡。特别是 EV71 感染者，6～11 个月的婴儿死亡率可达 96/10 万。

【预防】

1. 一般预防措施　保持良好的个人卫生习惯是预防的关键。勤洗手，不要让儿童喝生水，吃生冷食物。儿童玩具和常接触到的物品应当定期进行清洁消毒。避免儿童与患手足口病儿童密切接触。

2. 接种疫苗　现有手足口病疫苗为 EV71 型灭活疫苗。该疫苗虽不能 100% 预防手足口病的发生，但可减少手足口病重症病例的发病率，是目前最经济有效的预防措施。该疫苗可用于 6 月龄至 5 岁儿童，越早接种越好。基础免疫程序为 2 剂次，间隔 1 个月，鼓励在 12 月龄前完成接种。

3. 加强医院感染控制　做好医院感染预防和控制工作，设立专门诊室（台）接诊疑似病例；接诊病例时采取标准预防措施，严格执行手卫生；加强诊疗区域环境和物品的消毒，选择中效或高效消毒剂如含氯（溴）消毒剂等进行消毒，75% 乙醇和 5% 来苏对肠道病毒无效。

第三节　口蹄疫

口蹄疫（foot and mouth disease，FMD）又称阿弗他热（aphthous fever），是由口蹄疫病毒（foot and mouth disease virus，FAMDV）引起的主要感染偶蹄目动物的一种急性、发热性、高度接触性传染病，其临床特征是口腔黏膜、蹄部、乳房皮肤发生水疱和溃烂。人和非偶蹄目动物也可感染，但症状较轻。因疫情暴发会给农业、旅游业带来巨大损失，故口蹄疫被国际兽疫局列为 A 类烈性传染病的第一位。

口蹄疫于 1514 年即有文献记载，1897 年德国的 Loeffler 及 Frosch 首次确定病原体，是第一种被证明由病毒引起的动物疫病。2001 年，口蹄疫在欧洲、美洲、非洲、亚洲的许多国家发生大流行，其中以英国的疫情最为严重。

【病原学】

口蹄疫病毒属于小核糖核酸病毒科的口蹄疫病毒属，是已知的最小的动物 RNA 病毒。其对外界环境的抵抗力很强，对蛋白酶、DNA 酶、脂溶剂、蛋白变性剂等有抵抗力，高温和阳光对病毒有杀灭作用，酸和碱对病毒有较强的杀灭作用，1%～2% 氢氧化钠、30% 草木灰水、1%～2% 甲醛等都是良好的消毒剂。食盐、酚、乙醇、氯仿等药物对病毒无杀灭作用。

【流行病学】

1. 传染源　传染源主要是感染病毒的偶蹄目动物，如牛、羊、猪等。病畜的病损和疱疹液、口腔唾液、粪、尿、乳汁等分泌物都带有大量病毒，尤其是在发病后的头几天。因此，发病初期的病畜是最危险的传染源。而人与人间的传染未见有报道。

2. 传播途径　人主要通过直接接触病畜的分泌物和排泄物或饮用病畜的生奶受到感染，也可通过创伤的皮肤黏膜、呼吸道等途径感染。口蹄疫流行的最大特点是传染范围广、传播速度快、发病率高。

3. 易感人群　人对口蹄疫病毒的易感性极低，即使感染也可能并无症状，患者多为与病畜有密切接触的牧民、挤奶员、屠宰人员、乳制品加工者、兽医或儿童。

4. 流行特征和现状　口蹄疫是世界性传染病，目前除北美洲、大洋洲之外，其他各州均有流行。该病无明显的季节性，四季均可发生。成年动物发病率为 2%～3%，一般不超过 5%。

【发病机制】

1. 发病机制　口蹄疫病毒可从消化道黏膜或皮肤（特别是损伤皮肤）侵入人体。病毒在局部上皮细胞内增殖，出现浆液性渗出而形成原发性水疱。病毒可经淋巴通道侵入血液，引起继发的病毒血症，而后随循环侵入各系统器官引起病变和相应症状。在消化道主要引起口腔炎，在内脏黏膜和皮肤上皮发生损害而引起继发性水疱，后转为脓疱，也可发生广泛斑丘疹，甚至影响指（趾）甲、毛发。

2. 病理变化　表皮或黏膜上皮细胞内及细胞间水肿，水疱形成，水疱邻近细胞中可见核内包涵体，真皮内有以中性粒细胞为主的炎症浸润。

3. 免疫反应　病毒特异性免疫应答以体液免疫为主。动物感染或免疫后 7 天就能检测到特异性抗体，21 天左右达到峰值。特异性抗体在低浓度时和补体对病毒的调理作用可激活吞噬细胞，此时吞噬作用在免疫保护中起主要作用。在高浓度时特异性抗体的中和作用导致病毒结构发生不可逆转的变化，成为接种疫苗或感染后保护形成机制中的决定因素。抗体的保护作用可通过初乳和接种特异性抗血清被动免疫获得，也可通过接种疫苗主动免疫获得。病毒感染后康复的动物能够产生强而持久的免疫力。

【临床表现】

人感染口蹄疫病毒后可呈现无症状经过，也可呈轻型发病，典型病例少。

1. 全身症状　人感染口蹄疫病毒后经 2～6 天潜伏期突然发病，主要症状是高热（39 ℃），患者可出现头痛、头晕、恶心、呕吐、精神不振、全身无力等症状。

2. 皮肤表现　原发疱疹常出现于病毒侵入处，如牛奶或肉类污染时出现于口腔、消化道，挤乳时感染者常出现于双手。而当病毒侵入血液引起病毒血症时，则病损可侵犯全身皮肤、黏膜与内脏。皮疹最常见于口唇、口腔、舌及咽部，可波及鼻腔及其附近皮肤。患者也可表现为全身斑疹，尤多见于手、足和四肢远端。

感染 2～3 天后出现面颊潮红，口腔发干，口腔黏膜潮红，唇、齿龈、舌、颊部以及手指、手掌、足趾和面部等处出现多发水疱，很少融合。水疱大小不等，多为圆形、椭圆形，疱壁菲薄透明，疱液无色、淡黄或稍混浊。疱壁极易破，水疱破溃后结痂，形成溃疡而愈合。患处有明显的烧灼及刺痛感。甲床可因发炎而疼痛，严重者可因水疱侵及邻近部位而使指（趾）甲脱落。口腔发生水疱时因剧烈疼痛可影响进食，流涎伴烧灼感。下肢、臀部、阴囊、肩胛、上肢等部位有时亦会发生。

【并发症】

婴幼儿及老年患者可发生严重的呕吐、腹泻、心肌炎、循环紊乱等，严重者可因心肌麻痹而死亡。

【实验室检查】

1. 血常规检查　仅有轻度变化，如中性粒细胞增多或单核细胞增多。继发感染时可有白细胞总数及多核细胞增多。

2. 病原学检查

（1）病毒分离技术：主要有乳鼠接种和细胞培养两种方法。

（2）抗原抗体检测技术：主要有补体结合试验、病毒中和试验、间接血凝试验、乳胶凝集试验、免疫扩散沉淀试验、单放射溶血技术、酶联免疫吸附试验（ELISA）、免疫荧光抗体试验、放射免疫检测技术、免疫电子显微镜技术等。其中以抗体结合试验最为敏感，起病后 10～20 天可获阳性结果。

（3）亚型鉴定技术：主要是豚鼠保护试验、中和动力学、微量中和法、放射免疫试验和 ELISA 等。

（4）单克隆抗体技术（mAb）。

（5）疫苗选择技术：在 ELISA 基础上发展起来的液相阻断 ELISA（liquid-phase blocking ELISA，LPBE）是一种很实用的技术。

（6）分子生物学技术：包括 RT-PCR 和序列分析等。

3. 抗体测定　其中，间接夹心 ELISA 和液相阻断 ELISA 是国际兽疫局推荐的抗原鉴定和抗体检测方法。病毒中和试验仍是国际贸易推行的抗体检测方法。

【诊断】

由于该病发病较少，尤其少见典型或严重病例，故临床诊断必须依靠流行病学信息。当牛羊群中发生口蹄疫流行，而患者有与牛羊接触史或饮生牛奶史，皮肤或口腔发生疱疹，不久转为疼痛性溃疡，进食困难，伴发热、疲乏等全身不适，应怀疑此病，但确诊须依赖病毒分离及血清学证据。

【鉴别诊断】

1. 疱疹性口龈炎　此病疱疹大多发生在黏膜皮肤交界处，疱疹多簇集成堆，因病变较浅，故引起疼痛较轻。

2. 阿弗他口腔炎　此病的病因尚不十分清楚，临床上表现为反复发生的口腔黏膜小溃疡，数目常只有 1～2 个，发生在牙龈、颊黏膜处为多，不伴发热。妇女常在月经期发生，常伴发在龋齿和吃刺激性食物后。

3. 手足口病　此病也系手足和口腔发生疱疹，口腔疱疹很快转为溃疡，多数由 CVA16 引起，其他 A 组也可引起。可在儿童中发生流行，全身症状较轻。皮肤疱疹较小，一般小于 5 mm，质较坚硬，多为散发，数目不多，不能确诊时须依赖病原学诊断。

【治疗】

目前对本病尚无特效疗法。对患者应及时隔离，治疗着重于局部对症疗法，防止继发感染。

1. 一般治疗

（1）发热期间应卧床休息，降温，保持室内通风及清洁卫生。

（2）给予易消化流质或半流质饮食，并供给充足的水分，避免刺激性食物，必要时给予静脉输液。

（3）保持口腔及皮肤清洁，避免搔抓，以防水疱抓破继发感染。

2. 全身治疗　可应用利巴韦林抗病毒治疗。

3. 局部治疗　可用 1∶5000 高锰酸钾或过氧化氢溶液清洗口腔，2～3 次／天，或用 5% 硝酸银涂溃疡面，必要时可短期使用干扰素。

【预后】

本病病程一般 10～15 天，预后良好。

【预防】

本病的预防主要从预防牛羊等口蹄疫着手，应用灭活疫苗有一定效果，免疫力可维持 8～9 个月。患病动物要严格隔离和焚毁，病牛羊乳不能生吃，要煮沸消毒后饮用。病猪、牛、羊屠杀时注意消毒，防止污染，不食其肉。切断传播途径可用 1% 甲醛溶液、1%～2% 氢氧化钠或 20% 新鲜石灰水定期喷洒疫源地，浸泡或涂抹污染区。人一般无须预防注射。患病后应隔离 2～3 天，最长 6～7 天。

第四节　埃可病毒疹

埃可病毒疹（echovirus eruption）是埃可病毒引起的发疹性疾病，是该病毒感染的临床综合征表现之一。

【病原学】

埃可病毒引起发疹的有埃可病毒 1～7、9、11、l2、14、16～20、23、25、30、32 等型，其中以 4、9、16 型多见。其他如 5、30 型感染仅少数人出现暂时性红斑，23、32 型感染中某些呈特征性毛细血管扩张性红斑。皮疹有时单独发生，有时与其他临床综合征如无菌性脑膜炎、脑炎、多发性神经根炎、心肌炎、心包炎、流行性肌痛、胃肠炎、呼吸道感染及肝炎等并发。

【临床表现】

本病主要发生在 5 岁以下的儿童，多见于夏秋季。潜伏期 2～10 天，大多数患儿伴有呼吸道和消化道症状，如咽痛、咳嗽、流涕、厌食、恶心、呕吐等。皮疹出现的时间不一，可以病初出现，或发病 1～2 天后出现，或者热退后疹出，后者类似幼儿急疹。皮疹形态、数量和分布变化较大，多表现为 1～3 mm 的斑疹、斑丘疹，状似风疹样或麻疹样，也有的出现水疱、瘀点、瘀斑。皮疹多首先发生在面颈部，迅速向躯干、四肢蔓延。皮损散在、密集，亦可融合。患儿一般无自觉症状。

皮疹多在出疹后 1～3 天消退，消退后局部无鳞屑，亦无色素沉着。出现皮疹的同时可伴黏膜疹，包括红色斑点、丘疹、水疱、瘀点及溃疡等。多数患儿出疹发热时伴周身淋巴结或颈部及枕后淋巴结肿大，但耳后淋巴结一般不肿大。病程为 5～10 天，预后良好。现将常见的埃可病毒各型病毒疹简述如下。

1. 埃可病毒 2 型　前驱症状有发热不适，伴鼻炎、咽炎、颈淋巴结肿大。皮疹为红色、铜红色斑丘疹、丘疹，可呈风疹样。首先在腰腹部发生，而后向躯干、颈部蔓延。皮疹持续 2～7 天。

2. 埃可病毒 4 型　本型常有双峰热，皮疹可在初发热时或第二个热峰值期出现，呈风疹样发疹或在面颈部、躯干及掌跖部出现橙红色或紫红色斑疹，亦可出现瘀斑或水疱。常伴发无菌性脑膜炎或肠道症状。

3. 埃可病毒 5 型　一般在发热 2～3 天后出现 2～5 mm 大小淡红色斑丘疹。面颈部及躯干皮疹稀疏散在，四肢及臀部常较密集。有时并发肠炎。

4. 埃可病毒 6 型　常与无菌性脑膜炎同时发生，并可出现腮腺肿大。皮疹呈风疹样或麻疹样，偶见瘀点。口腔颊黏膜、扁桃体可见灰白色黏膜斑，舌上可出现小水疱、溃疡。

5. 埃可病毒 7 型　本型易伴发无菌性脑膜炎。发热时出现斑丘疹及瘀点、瘀斑，损害多见于躯干部。

6. 埃可病毒 9 型　是最常见的与发疹相关的病毒型之一，常呈大流行。发病急骤，全身症状明显。患儿有高热、畏寒、头痛、肌痛、咽痛、倦怠、恶心、呕吐、鼻炎、咽炎、腹痛和畏光等，常伴发脑膜炎。发热 1～2 天后，首先在面颈部出现皮疹，为淡红色斑疹、斑丘疹，随后向躯干、四肢及掌跖部发展。皮疹呈麻疹样或风疹样，并可出现瘀点、瘀斑。颊黏膜可发生白色或灰白色斑点，舌上可发生水疱或浅溃疡。皮疹可反复成批出现，伴浅表淋巴结肿大，腮腺也可肿大。

7. 埃可病毒 11 型　儿童多见，一般不发热，常有轻度呼吸道症状。全身皮肤出现斑丘疹、水疱或多形红斑样发疹。枕后淋巴结常肿大。

8. 埃可病毒 16 型　1951 年在波士顿流行，故称波士顿疹（Boston exanthem）。起病时发热、头痛、咽喉痛、肌肉酸痛，眼烧灼感。热退疹出，常在发热 2～4 天后体温下降，而后数小时或 1～2 天后在面部、胸背部出现 1～2 mm 淡红色斑疹、斑丘疹，散在或密集，甚至融合，皮疹渐向四肢、掌跖蔓延。口腔黏膜、颊黏膜、齿龈、咽喉等处可发生红色斑点或灰色糜烂面。可伴发无菌性脑膜炎、结膜炎、枕部或耳后淋巴结肿大。皮疹持续 3～5 天消退。

9. 埃可病毒 17 型　患者发热、腹泻，偶尔发生无菌性脑膜炎。约 1/3 患者有发疹，呈麻疹样或丘疱疹样，可伴发疱疹性咽峡炎性黏膜疹。

10. 埃可病毒 18 型　患者全身出现斑丘疹，常在新生儿室引起腹泻流行。

11. 埃可病毒 19 型　在发病 2～3 天，于面部、颈部及躯干上部出现斑丘疹，有时融合成片，约 5 天后消退。

12. 埃可病毒 25 型　皮疹主要在躯干，发热或热退时出疹，为斑丘疹或水疱，有时可呈风疹样。偶尔出现疱疹性咽峡炎性黏膜疹。可伴发无菌性脑膜炎、疱疹性咽峡炎或呼吸道症状。

【实验室检查】

1. 病毒分离　应从患者的体液如血液、疱液、脑脊液等取材，采用猴肾、人胚肾、人羊膜、人胚成纤维二倍体细胞株或 HeLa 细胞进行组织培养，可分离出大多数埃可病毒型。

2. 血清学检查　由于病毒型别很多，开展有一定困难。埃可病毒特异性 IgM 在第一周末即可达高峰，如阳性有确诊意义。一般采用中和试验或免疫荧光法检测。

【诊断和鉴别诊断】

埃可病毒感染的临床表现复杂多样，故对散发病例诊断有一定困难。流行病学资料和特殊的临床综合征具有重要的提示作用。从患者体液中分离出病毒或疾病恢复期血清效价较病初上升 4 倍以上可确诊。

　　埃可病毒疹随型别不同，应与麻疹、风疹、猩红热、幼儿急疹及手足口病等相鉴别。应根据本地区各个疾病的流行情况及各自的特征加以鉴别。

【治疗】

　　目前尚无特效治疗，主要给予对症及支持治疗。

第五节　疱疹性咽峡炎

　　疱疹性咽峡炎（herpetic angina）是一种好发于儿童的急性流行性咽峡炎，常伴有突发的发热、头痛、咽痛、吞咽困难。其皮损特点是在咽部、软腭、扁桃体、颊黏膜等部位出现白色或黄色的丘疹或水疱，周围有红晕，水疱可融合破溃形成溃疡。该病主要由柯萨奇病毒 A 组（CVA）引起，有自限性，曾报告有暴发流行，主要见于 10 岁以下小儿。

【病原学】

　　本病主要由 CVA2～6、8、9、10、22 型等引起，尤其以 10 型最为常见。也有报道 B 组 1～5 型引起本病。埃可病毒 9、16、17、25、30 型及 EV71 引起者也可见到。

【流行病学】

　　1. 传染源　患者、隐性感染者和带病毒者均为传染源。流行时尤以后两者更为重要，因他们无法早期发现，也无法隔离。

　　2. 传播途径　传播途径可通过呼吸道，亦可经粪-口途径传播。粪便带病毒时间长、量多，故后者更为重要。被污染的手是传播媒介，尤其发生在儿童之间。

　　3. 易感人群　任何年龄都可得病，但以 1～7 岁小儿为主，亦可发生于成人和新生儿。

　　4. 流行特征和现状　本病传染性强，世界各地均有流行报道。国内在 20 世纪 50 年代就有本病流行，但病原学确诊于 70 年代后方见报道。可发生散在病例或局部流行，也有几次波及几个洲的大流行。在家庭内及集体儿童机构中传播快，夏秋季发病多，但四季均有发生。

【发病机制】

　　1. 发病机制　病毒经肠道进入血液形成病毒血症，并随血液进入全身各器官，到达口腔部位即可发生该病。

　　2. 免疫反应　感染后可获得对同型病毒的免疫力。血清 IgM 上升最久，2～3 周后下降。IgG 于发病 2～3 周后上升。恢复期血清 IgG 高于初期，1～2 周后逐渐下降，但可长期维持低血清水平，因而本病再发大多为其他型肠道病毒引起。

【临床表现】

1. 全身症状　本病潜伏期为 4 天左右，往往突然发病，以发热、咽痛为主要表现。发热可高可低，有高热达 40 ℃以上者，小儿易发生惊厥。咽痛剧烈时常拒食，甚至发生呕吐。

2. 皮肤黏膜表现　病初期即有咽部充血，有散在灰白色小疱疹，1～2 mm 大小，周围有充血发红。疱疹在 2～3 日内逐渐扩大，直径约 5 mm，不久即溃破成溃疡，上覆黄色分泌物。溃疡多散在，数目至 1～5 个。皮损多位于扁桃体前柱、悬雍垂、软腭及扁桃体上，在口腔前部如齿龈、颊黏膜少见。由于疱疹先后发生，因此疱疹和溃疡可同时存在。病程一般持续 4～6 日，偶有延至 2 周者。溃疡愈合后症状消失。CVA10 型可引起急性淋巴性咽峡炎，为 3～6 mm 黄白色丘疹，周围有红晕，不形成水疱和溃疡。一般局部淋巴结不大，但有报道合并腮腺炎者。

【并发症】

CVA9、21 型引起感染可并发肺炎，出现高热、发绀、呼吸深快、昏迷，最后因呼吸衰竭而死亡，以婴、幼儿死亡率最高。

【实验室检查】

1. 血常规检查　周围血象白细胞不高或增高。

2. 病原学检查　包括病毒培养及血清学检查。咽拭子或粪便在急性期可分离到病毒。

【诊断】

临床诊断依靠典型的临床表现如突然发热、咽痛、口腔疱疹和溃疡多见于口腔后部。当地或周围人群中有同样疾病流行更有助于诊断。早期疱液、咽拭子培养、大便培养分离到病毒可确定病原学诊断。恢复期血清抗体 4 倍上升也有助于诊断。

【鉴别诊断】

1. 疱疹性口龈炎　由单纯疱疹病毒感染所致，主要发生于口腔前部，如唇、齿龈、颊黏膜及舌部，伴有牙龈发炎、颈淋巴结肿大及发热，溃疡较大，极少侵犯咽部，病后易复发。

2. 细菌性咽峡炎　一般有较广泛的扁桃体渗出、显著的颈淋巴结肿大，全身症状较重，通常不出现疱疹，细菌培养可鉴别。

3. 复发性单纯疱疹　儿童及成人都可发病，为唇周或口腔黏膜处的簇集小水疱，一般不伴有全身症状。

【治疗】

治疗原则主要是对症和支持治疗。

1. 一般治疗

（1）呼吸道隔离，居家隔离 2 周。

（2）卧床休息，注意室内通风及卫生。

（3）注意保护口腔黏膜，避免刺激性饮食，饭后淡盐水漱口。

（4）多饮水，高热患儿可口服补液盐，防止水、电解质紊乱。

2. 病因治疗　目前尚无特效抗肠道病毒药物，干扰素 IFN-α 用法同手足口病：IFN-α 1b 雾化吸入，每次 2 ~ 4 μg/kg；IFN-α 2b 雾化吸入，每次 20 万 ~ 40 万 IU/kg，每日 2 次，使用 3 ~ 7 天。

本病同样不常规推荐使用利巴韦林、阿昔洛韦、更昔洛韦等抗 DNA 病毒药物。

3. 对症治疗

（1）控制高热：有惊厥史或体温超过 38.5 ℃时，应给予物理降温或药物降温。常用物理降温方法有头部冷敷、枕冰袋或腹股沟放置冰袋。常用药物降温方法：布洛芬口服，每次 5 ~ 10 mg/kg；对乙酰氨基酚口服，每次 10 ~ 15 mg/kg。两次用药的最短间隔时间为 4 h，24 h 不超过 4 次。

（2）止惊治疗：发生高热惊厥病例需要及时止惊治疗，可首选咪达唑仑缓慢静脉注射，每次 0.1 ~ 0.3 mg/kg，体重<40 kg 者，最大剂量每次不超过 5 mg，体重>40 kg 者，最大剂量每次不超过 10 mg；地西泮缓慢静脉注射，每次 0.3 ~ 0.5 mg/kg，最大剂量每次不超过 10 mg，注射速度 1 ~ 2 mg/min。在无静脉通路时可选择咪达唑仑、苯巴比妥肌内注射，每次 10 mg/kg。也可使用水合氯醛灌肠抗惊厥。

4. 中药治疗

（1）鱼腥草注射液：鱼腥草的作用原理包括以下几方面。①对各种病毒和细菌有较强的灭活和抑制作用；②促进外周血白细胞的吞噬功能，提高血中溶菌酶的活力，促进免疫球蛋白的形成，具有增强机体免疫力的效应；③抑制肥大细胞释放组胺等炎症介质，降低毛细血管通透性，促进黏膜上皮细胞的修复和功能恢复。用法：1 ml/（kg·d）溶于 10% 葡萄糖液 100 ml 中静脉滴注，疗程 3 ~ 5 天。

（2）穿琥宁注射液：穿琥宁粉针剂 5 ~ 10 mg/kg 加至 5% 葡萄糖注射液 200 ~ 300 ml 静脉滴注，1 次/日，疗程 3 天。该药物为穿心莲提取物，主要成分为脱水穿心莲内酯琥珀酸半酯单钾盐，具有抑制病毒复制和解热消炎作用。

【预后】

若无并发症，多预后良好。

【预防】

目前无预防性疫苗，最主要的预防措施是改善公共卫生，注意个人卫生，如经常洗手，重视饮食卫生，不带儿童到人多的公共场所去等。

第六节　柯萨奇病毒疹

柯萨奇病毒疹（Coxsackie virus eruption）是由柯萨奇病毒（CV）引起的发疹性皮肤病。

【病原学】

引起发疹的有 CVA 2、4、5、6、7、9、10、16 及 CVB 1、2、3、5 等型。其中引起手足口病的主要为 CVA16 型，但也可由 CVA4、5、7、9、10 及 CVB2、5 型引起。其他常见类型皮疹简述如下。

【临床表现】

1. CVA4 前驱症状有发热、头痛、明显的食欲不振、鼻炎、咽炎及流涎等。常伴发疱疹性咽峡炎和黏膜疹。发热同时或热退后发疹，疹形为直径 2~5 mm 大小的斑疹或斑丘疹，亦可发展成麻疹样或猩红热样皮疹。皮疹好发于面、颈、躯干和四肢，一般不累及臀部和掌跖，1~4 天消退。亦可发生泛发性水疱性损害，直径可达 5~10 mm，成群出现，呈淡黄色水疱，1~2 周消退。

2. CVA9 CVA9 为 CVA 组病毒中最易分离和研究最广泛的一种。本型常引起流行，皮疹较常见，但无特异性。可发生红斑、斑丘疹、水疱、风团及紫癜等，可呈麻疹样、荨麻疹样、水疱样或瘀点、瘀斑样。损害始发于面、颈部，逐渐向躯干、四肢及掌跖蔓延，一般 1~7 天消退。常伴有枕后、枕骨下淋巴结肿大。可伴发疱疹性咽峡炎、无菌性脑膜炎及肺炎等。

3. CVB1 发热时，在面部、躯干以至全身皮肤发生风疹样、玫瑰疹样或水疱性皮疹。可伴发疱疹性咽峡炎及无菌性脑膜炎。多见于儿童。

4. CVB3 多见于儿童，常在夏季流行。主要发生水痘性皮疹，亦可见斑丘疹和瘀点。损害分布在躯干、小腿及手指。有时咽部可发生小溃疡。可伴有发热、头痛、呼吸困难、腹泻及全身淋巴结肿大，也可发生肝脾大。

5. CVB5 主要引起心肌炎、心包炎、脑炎、瘫痪性疾病、腹膜炎、睾丸炎、疱疹性咽峡炎等，偶有皮疹发生。发热时或热退出疹，为斑疹、斑丘疹。初起于面、颈部，数小时内扩展到躯干、四肢，但掌跖不受累，亦不伴黏膜疹。36 h 可完全消退，不留痕迹。通常无淋巴结肿大。多见于 1 岁以内的婴儿。

【实验室检查】

1. 病毒分离 发病早期，取各种组织液如脑脊液、心包液、胸腔积液、疱液、血液、活检标本以及咽拭子、直肠拭子、粪便等标本进行细胞培养或乳鼠接种分离并鉴定病毒，但自消化道分离出病毒只能作为诊断的参考依据。

2. 血清学试验 由于血清型较多，存在一定困难。在急性期和恢复期分别进行血清中和试验或补体结合试验。如恢复期效价升高 4 倍以上有诊断价值。疾病早期检测到特异性 IgM 抗体，则有诊断意义。

3. 抗原检查 用电镜、免疫荧光和 ELISA 等方法检查标本和培养物中病毒抗原，有利于快速诊断。

【诊断和鉴别诊断】

根据流行病学资料和临床症状可提示诊断。确诊需从患者各种体液或活检标本中分离出病毒，或有血清学检查证据。需注意与其他出疹热性疾病，如麻疹、风疹及幼儿急疹等相鉴别，但与埃可病毒疹的临床鉴别通常较为困难，除非有病原学或血清学证据。

【治疗】

主要是支持及对症治疗。

【预防】

目前尚无疫苗。做好粪便管理。一旦发现流行，应对该范围内的人群如幼儿园、托儿所等实行集体隔离，依据流行病毒类型确定隔离时间，最长可达 12 天。内部严格消毒，防止密切接触，以免扩大传播。密切接触的婴幼儿可肌内注射丙种球蛋白预防感染。

第七节　传染性水疱病

传染性水疱病（infectious vesicular disease）又称猪水疱病，是发生于猪的一种由肠道病毒引起的具有强流行性、高发病率的急性传染病。主要表现为猪蹄部、口部、鼻端和腹部、乳头周围皮肤发生水疱。与口蹄疫极为相似，但牛羊等家畜不发病。与患病猪直接接触或间接接触的人亦可发生相似皮疹。

病原体为猪水疱病病毒（swine vesicular disease virus，SVDV），属于肠道病毒，与 CVB5 有非常相近的同源性。该病毒抵抗力很强，常规浓度消毒液不能在短时间内杀灭，氨水可以灭活病毒，亦可用 1% 过氧乙酸作用 1 h 进行消毒。

感染初起可有发热，多为低热，也可高热达 38～39 ℃，热程为 1～7 天。患者常伴有全身乏力、四肢酸痛、食欲减退，个别有腹泻和便秘。起病 1 天内，少数在 2 天后，于口腔、手足等部位发生绿豆到鸽蛋大小的水疱。部分患者在眼、鼻、外阴、肛门等皮肤黏膜部位亦可出现水疱。疱液初起清澈，后渐浑浊，水疱周围绕以红晕。口腔黏膜等部位的水疱易破溃，形成浅表性溃疡，常有灼痛而影响进食。病程一般为 2 周左右，预后良好，但亦可有多次反复发作。

本病需与口蹄疫、水疱性口炎和单纯疱疹等相鉴别。ELISA 检测抗体或 RT-PCR 分离病毒可以确诊。

治疗以对症为主。

（高睿　陈韦君　林挺）

参考文献

[1]　Mao QY, Wang Y, Bian L, et al. EV71 vaccine, a new tool to control outbreaks of hand, foot and mouth disease（HFMD）. Expert Rev Vaccines, 2016, 15（5）: 599-606.

[2]　Wang J, Teng Z, Cui X, et al. Epidemiological and serological surveillance of hand-foot-and-mouth disease in Shanghai, China, 2012-2016. Emerg Microbes Infect, 2018, 7（1）: 8.

[3]　Yee PTI, Poh CL. T cell immunity to enterovirus 71 infection in humans and implications for vaccine development. Int J Med Sci, 2018, 15（11）: 1143-1152.

[4]　Bian L, Gao F, Mao Q, et al. Hand, foot, and mouth disease associated with coxsackievirus A10: more serious

than it seems. Expert Rev Anti Infect Ther, 2019, 17（4）: 233-242.

[5] 孙立梅，吴崧霖，谭小华，等. 广东省2012—2016年柯萨奇病毒A组16型感染手足口病病例流行特征分析. 中华流行病学杂志，2018，39（3）：342-346.

[6] 《手足口病诊疗指南（2018年版）》编写专家委员会. 手足口病诊疗指南（2018年版）. 中华传染病杂志，2018，36（5）：257-263.

[7] 潘利花，汤洪洋，梁夏楠. 手足口病流行概况及防治对策的研究进展. 预防医学论坛，2021，35（4）：359.

[8] 中华医学会儿科学分会感染学组，国家感染性疾病医疗质量控制中心. 疱疹性咽峡炎诊断及治疗专家共识（2019年版）. 中华儿科杂志，2019，57（3）：177-180.

第十六章

虫媒病毒所致出血热及其皮肤表现

虫媒病毒（arbovirus）是节肢动物媒介病毒，通过吸血的节肢动物叮咬易感动物，使动物发病并进行疾病传播的一类病毒。病毒可以在吸血昆虫和宿主动物循环，并以此维持物种的存在。人类和家禽、家畜等动物被吸血昆虫叮咬也可以感染虫媒病毒，并引起发热、出血或脑炎等多种严重疾病，因此虫媒病毒引起的疾病属于人畜共患传染病[1-2]。病毒媒介主要有叮咬类昆虫，如蜱类、螨、虱、蚊、虻和白蛉等。虫媒病毒为 RNA 病毒，直径 20～100 nm，在脊椎动物及无脊椎动物体内皆可生长。

2011 年，国际病毒分类委员会（International Committee on Taxonomy of Viruses，ICTV）第 9 届会议对目前全世界已经报道的 5800 个病毒做了新的命名定位，这些病毒隶属于 6 目（order）、349 属（genus）、2884 种（species）。1992 年，向国际虫媒病毒中心登记的虫媒病毒总数达 535 种。由此可见，虫媒病毒在已知病毒种的占比非常大[3-4]。该类病毒引起的疾病在临床表现为发热、脑和脊髓病变、皮肤和神经损害、关节炎、肌痛、肌无力和淋巴结肿大。其中，病毒性出血热（viral hemorrhagic fever，VHF）是由沙粒病毒科、布尼亚病毒科、丝状病毒科和黄病毒科的病毒引起。

第一节　埃博拉出血热

埃博拉出血热（Ebola hemorrhagic fever，EBHF）是由埃博拉病毒（Ebola virus，EBOV）感染引起的人类严重出血性疾病，其主要临床表现为急性起病，发热、肌痛、出血、皮疹和肝肾功能损害。埃博拉病毒是一种罕见的病毒，于 1976 年在刚果民主共和国北部的埃博拉河流域被首次发现[5]。WHO 已将埃博拉病毒列为对人类危害最严重的第四级病毒，目前主要危及乌干达、刚果、加蓬等非洲国家，死亡率较高，为 25%～90%。

【病原学】

1. 形态结构　埃博拉病毒为丝状病毒科的单股负链 RNA 病毒，基因全长约 19 kb，分子量为

4.17×10^6。病毒直径为 80 nm，通常为 1200 nm 的丝状体，进入细胞后病毒长度可达 1400 nm，体较长，形态奇特呈分枝状或线管状，表面有 10 nm 的刺突。病毒内部有由负链线性 RNA 分子和 4 个毒力结构蛋白组成的核鞘。

2. 分型　目前从人类和非人类灵长动物中共分离出了 5 种亚型，分别为扎伊尔型（Zaire Ebola virus，ZEBOV）、苏丹型（Sudan Ebola Virus，SUDV）、本迪布焦型（Budibugyo Ebola Virus，BDBV）、塔伊森林型（TaïForest Ebola Virus，TAFV）和雷斯顿型（Reston Ebola Virus，RESTV）。不同亚型的特性不同，这些亚型针对人类的毒力依次降低。其中扎伊尔型毒力最强，苏丹型次之，两者对人类和非人灵长类的致死率很高。塔伊森林型和雷斯顿型对人类的毒力较低，表现为亚临床感染，但对非人灵长类具有致命性[5-6]。

3. 理化特性　埃博拉病毒对热有中等抵抗力，60 ℃加温 1 h 才能使之完全灭活，在 –70 ℃下稳定，4 ℃下可存活数日。对紫外线和 γ 射线敏感，对多种化学试剂（乙醚、去氧胆酸钠、β- 丙内酯、次氯酸钠、过氧乙酸、福尔马林等）敏感。

【流行病学】

1. 传染源　感染埃博拉病毒的人类和灵长类为主要传染源。目前研究普遍认为埃博拉病毒的自然宿主为狐蝠科的果蝠，尤其是锤头果蝠、富氏前肩头果蝠和小领果蝠。

2. 传播途径　主要传播途径是接触传播，即通过皮肤直接或间接与感染者的体液（唾液、汗液、粪便、尿液、泪液、乳汁和精液）接触进行人际间传播。有研究表明，埃博拉病毒还可经气溶胶途径传播，但其能否在人与人之间近距离经飞沫或者空气传播尚不清楚。

3. 易感人群　高危人群是与患者直接接触的人，特别是接触过患者体液的人。

4. 流行特征　本病呈地区性分布，有明显的地理流行病学特征，疫原地主要分布于非洲大陆。从 2000 年至 2014 年，埃博拉病毒在苏丹、乌干达、刚果、几内亚、利比里亚、尼日利亚和塞拉利昂等国家和地区先后出现暴发流行 18 次，总患病人数 7697 人，平均致死率为 49.28%。从地区分布特征来看，埃博拉出血热流行的地区大部分在非洲区域。北美、东南亚、欧洲等也曾有偶发病例报告，但多为实验室感染。季节性分布不十分明显，全年均有发病。人群均易感，但以成年人多见，未见明显年龄差异，女性感染率略高于男性。

【发病机制和病理变化】

本病的发生与机体的免疫应答有关。患者血清中 IL-2、IL-10、TNF-a、TNF-γ 和 INF-α 水平明显升高。单核吞噬细胞系统尤其是吞噬细胞是首先被病毒攻击的靶细胞，随着成纤维细胞和内皮细胞均被感染，血管的通透性增加，纤维蛋白沉着，造成大量出血。感染后 2 天，病毒首先在肺部检出，6 天后全身组织均可检出。

病理变化为多脏器受损，肝、脾、肺、淋巴结和睾丸的急性坏死及弥散性血管内凝血（disseminated intravascular coagulation，DIC），还表现为大动脉内皮细胞产生前列腺素的能力受损和内皮细胞生化完整性的破坏，微循环系统损害特征明显。

【临床表现】

埃博拉出血热的潜伏期很短，为 2 ~ 21 天[7]。WHO 对数据库中截至 2014 年 9 月的几内亚、利比里亚、尼日利亚、塞内加尔和塞拉利昂 5 国 3343 例确诊和 667 例疑似患者进行了分析统计，平均潜伏期为 11.4 天，约 95% 的患者在接触病毒后 21 天内发病，大部分患者（60.8%）年龄为 14 ~ 44 岁，男女比例接近。

现有证据认为出现症状后的患者才具有传染性。症状为突然发病，有发热、不适、头痛、结膜炎、呕吐、腹泻、肌肉疼痛等全身症状，伴全身浅表淋巴结肿大，严重者可累及心、肝、胰、肾以及造血和中枢神经系统。急性发热期持续约 2 周，1/3 的患者于 8 ~ 17 天因心肌炎、肾衰竭、惊厥、昏迷而死亡。发病 1 周后，在躯干、四肢、臀部出现散在毛囊性红色丘疹，24 h 后相互融合发展为斑丘疹。严重者全身呈弥漫性鲜红斑，常呈出血性，幸存者 2 周后消退脱屑。颊黏膜可发生深红色小点，软腭出现水疱。扁桃体肿大。

有一项对塞拉利昂 106 例患者的调查研究显示，常见的临床表现为发热（89%）、头痛（80%）、疲乏（66%）、眩晕（60%）、腹泻（51%）、腹痛（40%）、咽喉痛（34%）、呕吐（34%）及结膜炎（31%），仅 1 例有出血表现[8]。

【实验室检查】

血白细胞和血小板减少，凝血酶原时间延长，血清中 ALT 增高，淀粉酶升高，并有蛋白尿或伴有 DIC 的表现。病后第二周开始可在血中检出抗体，常用方法有免疫荧光试验。心电图检查示心脏受损。血、尿和咽部分泌物中可分离出病毒。

【诊断】

诊断可依据主要临床表现，包括急起高热、腹泻或出血性腹泻，伴随头痛、呕吐、恶心、腹痛等症状，进一步发展为内外出血并出现斑丘疹等表现。

感染早期一般不出现特异性症状，部分患者可能出现流感症状。因为早期症状缺乏特异性，导致患者很容易延误最佳治疗时间。因此，在疫情暴发地区发现患者出现感冒发热等非特异性症状后，应当询问近期是否接触过感染者。与此同时进行血清学 ELISA 检测抗原或抗体，或从标本分离病毒（必须在生物安全 4 级即 P4 实验室中进行）。皮肤组织经甲醛溶液固定后免疫组化检测结缔组织和汗腺内可见大量抗原，是一种安全、敏感的诊断方法。

【治疗】

1. 隔离　本病患者应入住隔离病房严密隔离。

2. 支持疗法　主要给予支持疗法，维持水、电解质平衡，补充营养物质，控制出血，视病情变化可给予全血、血小板、冷冻血浆、恢复期血浆等。肾衰竭可做腹膜透析，有 DIC 时可给予肝素。减少机体组织消耗，对降低病死率可能更有实际意义。

【预防】

目前尚无特效治疗药物，疫苗的有效性还有待大规模临床试验证实。在预防措施上应做好以下几点。

1. 加强国境的检疫措施及科普宣传力度　对进口动物特别是来自疫区的相关动物进行监测和控制。虽然目前国内尚未发现有原发性埃博拉病毒感染病例，但由于近年来中国与世界各国之间的交流日益密切，而且大部分医务人员并无诊治该病的经验，存在一定的局部暴发风险。应加大相关科普宣传力度，做好疾病防治工作。

2. 加强控制传染源　发现患者或疑似病例应立即隔离，严格消毒患者接触过的物品及其分泌物、排泄物和血液等。死于埃博拉出血热的患者应立即埋葬或者火化。密切接触者应在最后接触之日起隔离监视 3 周。

3. 加强个人防护　接触患者或者患者的分泌物、排泄物和血液时，必须要在有隔离防护的条件下进行。

第二节　其他虫媒病毒导致的出血热及皮肤表现

出血热一般是指以出血、休克及高病死率为特征的发热性疾病，可由多种不同病毒科病毒引起的一组自然疫源性疾病，因其病原均为病毒，故称病毒性出血热（virus hemorrhagic fevers，VHF）。出血热多为 20 世纪 30 年代后新发现和被命名的。最早被命名为出血热的疾病为流行性出血热，现称肾综合征出血热（hemorrhagic fever with renal syndrome，HFRS）。此外，早在几个世纪前（1648 年）被发现的黄热病被列入病毒性出血热，有的出血热引起的症状相对较轻，但大多数出血热均为伴有休克及高病死率的严重疾病。按照临床特征，将病毒性出血热分为有肾脏综合征和无肾脏综合征两类，前者包括拉沙热、肾综合征出血热等，后者包括克里米亚-刚果出血热、裂谷热、登革热、黄热病、马尔堡出血热、埃博拉出血热等。

【病原学】

不同的病毒性出血热由不同科、属或型别的病毒引起，主要是由四种不同科的病毒引起，包括沙粒病毒科、布尼亚病毒科、黄病毒科、丝状病毒科，详见表 16-1。各种出血热病毒在形态、大小及性状上存在程度不同的差异，免疫性能更是差别悬殊，但也有许多共同点：①同为 RNA 病毒，均有包膜或荚膜，表面有脂质包被；②均依赖特有脊椎动物或节肢昆虫宿主，危害及威胁性很大；③无论是散发性的还是暴发性的，均为偶发性、无规律性，对于暴发性出血热的预测非常困难。

表 16-1　病毒性出血热的病原类型及特点

疾病	病原体	病毒类型	病毒特点
裂谷热	裂谷热病毒	布尼亚病毒科、白蛉病毒属	病毒粒子有三种核衣壳，病毒表面有两种
埃博拉出血热	埃博拉病毒	丝状病毒科、丝状病毒属	糖蛋白
马尔堡出血热	马尔堡出血热病毒	丝状病毒科、丝状病毒属	
肾综合征出血热（流行性出血热）	汉坦病毒	布尼亚病毒科、汉坦病毒属	
克里米亚-刚果出血热（新疆出血热）	克里米亚-刚果出血热病毒	布尼亚病毒科、内罗病毒属	病毒由四种结构蛋白组成：转录酶蛋白、核衣壳蛋白、2个外部糖蛋白（G_1 和 G_2）
黄热病	黄热病毒	黄病毒科、黄病毒属	病毒颗粒呈球形，外有脂蛋白包绕，包膜
登革热	登革病毒	黄病毒科、黄病毒属	表面有刺突
拉沙热	拉沙病毒	沙粒病毒科、沙粒病毒属	有包膜的 RNA 病毒，对脂溶剂和去污剂敏感

【流行病学】

1. 传染源　病毒性出血热主要通过受感染的动物、昆虫宿主或急性期患者传染给人，最多见的为啮齿类动物和节肢动物蜱、蚊等。

2. 传播途径　主要传播途径包括接触带毒动物排泄物、呼吸道感染、消化道感染、经破溃皮肤接触感染、虫媒性传播、人-人传播。

3. 易感人群　人类对本病毒普遍易感，感染后发病与否与感染病毒型别有关，感染后免疫力较持久，罕见二次感染者。

【发病机制和病理变化】

发病机制未完全阐明，可能与病毒作用和机体免疫有关。病毒侵入人体后，随血液散布全身，在各脏器组织细胞特别是血管内皮细胞中增殖释放至血液，引起毒血症，出现发热和中毒症状。进一步破坏血管，导致通透性增加，低血压、DIC 形成。

基本病理改变包括全身毛细血管扩张、充血、通透性增加，轻者血管壁内皮细胞肿胀、变性，重者血管壁发生纤维蛋白样坏死和破裂，实质性器官变性、坏死。

【临床表现】

登革热详见黄病毒章节。下面重点介绍由螨或啮齿动物动物为媒介引起的远东出血热、阿根廷出血热、玻利维亚出血热和拉沙热。

1. 远东出血热　由虫媒病毒所致，媒介是螨、啮齿动物。主要流行于美洲。此病毒在体外不能培养成功。1951—1953 年在联合国军队和朝鲜发生流行。本病潜伏期为 10～25 天，突然发病，有头痛、腰痛、腹痛、恶心、呕吐、寒战、发热、乏力等全身症状，结膜和皮肤尤其腋部出现瘀点，也可见于面、颈、上胸部。发病 5 天后，发生低血压或休克。7 天后，出现明显蛋白尿和血尿、肾衰竭。在少尿期可出现血尿素氮升高、白细胞增加、血小板减少。幸存者继少尿期后出现多尿期。治疗为对症处理。

2. 阿根廷出血热　由虫媒病毒的 Junin 病毒所致。传播媒介是螨。传染源和宿主动物是田鼠。从患者血液和螨内能分离出致病的病毒。临床表现为发热、头痛、恶心、呕吐、腰痛、齿龈及鼻出血，皮肤黏膜病损表现为充血、出血、瘀点、瘀斑。累及肾脏可出现无尿。严重者发生低血压性休克、急性肾衰竭、腔道出血及烦躁、抽搐、意识障碍等。

3. 玻利维亚出血热　由虫媒病毒的 Machupo 病毒所致。传播媒介是啮齿动物。1959 年在玻利维亚被首先发现。患者初起有头痛、不适、乏力、肌痛等前驱症状，持续 1～2 天，发热期持续 7～10 天，有严重头痛、背痛、关节痛和肌肉痛。部分患者出现皮肤感觉过敏，日照后发生皮肤疼痛，似晒斑。伴结膜炎。继之出现心血管变化，由于毛细血管损伤，表现为眼眶周围水肿、蛋白尿，但不发生肾衰竭。可有胃肠道出血，但皮肤黏膜无瘀点。恢复期发生弥漫性脱发，3～5 个月后可再生。消灭或控制啮齿动物可防止本病发生。此类疾病具有 "3H" 症状，既 hyperpyrexia（发热）、hemorrhage（出血）、hypotension（低血压）。

4. 拉沙热　本病于 1969 在尼日利亚 Lassa 地区被首次报道，故命名为 "Lassa fever"，译为拉沙热。它是发生在撒哈拉以南非洲，特别是西非的一种人畜共患烈性传染病，病程 1～4 周，致病病原体为拉沙病毒，其为沙粒病毒科（Arenaviridae）的一种，属于单链 RNA 病毒。在西非，每年有 10 万～30 万人感染，每年约 5000 人死亡。80% 左右的人类感染为无症状感染，其余病例为严重的多系统疾病。在流行地区进行的血清学调查显示，一些村庄中有多达 50% 的人口曾经受到感染。它的自然宿主是鼠类，潜伏期为 7～18 天。前驱症状包括发热、头痛和干咳等。感染者的面部、手臂和胸部皮肤可能会出现斑疹或瘀点。与此同时，还可能伴有关节痛、胸骨后疼痛等症状。随着疾病进展可出现高热，严重腹泻，肾损害伴蛋白尿，中枢神经系统受累伴意识混乱、昏迷、抽搐和呼吸系统并发症，上述症状均可在发病的第一周内发生。

该病通常采用 ELISA 法检测病毒抗原。通过 RT-PCR 扩增血清中病毒 RNA 或检测 IgG 和 IgM 抗体早期诊断感染，可识别感染人群，有助于控制传播。治疗主要是支持疗法，利巴韦林是有效的抗病毒药物，尤其在发病后 6 天内给予利巴韦林治疗非常关键，通常能取得较好的治疗效果。

【**实验室检查**】

1. 常规检验　出血热病例通常都有白细胞分类中淋巴细胞增多、血小板减少。尿液、粪便常规分析可出现蛋白尿、血尿，在尿液中可出现管型，大便潜血阳性。

2. 病毒分离　进行病毒分离培养法、电镜检查法、PCR 技术等，从患者血、尿中分离病毒或病毒核酸。

3. 血清学检测　有助于早期诊断，包括 ELISA、血凝抑制试验、固相放射免疫测定等。发病早期和恢复期两次血清特异性 IgG、IgM 型抗体效价递增 4 倍以上或抗原阳性均具有确诊意义。

【诊断】

根据流行病学调查、临床表现、实验室检查综合诊断。

【鉴别诊断】

结合各型病毒性出血热的特异性体征、症状及实验室检查进行鉴别诊断。在发病早期应与流感、疟疾、伤寒相鉴别，如出现蛋白尿则应与急性肾盂肾炎、急性肾小球肾炎相鉴别，消化道出血应与溃疡性出血相鉴别。

【治疗】

病毒性出血热目前尚无特效治疗方法，通常是给予支持治疗、综合处理。抗病毒药物利巴韦林对治疗拉沙热、肾综合征出血热有过成功病例。另据报道，在埃博拉出血热治疗中，恢复期患者血清及免疫球蛋白有一定效果。

【预防】

除黄热病、裂谷热及肾综合征出血热已有疫苗可使用，其他出血热尚未研制出可以应用的疫苗。防止病毒性出血热的传播应从控制传染源、阻断传播途径入手。

（王兴旺　陈韦君　樊建勇）

参考文献

[1] 梁国栋. 虫媒病毒——重要的被忽略的热带传染病病原体. 中国热带医学，2018，18（01）：1-5.

[2] Weaversc, Reisenwk. Present and future arboviral threats. Antiviral Res, 2010, 85（2）：328-345.

[3] Andrew MQK, Michael JA, Eric BC, et al. Ninth report of the international committee on taxonomy of viruses. London: Elsevier/Academic Press, 2012.

[4] Karabatsos N. International catalogue of arthropod-borne viruses. 3rd ed. San Antonio（TX）：American Society for Tropical Medicine and Hygiene, 1985.

[5] Feldmann H, Geisbert TW. Ebola haemorrhagic fever. Lancet, 2011, 377（9768）：849-862.

[6] 张健，苏海滨. 埃博拉病毒病临床特征与治疗. 传染病信息，2016，29（1）：57-60.

[7] WHO Ebola Response Team. Ebola virus disease in West Africa-the first 9 months of the epidemic and forward projections. N Engl J Med, 2014, 371（16）：1481-1495.

[8] Schieffelin JS, Shaffer JG, Goba A, et al. Clinical illness and outcomes in patients with Ebola in Sierra Leone. N Engl J Med, 2014, 371（22）：2092-2100.

第十七章

可能与病毒感染相关的皮肤病

本章讨论的几种皮肤病可能和病毒感染密切相关，如传染性红斑与人类细小病毒 B19 感染相关；婴儿玫瑰疹和玫瑰糠疹与人类疱疹病毒 6、7 型感染相关；丘疹紫癜性"手套和短袜"样综合征与人类细小病毒 B19、麻疹病毒、柯萨奇病毒 B6、巨细胞病毒、EB 病毒感染相关；川崎病与 EB 病毒感染相关。另外，如儿童期不对称性屈侧周围疹、结节性红斑、多形红斑、儿童丘疹性肢端皮炎、Kikuchi-Fujimoto 病也可能和病毒感染相关。具体详见以下各节。

第一节 传染性红斑

传染性红斑（erythema infectiosum，EI）又称第五病（fifth disease），是一种世界范围内的良性传染性皮肤病，以面部、臀部、四肢特异性红斑为临床特征，全身症状轻微。一般流行于早春或晚冬，好发于 4～12 岁儿童，特别是 2 岁左右的幼儿。

【病原学】

早在 1889 年就有文献对该病有过详细描述，但确切病因不清。直到 1975 年才由 Cossart 首次从无症状供血者中发现病毒，1981 年从临床病例中分离出病毒，1985 年经 Anderson 等通过志愿者实验观察证实，确定传染性红斑的病因为人类细小病毒 B19（human parvovirus B19），以下简称 B19 病毒。

B19 病毒属于细小病毒科细小病毒属，是目前发现的最小、最简单的单链线状 DNA 病毒。其直径为 20～26 nm，无包膜，二十面体对称，分子量 5000。其物理特性决定了它是一种对热稳定、能耐受有关溶剂和强化学物质的病毒，在 60 ℃下能存活 12 h。B19 病毒完整的病毒颗粒是由一个衣壳体包裹着一个病毒基因组复本而成，其中 DNA 由含有等量的正性和负性 DNA 链组成。大部分自主复制的病毒在 3′、5′ 末端具有特殊序列。因其末端回文重复序列与腺病毒样病毒相似，这说明它在体外能像腺病毒样病毒那样整合到人类基因组上，但这种尝试至今尚未成功。B19 病毒的非结构蛋白 1（non-structural protein 1，NS1）分子量约为 74×10^6，具有 DNA 结合位点，故它可能具有降低可包装的子代病毒复制所必需的"切口酶"活性。NS1 还能"切割"宿主 DNA，因为在哺乳动物细胞上表达的重组 NS1 蛋白表现出细胞毒力。而 NS1 的三磷酸核苷结合位点发生突变后，其毒力丢失。另外，NS1 可能与完整的病毒颗粒共价结合，故它可能在病毒 DNA 组装入成熟的病毒衣壳过程中起一定作用。NS1 已被证明具有细胞毒性，并且 NS1 细胞毒性被认为是 HPV B19 感染期间发生血小板减少症和白细胞减少的原因。

VP1 与 VP2 组成衣壳包裹在 HPV B19-DNA 表面，具有抗原性。96% 的衣壳是由 VP2 组成，VP1 仅占 4%，针对 VP1 独特区的融合蛋白的抗体能与含 VP1、VP2 和整个感染性病毒颗粒的重组空 HPV B19 衣壳发生共沉淀。这证明 VP1 的独特区暴露于病毒颗粒的外表面上。在骨髓悬浮培养中加入抗 VP1 或独特区的 N 端部分的抗体后，可阻止 B19 病毒的复制，这表明 VP1 独特区的 N 端在病毒-细胞黏附及病毒侵袭进入细胞过程中起作用。

B19 病毒是细小病毒中唯一能感染人的病毒株，它具有高度的种属特异性，还具有嗜红细胞性。其对骨髓中红细胞谱系中的细胞显示出选择趋向性。这些细胞易受病毒感染，并根据其分化阶段和增殖率进行生产性周期复制。这种趋向性和感染的有效结果可以被认为是病毒对特定细胞群双重适应的结果。B19 病毒的复制过程主要在红细胞祖细胞核中进行，而其侵袭红细胞是通过与红细胞表面的 P 系统抗原中的 P 抗原或糖苷脂相结合进行的，但是 P 抗原不仅存在于红细胞表面，还存在于巨核细胞、内皮细胞、胎盘细胞、胎儿肝脏和心脏细胞上。P 血型物质含有两种普通抗原和一种罕见抗原，如果输注含有 P 物质的血液后，将引起严重的溶血现象。也就是说，红细胞上无 P 抗原的人天生具有抗 B19 病毒感染的免疫力，他们的骨髓在体外可免除 B19 病毒感染。这些结果表明，阻止 B19 病毒与 P 抗原的结合可能是个有效的治疗办法。

B19 病毒有三种不同的基因型。大多数感染由 1 型引起。有报道显示，1 型是唯一能在正常人和患者皮肤组织中存在的基因型。2 型和 3 型更容易在免疫功能低下的人群中被发现。B19 病毒基因型与其致病性是否存在必然联系仍有待进一步研究。

【流行病学】

1. 传染源 传染性红斑的传染源主要为患者和病毒携带者。临床多种疾病的皮肤样本中发现了 B19 病毒 DNA，包括传染性红斑及其临床变型，但在 25% 的正常皮肤样本中也检测到其 DNA。病毒在出疹前 1 周左右传染性最强，一旦出疹，可能就不再有传染性。

2. 传播途径 传染性红斑的主要传播途径为呼吸道和密切接触传播，因接触患者的鼻咽分泌物或液滴中所含的病毒而感染。处于妊娠期的女性被感染，病毒会垂直传播至胎儿。医院密切接触的护理人员感染率可达 40%，隐性感染可达 20%，感染后可获得终身免疫力。再次感染也较常见，约达 10%，并呈 3～5 年的周期性流行特征。

3. 易感人群 人群普遍易感，尤其是孕妇和 4～12 岁儿童，常在儿童集体中发生。

4. 流行特征 本病呈全球性流行，全年散发，春季易发病，但在冬末和夏初常有局部暴发，呈小流行。易感者在一次暴发或流行后抗体阳性率可达 15%～60%。B19 病毒 IgG 检测显示，5～15 岁儿童感染率可达 15%～35%，≤5 岁较低（2%～9%），≥18 岁可达 30%～60%。老年人的血清阳性率最高，90% 以上呈阳性。

【临床表现】

1. 潜伏期　潜伏期为 3 ~ 12 天，平均 6 天，患者无明显前驱症状。少数人仅有 1 ~ 2 天轻度发热、上呼吸道感染症状或眼、咽、结膜充血，头痛、咽痛、嗜睡或呕吐等。多数患者学习、活动不受限制。

2. 面颊部红斑期　可无前驱临床症状，皮损突然发生于两侧面颊部，脸部中央很少受累及。皮疹初为 3 ~ 5 mm 的充血性红斑、丘疹，数小时迅速融合成片，呈玫瑰色肿性蝶形红斑，境界清楚。皮疹似丹毒样，表面无鳞屑，对称分布于鼻两侧，局部红而微肿，皮温高。皮损不累及额、口周、眼睑、颏等处，偶见微痒或烧灼感。重者有紫色红斑止于鼻唇沟，境界清楚，俗称"掌拍脸"（slapped cheek disease），多见于幼儿（图 17-1）。零星斑丘疹散见于附近的眉间、前额，部分可融合，致口周苍白，部分患者因无典型的"掌拍脸"而被误诊为麻疹。

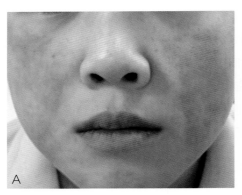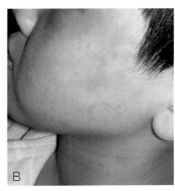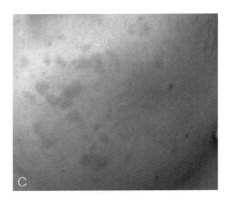

图 17-1　传染性红斑"掌拍脸"和颈部皮损（A，B），C 图为水肿型红斑细节表现

3. 继发期　颊部出疹 1 ~ 2 天后，皮疹蔓延至胸背、上肢，终及臀股而达手足等处，呈现散在分布的充血性斑丘疹。躯干皮疹少而色淡，伴轻度瘙痒，可持续 6 ~ 14 天疹退。皮疹消退时表现较为特殊：皮疹中央先行消退而形成轮状、空心圆、鱼鳞状等形态，局部没有或仅遗留较淡的色素沉着，无脱屑，皮肤可出现花边状、网状花纹，部分可有浅表淋巴结肿大。当暴露在高温或阳光下时，皮疹会加重。

4. 恢复期　皮疹消退后进入恢复期。部分病例受寒冷、创伤刺激、情绪变化等影响可复发，表现为皮疹忽隐忽现。皮疹消退数周后，约 10% 的儿童及 80% 的成人可出现关节痛，类似类风湿性关节炎，但类风湿因子检测阴性。关节痛可持续 2 周，少数可持续数月，最长可达 4 年。

5. 临床变型　临床少见的病变有水疱或脓疱。儿童皮疹可以发生瘀点或紫癜，且通常为泛发性，尤其多见于肢端。一种相当于丘疹紫癜性"手套和短袜"样综合征的肢端紫癜型皮疹，是 B19 病毒辣感染最常见的皮肤变型。另外，与 B19 病毒有关的其他皮肤表现包括：荨麻疹/血管性水肿、血管炎（肉芽肿病合并多发性血管炎）、Sweet 综合征、急性痘疮样苔藓样糠疹、种痘样水疱病、红人综合征、系统性硬化、Behcet 病等。

【并发症】

感染早期，白细胞增多伴淋巴细胞相对减少；晚期，嗜酸性粒细胞增多达 36%，可能伴有淋巴细胞增多。患者常伴轻度贫血。再生障碍性贫血很少发生，但常发生于先前存在血液系统疾病或免疫抑制的患者，比如红细胞生成减少（缺铁和地中海贫血）或红细胞破坏增加（镰状细胞性贫血、遗传性球形红细胞增多症、丙酮酸激酶缺乏症、葡萄糖 -6- 磷酸脱氢酶缺乏症），以及接受异基因造血干细胞或实体器官移植和 HIV 感染患者。罕见的并发症如噬血细胞综合征和严重肝损害已有报道。妊娠期急性B19 病毒感染可导致胎儿死亡或胎儿水肿。

【实验室检查】

1. 血常规　白细胞正常或略低，淋巴细胞和嗜酸性粒细胞增加。

2. 病毒分离　病毒血症期（2～12 天）可做病毒分离，通过电子显微镜能对血清病毒直接进行观察，提供病毒形态学及病毒存在的直接依据。该方法一般可检出 10^6/ml 以上的病毒颗粒，特异性强，但价格昂贵。

也可运用核酸杂交和 PCR 技术检测病毒 DNA。核酸杂交方法特异性强、敏感性高，可达 0.1 pg，且可对病变处进行组织细胞定位。PCR 技术是诊断 B19 病毒感染最敏感和最特异的方法，其敏感性比核酸杂交高 100～1000 倍，其中又以巢式 PCR 技术敏感性、特异性尤高。Boggino 报告了一种检测 B19 病毒 DNA 的定量直接探针方法。此方法不需要酶的扩增，对扩增污染或酶抑制不敏感。

病毒感染后首先出现血清 IgM 抗体，可持续 1～2 个月。IgG 常在病后 7～10 天出现，可持续终身。急性感染后，病毒会持续存在于多种不同的组织中，包括皮肤、骨髓、滑膜和肝脏，常伴患者终身。

3. 组织病理　表皮细胞内水肿，真皮乳头层血管扩张，内皮细胞肿胀，血管周围单核细胞浸润。在毛囊及汗腺周围有慢性炎细胞浸润。皮肤活检结果为非特异性，对 B19 病毒感染无诊断价值。

【诊断】

根据接触史，常见于儿童，具有流行性，出现面部蝶形、水肿性、边界清楚的红斑，全身症状轻微，可以考虑该诊断。该病症状比较典型，凭借面部"掌掴样红斑"以及四肢伸侧"花边状或网状红斑"等特征即可作出临床诊断。

对于免疫功能低下或血液系统疾病（如一过性或慢性再生障碍性贫血）患者以及慢性细小病毒感染的患者，虽然缺乏血清 IgM 抗体，但并不能排除该病毒感染，故可以采用核酸检测方法辅助诊断。由于本病存在较多的隐性感染和非典型病例，如无实验室检测，常会被误诊或漏诊。

【鉴别诊断】

1. 猩红热　本病呈急性病容，临床表现有咽痛、高热，皮疹为弥漫性红斑，口周有苍白圈，有草莓舌及愈后脱皮等征象。帕氏征阳性。

2. 风疹　上呼吸道卡他症状较明显，并有发热、麻疹样皮疹，伴耳后、枕后淋巴结肿大。

3. 麻疹　高热、上呼吸道卡他症状明显，皮疹为斑丘疹，疹间皮肤正常，早期麻疹黏膜斑（Koplik 斑）可资鉴别。

4. 其他疾病　本病还需与肠道病毒感染、Still 病、面部丹毒、接触性皮炎、川崎病、婴儿玫瑰疹、药疹等相鉴别。

【治疗】

B19 病毒的抗病毒药物筛选与其他病毒相比仍存在巨大差距。静脉注射免疫球蛋白（intravenous immunoglobulin，IVIg）被认为是唯一有效的治疗方法，但对于免疫系统受损的患者来说，该治疗手段的效果也十分有限。

B19 病毒感染通常为轻微和自限性的，多不需要特殊治疗，以对症处理和支持疗法为主。患儿应隔离，卧床休息，增加饮水量。发热时可服银花或菊花煎剂。如遇失眠、烦躁，可给地西泮等镇静剂。苯巴比妥及溴化物容易引起皮疹，增加诊断困难，不宜应用。青霉素和磺胺药对本病无效。局部可给予炉甘石洗剂止痒。

如果临床出现以下情况一定要加强对症支持治疗，如严重红细胞性贫血、使用免疫抑制剂不能产生足够的抗体以及宫内感染。

【预防】

患者适当隔离，如造成暴发流行，应迅速上报。孕妇应避免与患者接触，家中有病儿的孕妇应经常洗手，不共用餐具。医务人员应仔细实施传染病控制措施。

B19 病毒候选疫苗的研究曾因潜在副作用而受阻。一种酿酒酵母源性 B19 病毒疫苗兼含 VP1 和 VP2 衣壳抗原及佐剂 MF59，在临床前小鼠模型中表现出一定前景。

第二节　幼儿急疹

幼儿急疹（exanthema subitum）又称婴儿玫瑰疹（roseola infantum）、第六病（sixth disease），是一种常见于婴幼儿的急性、良性、玫瑰样发疹性疾病。其特点是在高热 3～5 天后，体温突然下降而在躯干出现非瘙痒性玫瑰红色斑疹损害。该病具有自限性，没有明显的后遗症。

【病原学】

既往一度认为是埃可病毒 16 型引发该病，也有认为可能是人类疱疹病毒 6 和 7 型（HHV-6、7）。目前认为该病由 HHV-6 感染引起。HHV-6 分为 A、B 两个亚型，幼儿急疹多由 HHV-6B 亚型引起，少数为 6A 亚型。但仍有部分患儿病因不明。

HHV-6 包含一个线性双链 DNA 基因组，两侧是直接末端重复序列，其中包含重复的 6 个核苷酸 GGGTTA。该重复序列被认为在潜伏感染细胞中维持病毒基因组发挥重要作用。HHV-6、7 对 CD4$^+$ T 淋巴细胞有亲细胞性，病毒进入宿主细胞后主动复制，其平均潜伏期为 9～10 天。HHV-6 感染后终身潜伏在宿主淋巴单核细胞中，在免疫功能低下时可重新被活化，诱发严重感染。

【流行病学】

幼儿急疹是 2 岁以下儿童最常见的发热性疾病，占婴儿发热性疾病的 10%～45%，发病高峰为 6～9

月龄小儿。无症状的成人患者是本病的传染源，其传播方式可能是通过呼吸道飞沫传播，少数学者认为该病也可能通过肠道传播。胎儿可从母体通过胎盘得到抗体而免于发病。幼儿急疹春秋雨季发病较多，在女性和有兄弟姐妹的儿童中更常见。几乎所有 4～5 岁以下儿童都曾受到过感染，感染后可获得永久性免疫。该病传染性小，可在托儿所发生小流行，但大多数病例呈散发性。

【临床表现】

幼儿急疹潜伏期 8～15 天，平均 10 天，首发表现为突然高热。患儿无前驱症状，突然起病，体温高达 39～40 ℃，甚至 40 ℃以上。发热持续 3～5 天，其间咽峡部充血，有时伴有咳嗽及呕吐、轻度腹泻、食欲不振等症状。患儿虽有高热，但全身症状轻微，精神状态好。患儿偶有上眼睑水肿及前囟膨隆，颈部、枕后浅表淋巴结可轻度肿大，但无压痛，不如风疹明显。

体温往往骤退，热退后 9～12 h 内出现皮疹为本病特征。皮疹通常先出现于躯干上部及颈部，以后逐渐在面部和四肢出现，但鼻、颊及肘膝以下部位、掌趾一般不受累及。皮损为粉红色、红色斑疹或斑丘疹，不伴瘙痒。疹间有 3～5 mm 空隙，偶尔在皮疹周围可见晕圈，相近皮损可以融合成红色斑片（图 17-2），形状和颜色类似风疹或麻疹，偶尔类似猩红热或荨麻疹。在 24 h 内皮疹出满，之后即开始消退，一般 1～2 天消失，不留色素沉着和脱屑。约 2/3 的患者中可以见到悬雍垂腭舌斑（长山斑），为软腭和悬雍垂上出现的红色斑疹。鼻腔、咽部黏膜及结膜轻度发红。少数病例也可不出现皮疹。

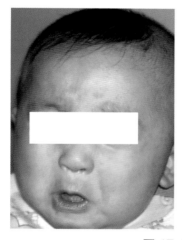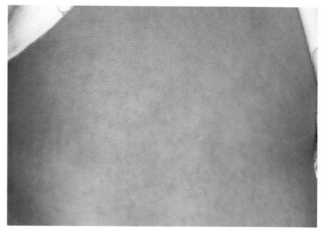

图 17-2　幼儿急疹面部和躯干皮肤表现

如成人发病，可能出现单核细胞增多症样改变，以发热和皮疹为主，伴有颈部淋巴结肿大，时间可持续 3 个月，并可出现急性自限性肝炎。

【并发症】

患儿高热惊厥并不少见，约占 15%。致死性脑炎罕见，有报道可为原发性感染所致。其他并发症包括化脓性暴发性紫癜和噬血细胞综合征。原发性 HHV-6 感染与心肌炎、横纹肌溶解症、血小板减少、丘疹紫癜性"手套和短袜"样综合征、儿童丘疹性肢端皮炎、Stevens-Johnson 综合征及玫瑰糠疹有关。

【实验室检查】

在发病前 2 天可能出现白细胞增多，随后在患病 7~10 天内恢复正常。随着皮疹出现，白细胞及淋巴细胞减少较常见。此外，一些儿童在 HHV-6 活动性感染期间可出现无菌性脓尿。

出疹后 5~7 天出现 HHV-6、7 血清 IgM 抗体升高，感染后 2 周达到高峰，且可持续存在约 2 个月。目前，血清学检测尚不能区分 HHV-6A 和 B，而病毒分离技术在大多数诊断实验室无法开展。用 RT-PCR 或 PCR 检测可以区分 HHV-6A 和 B。定量 PCR 方法可以鉴别原发性感染和潜伏感染。HHV-6 DNA 存在于原发性感染儿童的脑脊液中，也存在于幼儿急疹后周期性癫痫发作患者，提示 HHV-6 是引发脑炎的直接病因。

【诊断】

本病发热期无特殊体征，但突发高热、无皮疹，热退后皮疹出现，结合年龄很容易作出诊断。不典型病例需依赖病毒分离，特异性抗体检查在急性期为阴性，恢复期转阳性，且效价升高 4 倍以上。

【鉴别诊断】

1. 风疹　上呼吸道卡他症状较明显，伴发热、麻疹样皮疹，耳后、枕后淋巴结肿大显著。

2. 麻疹　高热，上呼吸道卡他症状明显，皮疹为斑丘疹，皮疹之间有正常皮肤。早期麻疹黏膜斑（Koplik 斑）可资鉴别。

【治疗】

幼儿急疹通常是良性和自限性的，治疗主要为补水和退热等支持治疗。不推荐使用抗病毒药物。

1. 支持疗法　无特殊治疗，应着重一般处理，加强护理，对症用药。发热期间患儿宜卧床休息，除降低周围环境温度外，应积极补水，酌情给予退热镇静剂对症处理。无并发症时不必用抗生素。

2. 局部处理　皮肤损害可外用炉甘石洗剂或撒硼酸滑石粉。

【预后】

1~2 天后皮疹消退，不留瘢痕或色素沉着。潜伏的病毒可能再激活，特别见于免疫抑制患者。本病多数预后良好，很少有并发症发生。

【预防】

本病无特殊预防方法，防止传播的最好方法是避免与发热期患儿直接接触。

第三节　玫瑰糠疹

玫瑰糠疹（pityriasis rosea，PR）于 1860 年由法国学者 Gilbert 首先命名。它是一种急性炎症性红斑、丘疹、鳞屑性皮肤病，以分布广泛、覆有糠状鳞屑的玫瑰色斑疹为特征，多见于健康儿童和青年人，病程为自限性。

【病原学】

迄今为止，玫瑰糠疹的病因尚不明了，有病毒、细菌、真菌、螺旋体感染、自身免疫、变态反应、遗传性过敏等各种学说，其中以病毒感染学说的研究最为广泛，可能性也最大。虽然并未分离出特异性微生物，但本病有好发于春秋季节的倾向，而且发病集中在家庭、学校、军营或公共浴室等现象也说明本病可能是一种弱传染病，很可能与病毒感染有关，病情可自然缓解也与病毒感染的规律相符合。

患者可先有前驱症状和近期上呼吸道感染史（可能与链球菌有关），皮肤先出现母斑，而母斑偶可出现在外伤部位（如虫咬），可认为是病毒的侵入部位。有研究已证实玫瑰糠疹发病与季节改变（如气温变化或降雨）有关，但也有人认为本病的发生是由于体内潜伏病毒的再激活而非原发感染。病毒被再激活与机体免疫功能下降有关，如妊娠期或骨髓移植后、创伤引发炎症反应使致病菌再激活，可使玫瑰糠疹的发病率有所增加。

玫瑰糠疹有群集性发病现象。部分患者有头痛、发热、关节疼痛等前驱症状。病程有自限性，一般经 4～6 周，皮疹即自行消退，可遗留有暂时性色素减退或色素沉着。复发较少。

有关玫瑰糠疹病毒感染学说的研究主要集中在人类疱疹病毒 6 和 7 型（HHV-6、7）。在儿童患者中，两者血浆病毒平均水平显著高于成人。Broccolo 等在 17% 的玫瑰糠疹患者皮肤上发现了 HHV-6 抗原，67% 的患者皮肤上发现了 HHV-7 抗原，提示可能存在感染或者病毒感染重新被激活。Drago 等用电镜观察了 21 例急性期玫瑰糠疹患者的皮损标本，在 15 例患者标本中（71%）找到了不同形态发生时期的 HHV 颗粒，这些颗粒直径为 160～200 nm，有一个高电子密度的圆柱形的核、一个衣壳，外壳上有刺突，在衣壳和外壳之间有一层体被。Watanbe 等用巢式 PCR 检测玫瑰糠疹患者的皮损区、非皮损区皮肤、外周血单个核细胞、血清、唾液中的 HHV-6 和 HHV-7 DNA，用原位杂交和透射电镜分别检测病毒 mRNA 表达和病毒颗粒，结果显示，玫瑰糠疹患者中病毒 DNA 阳性率在各组织中均高于对照组，透射电镜在病例组和对照组均未显示出病毒颗粒，故认为玫瑰糠疹与 HHV-6 和 HHV-7 的系统激活感染有关。Drago 等用电镜和 PCR 的方法检测玫瑰糠疹患者的单核细胞、血浆和皮肤中的 HHV-7，运用 ELISA 法检测血清中干扰素-α 和干扰素-γ 的含量，对体外协同培养的外周血单个核细胞观察其形态学改变，并在电镜下进行病毒颗粒的鉴定，使用 PCR 技术分析所有标本中是否含有 HHV-6 和 HHV-7 DNA，一系列结果表明，从玫瑰糠疹患者血浆中可检测到干扰素-α 和干扰素-γ，而对照组不能测出。从玫瑰糠疹患者体内分离出的外周血单个核细胞在体外培养 3～7 天后，光镜下可见气球样细胞和包涵体，对照组和恢复期玫瑰糠疹患者中无此发现。培养基离心所得的上清液能使 HHV-7 复制的 Sup-T1 细胞繁殖，电镜观察上清液发现具有疱疹病毒特点的颗粒。玫瑰糠疹急性期患者的外周血单个核细胞、血浆和皮肤中均可测到 HHV-7 的 DNA 序列，上述发现高度提示有病毒活动的证据。尽管未在玫瑰糠疹患者中分离出病毒，但研究提示病毒在其发病中起重要作用，故提出玫瑰糠疹可能是 HHV-7 再激活的临床表现。Broccolo 等人通过校准实时荧光定量 PCR 法检测 HHV-6/7 DNA，分别在 17% 和 39% 的玫瑰糠疹患者血浆中检测到，在健康对照组和其他炎症性疾病患者中均为阴性，故认为这种疾病是重新激活的结果，而不是原发感染。这些研究还指出 HHV-7 再激活可能导致 HHV-6 激活跟进，反之亦然。

最新研究结果提示 HHV-6、7 的激活与新冠肺炎（COVID-19）感染相关。近期研究显示，中国 0.2%

的新冠肺炎患者有皮肤表现，意大利 20% 的患者有皮肤表现，报道最多的是皮疹、荨麻疹、水痘样水疱、瘀点和儿童急性出血性水肿。伊朗报道一名 27 岁男子的玫瑰糠疹与新冠肺炎相关。值得注意的是，在新冠肺炎大流行期间，玫瑰糠疹发病增加 2 倍以上。此外，玫瑰糠疹可能是新型冠状病毒无症状携带者的一个指示性指标。新冠肺炎在大流行期间引起 HHV-6 的重新激活也可以解释玫瑰糠疹病例的增加。

　　然而，很多研究结果也提出反对意见。Chuh 等在 3 例玫瑰糠疹儿童患者中未发现活动性 HHV-7 感染的证据。一项前瞻性病例对照研究用 PCR 方法检测 15 例玫瑰糠疹患者及 15 例健康对照者外周血白细胞和血浆中的 HHV-7/6 DNA，发现病例组阳性检出率与对照组相比无统计学差异。在玫瑰糠疹患者中也未发现近期有过 HHV-6/7 感染的证据。取玫瑰糠疹患者的皮损组织进行巢式 PCR 分析，并将活检标本进行病毒培养，结果仍为阴性。PCR 分析显示玫瑰糠疹患者 HHV-6/7 DNA 片段检出率也无统计学差异。免疫组化（免疫荧光）检测玫瑰糠疹患者血清中抗 HHV-6/7 IgG 抗体滴度，与健康对照组比较无明显升高，故不支持玫瑰糠疹病毒感染的病因假说。因此，以上结果均表明病毒可能不是玫瑰糠疹的唯一病因。

　　Watanabe 等检测玫瑰糠疹患者皮损区、非皮损区皮肤、外周血单个核细胞、血清、唾液巨细胞病毒，用原位杂交和透射电镜分别检测病毒 mRNA 和病毒颗粒显影，运用巢式 PCR 方法未检测到巨细胞病毒 DNA 片段，透射电镜下也没有发现病毒颗粒。结果表明，HHV-6/7 更可能导致玫瑰糠疹的全身性活动性感染，而巨细胞病毒与此无关。作者还假设，由于病毒是在唾液中检测到的，唾液腺作为以前感染病毒的贮存部位，患者经历的是重新激活致病，而非原发感染，此外，HHV-6/7 在病变皮肤中的低水平也验证了这些病毒不直接感染皮肤细胞的假设。玫瑰糠疹实际上是全身对病毒复制的反应结果。

　　Gjenero-Margan 等对 36 例玫瑰糠疹患者和 19 例健康对照者进行了血清流行病学研究，在 12 例玫瑰糠疹患者（33.3%）和 1 例健康对照（5.2%）中检测到了抗麦氏军团杆菌抗体，差异具有统计学意义，认为玫瑰糠疹可能与军团杆菌的感染相关。一项双盲对照试验研究了玫瑰糠疹和肺炎衣原体、肺炎支原体、麦氏军团杆菌、嗜肺军团杆菌、长滩军团杆菌感染之间的关系。在 13 例确诊的玫瑰糠疹患者中，2 例抗肺炎衣原体 IgG 滴度升高了 4 倍，2 例检测到了抗 VI 血清型肺炎军团杆菌 IgM 和抗肺炎支原体 IgM，差异无统计学意义，由此推测细菌在玫瑰糠疹发病中并非重要因素。

　　Sharma 等发现 37.7% 的患者抗链 O 滴度升高，红霉素治疗玫瑰糠疹疗效积极，提示链球菌参与其疾病过程。然而，Parija 和 Thappa 对 20 例玫瑰糠疹患者的研究提示所有患者 C 反应蛋白均阴性，仅 2 例患者抗链 O 滴度升高，2 例患者通过咽拭子分离出溶血性链球菌，但结果与对照组比较无统计学意义，从而否定了链球菌在玫瑰糠疹中的致病作用。

　　有报道提示玫瑰糠疹还可能与自身免疫、变态反应、遗传易感性等有一定关系。有学者认为自身免疫是玫瑰糠疹的发病基础，理由是患者血清抗核抗体阳性者常见。Neoh 等通过免疫组织化学研究发现玫瑰糠疹患者皮损中 T 淋巴细胞和朗格汉斯细胞显著增多，提示细胞免疫在疾病的发展过程中可能起重要作用。Wang 等研究发现玫瑰糠疹患者皮损中 CD3、CD4、CD8 和 CD45RO 阳性细胞占主导，提示 T 细胞介导的免疫参与了疾病发展过程。许多药物可以引起玫瑰糠疹样发疹，包括苯巴比妥、卡托普利、氯氮平、白喉类毒素、金制剂、异维 A 酸、左旋咪唑、甲硝唑、特比萘芬、铋剂、秋水仙碱、D- 青霉胺、酮替芬、奥美拉唑、羟氯喹、伊马替尼。卡介苗、流感、H1N1、白喉、天花、乙肝、肺炎球菌及新冠肺炎等疫苗接种后也可能出现玫瑰糠疹。这些药源性发疹皮损较广泛，病程较长。该病易感性似乎不受种族或区域性影响，但有研究报道在巴西黑人中，该病与 HLA-DQB1*04 及 HLA-DQB1*04 有关。

【流行病学】

玫瑰糠疹常见，发病率较高，约为 172.2/10 万人每年。据统计，玫瑰糠疹约占皮肤科门诊就诊者的 2%，发病年龄在 3 个月至 83 岁不等，6~11 岁是儿童玫瑰糠疹的发病高峰期。玫瑰糠疹患者以儿童和青年人居多，约 75% 的玫瑰糠疹在 10~30 岁发病，平均发病年龄为 22.7 岁。两性发病率相同（或女性略高）。据报道，妊娠期玫瑰糠疹的发病率为 18%，而一般人群为 6%。该病无种族差异，春秋季多发。有学者认为一年四季均可发病，寒冷季节多见。但也有研究认为，发病与季节及降水量无明显相关性。

【临床表现】

1. 典型玫瑰糠疹

（1）前驱症状：约 5% 的玫瑰糠疹患者可有前驱症状，包括发热、头痛、流感样症状、喉咙痛、注意力不集中、易怒、胃肠道不适、关节痛和浅表淋巴结肿大等，其中胃肠道和上呼吸道症状高达 69%。这些症状也可能出现在发病过程中。

（2）母斑（mother patch）：即原发斑，或称先驱斑（herald patch），发生率约 80%，多见于躯干部，其次是颈部或四肢近端。初起皮损为一淡红色丘疹或斑疹，逐渐扩大，在数天内变成直径 2~10 cm 橙红或粉红色的椭圆形斑片。典型皮损中央色泽鲜艳，绕以淡红色微隆起的边缘，上覆细小鳞屑。母斑自内向外有愈合倾向，而边缘有活动性。5.5% 的患者可见多发性母斑，少数母斑可与继发斑同时出现（图 17-3）。

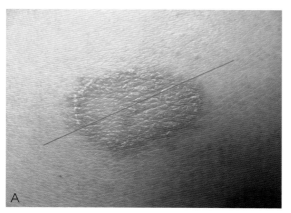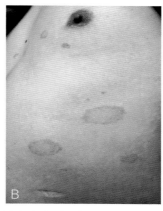

图 17-3　玫瑰糠疹母斑（A）和躯干继发皮疹（B）

图 A 中红线表示皮损长轴，与皮纹走行一致

（3）继发斑（子斑）：母斑出现后 2~21 天（多数在 1~2 周），继发斑成群发生，多见于躯干、四肢近端和颈部等衣服遮盖的部位。皮损为多发性、双侧性和对称性分布，典型皮损为长轴与皮纹走向一致的鳞屑性斑丘疹（"圣诞树样表现"，Christmas-tree appearance）（图 17-4）。典型的继发斑有两种主要类型，并可同时存在：①类似母斑的皮损，但比母斑小，最大直径<2 cm；②红色丘疹，较小，表面常无鳞屑，随病程进展，其数目增多，并向周围扩散。继发斑一般可持续 2~10 周。中心先痊愈，边缘红斑上覆以鳞屑，称为领圈状脱屑，此种脱屑有助于本病的诊断。

玫瑰糠疹常在起病后 2 周左右病情达到顶峰，随后的 2~4 周皮损缓慢消退；但有时病程可持续

5 个月以上，该类型在药物引起者中较为常见。本病口腔黏膜受累较少见，发生率<16%，已报告的有口腔黏膜点状出血、溃疡、红斑、水疱、大疱等，常不对称，其病程与皮肤受累病程相似。

2. 非典型玫瑰糠疹　据统计约 20% 的玫瑰糠疹临床表现为不典型的异型。

（1）顿挫型：母斑为本病的唯一皮损表现，之后无继发斑发生。

（2）局限型：皮损局限于下腹、乳房、颈部、腋窝、头皮、腹股沟或掌跖等部位。

（3）反向型：本型是各种不典型玫瑰糠疹中最引人注目的，皮损主要集中在屈曲处（腋窝、腹股沟）、面部、颈部和四肢远端（手掌和脚底）

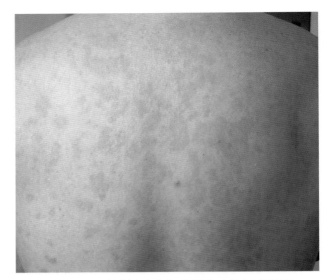

图 17-4　玫瑰糠疹背部早期炎症性红斑损害

等外周部位，躯干受累极少。该型常见于儿童，尤其是伴发丘疹的玫瑰糠疹。严重患者可伴有发热、不适、厌食和淋巴结增大等全身症状。

（4）不对称型：皮损仅限于身体的一侧，本型罕见。

（5）巨大型：较为罕见，为较大的斑片和丘疹（多为 5 ~ 7 cm），常在母斑周围出现，似手掌大或更大，可为环状，数量少。如这些大斑片融合，又称为 Vidal 连圈状和边缘性糠疹。有研究认为它是一种特殊的玫瑰糠疹，多见于成人，病灶少而大，常局限于身体的一个部位，尤其是腋窝或腹股沟。皮损趋于融合，病程可持续几个月。

（6）丘疹型：大量的毛囊性微小丘疹（直径 1 ~ 3 mm）广泛分布于躯干和四肢近端，可无鳞屑。本型多见于 5 岁以下的幼儿、孕妇和非洲裔患者。

（7）水疱型：水疱直径 2 ~ 6 mm，一般在水疱区域内同时存在或稍后出现典型玫瑰糠疹皮损，瘙痒，可有渗出和结痂，无鳞屑，有时掌跖也可受累。

（8）荨麻疹型：在发病前数天内出现酷似急性荨麻疹的皮损，随后风团仅局限于皮损边缘，并倾向于融合。

（9）紫癜型或出血型：成人和儿童发生率相似，可出现在包括上颚在内的不同部位。皮损表面有微小的紫癜出现，不一定伴脱屑。文献报道一名男子双腿出现紫癜性改变，躯干有典型玫瑰糠疹皮疹。组织病理学特征为红细胞外渗进入真皮乳头层，但缺乏血管炎证据，皮损消退后可遗留色素沉着或色素减退。

（10）渗出型：皮损有渗出倾向，常伴有明显的瘙痒。

（11）苔藓样型：多由于金制剂、卡托普利、苯巴比妥类、D- 青霉胺等药物引起。

（12）多形红斑型：表现为鳞屑性丘疹性病变，除典型玫瑰糠疹病变外同时呈现靶样损害，分布于躯干、面部、颈部或上肢。组织病理学以表皮内卫星样细胞坏死为主要特征。

（13）四肢型：病变局限于四肢，伴有典型的鳞屑性斑块，躯干不受影响（图 17-5）。

（14）肢端型：与反向型玫瑰糠疹相反，病变仅位于手掌、手腕和脚底，不累及屈曲部位（腋窝、腹股沟）。

（15）色素减退型：与典型玫瑰糠疹基本相似，有母斑和继发斑，但病灶从一开始便色素减少，主要分布于躯干。这种情况在深色皮肤的个体中更为常见，但不应将其与普通玫瑰糠疹后的继发性色素减退相混淆。

（16）刺激型：皮损局部用药不当，或季节变化也能发生。与汗水接触时，患者有严重的瘙痒、疼痛和灼烧感。

（17）持续型：病程持续 3 个月以上，在玫瑰糠疹中发病率约为 2%。大多数患者（75%）表现为母斑，并主诉全身症状（最常见为疲劳、头痛、失眠、易怒等）。皮损持续 12～24 周。口腔病变常见（75%），主要为草莓舌、红斑、水疱状病变和瘀点。其他型如大疱型、脓疱型等也有报告。此外，母斑缺如者亦不少见。

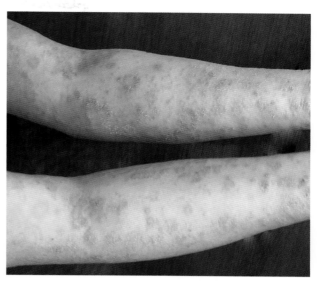

图 17-5　反向型玫瑰糠疹

【并发症】

妊娠期间发生玫瑰糠疹有许多不良妊娠结果的报道。在一篇回顾性文献中，大多数不良事件发生在妊娠中期，其次是妊娠早期。报告的不良事件包括早产、死产、低出生体重和新生儿肌张力减退。

孕期体内免疫反应发生改变，存在 HHV-6/7 病毒再激活和宫内传播风险。文献报道孕 15 周发生玫瑰糠疹，流产率高于正常人（57%＞13%），可能和 HHV-6/7 宫内传播风险增加相关。玫瑰糠疹流产孕妇的皮疹异常广泛，脱屑持续时间为 8～12 周，同时伴有严重症状如疲劳、头痛、注意力不集中、失眠和食欲减退等。

【实验室检查】

1. 血清学检测　发作期血清 IgM 升高，IgG、IgA 正常，C3 下降，CD4$^+$ 细胞正常，CD8$^+$ 细胞显著升高，CD4$^+$/CD8$^+$ 明显降低；循环免疫复合物明显增多。

2. 皮肤病理　玫瑰糠疹的组织病理学特征类似于浅表性血管周围性皮炎改变，表现为表皮轻度增生、局灶性海绵水肿和灶性角化不全，棘层轻度肥厚，颗粒层变薄；真皮乳头水肿、血管扩张充血，有程度不等的红细胞外渗和淋巴细胞外渗进入表皮。角化不全是玫瑰糠疹最常见的表皮改变（图 17-6）。真皮浅层血管周围有淋巴细胞、组织细胞浸润，偶见嗜酸性粒细胞。母斑组织病理学特征与上述改变相似，但表皮增生明显，很少有海绵水肿，真皮浅中层血管周围均伴有炎性细胞浸润。

【诊断】

根据典型皮损、好发部位、病程呈自限性和不易复发等特征，玫瑰糠疹不难诊断。在极少数情况下，皮损需要活检。虽然组织学特征没有特异性，但利于排除诊断。关于玫瑰糠疹的皮肤镜研究文献很少，其最常见的皮肤镜特征是色素改变、暗红色背景、白色鳞片和斑片状／周围鳞片分布。这些改变可

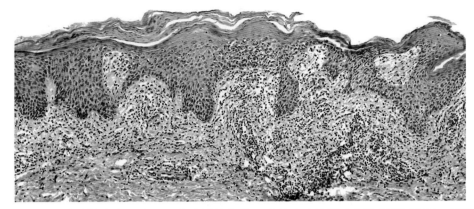

图 17-6　玫瑰糠疹病理表现见表皮灶性角化不全伴真皮浅层炎细胞浸润（HE×100）

能有助于玫瑰糠疹早期、无创诊断。

玫瑰糠疹的诊断应掌握三个主要特征：①分散性椭圆形环状斑疹；②大多数皮损表面有鳞屑；③皮损外周有袖口状鳞屑。

【鉴别诊断】

1. 药疹　与典型玫瑰糠疹相同的皮疹也可见于药疹。除皮疹发作时间和用药史外，患者无全身症状，皮疹急性发作没有母斑，皮损瘙痒显著且趋于发红，或呈苔藓样改变支持药疹诊断。停药后皮疹可恢复，组织病理学改变可见表皮内凋亡角质形成细胞和真皮嗜酸性粒细胞也支持药疹诊断。

2. 脂溢性皮炎　脂溢性皮炎可以是糠疹样皮疹，见于躯干上端中线附近、颈部和头皮，颜色较暗，油腻性鳞屑较厚，但无母斑，病变进展缓慢，皮疹持续存在。

3. 二期梅毒疹　二期梅毒疹是玫瑰糠疹典型的诊断陷阱，两者极其相似。但梅毒患者无母斑发生，同时应检查生殖器和口腔黏膜，尤其注意掌跖部位铜红色斑疹。

4. 点滴型银屑病和苔藓样糠疹　尤其慢性苔藓样糠疹有时需要和玫瑰糠疹鉴别。这两种病变都是丘疹性的，且病程持续。前者多为咽部感染后出现的躯干部位上覆银白色鳞屑的丘疹。在苔藓样糠疹中，皮疹为多形性，可以表现为丘疹伴出血痂皮或黏附性鳞屑。

5. 白色糠疹　主要发生于儿童面部或手臂的干燥、糠状鳞屑性色素减退性斑疹，通常与特应性皮炎相关。

6. 体癣　病灶呈红色水肿性，尤其皮损边缘处炎症显著。当玫瑰糠疹的唯一病变是母斑时，鉴别可能会很麻烦。但是真菌镜检病灶边缘处查见菌丝则容易鉴别。

7. 其他　少见情况下，原发性 HIV 感染、多形红斑、花斑癣、色素性紫癜性皮肤病、扁平苔藓、血管炎、蕈样肉芽肿易与玫瑰糠疹混淆，需要鉴别。

【治疗】

本病病因不明，病程为自限性。治疗方法是安抚患者，消除患者的顾虑，以对症治疗为主。最重要的是让患者了解皮损一般可在 4~8 周内自然消退，且很少复发（复发率仅 3%）。

1. 全身治疗　口服抗组胺药可以减轻瘙痒。Sharma 等报告口服红霉素 0.25 g，每日 4 次，可使

73% 的患者皮损在 2 周内消退。口服氨苯砜 100 mg，每日 2 次，对个别水疱型玫瑰糠疹有效；肌内注射曲安奈德 20～40 mg 或口服泼尼松 15～40 mg/d 可使泛发型或严重的玫瑰糠疹很快减轻。但必须指出，糖皮质激素可减轻皮损和瘙痒，但并不能缩短病程，在部分患者中甚至可使病情加重。因考虑到 HHV-6/7 在玫瑰糠疹发病中的作用，可应用抗病毒药物治疗。但目前尚不能证实抗病毒治疗对本病有效，其应用价值亦难确定。一项研究认为在玫瑰糠疹出现的第一天就开始使用抗病毒药物效果好，能快速控制症状，缩短病程。口服大环内酯类药物（如红霉素和阿奇霉素）治疗玫瑰糠疹的疗效有争议，最新研究表明其对玫瑰糠疹无效。考虑到原发性 HHV-6/7 感染最常发生在 3 岁以下儿童，其病毒载量虽高于成人，但皮疹持续时间短，因此不建议使用抗病毒药物治疗。

2. 中波紫外线（UVB）照射 UVB 照射可减轻玫瑰糠疹病情，其工作原理是改变皮肤免疫反应。患者从亚红斑量（80% 的最小红斑量）开始照射，渐次递增剂量，直至出现红斑。目前认为 UVB 主要用于皮损广泛或顽固的患者，可加速皮损的消退，且光疗前的病程长短并不影响疗效。但 UVB 照射对瘙痒无效。国内研究表明，UVB 与盐酸伐昔洛韦、复方甘草酸苷等联合治疗的临床效果显著，疗效优于单用 UVB 治疗。

3. 局部治疗 少数玫瑰糠疹患者伴剧烈瘙痒，因搔抓而致皮损湿疹化者，可外用糖皮激素缓解症状；对皮肤干燥者可外用润肤剂。

4. 免疫增强剂和小剂量丙种球蛋白治疗 患者急性期 CD8$^+$ T 细胞明显升高，CD4$^+$/8$^+$ T 细胞比值明显降低。有报道使用卡介素多糖和转移因子治疗玫瑰糠疹，可能与它们增强和调节免疫功能有关。有静脉滴注丙种球蛋白治愈玫瑰糠疹的报道，2.5 g/d，连续 10 天为一疗程。其机制可能是丙种球蛋白中和了病毒及病毒抗原，导致抗原抗体不能形成循环免疫复合物，阻断了补体活化途径，终止了补体介导的细胞免疫和炎症反应，从而缩短病程。

5. 中医药治疗 中医称玫瑰糠疹为"风热疮"，认为该病是感受风热邪毒、血热发斑所致，治疗宜凉血解毒、祛风清热止痒。使用生地、牡丹皮、赤芍、紫草等凉血活血解毒，苦参、大青叶、板蓝根、甘草等清热解毒，蝉衣、白鲜皮、防风、荆芥等祛风止痒，荆芥、紫草、蝉衣等透疹，赤芍、大青叶等消斑。也有使用中药熏蒸治愈患者的报道，主要用归尾、白芍、侧柏叶、五倍子、百部、地肤子、杏仁、甘草等煎煮后熏蒸。

6. 高压氧治疗 有报道使用高压氧联合抗组胺药物治疗能明显缩短玫瑰糠疹病程。使用高压氧治疗每日一次，10 次为一疗程，一般治疗 1～2 个疗程。高压氧可提高血氧分压和血氧含量，加强皮肤的有氧代谢，促进皮损的愈合和上皮再生，使皮肤血管收缩，减少毛细血管的渗出，减轻组织水肿，从而减轻对皮肤末梢神经和感受器的不良反应，减轻皮肤瘙痒。

7. 儿童玫瑰糠疹的治疗 目前，关于儿童玫瑰糠疹的治疗报道较少，中药药浴联合窄波 UVB 治疗儿童玫瑰糠疹可以提高疗效，缩短病程，并可使患者血清中 IFN-γ、IL-17 的浓度明显下降。药浴方为：当归、白鲜皮、金银花、苦参、地肤子、紫草、生地、赤芍、生槐花和甘草各 30 g，上方各药纱布包裹后先浸泡 30 min，然后用小火煎煮 30 min，取中药药液 5000 ml，加 10 倍温水，水温 38～40 ℃，全身浸浴 20 min。然后照射窄波 UVB，治疗 2 周。

【预后】

皮损一般在 4～8 周内消退，但也有短到 1～2 周，长约 3 个月者。患者可能有暂时性色素沉着或色素减退。约 2% 的病例在间隔几个月或多年后复发。复发病例常无母斑，继发病灶大小和数量较少。这种复发是良性非传染性过程，持续时间多不超过 2 个月。临床罕见消退皮疹部分或完全复发。患者应避免在皮损部位使用刺激性物质，避免晒黑。瘙痒通常用润肤霜来缓解。在阳光下暴晒可能引起色素变化，应尽量避免。

第四节　丘疹紫癜性"手套和短袜"样综合征

丘疹紫癜性"手套和短袜"样综合征（papular purpuric gloves and socks syndrome，PPGSS）是一种可能由细小病毒 B19 感染引起的疾病，特点是手足及四肢远端出现丘疹、红斑、紫癜等损害，呈手套、短袜状分布。

【病原学】

1990 年，Harms 等报告 5 例急性自限性皮肤病患者，其特点为手、足轻度水肿和红斑，边缘有融合的 1 ~ 3 mm 红色扁平丘疹，伴有紫癜，皮损可扩展至腕及踝部，呈手套及短袜状分布，故称丘疹紫癜性"手套和短袜"样综合征。当时推测该病可能由感染因素所致。1991 年，Bagot 和 Bevuc 从 1 例患者血液中分离出细小病毒 B19。随后 Halasm 和 Harms 等在其报道的 5 例患者恢复期冰冻血清中发现抗细小病毒 B19 的 IgM 抗体，因此推断该病是一种由细小病毒 B19 感染引起的疾病。后来有研究者在患者体内又分离出其他类型的病毒，丰富了对丘疹紫癜性"手套和短袜"样综合征的进一步认识。

【流行病学】

细小病毒 B19 感染可在全世界范围内发生，在温带地区更为普遍。该病好发于冬季及春季，但一年四季均可出现。大多数病例通过呼吸道传播。在病毒血症期，细小病毒 B19 通过鼻及口腔分泌物排出，因此患者在发疹前可能就有传染性，极少数病例可能通过血液制品和骨髓传染。

【发病机制】

细小病毒 B19 可能是一些皮肤和系统性疾病的病因，包括传染性红斑、一些免疫缺陷状态的慢性贫血、一过性再生障碍性贫血危象、过敏性紫癜、结节性红斑、泛发性网状青斑及其他一些综合征。有研究者认为某些系统性疾病的发生与细小病毒 B19 感染有关，其是致病因素还是诱发因素，或者为偶然巧合尚不清楚，包括血管痉挛、白细胞碎裂性血管炎、巨细胞动脉炎、多动脉炎性结节、韦格纳肉芽肿等。

细小病毒 B19 感染引起的皮疹按表现可分为 3 个主要类型：红斑、红色斑丘疹、紫癜。可能的发病机制包括：骨髓和脾中的干红细胞溶解，导致再生障碍性贫血；免疫介导机制，发生关节炎及皮疹；血管内皮细胞损伤致不同类型的血管炎。其临床表现主要是由于患者的体液免疫反应所致。典型的皮肤及风湿病样表现与特异细小病毒 B19 抗体有关。在感染患者中，可发现血清补体下降及循环免疫复合物阳性，推测免疫复合物在皮肤、关节和其他器官沉积而产生典型临床症状。另有人认为典型的皮疹是皮肤中细小病毒 B19 抗体引起的炎症反应。Takahshi 等在皮损中通过免疫组化及电镜观察，在内皮细胞发现细小病毒 B19 感染而触发免疫紊乱。

细小病毒 B19 感染也可导致急性或慢性风湿病样症状，与特发性风湿性疾病非常相似。关节症状是细小病毒感染的主要临床特征，可见非特异性的关节炎、关节痛。在病毒感染儿童，关节症状的发生率为 8%，多为大关节，特别是膝关节受累。成人关节症状的发生率为 60%，关节症状可与皮疹同时或随后发生，表现为急性对称性多关节炎，通常为手小关节或膝关节受累，女性多于男性。慢性关节症状的发生率约 17%。细小病毒 B19 也可能是慢性非特异性关节炎的病因，因为在滑液囊组织中发现病毒 DNA。一些研究者也发现细小病毒 B19 可能参与青少年突发性关节炎的发病。

有学者提出丘疹紫癜性"手套和短袜"样综合征可能是不同病毒感染的非特异性表现，其中细小病毒 B19 感染是其最常见的病因。除细小病毒 B19 外，还包括麻疹病毒、柯萨奇病毒 B6、巨细胞病毒、EB 病毒、HHV-6/7、乙肝病毒、风疹病毒、麻疹病毒等，支原体以及细菌性感染也可能是该综合征的感染诱因。部分患者无法确定具体感染原因。

【临床表现】

本病的潜伏期为 6~18 天，发病年龄为 9~45 岁。好发于青年人，无性别差异。发疹前可有发热、不同程度的全身症状，如关节痛、肌痛、厌食、淋巴结炎、呼吸道及肠道症状。2~4 天后出疹，表现为双手足皮肤潮红，轻度水肿及扁平丘疹，皮损可扩展至腕及踝部，呈手套及短袜样分布（图 17-7）。少数患者肘、膝、臀和大腿内侧也可有皮疹，伴轻度瘙痒和疼痛。口腔黏膜可有红斑、紫癜、颊黏膜糜烂、咽炎、唇炎及口角炎等。偶有外阴红斑、水肿致排尿困难。偶见单侧或更广泛的皮疹发生。

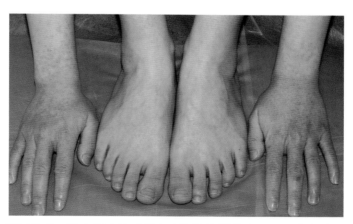

图 17-7　丘疹紫癜性"手套和短袜"样综合征手足背部皮疹

【并发症】

在某些特殊人群，包括血液病患者、免疫功能受损人群、孕妇等，细小病毒 B19 感染可能导致严重并发症，如镰状红细胞贫血、地中海贫血、自身免疫性溶血性贫血等。患者很少有发疹，临床表现为发热，贫血加重，多为一过性。大多数患者于 1 周后恢复，但也可能发生死亡。HIV 感染、器官移植、先天性免疫缺陷患者感染细小病毒 B19 后病情复杂化，可伴顽固性瘙痒。孕妇感染细小病毒 B19 后，胎儿受感染的可能性约为 30%。约有 9% 的感染胎儿出现不良妊娠后果，如胎儿水肿、先天性贫血以及死胎。胎儿感染后致死或流产最可能发生在孕早期及中期。有研究表明孕 9~20 周感染的流产率为 10%，20 周后则很少发生。

【实验室检查】

1. 血常规、生化检查　患者可有轻微短暂贫血，白细胞计数减少伴中性粒细胞减少，嗜酸粒细胞及单核细胞增多，血小板减少，血清转氨酶增高。

2. 血清学检测　在感染后 10~13 天，抗细小病毒 B19 IgM 抗体升高，IgM 血清转化试验在皮损出现后 23 天内呈阳性，阳性率在 1 个月后开始下降，但也可能持续 3~4 个月。而 IgG 在 9~36 天时出现，持续时间不确定。可通过电子显微镜对血清病毒直接进行观察，提供病毒形态学及存在依据，一般可检出 10^6/ml 以上病毒颗粒，特异性强但价格昂贵。

3. 核酸检测　运用核酸杂交和 PCR 技术检测 DNA，核酸杂交方法特异性强、敏感性高，可达 0.1 pg，而且能对病变处进行组织细胞定位。PCR 技术诊断细小病毒 B19 感染的敏感性和特异性均好，其敏感性比分子杂交高 100~1000 倍，其中又以巢式 PCR 技术敏感性、特异性为高。

4. 病理检查　组织病理学改变不具有特异性。可见表皮角化不全，棘细胞层增厚，细胞间水肿，基底层细胞坏死或液化变性。真皮及血管周围淋巴细胞及少量嗜酸性粒细胞和中性粒细胞浸润。个别病例可见出血及血管炎改变。并发血管炎时，免疫组化染色可见 IgM、IgA、C_3 血管壁沉积。使用抗细小病毒 B19 抗体染色，显示病毒颗粒沉积于血管壁、汗腺导管和角质形成细胞等。

【诊断】

依靠特征性的临床表现多可作出准确诊断，血清学检查有助于非典型病例诊断。ELISA 检测抗细小病毒 B19 的 IgG 和 IgM 抗体，敏感性和特异性均高，其中 IgM 更有意义。但需注意 IgM 仅存在于急性感染后 2~3 个月。在不典型患者，皮肤活检结果虽然不具有特异性，但可以排除其他疾病诊断。用 PCR 技术可鉴定组织标本中细小病毒 B19 DNA。电镜可能发现皮损中的病毒颗粒。所有这些技术目前仅限于研究使用。

【治疗】

正常人群感染后只需对症处理。在特殊的易感人群中可引起严重的并发症，治疗时应咨询有关专家，协同治疗。某些特殊群体，如孕妇、免疫功能受损患者和各种慢性溶血性贫血患者，可能会出现严重系统受累，治疗时必须和传染科、妇产科、血液科等学科合作。部分免疫功能低下患者出现高危并发症时，可静脉使用大剂量免疫球蛋白，有助于清除血液及骨髓中的病毒，使红细胞生成恢复正常，治疗贫血。对于潜在的或正暴露的易感人群，如有接触则应密切随访观察。该病可能有传染性，应采用合适的隔离方法。

【预后】

皮疹和相关症状在 1~2 周内消退。儿童患者皮疹可能持续达 1 个月，皮疹消退后通常会有脱屑。患者很少出现长时间或反复发作。

第五节　川崎病

川崎病（Kawasaki disease，KD）由日本人川崎富作于 1967 年首次完整描述和报道。该病是一种儿童急性自限性血管炎，以发热、双侧球结膜充血、口唇黏膜炎症、肢端改变、皮疹以及颈部淋巴结肿大为其临床特征。其主要病理改变是全身性血管炎，主要侵犯大中血管，其中冠状动脉血管炎引起的冠脉瘤和冠状动脉狭窄最为严重，可导致缺血性心脏病、心肌梗死和猝死。目前该病已取代了风湿热成为全世界多数国家儿童获得性心脏病的首位原因。川崎病的发病原因仍然未明，流行病学提示可能与感染有关。

【流行病学】

世界各地均有报道。其主要发生在日本和北美，发病季节以冬季为主，2 岁以下儿童多见，男孩比例高且发病率呈上升趋势。我国发病率较低，但病死率较高，心脏并发症较多。川崎病发病年龄 80%<5 岁，90%<8 岁，平均发病年龄为 2.3 岁，发病高峰期为 1~2 岁。其中<1 岁和>8 岁的两个发病年龄段应引起重视。1 岁以下特别是 6 个月以下发病对冠状动脉损害更大，1 岁以下患儿非典型川崎病的发病率是 1 岁以上患儿的 4 倍左右。6 个月以下川崎病患儿观察不到淋巴结炎，而超声心动图发现冠状动脉病变的比例显著高于其他年龄组，为 35%，2 岁以上为 10%，所以对 1 岁以内川崎病患儿的诊断应引起高度重视。8 岁以上川崎病的发病率是 10%，但冠状动脉瘤的发病率是 21%，也居于高位。因此，川崎病冠状动脉瘤发生的危险因素包括：男性年龄<1 岁或≥9 岁，高热（>39.5 ℃），发热时间长（>10 天），以及未能早期诊断而起病 10 天后才开始静脉注射免疫球蛋白。

【发病机制】

1. 遗传学　目前发现支持川崎病遗传易感性的证据包括：同卵双胞胎同时发生该病的风险约为 13%，父母有川崎病病史的儿童发病率增加，川崎病患儿兄弟姐妹的发病率更高。川崎病发病不遵循孟德尔遗传模式。但是，家族聚集以及基于遗传差异的严重程度预测模型已经得到了公认。通过全基因组关联和全基因组连锁研究鉴定了几个易感基因（例如 ITPKC、CASP3、CD40 和 ORAI）和染色体区域与川崎病相关。有趣的是，许多与川崎病相关的单核苷酸多态性（single nucleotide polymorphism，SNP）已在其他炎症性疾病中发现，例如类风湿性关节炎、溃疡性结肠炎、系统性红斑狼疮和系统性硬化症。这些发现表明它们可能有共同的炎症免疫反应途径。

2. 疫苗暴露理论　一些研究评估了疫苗接种可能通过强烈刺激免疫系统的固有免疫和适应性免疫来触发川崎病。但是，目前尚无确切证据表明疫苗接种与其发病有关。

3. 传染性 / 季节性理论　川崎病发病机制的主要理论认为是未知的病原体激活遗传易感儿童的免疫系统而导致发病。一些流行病学现象支持该理论。首先，川崎病发病具有明显的季节性。1 月份报告病例数量一直处于高峰，从春季到夏季（3 月至 6 月）又有一个逐渐增加的趋势。这种持续性季节性波动考虑与感染因素有关，尤其是病毒感染。日本、加拿大、美国和芬兰已经报告了几个时间流行病群，进一步支持病毒传染性触发理论。其次，另一个支持依据是川崎病和其他感染性疾病的临床表现有明显重叠，最明显的是猩红热、新描述的儿童多系统炎症综合征（详见下文"鉴别诊断"）和腺病毒感染。另一项研究发现约 10% 的川崎病确诊患者同时伴有低滴度腺病毒感染。

4. 免疫因子 / 调节失调　迄今为止，尽管对细菌毒素、超级抗原、真菌生物和病毒病原体进行了许多研究，但仍未发现任何潜在的确切感染原因。然而，该理论仍然认为是未知的感染刺激引发了免疫系统固有和适应性免疫双臂激活的炎症级联反应。固有免疫系统可以通过检测病原体相关的分子模式（pamps）或损伤相关的分子模式（damps）来激活。NLRP3 炎症体识别出体内的这些异常分子模式，并激活一个信号级联，最终导致下游释放几种促炎细胞因子。在川崎病中，对这些细胞因子研究最多的是 IL-1、IL-18、IL-6、TNF-α、IFN-γ 和 IL-8。动物实验已经证实这种固有免疫激活成功地在小鼠模型中诱发了冠状动脉炎，其特征类似川崎病。而 IL-1 对冠状动脉内皮细胞有直接的炎症作用。

除了固有免疫应答激活川崎病的炎症机制外，还有明显的适应性（抗原特异性）免疫反应激活。在川崎病急性期血液中，促炎症和调节性 T 细胞数量显著增加。川崎病患者组织和冠状动脉血管壁中产生 IgA1 的浆细胞数量增加，一些针对心肌、内皮和细胞外间质蛋白的自身抗体在文献中也被描述过，尽管它们的临床意义尚不清楚。给予丙种球蛋白静脉滴注治疗后，可以看到调节性 T 细胞数量增加和 B 细胞激活因子的正常化。这与川崎病急性期的临床表现改善有关。上述所有的发现都支持适应性免疫系统激活在川崎病中的重要作用。鉴于川崎病的低复发率和典型的自限性病程，B 细胞和 T 细胞相应免疫记忆细胞也可能参与其中。

【临床表现】

本病好发于 2 岁以下的婴幼儿，以 7 ~ 18 个月龄最多，随年龄增长，发病率逐渐下降。偶见于年轻成人，男女之比为 1.5 : 1。临床上表现为类似于猩红热或重症多形红斑样的发热性疾病，主要表现为以下几方面。

1. 发热　见于全部病例，半数病例持续发热 7 ~ 10 天，80% 的患儿在 14 天内热退，发热多自然、缓慢下降。但严重病例发热可长期持续，呈现双峰热、三峰热，这样的病例由于冠状动脉病变可发生猝死。任何儿童如有较长时间的不明原因的发热，伴有皮疹表现，均需要与川崎病鉴别诊断。

2. 皮疹　95% 的患儿在发热后 1 ~ 3 天出现皮疹，可以表现为麻疹样、猩红热样、幼儿风疹样等类型，表现为典型的多形红斑者少见。亦有少数患者表现为全身泛发性无菌性脓疱疹。皮疹不痒，以躯干部位为多见，颜面和四肢部位也有受累（图 17-8）。部分患儿在卡介苗接种部位亦出现显著发红、充血。皮疹从发病至第 2 ~ 3 天出现，持续 1 ~ 2 天至 7 天左右消退，不留色素沉着。部分患者皮疹可再发，呈双峰性出疹，但不伴水疱、结痂和出血。川崎病特征性的皮损是会阴部的红斑，往往在 48 h 内发生脱屑。

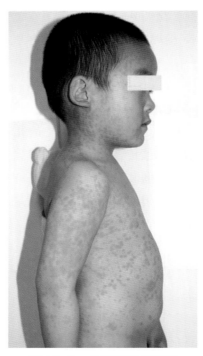

图 17-8　儿童川崎病面部和躯干皮损

3. 四肢末端变化

（1）急性期手足背及指（趾）末端于第 4～5 天出现对称性、弥漫性、非凹陷性水肿，约见于 80% 的患儿。

（2）掌趾和指（趾）末端的红斑约见于 90% 的病例。

（3）从第 2 周末至第 3～4 周，在指（趾）末端甲与皮肤交界处开始出现膜状脱屑，这种情况可作为诊断的依据（图 17-9）。

（4）在川崎病中，甲的变化称为"横沟"，并随甲的生长而向末端移行。在病后 10～12 周到达甲末端时消失，可见于全部指（趾）甲改变。偶可发生外周性下肢坏疽。

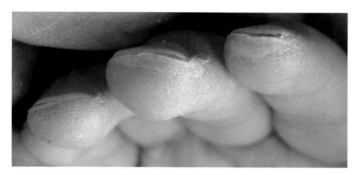

图 17-9 川崎病指端甲与皮肤交界处膜状脱屑

4. 眼球结膜充血 结膜特别是球结膜充血的发生率较高（图 17-10），约占 90%，在发病的第 3～6 天出现，至第 2 周消失，一般不出血，也无脓性分泌物。

5. 口腔黏膜变化 口唇从发病初期至第 10 天显著充血而呈红色。高热期间，唇部往往覆以鳞屑或干燥，具有明显的特征性（图 17-11）。口腔、咽、舌黏膜也充血，舌部充血呈草莓状，酷似猩红热样变化。部分患者可出现弥漫性口腔黏膜充血。

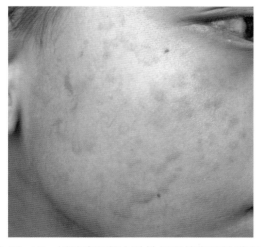

图 17-10 川崎病面部水肿性红斑伴有球结膜充血

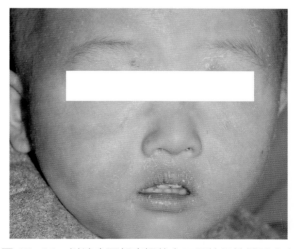

图 17-11 川崎病面部皮损伴有口唇特征性鳞屑改变

6. 颈部淋巴结肿大　75%的患者有不对称性淋巴结肿大。在急性期，单侧或双侧颈部淋巴结一过性肿大（直径＞1.5 cm），发病后第5天最为明显，伴压痛，但不化脓，多在半个月内消失。

临床上可川崎病分为三期：

（1）急性期：有发热，通常＞39 ℃，持续7~14天，表现有手足背非凹陷性水肿、皮疹、眼结膜充血、口咽部改变、颈部淋巴结肿大、心脏损害等。

（2）亚急性期：约持续4周，为热性发作消退后的无症状期，患者出现手指脱屑、关节痛和实验室检查结果异常。这段时间是发生心血管后遗症的最大风险期（最高发病率）。

（3）恢复期：发病后4~8周，尽管在此期间没有任何临床症状，但动脉瘤发展的风险仍然存在，不过较亚急性期显著降低。

【并发症】

心血管病变是川崎病最常见和最严重的并发症，已在临床引起广泛重视，但心血管以外的其他系统损害也不容忽视，且极易误诊，具体如下。

1. 心血管系统损害　约25%的病例伴有心肌炎，以后可继之以症状性冠状动脉疾病，1%~2%的患儿出现心肌梗死。心肌炎表现为心律不齐或心动过速、心脏扩大，心电图PR间期及QT间期延长，T波及ST段改变，但心肌酶很少升高。病理变化为弥漫性炎性细胞包括淋巴细胞、浆细胞、组织细胞及肥大细胞浸润，与病毒性心肌炎的心肌溶解不同。也可发生心包炎和瓣膜闭锁不全。冠状动脉病变继发冠状动脉瘤可形成血栓，绝大多数患儿在几年后消退。川崎病尸检病例几乎均有冠状动脉血管炎，可见典型的内膜增生和血管壁单核细胞浸润。沿动脉可见念珠状动脉瘤和血栓形成。因此，临床应特别注意患儿的心血管情况，听诊中有奔马律、微弱心音及频繁的胸骨左侧下部收缩期杂音出现时，应防止严重不良事件发生。胸部X线随访检查心脏阴影的形态及大小变化对预测心脏并发症极为重要。

2. 脑部损害　川崎病并发脑部损害的临床表现较为常见，但缺乏特异性。临床以发热、头痛、呕吐、惊厥为主要表现，阳性体征少见。脑电图改变为基本节律受抑制，出现多量高幅慢波，以θ波和δ波多见，脑脊液检查结果易与病毒性脑炎相混淆。近年来，川崎病并发神经系统损害的报道增多。日本学者报道其神经系统损害发生率为53%。有学者报道一组川崎病患儿脑电图异常占54.5%。

川崎病属于变态反应性坏死性血管炎，为免疫复合物引起的组织损伤。在致病因子的作用下，一方面机体免疫异常，另一方面由于免疫复合物激活血小板，使其发生凝集并释放血管活性物质，导致血管通透性增加，促进免疫复合物进一步沉积，造成全身血管炎。由于脑部血管丰富，病理改变较突出，故易发生损害。患儿持续高热导致脑水肿，临床上出现一系列神经系统表现和脑脊液、脑电图改变。所有资料及追踪随访表明，脑损害短期内即可恢复，且预后良好。脑电图恢复多在病程10~20天，且与临床表现消失同步。

3. 肝胆损害　川崎病所致的肝损害并不少见，其发生率报道不一，为20.2%~59.2%。肝功能异常以血浆白蛋白降低、白/球比例倒置及丙氨酸转移酶升高、蛋白电泳异常为显著。胆囊积液较少见，文献报道川崎病患儿胆囊积液的发生率为5%，多出现于亚急性期，多伴有严重腹痛、腹胀及黄疸。患儿右上腹可触及肿块，腹部B超检查可证实。肝胆损害也可能与急性期IL-1、IL-6、TNF-a及黏附因子等升高引起的免疫损伤有关。

4. 肺部损害　肺含有丰富的结缔组织和血管，是结缔组织病易累及的部位。川崎病早期即可累及微细动脉、静脉及毛细血管，引起血管壁坏死，血管通透性增高，致肺泡内出现渗出物。X 线表现为中等密度或淡薄小斑片状阴影，边缘模糊，以及肺动脉周围炎导致的肺纹理增粗、紊乱、模糊。近来多有肺炎支原体肺炎合并川崎病的报道，推测肺炎支原体感染为川崎病可能的病因之一。

5. 泌尿系统损害　川崎病急性期血液流变学呈高黏、高凝、高聚状态，血流缓慢，血管内压升高，导致血栓形成和血管壁损伤。肾组织富含毛细血管，血流量大，更易损伤毛细血管，导致肾脏血管炎发生。薛延秋等报道川崎病 229 例合并泌尿系统损害，尿常规提示高尿胆原。张琴等报道 1 例患儿在病程第 3 周相继出现水肿及尿液改变，并有高血压、肾功能减退、进行性贫血、持续性低补体血症及典型膜增生性肾小球肾炎的病理改变。

6. 消化道出血　川崎病致胃肠损害的报道不多，有学者报道 1 例川崎病患儿急性期 16 个月后出现上消化道大出血，外科手术确认为多发性胃底动脉瘤破裂出血所致。患儿间隔 16 个月发生动脉瘤破裂尚属少见。

7. 血液系统损害　有资料显示川崎病患儿白细胞升高、血小板升高、血红蛋白降低所占比率分别为 96.2%、93.6%、87.2%，并提议将此血液系统改变作为川崎病诊断的参考指标。秦长云等动态观察血小板、白细胞、血红蛋白变化，发现血小板最高值在病程第 2 ~ 3 周，白细胞最高值、最低值在病程第 1 周左右，同时指出第 1 周左右的白细胞值、血红蛋白值及第 2 ~ 3 周的血小板值有预测冠状动脉病变的作用。川崎病急性期血红蛋白降低的机制不明，贫血是正细胞正色素性贫血，并且有网织红细胞计数下降，可能在川崎病出现症状前，骨髓红细胞产生已受抑制。低血红蛋白间接反映疾病的严重性，<100 g/L 可作为冠状动脉损害的预测因子。中性粒细胞及核左移对川崎病早期诊断及预测冠状动脉并发症有价值。川崎病患儿血小板计数增多与骨髓巨核细胞增生活跃、功能增强有关，血小板升高是冠状动脉损害的危险因素之一。但也有川崎病合并血小板减少的报道，有学者指出急性期血小板降低与严重冠状动脉病变和心肌梗死有关，且急性期低血小板与预后差有关。

　　总之，川崎病是以全身血管及微细血管炎症为基本病变，可累及全身各个器官，包括心、肺、肝、肾及胃肠道等。除心血管并发症预后险恶外，其他器官损伤多随川崎病的好转而恢复。但相当一部分患儿临床表现不典型，甚至以心血管外的其他器官表现为先期表现，易造成误诊、误治，故应引起临床医师高度重视，争取做到早期诊断、早期治疗，减少并发症的发生。

【实验室检查】

1. 尿液检查　30% 的患者有蛋白尿。尿培养亦见有阳性者，多为革兰氏阴性杆菌。多达 80% 的患儿人群可有无菌脓尿。

2. 血液检查　中性粒细胞显著增多，核左移，出现毒性颗粒。血红蛋白及红细胞在初期有轻、中度降低。50% ~ 70% 的病例血小板显著增加，常见于症状出现后第 1 周，在第 3 周达到高峰，在亚急性期至恢复正常之前可达 100 万 /mm³（平均约 70 万 /mm³），骨髓巨核细胞增生，被认为与血栓形成和心功能不全有关。在初期和恢复期，血小板凝集功能亢进。全部病例为 C 反应蛋白强阳性，血沉增快，血清补体效价上升，而抗 "O" 值并不增加。血清总蛋白及白 / 球蛋白比值有减少及下降倾向。α2 球蛋白显著增加，丙种球蛋白通常不增加。IgM、IgG 升高，补体无明显变化。急性期 T 细胞亚群失调，总 T 细胞减少，Th/Ts 值增高，使机体免疫系统处于活化状态。IL-2 受体升高，TXA2 明显升高，血浆纤连蛋白明显减少。大多数川崎病患儿在急性期表现为白细胞增多（未成熟和成熟粒细胞增多）。贫血往往是正常细胞和正常色素性。

3. 其他检查　约 1/3 的病例血清中红细胞冷凝集素及异常血细胞凝集反应阳性。40%~60% 的患儿存在血清转氨酶升高。一些研究表明可以使用 N 末端脑钠肽前体作为急性期辅助诊断标志物，在疑似或原因不明的长时间发热患者中使用，但是该检测结果特异性不强。最近的一项研究调查了血小板活化因子（PAF）及其乙酰水解酶（PAF-AH）在预测川崎病中的应用。作者发现与对照组相比，患儿急性期 PAF 和 PAF-AH 水平有统计学意义的升高。

4. 病理检查　病理特征为血管炎，其组织病理学改变酷似小儿结节性多动脉炎，但前者常以增殖性病变为主，后者往往呈现有广泛严重的纤维蛋白素样坏死的渗出性动脉炎。皮疹处活检发现炎性水肿伴有单核细胞为主的细胞浸润，局部肥大细胞浸润数量增加。电镜检查发现毛细血管内皮细胞明显受损，真皮层水肿，伴有明显的血管炎症病变。特别在皮疹部位皮下组织有立克次体样颗粒。

5. 超声心动图检查　川崎病最严重的后遗症是冠状动脉病变，这种情况发生在 20%~25% 未经治疗的儿童中。超声心动图是评估冠状动脉尺寸以及其他心脏异常的标准成像方式，该检查无创，无辐射风险，对冠状动脉病变的识别具有高敏感性和特异性。

日本卫生部根据年龄对冠状动脉大小进行分类的标准已被临床广泛应用。5 岁以下儿童冠状动脉管腔直径>3 mm 时提示异常。在 5 岁及以上儿童中，管腔直径>4 mm 被认为异常。除了管腔尺寸外，日本卫生部和美国心脏协会对冠状动脉病变进行分类时也使用 Zscores 标准。该标准根据体表面积校正冠状动脉尺寸，规定管腔直径<5 mm 为小动脉瘤，5~8 mm 为中等大小动脉瘤，而>8 mm 为大动脉瘤。

超声心动图监测通常在诊断当时以及诊断后 1~2 周进行，然后在 6~8 周后再次评价（假设没有并发症）。发生冠状动脉病变的风险因素包括：男性，年龄<12 个月或>8 岁，发热持续时间>10 天，白细胞增多>15 000/mm³，低血红蛋白（<10 g/dl），血小板减少症，低白蛋白血症，低钠血症，IVIg 给药后持续发热或发热复发>36 h。

【诊断】

1. 典型川崎病　通常采用第三届国际川崎病会议修正的诊断标准进行诊断：①发热持续 5 天以上；②初期手足红肿，恢复期出现指（趾）端膜状脱皮；③多形红斑皮疹；④双眼结膜充血；⑤唇红皲裂、出血，草莓舌，口腔和咽黏膜弥漫充血；⑥急性非化脓性颈淋巴结炎。以上 6 项中具备 5 项以上就可以诊断。近年来对于川崎病的诊断标准，已有学者提出在排除结缔组织病、单核细胞增多症、感染性疾病及全身过敏性疾病后，具有至少 4 项主征（甚至不一定需要有 5 天的持续高热）加上超声心动图显示有冠状动脉病变即可作出诊断。

2. 非典型川崎病　近年来，非典型川崎病的报道不断增多。非典型川崎病指不完全符合诊断标准条件者，具体指以下两种情况：①诊断标准中 6 项只符合 4 项或 3 项，但在病程中经超声心动图或心血管造影证实有冠状动脉瘤者（多见于<6 个月的婴儿或>8 岁的年长儿），属重症；②诊断标准 6 项中有 4 项符合，但超声心动图检查可见冠状动脉壁增强（提示冠状动脉炎，此型冠状动脉扩张少见），应除外其他感染性疾病。

非典型川崎病的诊断可参考以下标准：①卡介苗接种处再现红斑；②血小板数量显著增多；③C 反应蛋白、红细胞沉降率明显增加；④超声心动图示冠状动脉扩张或动脉壁增强；⑤出现心脏杂音（二尖瓣关闭不全或心包摩擦音）；⑥伴低蛋白血症和低钠血症。

3. 冠状动脉损伤程度的判断　目前判断川崎病冠状动脉损伤程度的检查方法有超声心动图和冠脉造影，最准确的方法是冠脉造影。近年来，有文献报道使用核素负荷心肌显像来探测，如显示心肌阶段性充盈稀疏改变，提示心肌缺血性改变。同时也报道血清肌钙蛋白 I（cTnI）对诊断川崎病急性期心肌损伤具有很高的特异性和敏感性。Niwa 认为对可疑患儿尽早进行心脏彩超检查，可提高早期诊断率。多年来，许多学者努力探索，希望发现更为敏感的诊断指标，但尚未有理想结果。非典型川崎病的早期诊断方法今后仍是儿科领域关注的热点问题。

【鉴别诊断】

儿童多系统炎症综合征（multisystem inflammatory syndrome in children，MIS-C）是一种新报道的具有川崎样特征的炎症性疾病，与新冠肺炎（COVID-19）感染有关。英国首先在 2020 年 4 月描述了第一例 MIS-C 病例，目前意大利、法国、西班牙和美国均有该病例的报道。患儿表现为持续发热、结膜炎、黏膜炎、淋巴结病、皮疹、多系统器官受累以及炎症标志物升高。呼吸系统症状和腹痛也是常见表现。目前，MIS-C 的定义为：患者年龄<21 岁，发热>38.0 ℃，炎症性实验室指标升高以及多系统器官受累，是需要住院的临床严重疾病；流行病学史为患者必须在症状出现前 4 周内接触过新冠肺炎患者，同时必须排除可能的其他诊断。

MIS-C 似乎为新冠肺炎的迟发表现（暴露后数周），并且可能与恢复期的免疫激活相关。目前尚不清楚新冠肺炎是否触发了川崎病的相关特征，也可能是一系列与巨噬细胞活化有关的疾病或重叠综合征。但在日本和中国等川崎病发病率较高的国家仍未见病例报告。与川崎病相比，MIS-C 通常在 5 岁以后出现，非洲裔、加勒比裔儿童的发病率似乎更高。目前对 MIS-C 的发病机制和最佳治疗方案知之甚少。除了支持治疗外，如果临床表现类似川崎病，大多数从业者采用标准的川崎病治疗方案。

【治疗】

1. 初始治疗

（1）静脉注射免疫球蛋白（IVIg）：1984 年，Furusho 首倡大剂量 IVIg 治疗急性期川崎病。随后，在美国和日本进行的研究也确立了丙种球蛋白在川崎病急性期治疗的重要作用。该治疗机制未明，据推测可能与丙种球蛋白具有广泛的抗炎效应、对细胞因子的调节、中和细菌超抗原或其他病原体、增加抑制性 T 细胞活性以及抑制抗体的产生等有关。

目前主要有以下 3 种用法：①单剂 2 g/kg，于 8~12 h 均匀滴注；②1 g/kg，于 4~6 h 均匀滴注，无效时第 2 天重复 1 次；③0.4 g/kg，连用 4~5 天。两项国外荟萃分析显示 IVIg 治疗存在剂量反应效应，第一种用法（2 g/kg）的效果最佳。校正血清 IgG 峰值浓度与热程及实验室急性炎症指标呈负相关，峰值浓度低的患者更易出现冠状动脉损害。低 IgG 峰值浓度者预后更差，从而进一步支持血清 IgG 峰值浓度与治疗效应有关的论点。大剂量的 IVIg（2 g/kg）治疗合并使用阿司匹林，能使冠状动脉扩张的发生率由 15%~25% 降至 5%。

IVIg 治疗应在病程的最初 10 天内开始。如果可能，发病 7 天内给予疗效更佳。病程前 5 天内给予 IVIg 治疗并不能更好地预防心脏后遗症；相反，患儿需要接受 IVIg 再治疗的可能性更大。发病 10 天之后（此前未能作出川崎病诊断），只要患儿仍持续发热而不能作其他解释，或存在动脉瘤及进行性系统炎症迹象，如红细胞沉降率或 C 反应蛋白升高，则仍应给予 IVIg 治疗。接受大剂量 IVIg 治疗的儿童在 11 个月内应慎行麻疹及水痘接种，因其可能影响接种效果。不过，如当麻疹的暴露风险很大时，可在早期给予接种。如患儿未能获得充分的血清学反应，则在 IVIg 治疗 11 个月后再次补种。

（2）阿司匹林：尽管阿司匹林具有重要的抗炎作用（大剂量）和抗血小板活性（低剂量），但它并不能显著降低冠状动脉异常的发生率。在疾病的急性期，阿司匹林的吸收率减少而清除率增加。国外通常给予阿司匹林 80 ~ 100 mg/（kg·d），分 4 次服用。另一种用法为 30 ~ 50 mg/（kg·d），经多中心对比研究认为同样有效。各研究机构使用大剂量阿司匹林的时限也不同，许多中心在儿童退热 48 ~ 72 h 后即降低阿司匹林剂量，而其他医生则直到病程的第 14 天且退热 48 ~ 72 h 后才终止大剂量阿司匹林的使用，终止后即予低剂量阿司匹林 3 ~ 5 mg/（kg·d）治疗。如无冠状动脉异常，低剂量阿司匹林的使用应持续至病程的 6 ~ 8 周。若并发冠状动脉异常，阿司匹林可能需要无限期使用。布洛芬可拮抗阿司匹林的血小板抵制效应，因此在冠状动脉瘤患儿服用阿司匹林以取得其抗血小板效应时，一般应避免使用布洛芬。

当患水痘或流感的患儿服用水杨酸时，可能发生瑞氏综合征（Reye syndrome）。长期服用大剂量阿司匹林的川崎病患儿亦有发生瑞氏综合征的报道。小剂量治疗以取得其抗血小板效应能否增加瑞氏综合征的风险尚不清楚。

（3）糖皮质激素：尽管糖皮质激素是各种血管炎的首选治疗，但其在川崎病的使用尚有争论。Furusho 等于 1984 年首次报道 IVIg 治疗之前，糖皮质激素就已经应用于川崎病的初始治疗。早期研究提示糖皮质激素作为川崎病的初始治疗会增加冠状动脉病变的发生率。最近一项荟萃分析系统评价了糖皮质激素在川崎病初始治疗方面的总体有效性，结果发现接受糖皮质激素 + 标准治疗（阿司匹林加或不加丙种球蛋白）的患者，比仅仅接受标准治疗的患者冠状动脉瘤的发生率显著降低。但仍需更多的多中心大样本随机对照试验研究以验证其疗效。

2. 对初始治疗无反应病例的治疗

（1）IVIg：约 10% 的川崎病患者经初始 IVIg 治疗无反应。无反应通常被定义为初始 IVIg 治疗完成 36 h 后仍持续发热或再次发热。绝大多数专家推荐给予 IVIg（2 g/kg）再治疗。IVIg 的剂量-反应效应是该使用方法的理论基础。

（2）糖皮质激素：糖皮质激素（简称激素）也被用作对初始治疗无反应的川崎病的治疗。近来在一项小型随机试验中，Hashino 等比较了在 IVIg 抵抗的川崎病患者给予 IVIg 再治疗或激素冲击疗法的有效性及安全性。17 例对初始 2 g/kg IVIg+ 阿司匹林治疗继以额外 1 g/kg IVIg 治疗无反应的患者，随机接受再次 1 g/kg IVIg 治疗或激素冲击治疗。激素治疗组热程更短，医疗费用更低。检验效度有限，两组间未发现冠状动脉瘤发生率的显著不同。

激素应用于川崎病的初始治疗以及初始治疗无反应病例的治疗，均显示出其退热作用。不过激素对于冠状动脉异常的效应尚不明确。多数作者建议激素应限制在 ≥2 剂 IVIg 仍不能缓解发热及急性炎症的患者。最常用的治疗方案为静脉注射甲泼尼龙冲击疗法，30 mg/kg，在 2 ~ 3 h 内给予，1 次 / 天，持续 1 ~ 3 天。

（3）其他治疗

1）血浆置换：对 IVIg 抵抗的患者可选择，能有效降低冠状动脉瘤的发生率。

2）乌司他丁（ulinastatin）：是一种人胰岛素抑制物，从人类尿液中提纯，已在日本用于包括川崎病的辅助治疗。这种分子量 67 kD 的糖蛋白在信使 RNA 水平抑制中性粒细胞弹性蛋白酶及前列腺素 H_2 合成酶，被认为对 IVIg 抵抗患者有效。

3）阿昔单抗（abciximab）：是一种血小板糖蛋白 IIb/IIIα 受体抑制剂，已经用于巨大冠状动脉瘤的川崎病患者的急性或亚急性期治疗。接受阿昔单抗＋标准治疗的患者，与仅接受标准治疗的历史对照相比，冠状动脉瘤的最大直径回缩更多，提示阿昔单抗可能促使血管重构。该结果仍需更多的前瞻性对照试验，但巨大冠状动脉瘤患者在急性期或亚急性期可考虑阿昔单抗治疗。

4）英夫利昔单抗（infliximab）：是一种人 TNF-α 单克隆抗体，可能在难治性川崎病的治疗中发挥作用，已被试验性用于初始 IVIg 治疗后未能退热儿童的治疗。尽管其降低冠状动脉瘤发生率的有效性未能得到证明，对 IVIg 和激素治疗抵抗的患者仍可考虑应用英夫利昔单抗或其他针对 TNF-α 的药物进行治疗。

5）白细胞介素 -1（IL-1）抑制剂：在一些小型案例研究报道中被成功用于难治性川崎病的治疗，目前正在进行前瞻性试验研究以进一步验证其疗效。

6）钙调磷酸酶抑制剂：钙调磷酸酶抑制剂如环孢素可能有益于对 IVIg 治疗抵抗病例的辅助治疗。2019 年，Hamada 等在一项随机对照试验中发现，接受 IVIg+ 环孢素治疗的高危患者冠状动脉病变的发生率低于单独 IVIg 治疗。此外，作者发现两组之间不良事件的发生率没有显著差异。鉴于适应性免疫系统特别是 T 细胞在川崎病的发病机制中起重要作用，钙调磷酸酶抑制剂在治疗该病上具有广阔的前景，但需要进行更多的研究来评估其有效性和安全性。

总之，由于缺乏充足的对照数据，IVIg 再治疗、激素治疗、TNF-α 拮抗剂、血浆置换以及阿昔单抗等对于难治性川崎病的治疗作用仍不确切。

3. 抗血小板、抗凝及溶栓治疗 川崎病患者冠状动脉病变的处理取决于冠状动脉受累的严重程度及受累范围，包括抗血小板治疗（阿司匹林，加或不加双嘧达莫或氯吡格雷）、抗凝治疗（华法林、低分子肝素）以及抗凝和抗血小板联合治疗（通常为华法林＋阿司匹林）。血小板活化是疾病急性期的重要组成部分，并持续至恢复期及慢性期。因此，抗血小板治疗在处理的每一阶段都很重要。低剂量的阿司匹林可能对于无症状的轻型稳定的冠状动脉疾病患者合适。当冠状动脉扩张的范围和严重性加大时，可能需要联合用药。当冠状动脉瘤迅速扩大、栓塞风险迅速增加时，有人提倡联合使用肝素及阿司匹林治疗。

栓塞一旦在冠状动脉病变危险区启动，它就能迅速进展形成一个与成人动脉粥样硬化冠脉栓塞完全不同的栓子负荷。成人动脉粥样硬化冠脉栓塞涉及斑块破裂或炎症，从而暴露脂质或细胞外基质于凝血系统。川崎病相关的急性栓塞与粥样硬化斑块不稳定或破坏无关。因此，成人冠脉疾病的溶栓方案不一定适合川崎病。目前，由于在儿童中没有随机对照试验可供参考，故婴儿及儿童川崎病冠脉栓塞的治疗还是源自成人冠脉综合征的研究成果。治疗目标包括冠脉再通、解救心肌坏死及提高生存率。应用链激酶、尿激酶以及组织型纤溶酶原激活物（tPA）治疗儿童栓塞，均取得不同程度的成功。

4. 外科及介入治疗 外科及介入治疗川崎病的资料有限。川崎病的外科处理主要是冠状动脉搭桥术。近期倾向采用动脉性移植物（主要是左右内乳动脉），以替代静脉性移植物（主要是隐静脉）。内乳动脉内径及长度随儿童体格生长而增长，而隐静脉则可能有一定程度缩短。有报道动脉性移植 1 年、5 年和 10 年的通畅率分别为 94%、82% 和 78%，而静脉性移植物的通畅率相应为 82%、63% 和 36%。尽管动脉性移植在移植的头 10 年结果令人鼓舞，但其在进入成人生命后期的通畅率尚不明了。

导管介入包括球囊血管成形术、冠状动脉内膜旋磨术旋磨消融以及支架放置等，已在较少的川崎病患儿施行。球囊血管成形术应在急性期 2 年内施行，否则动脉壁会致密纤维化及钙化，这种情况下必要的球囊相对高压会导致新的动脉瘤形成。因此，如果球囊血管成形术不能在<10 倍大气压内完成，就应考虑施行旋磨术。支架放置对较大儿童轻度钙化和巨大冠状动脉瘤患儿有益。日本学者报道旋磨术和支架放置的成功率>80%。日本川崎病导管介入指南建议以下患者应考虑导管介入：有缺血症状者；无缺血症状，但运动试验存在可逆性缺血者；无缺血但≥75% 左前降支狭窄者。严重左室功能不全者最好行冠状动脉搭桥术。少数川崎病患儿因严重心肌功能不全、严重室性心律失常以及严重冠脉损害而不能行导管介入或冠状脉动搭桥术者，可考虑施行心脏移植手术。

5. 中医药治疗　中医在临床上多从卫气营血辨证论治。初起多为卫气同病、邪犯肺胃，治以清热解毒、辛凉透表为主，可用银翘散加减或白虎汤合银翘散加减。中期表现为热毒炽盛、气营同病、热瘀交阻，治以清气凉营、透邪解毒、活血化瘀，兼顾养阴，轻者可用清营汤合白虎汤加减，重者用清瘟败毒饮加减。后期常为邪恋正虚、气阴两伤，治以清热养阴为主，可用沙参麦冬汤、竹叶石膏汤等加减，也可用清热解毒汤、解毒化瘀地黄汤、加味银翘地黄汤等方剂治疗。

【预后】

川崎病患儿冠状动脉受累的比例为 15%～25%，急性期冠状动脉瘤有 50%～60% 在 2 年内可逐渐消退，但仍留有不同程度的血管内膜增厚。冠状动脉动脉瘤消退处注射乙酰胆碱后反常收缩和对硝酸异山梨酯的冠脉舒张反应减弱，提示该处血管内膜和平滑肌功能不良，类似于动脉粥样硬化的早期表现，该病变部位也就成为冠状动脉粥样硬化发病的长期危险因素。冠状动脉瘤未消退者还可发展为冠脉狭窄所致的缺血性心脏病、心肌梗死，病死率为 0.5%～2.8%。近年来因治疗措施改进，该类情况病死率降至 0.2%，多因冠状动脉瘤伴发血栓死亡。

对儿童川崎病不但应早期发现、早期干预治疗，还应长期密切随访。影响预后的因素有：<2 岁者冠状动脉瘤可消失，>2 岁难以消失；冠状动脉瘤为梭形，小的易消失，囊状者难以消失；冠状动脉瘤>8 mm 者易发生心肌梗死；左冠状动脉主干或多条冠状动脉梗死易致死亡。

第六节　儿童丘疹性肢端皮炎

儿童丘疹性肢端皮炎于 1955 年由意大利 Gianotti 描述，之后西方文献统称为 Gianotti-Crosti 综合征。通常认为该病是针对病毒感染的自限性皮肤反应，其红斑、丘疹出现在面部和四肢末端，主要发生在儿童。

【病原学】

早期病例患儿多有乙型肝炎病毒感染，但其他病毒和非病毒性感染也陆续有报道。目前发现单纯疱疹病毒，EB 病毒，巨细胞病毒，人类疱疹病毒 6 型，柯萨奇病毒 A16、B4 及 B5，埃可病毒 7/9，脊髓灰质炎病毒，细小病毒 B19 等均可诱发该病。细菌、支原体、巴尔通体属和伯氏疏螺旋体感染亦有报道。免疫接种后亦有发病报道。少数病例中没有发现病毒或其他感染证据。

【流行病学】

该病主要累及 6 个月至 12 岁的儿童，偶尔发生于成年女性。通常为小范围流行或群集发生。

【临床表现】

患儿多无明显前驱症状而突然发疹。皮疹表现为大量暗红色、淡褐色扁平坚实丘疹，针头大小。皮损初起于四肢末端和手足背部，在 3～4 天内渐渐上延至大腿和臀部，最后累及颜面部位。躯干亦可发生一过性皮疹。皮疹散在对称分布，多不融合（图 17-12）。患者多伴瘙痒。临床可见水疱性皮疹。

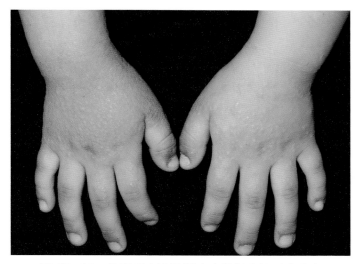

图 17-12　儿童丘疹性肢端皮炎掌指背部丘疹改变

患儿常伴全身淋巴结肿大，尤其是腋窝和腹股沟浅表淋巴结，且可在皮疹后持续数月。患儿通常有轻微发热、疲倦，但全身症状通常不明显。

【并发症和合并症】

在乙型肝炎病例中，肝脏受累常见，但通常表现轻微，不伴黄疸。部分患者有黄疸和肝大，组织学恢复可能需要 6 个月到 4 年。持续性肝炎罕见。HBsAg 阴性病例偶尔发生肝大和肝功能异常。

【实验室检查】

应寻找诱发感染的证据，并评估肝功能情况。血常规检查白细胞可减少或轻度增多，单核细胞增多。

【治疗】

该病缺乏针对性治疗方法。润肤剂或糖皮质激素局部外用可减轻症状。复发或严重的病例可考虑使用抗病毒药物。

【预后】

　　皮疹和相关表现多在 1 ~ 2 周内消退，偶有儿童患者皮疹可持续达 2 个月。皮疹消退后通常会有脱屑，很少出现长时间或反复发作。

第七节　儿童不对称性屈侧周围疹

　　儿童不对称性屈侧周围疹（asymmetric periflexual exanthem of childhood）又称单侧性胸侧疹，为一种与病毒感染相关的疾病，主要表现为躯干部单侧红色皮疹。

【病原学】

　　本病病因尚未完全清楚，有报道腺病毒、副流感病毒、小核糖核酸病毒 B19、HHV-6 等与本病相关。

【流行病学】

　　该病主要为发生于儿童，年龄在 8 月龄至 10 岁，以 2 ~ 3 岁居多，男女儿童比例大致为 1∶2，偶见成人发病的报道。流行季节主要在冬春季，欧洲地区较为常见。

【临床表现】

　　大部分患儿在发疹前有上呼吸道或消化道感染的症状。皮损初起为单侧散在的红色丘疹，周边有苍白晕，可逐渐融合成境界不清的麻疹样、湿疹样或网状斑片，疹间皮肤正常。皮疹好发于腋窝、胸腹部以及腹股沟附近，逐渐发展至附近躯干及四肢（图 17-13）。大部分患儿于 5 ~ 15 天后皮损可蔓延至对侧。患儿常自觉轻度瘙痒，伴有同侧淋巴结肿大。皮疹消退后不留痕迹，偶有细小鳞屑。

【组织病理】

　　主要表现为表皮内水肿，海绵变性，真皮全层血管、汗腺导管以及胶原束见淋巴细胞及组织细胞浸润，真表皮交界处可见界面性皮炎。

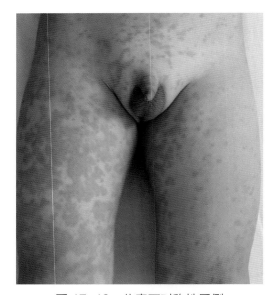

图 17-13　儿童不对称性屈侧周围疹的皮肤改变

皮损主要分布于躯体右侧，左侧皮疹少

【治疗与预后】

　　本病无特殊治疗，以对症处理为主，外用糖皮质激素及口服抗生素等治疗无效。若患者瘙痒剧烈，可口服抗组胺药控制瘙痒症状。该病有自限性，皮疹 2 周至 2 个月后可自行消退，预后好。

（单士军　梁洁　王颖）

参考文献

[1] Anderson MJ, Higgins PG, Davis LR, et al., Experimental parvoviral infection in humans. J Infect Dis, 1985, 152（2）: 257-265.

[2] Manaresi E, Gallinella G. Advances in the development of antiviral strategies against parvovirus B19. Viruses, 2019, 11（7）: 659.

[3] 董衍明, 李京京, 徐鹏, 等. 人细小病毒B19分子生物学研究进展. 生物工程学报, 2020, 36（05）: 879-890.

[4] Kerr JR. The role of parvovirus B19 in the pathogenesis of autoimmunity and autoimmune disease. J Clin Pathol, 2016, 69（4）: 279-291.

[5] Adamson-Small LA, Ignatovich IV, Laemmerhirt MG, et al. Persistent parvovirus B19 infection in non-erythroid tissues: possible role in the inflammatory and disease process. Virus Res, 2014, 190:8-16.

[6] 郑冰洁, 周景, 林晓, 等. 198例儿童传染性红斑临床特征分析. 中国麻风皮肤病杂志, 2020, 36（10）: 581-583.

[7] Nastke MD, Becerra A, Yin L, et al. Human CD4[+] T cell response to human herpesvirus 6. J Virol, 2012, 86（9）: 4776-4792.

[8] Agut H, Bonnafous P, Gautheret-Dejeanand A. Laboratory and clinical aspects of human herpesvirus 6 infections. Clin Microbiol Rev, 2015, 28（2）: 313-335.

[9] De Bolle L, Naesens L, De Clercq E. Update on human herpesvirus 6 biology, clinical features, and therapy. Clin Microbiol Rev, 2005, 18（1）: 217-245.

[10] Tesini BL, Epstein LG, Caserta MT. Clinical impact of primary infection with roseoloviruses. Curr Opin Virol, 2014, 9: 91-96.

[11] Stone RC, Micali GA, Schwartz RA. Roseola infantum and its causal human herpesviruses. Int J Dermatol, 2014, 53（4）: 397-403.

[12] Arnez M, Avšič-Županc T, Ursic T, et al. Human herpesvirus 6 infection presenting as an acute febrile illness associated with thrombocytopenia and leukopenia. Case Rep Pediatr, 2016, 2016: 483183.

[13] Kainth MK, Caserta MT. Molecular diagnostic tests for human herpesvirus 6. Pediatr Infect Dis J, 2011, 30（7）: 604-605.

[14] Ward KN. The natural history and laboratory diagnosis of human herpesviruses-6 and-7 infections in the immunocompetent. J Clin Virol, 2005, 32（3）: 183-193.

[15] Litchman G, Nair PA, Le JK. Pityriasis Rosea. Treasure Island（FL）: StatPearls Publishing, 2021.

[16] Drago F, Ciccarese G, Rebora A, et al. Pityriasis rosea: a comprehensive classification. Dermatology, 2016, 232（4）: 431-437.

[17] Urbina F, Das A, Sudy E. Clinical variants of pityriasis rosea. World J Clin Cases, 2017, 5（6）: 203-211.

[18] Drago F, Rebora A. Treatments for pityriasis rosea. Skin Therapy Lett, 2009, 14（3）: 6-7.

[19] Mahajan K, Relhan V, Relhan AK, et al. Pityriasis rosea: an update on etiopathogenesis and management of difficult aspects. Indian J Dermatol, 2016, 61（4）: 375-384.

[20] Broccolo F, Drago F, Careddu AM, et al. Additional evidence that pityriasis rosea is associated with reactivation of human herpesvirus-6 and-7. J Invest Dermatol, 2005, 124（6）: 1234-1240.

[21] Ehsani AH, Nasimi M, Bigdelo Z. Pytiriasis rosea as a cutaneous mani-festation of COVID-19 infection. J Eur Acad Dermatol Venereol, 2020, 34（9）: 436-437.

[22] Chang HC, Sung CW, Lin MH. The efficacy of oral acyclovir duringearly course of pityriasis rosea: a systematic review and meta-analy-sis. J Dermatolog Treat, 2019, 30（3）: 288-293.

[23] Kutlu O, Metin A. Relative changes in the pattern of diseases pre-senting in dermatology outpatient clinic in the era of the COVID-19 pandemic. Dermatol Ther, 2020, 28: e14096.

[24] Yazdanparast T, Yazdani K, Ahmad Nasrollahi S, et al. Biophysical and ultrasonographic changes in pityriasis rosea compared with uninvolved skin. Int J Womens Dermatol, 2020, 7（3）: 331-334.

[25] Wang S, Fu L, Du W, et al. Subsets of T lymphocytes in the lesional skin of pityriasis rosea. An Bras Dermatol, 2019, 94（1）: 52-55.

[26] Kljaić Bukvić B, Blekić M. Papular-purpuric gloves and socks syndrome. Int J Dermatol, 2021, 60（6）: 769-770.

[27] Vargas-Díez E, Buezo GF, Aragües M, et al. Papular-purpuric gloves-and-socks syndrome. Int J Dermatol, 1996, 35（9）: 626-632.

[28] Chuh A, Zawar V, Sciallis GF, et al. Pityriasis rosea, Gianotti-Crosti syndrome, asymmetric periflexural exanthem, papular-purpuric gloves and socks Syndrome, eruptive pseudoangiomatosis, and eruptive hypomelanosis: do their epidemiological data substantiate infectious etiologies? Infect Dis Rep, 2016, 8（1）: 6418.

[29] Chuh A, Zawar V, Law M, Sciallis G. Gianotti-Crosti syndrome, pityriasisrosea, asymmetrical periflexural exanthem, unilateral mediothoracic exanthem, eruptive pseudoangiomatosis, and papular-purpuric gloves and socks syndrome: a brief review and arguments for diagnostic criteria. Infect Dis Rep, 2012, 4（1）: e12.

[30] Onouchi Y. The genetics of Kawasaki disease. Int J Rheumat Dis, 2018, 21（1）: 26-30.

[31] Makino N, Nakamura Y, Yashiro M, et al. The nationwide epidemiologic survey of Kawasaki disease in Japan, 2015-2016. Pediatr Int, 2019, 61（4）: 397-403.

[32] Burns JC, Herzog L, Fabri O, et al. Seasonality of Kawasaki disease: a global perspective. PLoS One, 2013, 8（9）: e74529.

[33] Alphonse MP, Duong TT, Shumitzu C, et al. Inositol-triphosphate 3-kinase C mediates inflammasome activation and treatment response in Kawasaki disease. J Immunol, 2016, 197（9）: 3481-3489.

[34] Anzai F, Watanabe S, Kimura H, et al. Crucial role of NLRP3 inflammasome in a murine model of Kawasaki disease. J Mol Cell Cardiol, 2020, 138: 185-196.

[35] Swanson KV, Deng M, Ting JP. The NLRP3 inflammasome: molecular activation and regulation to therapeutics. Nat Rev Immunol, 2019, 19（8）: 477-4789.

[36] Franco A, Touma R, Song Y, et al. Specificity of regulatory T cells that modulate vascular inflammation. Autoimmunity, 2014, 47（2）: 95-104.

[37] Kwon H, Lee JH, Jung JY, et al. N-terminal pro-brain natriuretic peptide can be an adjunctive diagnostic marker

of hyper-acute phase of Kawasaki disease. Eur J Pediatr, 2016, 175（12）: 1997-2003.

[38] Yi L, Zhang J, Zhong J, Zheng Y. Elevated levels of platelet activating factor and its acetylhydrolase indicate high risk of Kawasaki disease. J Interferon Cytokine Res, 2020, 40（3）: 159-167.

[39] Kone-Paut I, Cimaz R, Herberg J, et al. The use of interleukin 1 receptor antagonist（anakinra）in Kawasaki disease: a retrospective cases series. Autoimmun Rev, 2018, 17（8）: 768-774.

[40] Tremoulet AH, Pancoast P, Franco A, et al. Calcineurin inhibitor treatment of intravenous immunoglobulin-resistant Kawasaki disease. J Pediatr, 2012, 161（3）: 506-512.

[41] Leung AKC, Sergi CM, Lam JM, et al. Gianotti-Crosti syndrome（papular acrodermatitis of childhood）in the era of a viral recrudescence and vaccine opposition. World J Pediatr, 2019, 15（6）: 521-527.

[42] Brandt O, Abeck D, Gianotti R, et al. Gianotti-Crosti syndrome. J Am Acad Dermatol, 2006, 54（1）: 136-145.

[43] Chuh A, Zawar V, Law M, et al. Gianotti-Crosti syndrome, pityriasis rosea, asymmetrical periflexural exanthem, unilateral mediothoracic exanthem, eruptive pseudoangiomatosis, and papular-purpuric gloves and socks syndrome: a brief review and arguments for diagnostic criteria. Infect Dis Rep, 2012, 4（1）: e12.

[44] Karakaş M, Durdu M, Tuncer I, et al. Gianotti-Crosti syndrome in a child following hepatitis B virus vaccination. J Dermatol, 2007, 34（2）: 117-120.

[45] Cohen-Sors R, Dadban A, Pezron J, et al. Asymmetric periflexural exanthem of childhood and influenza virus infection. Dermatol Online J, 2020, 26（5）: 13030.

[46] Coustou D, Léauté-Labrèze C, Bioulac-Sage P, et al. Asymmetric periflexural exanthem of childhood: a clinical, pathologic, and epidemiologic prospective study. Arch Dermatol, 1999, 135（7）: 799-803.

第十八章

获得性免疫缺陷综合征

艾滋病即获得性免疫缺陷综合征（acquired immunodeficiency syndrome，AIDS），是由人类免疫缺陷病毒（human immunodeficiency virus，HIV）感染所致的严重危害人类健康的传染病。该病通过血液、性接触及母婴传播，导致细胞免疫功能严重缺陷和免疫紊乱，由此而产生一系列的机会性感染、恶性肿瘤和多系统损害。自 1981 年确认第一例艾滋病以来，发病率急剧上升，截至 2020 年底，全球现存活 HIV/AIDS 患者 3770 万，当年新发 HIV 感染者 150 万[1]。该病的病死率高，通过治疗不能完全清除病毒，尽管已有报道治愈个例，但绝大部分患者目前无法治愈，依然是全球重大的公共卫生问题和社会问题。

有效的抗逆转录病毒治疗（antiretrovial therapy，ART）可使艾滋病患者获得接近普通人群的预期寿命，并有效阻断传播，但仍不能完全清除病毒[2]。因此，寻找有效的疫苗是目前迫切需要解决的问题[3]。三十多年来，虽然已研制了超过 40 种 HIV 疫苗，并对数十种 HIV 疫苗进行了 I / II 期临床试验，但现有的疫苗都不能有效地刺激人体产生广泛的中和抗体和特异性细胞毒性 T 淋巴细胞（CTL）反应，故目前仍没有一种可以完全预防 HIV 感染的有效疫苗。HIV 疫苗未来的发展方向将更加注重对天然 HIV 抗原的改造，重视使用复制型载体呈递 HIV 抗原，以期诱导针对不同亚型病毒保守表位更强的体液和细胞免疫反应[3]。

【病原学】

HIV 属逆转录病毒科慢病毒属，分为 HIV-1 和 HIV-2 两种亚型，主要区别在于包膜糖蛋白。HIV-1 亚型是世界大多数地方最常见的感染亚型，HIV-2 主要见于西非。病毒颗粒呈球形，直径 90~130 nm。病毒的核心呈中空锥形，由衣壳蛋白（CA，p24）组成，衣壳内包括两条完全相同的病毒单股正链 RNA、核衣壳蛋白（NC）和病毒复制所必需的酶类。核心之外为病毒衣壳，呈二十面体立体对称，含有核衣壳蛋白。最外层为包膜，包膜上的糖蛋白有刺突状结构，是 HIV 与宿主细胞受体结合位点和主要的中和位点。

HIV 基因组约为 9.8 kb，含有 gag、env 和 pol 3 个结构基因，2 种调控基因（tat 反式激活因子、rev 毒粒蛋白表达调节子），4 个辅助基因（nef 负调控因子、vpr 病毒 r 蛋白、vpu/vpx 病毒 u 蛋白、vif 病毒感染因子），其中 vpu 为 HIV-1 型所特有，而 vpx 为 HIV-2 型所特有。gag 基因编码病毒的核心蛋白包括 p17、p24、p15，p15 则进一步裂解成与病毒 RNA 结合的核衣壳蛋白 p9 和 p7；pol 基因编码病毒复制所需要的酶类（逆转录酶、整合酶和蛋白酶）；env 基因编码病毒包膜蛋白。调控基因编码辅助蛋白，调节病毒复制和蛋白合成。

HIV 是一种变异性很强的病毒，不同的病毒株之间差异很大，甚至同一毒株在同一感染者体内仅数月就可以改变，使原中和抗体失去中和效能，这给 HIV 疫苗的研发造成很大困难。目前在全球流行的 HIV-1 毒株已出现 3 个组，即 M、O 和 N 组，其中 M 组又可分为 A～J 10 个亚型，而且亚型间的重组体已有发现。HIV-2 现有 A～F 6 个亚型。也有学者根据病毒的生物学特性对 HIV-1 进行分群，如根据病毒与宿主细胞结合所利用的辅助受体的不同（CCR5、CXCR4），分为 R5 和 X4 毒株；或根据宿主范围及复制特性不同，分为非合胞体诱导株（NSI）和合胞体诱导株（SI）；有毒力株和无毒力株；快/高型和低/慢型等。

HIV 既有嗜淋巴细胞性，又有嗜神经性，主要靶细胞是 CD_4^+ T 淋巴细胞、单核巨噬细胞、骨髓干细胞和中枢神经细胞。急性 HIV 感染出现高滴度病毒血症，随后显著回落，并在无症状 HIV 感染阶段保持相对稳定。在急性 HIV 感染后，仅有一小部分 HIV 在复制、产生感染性子代病毒，在多数感染的细胞中处于潜伏状态，成为感染者体内病毒的潜伏库。随着病毒不断复制、感染性子代病毒的持续产生，最终导致 HIV 在宿主体内播散。目前认为机体产生的特异性免疫应答是抑制 HIV 复制的关键因素，其中主要是细胞免疫，特别是 $CD8^+$ T 细胞非细胞毒性的抗病毒活性。较强的细胞免疫通常与 $CD4^+$ T 淋巴细胞分泌的 Th1 型细胞因子有关。在 HIV 感染临床进展的患者，其 $CD4^+$ T 淋巴细胞产生的细胞因子以 Th1 型为主（IL-2）转换为以 Th2 型（IL-4 和 IL-10）为主。

HIV 对外界抵抗力弱，离开人体后的抵抗力远较乙型肝炎病毒低。对热、干燥敏感，不耐酸。体外 56 ℃处理 30 min 可使 HIV 对人的 T 淋巴细胞失去感染性，100 ℃处理 20 min 可完全杀灭 HIV。因此，注射器具、医疗用具通过高温消毒、煮沸或蒸汽消毒完全可以达到消毒目的。HIV 对化学品也十分敏感，50% 乙醇或乙醚、0.2% 次氯酸钠、0.1% 家用漂白粉、0.3% 过氧化氢、0.5% 来苏处理 5 min 即可灭活，但对紫外线不敏感。

【流行病学】

1. 传染源　传染源包括 HIV 无症状感染者及 AIDS 患者（HIV/AIDS 患者）。HIV 存在于感染者的体液和组织器官中，感染者的血液、精液、阴道分泌物、乳汁、伤口渗出液中含有大量 HIV，具有很强的传染性。泪液、唾液、汗液、尿液、粪便等在不混有血液和炎症渗出液的情况下，含有少量 HIV，没有传染性。

2. 传播途径　已经证实的艾滋病传播途径有三条：性接触传播、血液传播和母婴传播。一般接触并不能传染艾滋病，如空气、食具、共同进餐、饮水、握手、日常用具接触等都不会传染艾滋病。在 2004 年以前，我国艾滋病的传播途径以静脉注射毒品传播为主，其次为性接触传播、采供血传播和母婴传播。随着性接触传播的比例逐年增加，性接触传播已成为我国艾滋病的主要传播途径。

（1）性接触传播：包括同性、异性和双性性接触传播。单次无保护性交在男性同性恋中传播 HIV 的概率约为 1%；在异性性接触中，男性传染给女性的概率是 0.05%～0.15%，女性传染给男性的概率是 0.03%～0.09%。全球 70%～80% 的感染者通过性接触感染。目前我国 95% 为性接触传播，其中异性性接触传播在 70% 以上，男性同性性传播为 5%～10%[4]。

（2）血液传播

1）静脉注射吸毒：在静脉注射吸毒过程中，共用 HIV 污染的针头与注射器是导致 HIV 传播和蔓延的重要危险因素，是我国艾滋病流行初期的主要传播途径。单次暴露的传播概率为 0.67%[5]。

2）接受血液或血制品：输入 HIV 污染的血液、血液成分或血液制品（如第Ⅷ因子）可引起 HIV 传播，单次暴露的传播概率大于 90%[6]。

3）医源性感染：指医疗器械被 HIV 污染，造成接受医疗服务者感染，也包括医务人员在提供医疗服务时被感染。HIV 污染的针头刺伤皮肤，或黏膜直接接触到含有 HIV 的体液后，单次暴露的传播概率为 0.3%～0.5% 或更低[7]。

（3）母婴传播：感染 HIV 的母亲在妊娠期间、分娩过程中和产后哺乳时，可将 HIV 传染给婴儿。未经干预的母婴传播发生率在不同地区差异很大，发达国家为 14%～25%，发展中国家为 13%～42%，其中 2/3 的婴儿是在母亲怀孕、分娩过程中被感染，1/3 是在哺乳期被感染[8]。

3. 易感人群　人类普遍易感。HIV 感染的高危人群主要包括：男男同性恋者、性工作者、嫖客和多性伴者；静脉注射毒品者、非法献血员；接受输血和血液制品者，如血友病患者；性伴为 HIV 感染者或 AIDS 患者；肾透析和器官移植者；其他职业人群，如医务人员职业暴露。

男男同性恋者（包括双性恋者）在许多西方国家占全部艾滋病患者的 70%～76%。男男同性恋者易患艾滋病的原因如下：①直肠黏膜比其他组织更容易受损和出血，精液中的 HIV 趁机侵入受伤部位，进入男同性恋者的血液循环中；②部分男男同性恋者也是静脉注射吸毒者，增加了 HIV 感染的机会；③男男同性恋者常有多个性伴，常伴发性病，由于性病导致了皮肤、黏膜损害，显著增加了 HIV 感染的风险；④部分男男同性恋者使用亚硝酸盐吸入作性刺激剂，而亚硝酸盐又是一种免疫抑制剂，使男男同性恋者免疫力异常，HIV 易侵入并致病。

静脉注射吸毒者主要是因为他们在吸毒过程中共用针具，造成了 HIV 在吸毒者中的流行和传播，使吸毒者成为 HIV 感染的高危人群。与男性吸毒者有性接触史的妇女，其艾滋病发病率比一般人群高 30 多倍。但在不同地区，因社会文化、风俗和生活方式的不同，因吸毒而传染上艾滋病的比例也不同。美国大部分 HIV/AIDS 患者来自男男同性恋者，而在欧洲国家因吸毒感染 HIV 的患者较多，比如因静脉注射吸毒而被感染的 HIV/AIDS 患者在意大利比例特别高。

在所有 HIV/AIDS 患者中，因血友病患者需长期使用血液制品而感染艾滋病的占 1%，美国略高，比例为 1%～3.6%，西班牙为 0.2%。据统计，接受凝血因子Ⅷ治疗的 A 型血的血友病患者，其血清 HIV 抗体阳性率高达 60%～90%。我国也曾有数例血友病患者因使用凝血因子Ⅷ而感染 HIV 的报道。另外，根据对血友病的检测分析，普通血友病患者机体中淋巴细胞成分已有轻度失调，免疫功能异常的患者更易感染 HIV。

除了抗血友病制剂外，其他血液及血液制品（浓缩血细胞、血小板、冷冻新鲜血浆）的输注也与 HIV 的传播有关。首次报告的与输血相关的 AIDS 患者是一名婴儿，其接受了 1 名 AIDS 患者提供的血液后发病。我国河南省及其周边省市的 HIV 感染则是 20 世纪 90 年代前期的一场不安全商业献血活动所造成的大面积流行。

HIV 感染的母亲也可通过胎盘、产道、乳汁传播给胎儿或婴幼儿，因此，由 HIV/AIDS 妇女所生的婴幼儿也是 HIV 感染的高危人群。

4. 流行特征和现状　1981 年，美国报道了首例艾滋病患者，目前已成为世界性分布的重大传染病，各大洲均有病例发生[9]。联合国艾滋病规划署估计[1]：截至 2020 年底，全球现存活 HIV/AIDS 患者 3770 万，非洲地区最多，为 1540 万人，东南亚地区和美洲地区次之，各 370 万，欧洲地区 260 万，西太平洋地区 190 万，地中海东部地区 42 万；2020 年当年新发 HIV 感染者 150 万，非洲地区 88 万，欧洲地区 17 万，美洲地区 15 万，西太平洋地区 12 万，东南亚地区 10 万，地中海东部地区 4.1 万。2020 年，全球 65% 的新发感染者来自于重点人群及其性伴侣，重点人群包括男男同性恋者、性工作者、注射毒品者。年轻化和男男同性恋群体是近年 HIV 感染的一个新趋势。新增 HIV 感染者主要集中在 15～24 岁的年轻人群，东欧、中亚以及俄罗斯联邦新增感染者大部分是年轻人；在俄罗斯，约 80% 的感染者在 30 岁以下；在亚洲，年轻感染者（15～24 岁）在新发 HIV 感染者中占 1/4，马来西亚、菲律宾和泰国等国家特别突出，特别是年轻的男男同性恋者。全球范围内，超过 1/3 的女性有被虐待经历，包括来自伴侣或非伴侣的躯体暴力或性暴力，每周有大约 5000 名 15～24 岁的年轻女孩感染 HIV。2019 年，仅占撒哈拉以南非洲人口 10% 的年轻女性却占该地区新发感染总数的 24%。

目前，我国 HIV/AIDS 疫情总体处于低流行、特定人群和局部地区高流行的态势。自 1985 年中国发现首例 HIV 感染以来，截至 2020 年底，共有 105.3 万人感染 HIV，累计报告死亡 35.1 万人，性传播比例在 95% 以上，其中异性传播占 70%，男性同性性传播占 23%。我国 HIV/AIDS 的流行发展可分为 3 个阶段。①第一阶段：传入期（1985—1988 年），有 7 个省报告 HIV 感染病例。除 4 例血友病患者为国内感染者外，其他均为外国人或海外华人；②第二阶段：扩散期（1989—1993 年），多为静脉注射吸毒者，在性病患者、暗娼及同性恋者中也发现少数患者，从边境扩散到沿海城市和发达城市；③第三阶段：快速增长期（1994 年至今），全国各省均有报告发现 HIV 感染病例，经性接触途径传播的比例逐年增长，并出现母婴传播的病例。我国艾滋病已由吸毒者、性工作者等高危人群向一般人群扩散，疫情已覆盖全国所有省、区、市，流行范围广，传播途径已由静脉吸毒为主转变为性传播为主[4, 10]。

【发病机制】

HIV 进入人体后，入侵表达 CD4 分子的细胞，主要是 CD4$^+$ T 细胞及单核巨噬细胞等，并在靶细胞内复制，导致大量靶细胞死亡，释放出的 HIV 再侵入其他表达 CD4 分子的细胞。HIV 在人体内的复制周期包括以下环节。①进入：HIV 感染人体后，选择性地吸附于靶细胞的 CD4 受体上，在辅助受体的帮助下，和靶细胞发生膜融合而进入宿主细胞；②整合：病毒 RNA 在逆转录酶作用下形成双链 DNA，在整合酶的作用下整合至宿主细胞染色体 DNA 中；③转录及翻译：病毒 DNA 转录形成 RNA，RNA 再翻译成病毒的结构蛋白和非结构蛋白；④成熟及出芽：病毒 RNA 与蛋白结合装配成核壳体，释放时获得病毒体的包膜，形成成熟的病毒颗粒释放出去。HIV 复制的任一环节都可成为药物治疗的靶点。

辅助性 T 细胞（Th 细胞）表面有 CD4 分子，是 HIV 侵犯的主要靶细胞。HIV 侵入人体后，迅速进入血液循环和淋巴系统，并感染 Th 细胞。HIV 颗粒的外膜蛋白由两种分子量不同的糖蛋白组成，即 gp41 和 gp120，HIV 通过 gp120 与其受体 CD4 分子结合而黏附、侵犯 Th 细胞。HIV 在 Th 细胞内大量复制，不断以芽生方式释放病毒，再感染其他的 Th 细胞，由此循环往复，受 HIV 感染的 Th 细胞越来越多。Th 细胞属于 CD4$^+$ 淋巴细胞亚群，当其受抗原刺激时，即发生增殖并释放多种淋巴因子，例如白细胞介素（IL）、γ 干扰素（IFN-γ）、B 细胞生长因子和 B 细胞分化因子等，这些淋巴因子发挥激素样作用，以调控其他淋巴细胞亚群，特别是细胞毒性 T 细胞、自然杀伤细胞和 B 细胞的生长分化，也影响单核巨噬细胞的成熟和功能，因而 Th 细胞在免疫反应网络中起核心作用。Th 细胞被 HIV 感染后，其增殖功能发生严重障碍，并相互融合成多核巨细胞而遭受破坏，最终溶解，致使 Th 细胞数量大大减少，从而丧失调控其他淋巴细胞亚群的能力，导致免疫缺陷，尤其是细胞免疫功能缺陷或衰竭，同时单核巨噬细胞功能也受到抑制。在免疫功能衰竭的情况下，机体抗感染能力大大削弱，条件致病菌、病毒、真菌、寄生虫等各种病原体乘虚侵入，引起机会性感染，往往是致死性的；而且机体对肿瘤的免疫监视作用也大大削弱，易发生卡波西肉瘤等恶性肿瘤。

人体通过固有免疫和适应性免疫应答对抗 HIV 的感染。一方面，HIV 通过破损黏膜组织进入人体，通过局部固有免疫细胞识别、内吞和杀伤后呈递给免疫系统；另一方面，女性宫颈、阴道和男性包皮上皮组织中的大量朗格汉斯细胞表达 HIV 识别的表面受体，包括 CD4、CCR5 及各种模式识别受体（PRRs）[11]。通过模式识别朗格汉斯细胞捕获 HIV 病毒传递给 T 淋巴细胞。之后 2～12 周，适应性免疫应答产生针对 HIV 蛋白的各种特异性抗体，产生 HIV 特异性 $CD4^+$ T 淋巴细胞免疫反应和特异性细胞毒性 T 淋巴细胞（CTL）反应。机体的免疫系统对 HIV 的初期感染起一定的抑制作用，但随着免疫系统的损害及 HIV 的变异，机体的免疫系统最终对 HIV 的感染无能为力。如自然杀伤细胞通过抗体依赖性细胞毒性作用能杀伤和溶解 HIV 感染的细胞，机体的细胞免疫和体液免疫作用可在一段时间内控制 HIV 的复制及扩散。但由于病毒的变异和重组，可以逃逸免疫监视，不能被机体的免疫系统彻底清除。当机体的免疫系统被进一步破坏时，在某些触发因素的作用下，HIV 大量复制和播散，最终导致 AIDS。

HIV 感染早期，特别是在"窗口期"复制极快，病毒载量很高，但在随后相当长时间内，HIV 在体内保持低水平的复制，这就使得 HIV 感染无症状期持续时间很长。其机制主要是细胞免疫和体液免疫系统可以降低病毒的复制能力。另外，HIV 进入 $CD4^+$ T 细胞后，部分成为潜伏感染。许多研究表明，一些细胞因子及其他病毒感染能激活 HIV 的复制和表达。有报道认为肾上腺皮质激素和 IL-4、IL-6、IL-10 能协同增强 HIV 的复制。肿瘤坏死因子 -α（TNF-α）、肿瘤坏死因子 -β（TNF-β）和 IL-1 亦能促进 HIV 的复制，特别是 TNF-α。其他病毒的各种基因产物能促进 HIV 高水平复制，而且有些病毒还能和 HIV-1 协同破坏 $CD4^+$ T 细胞。临床上，艾滋病患者常常合并巨细胞病毒、单纯疱疹病毒、EB 病毒感染，并促使病情恶化。

【病理变化】

艾滋病的病理改变可分为两类：一类是淋巴、造血组织和神经系统的原发病变，为 HIV 直接损害造成。最突出的病变是淋巴组织早期反应性增生，继而淋巴结内淋巴细胞进行性减少，生发中心空虚；脾脏小动脉周围 T 细胞区和脾小结淋巴细胞稀疏，无生发中心或完全丧失淋巴成分；胸腺上皮严重萎缩，胸腺小体消失；骨髓内也可见相似变化。神经系统可有 HIV 直接感染引起的无菌性脑膜炎、亚急性脑病及脊髓病变等。

另一类是 HIV 导致免疫缺陷，从而造成机会性感染和恶性肿瘤的发生。各种机会性感染的病变特点是炎症反应轻微而不典型，如结核病很少形成发育良好的结核肉芽肿，但病灶内有很多结核分枝杆菌；另一特点是常见两种或多种感染同时或相继发生。

【临床表现】

1. 潜伏期　人体感染 HIV 后，平均经过 7～10 年发展为 AIDS，这段时间称为潜伏期。潜伏期随感染者的年龄、感染途径、感染病毒量及种类等的不同而有差别。儿童的潜伏期相对较短，平均为12个月。

潜伏期在临床上可表现为典型进展、快速进展和长期不进展三种转归。大多数患者（70%～80%）表现为典型进展，潜伏期为5～10年。大约各有10%的患者分别表现为快速进展和长期不进展，潜伏期分别小于5年和大于10年。影响HIV感染临床转归的主要因素有病毒量、宿主免疫和遗传背景等。

2. 临床分期　从初始感染HIV到终末期是一个较为漫长复杂的过程。在这一过程的不同阶段，与HIV相关的临床表现多种多样。目前，一般将艾滋病的全过程分为急性期、无症状期和艾滋病期[12]。

（1）急性HIV感染期：通常发生在初次感染HIV的6个月内。部分感染者出现HIV病毒血症和免疫系统急性损伤所致的临床症状。急性期的症状为非特异性，主要临床表现有发热、乏力、肌痛、厌食、恶心、腹泻、皮疹和无渗出性咽炎，部分患者出现头痛、畏光和脑膜刺激征，少数感染者可出现脑炎、周围神经炎和急性多发性神经根炎，颈、腋、枕部淋巴结肿大，偶有肝脾大。症状多在1个月内消失。此期在血液中可检出HIV RNA和p24抗原，CD4$^+$ T淋巴细胞计数一过性减少，同时CD4$^+$/CD8$^+$比值亦可倒置。部分患者可有轻度白细胞和血小板减少或肝功能异常。

从HIV进入人体到血液中产生足够量的、能用现有检测方法查及的HIV标志物（p24抗原或抗体）之前的这段时期，称为HIV感染窗口期。窗口期长短是相对于所采用的检测试剂而确定的。一般认为第三代检测试剂窗口期为暴露后6～8周，第四代检测试剂窗口期为暴露后4～6周。窗口期因试剂的敏感性不同而不同。随着试剂灵敏度的提高以及抗原检测和核酸检测的应用，HIV感染的窗口期时间大大缩短。

（2）无症状HIV感染期：可从急性期进入此期，或从无明显的急性期症状而直接进入此期。此期持续时间一般为4～8年。其时间长短与感染病毒的数量、型别、感染途径、机体免疫状况的个体差异、营养条件及生活习惯等因素有关。在无症状期，由于HIV在感染者体内不断复制，免疫系统受损，CD4$^+$ T淋巴细胞计数逐渐下降。该期特点为症状缺如或仅有非特异性症状，如各种皮肤、黏膜损害（见下文详述），持续性全身淋巴结肿大，常为对称性，以颈、枕和腋部多见，淋巴结直径大于1 cm。感染者的病毒载量稳定在较低水平，CD4$^+$ T细胞计数进行性减少。此期HIV抗体阳性。

（3）艾滋病期：此期为感染HIV后的最终阶段。患者CD4$^+$ T淋巴细胞计数显著下降，多小于200个/微升，血浆HIV病毒载量明显升高，细胞免疫功能严重缺失。此期主要临床表现为HIV相关症状、各种机会性感染及恶性肿瘤，也可有消耗综合征和痴呆。

1）HIV相关症状：主要表现为持续1个月以上的发热、盗汗、腹泻，体重减轻常超过10%。部分患者表现为神经精神症状，如记忆力减退、精神淡漠、性格改变、头痛、癫痫及痴呆等。另外，还可出现持续性全身性淋巴结肿大，其特点为：除腹股沟以外有2个或2个以上部位的淋巴结肿大；淋巴结直径≥1 cm，无压痛，无粘连；持续时间3个月以上。

2）机会性感染：细菌性感染包括革兰氏阳性或阴性菌、结核分枝杆菌及鸟分枝杆菌感染等；病毒性感染包括单纯疱疹病毒、水痘-带状疱疹病毒、EB病毒、巨细胞病毒和肝炎病毒感染等；真菌感染包括卡氏肺孢子菌、马尔尼菲蓝状菌、念珠菌、隐球菌、组织胞浆菌感染等；原虫感染包括弓形体及隐孢子虫感染等。

3）肿瘤：包括卡波西肉瘤、淋巴瘤、侵袭性宫颈癌等。

4）消耗综合征和痴呆。

3. 其他系统常见临床表现 [13]

（1）呼吸系统：多种病原体可引起艾滋病患者的肺部感染，70%～80%的患者可经历一次或多次卡氏肺孢子菌肺炎（pneumocystis carinii pneumonia，PCP）。PCP经常发生在CD4$^+$T细胞少于200个/微升时，其临床表现主要是慢性咳嗽及短期发热，呼吸急促和发绀，动脉血氧分压降低，仅少数患者能闻及啰音。胸部影像学（X线、CT）表现为弥漫性毛玻璃样渗出病灶（图18-1）。细菌性肺炎常见病原菌有肺炎链球菌、肺炎双球菌和流感嗜血杆菌。发展中国家以结核分枝杆菌和鸟胞内分枝杆菌感染多见。肺结核可发生在HIV感染的任何阶段。此外，巨细胞病毒、念珠菌和隐球菌等常引起肺部感染。非感染性疾病可包括卡波西肉瘤和非霍奇金淋巴瘤、结节病、肺癌和肺气肿等。

（2）消化系统：消化道症状可能与HIV感染有关，也可能是由于机会性感、恶性肿瘤或抗逆转录病毒治疗（ART）并发症引起。以口腔和食管的念珠菌、疱疹病毒和巨细胞病毒感染较为常见，表现为口腔和食管的炎症或溃疡（图18-2），主要症状为吞咽疼痛和胸骨后烧灼感。胃肠道病变可表现为腹泻和体重减轻，其病因包括疱疹病毒、隐孢子虫、鸟胞内分枝杆菌、沙门菌、志贺菌和空肠弯曲菌等。HIV患者也可同时感染乙型或丙型肝炎病毒。CD4$^+$T细胞计数较低的患者更容易出现肝胆疾病及无结石性胆囊炎。

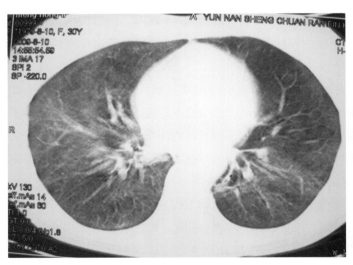

图 18-1　卡氏肺孢子菌肺炎：双肺弥漫性毛玻璃样渗出病灶

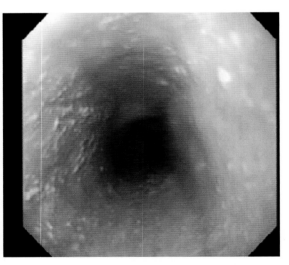

图 18-2　食管念珠菌病：食管假膜

（3）神经系统：30%～70%的患者出现神经系统症状。这些症状可以由于机会性感染、恶性肿瘤累及所致，亦可为HIV直接侵犯神经系统如脑膜炎、局灶性脱髓鞘病变等。临床表现为头晕、头痛、癫痫、进行性痴呆、脑神经炎、瘫痪、痉挛性共济失调、膀胱和直肠功能障碍等（图18-3）。

（4）眼部：受累较为广泛，常见的有巨细胞病毒性视网膜炎、弓形体性脉络膜视网膜炎等（图18-4），卡波西肉瘤等恶性肿瘤亦常侵犯眼部。

（5）血液系统：AIDS患者会出现贫血、血小板减少和白细胞减少症。ART和预防性药物也会引起骨髓毒性，导致血常规异常。血小板减少时，患者常出现异常出血或皮肤瘀斑。白细胞减少症患者常伴感染症状。贫血可表现为虚弱、疲劳或呼吸急促。此外，HIV相关淋巴瘤是晚期患者最常见的并发症，可发生原发性中枢神经系统淋巴瘤，并与EB病毒感染有关。

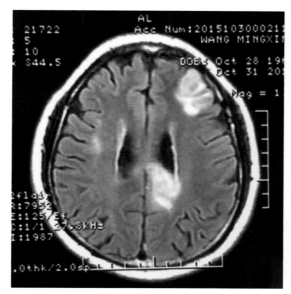

图 18-3 脑弓形体病：左额叶胼胝体、
右额叶灰白质交界区高信号影

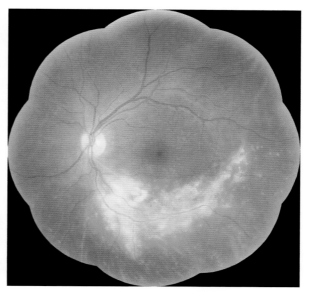

图 18-4 巨细胞病毒性视网膜炎：
视网膜苍白、坏死

4. HIV/AIDS 相关皮肤、黏膜表现 [14-15] 皮肤是人体最大的免疫器官，皮肤损害往往是内脏疾病的外在表现。研究报道约 86% 的艾滋病患者病程中可出现皮肤、黏膜损害 [16]，且常为首发表现，其中部分皮肤病仅见于艾滋病患者，而另一些皮肤病可作为疾病进展的标志，可为 HIV/AIDS 的诊断提供重要线索和抓手。HIV 感染无症状期可出现脂溢性皮炎、银屑病等；艾滋病期可出现口腔毛状白斑、马尔尼菲篮状菌病等标志性皮损。卡波西肉瘤、淋巴瘤等 HIV/AIDS 相关肿瘤也常常以皮损为首发表现，是诊断 HIV/AIDS 及其相关机会性感染的重要线索。HIV/AIDS 相关皮肤、黏膜损害分为感染性、炎症性和肿瘤性三大类。

（1）感染性皮肤病

1）病毒感染：HIV/AIDS 患者合并常见的病毒感染性皮肤病包括口腔毛状白斑、带状疱疹、传染性软疣等，这些疾病对艾滋病的诊断具有指导意义。

①口腔毛状白斑：口腔毛状白斑是口腔上皮细胞感染 EB 病毒发生的角化过度性损害。常发生在舌的外侧缘，也可在腹侧、背侧，损害初为线形白色丘疹，稍后隆起而呈"发状"表面（图 18-5），不易刮除，仅发生于 HIV/AIDS 患者，是标志性黏膜损害，而且往往提示患者 CD4+ T 细胞计数<200 个 / 微升，已进入艾滋病期。

②带状疱疹：带状疱疹是由潜伏在体内的水痘-带状疱疹病毒再激活所致，多见于老年人。HIV/AIDS 患者带状疱疹发病率远高于正常人群，青壮年发病常见，甚至可发生在儿童。临床表现较普通人群重，皮损范围广，可累及多部位及多支神经，常见大疱、血疱、坏死、溃疡，愈后常遗留瘢痕，极易复发（图 18-6）。复发性带状

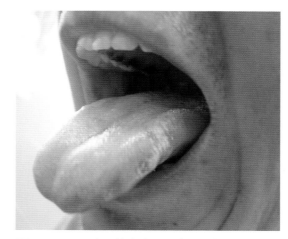

图 18-5 口腔毛状白斑：舌部毛刷样白色丘疹

疱疹、重型带状疱疹、儿童及青壮年带状疱疹需警惕 HIV 感染。

③传染性软疣：传染性软疣是由传染性软疣毒感染所致的表皮增生性良性皮肤病，好发于儿童，成人少见，普通人群的面部通常不受累。成人颜面部传染性软疣，尤其是眼睑传染性软疣、泛发性或斑块型传染性软疣，需警惕 HIV 感染（图 18-7）。

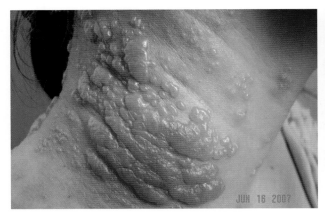

图 18-6 带状疱疹：右颈部水疱、大疱

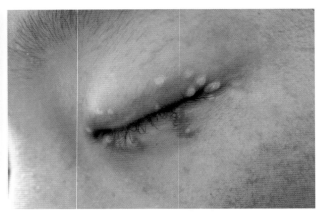

图 18-7 传染性软疣：眼睑肤色丘疹

2）真菌感染：真菌感染在艾滋病患者中非常常见，可合并深部真菌感染，包括念珠菌病、马尔尼菲蓝状菌病、隐球菌病等。艾滋病合并深部真菌感染发展迅速、预后较差，尽管 ART 在全球得到广泛推广，但每年仍有约 100 万艾滋病患者死于深部真菌感染，占所有艾滋病及其相关疾病死亡人数的 50%。

①口腔念珠菌病：口腔是念珠菌感染最常见的部位，临床表现为假膜、红斑、白斑及口角炎（图 18-8）。HIV/AIDS 患者口腔念珠菌病以假膜型多见，可累及全口腔黏膜，舌黏膜感染可产生裂隙，念珠菌血症发生率高。普通人群可在长期使用糖皮质激素、免疫抑制剂、广谱抗生素或有免疫性疾病、念珠菌感染等诱因下发生口腔念珠菌病，如若青壮年无明显诱因出现口腔念珠菌病，需警惕 HIV 感染。

②马尔尼菲篮状菌病：马尔尼菲篮状菌病几乎均发生于艾滋病患者，因此被 WHO 定义为艾滋病指征性机会性感染，主要表现为脐凹状中央坏死性丘疹、结节、斑块、溃疡（图 18-9），常提示患者 CD4$^+$ T 细胞计数<50 个 / 微升，病情危重，治疗不及时极易死亡。

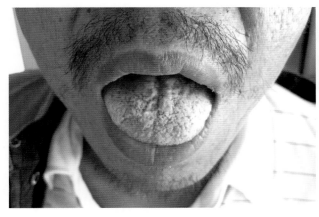

图 18-8 口腔念珠菌病：舌部白色假膜

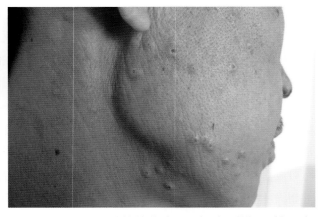

图 18-9 马尔尼菲篮状菌病：面部脐凹样坏死性丘疹

③隐球菌病：隐球菌病以侵犯中枢神经系统最为常见，主要表现为脑膜炎，如头痛、头晕、恶心、喷射性呕吐等，也可累及肺部、皮肤和骨骼，亦可经血行播散至全身各脏器，是 HIV/AIDS 患者常见的致死性深部真菌感染之一。典型皮损表现为传染性软疣样中央坏死丘疹（图 18-10），具有重要的诊断意义。

3）细菌感染：细菌性皮肤病是 HIV/AIDS 患者的常见损害，但临床表现多数无特异性。金黄色葡萄球菌是 HIV 感染者中最常见的皮肤致病菌，可引起疖、痈、脓疱疮、蜂窝织炎（图 18-11），甚至菌血症及脓毒血症。由结核分枝杆菌和鸟分枝杆菌引起的皮肤分枝杆菌感染往往是全身病变的一部分。临床上多表现为红斑、结节、皮肤溃疡或皮下脓肿（图 18-12）。

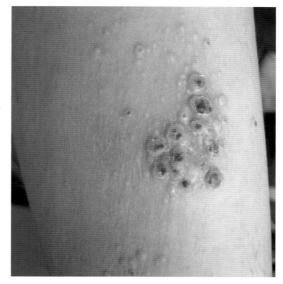

图 18-10　隐球菌病：下肢脐凹样坏死性丘疹

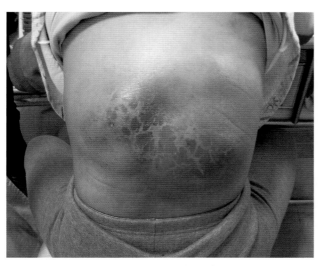

图 18-11　脓肿：腰背部多发脓肿

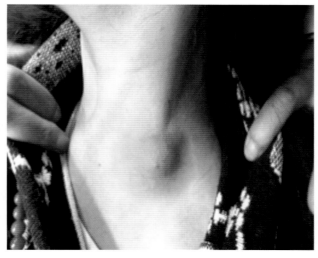

图 18-12　淋巴结结核：颈部红色结节

（2）炎症性皮肤病：HIV/AIDS 相关炎症性皮肤病包括丘疹鳞屑性皮肤病及变态反应性皮肤病，如 HIV 相关性痒疹、脂溢性皮炎、银屑病、嗜酸性毛囊炎等。HIV/AIDS 患者患各种炎症性皮肤病的概率较一般人群显著增高，治疗也更困难。CD4$^+$ T 细胞计数较高时，艾滋病患者即可出现脂溢性皮炎、银屑病、HIV 相关性痒疹等炎症性皮肤病。

1）急性 HIV 皮疹：感染 HIV 2~6 周后，30%~50% 的原发性感染者伴有皮疹和黏膜疹。皮疹多为斑疹和丘疹，可为几个或数百个，2~5 mm 大小，不融合，伴瘙痒，常见于躯干、面部及上肢。可出现脱屑和玫瑰疹样皮疹，偶有出血或坏死，掌跖受累与梅毒疹相似。可能是宿主对 HIV 感染的一种免疫反应。

2）脂溢性皮炎：常为 HIV/AIDS 患者的首发症状，在 HIV 感染无症状期即可出现。普通人群脂溢性皮炎皮损好发于头部、前额、鼻唇沟等皮脂溢出区，为红斑基础上的油腻性鳞屑。HIV/AIDS 患者的脂溢性皮炎皮损可累及至非皮脂溢出区，腋下、腹股沟等皱褶部位亦可受累，皮损面积广、炎症重，皮损干燥，瘙痒剧烈，可出现丘疹、斑块、糜烂、渗出等多形表现，甚至进展为红皮病。泛发性脂溢性皮炎需警惕 HIV 感染（图 18-13）。

3）HIV 相关性痒疹：与普通患者痒疹相比，HIV 相关性痒疹皮损分布更广泛，短时间内可泛发全身，甚至可累及面部，是 HIV/AIDS 患者常见的首发表现和重要的诊断线索。对于皮损面积广泛、瘙痒剧烈、常规治疗抵抗的结节性痒疹，需警惕 HIV 感染（图 18-14）。

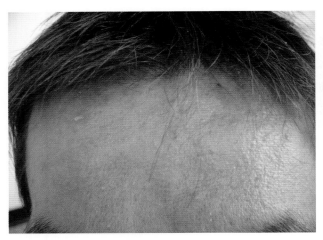

图 18-13　脂溢性皮炎：面部红斑、鳞屑

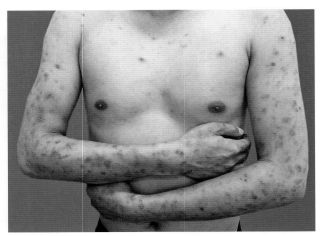

图 18-14　HIV 相关性痒疹：上肢丘疹、结节

4）银屑病：HIV/AIDS 患者中银屑病皮损更严重，常规治疗不敏感，进展快速，易由寻常型转变为红皮病型、脓疱型及关节病型。多累及特殊部位如腋窝、腹股沟及外生殖器部位，鳞屑常呈砺壳状[17]。不明诱因皮损持续加重或者转变为重型银屑病，尤其是砺壳状银屑病需警惕 HIV 感染（图 18-15）。

5）嗜酸性毛囊炎：嗜酸性毛囊炎常发生于 HIV 感染进展期，临床以大小一致、均匀分布的毛囊性丘疹、脓疱为特征（图 18-16），主要发生于毛囊富集区，如头皮、面部、颈部、上肢及躯干上部，以前额及颈部为多，瘙痒剧烈，治疗困难，为 HIV/AIDS 特征性损害，可作为 HIV/AIDS 的重要诊断线索。

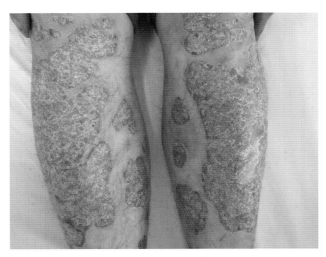

图 18-15　银屑病：双下肢斑块、厚层白色鳞屑

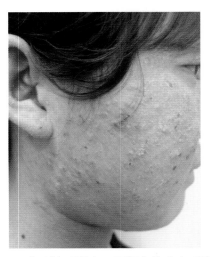

图 18-16　嗜酸性毛囊炎：面部密集分布毛囊性丘疹

ART 可以降低 HIV 相关性嗜酸性毛囊炎的发病率及改善病情。

6）药疹：HIV/AIDS 患者药疹的发生率为 7.4%，重型药疹占 21.6%，远高于非 HIV/AIDS 患者。最常见的致敏药物依次为抗逆转录病毒药物（奈韦拉平、依非韦伦等）、抗生素（β- 内酰胺类药、抗结核药、喹诺酮类药、磺胺类药等）。HIV/AIDS 合并重型药疹患者常出现多系统损害，包括急性药物性肝损伤、肾功能障碍和造血功能障碍等，增加了患者死亡的风险。有药物过敏史、合并重型药疹、机会性感染、高 HIV 病毒载量、低 CD4$^+$ T 细胞计数、高球蛋白和低白蛋白是患者的死亡因素[18]。

（3）肿瘤性疾病：HIV 感染合并恶性肿瘤可分为艾滋病定义性肿瘤和非艾滋病定义性肿瘤。艾滋病定义性肿瘤包括卡波西肉瘤、非霍奇金淋巴瘤及侵袭性宫颈癌。HIV 感染者发生的其他恶性肿瘤被视为非艾滋病定义性肿瘤，包括肺癌、肝癌、肛门癌、皮肤癌、结直肠癌、霍奇金淋巴瘤等。

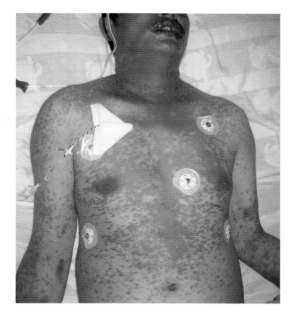

图 18-17　红皮病型药疹：全身弥漫红斑

1）卡波西肉瘤：卡波西肉瘤是一种以多中心的血管成分和梭形细胞增殖为特征的恶性肿瘤，临床上分为经典型、非洲型、免疫抑制型和艾滋病相关型。发病有明显的地区和种族倾向。艾滋病相关型在非洲部分地区和地中海地区发病率较高，在亚洲、北美和西欧的发病率相对较低。典型临床表现为紫红色的斑疹、斑块、结节，以面部、下肢常见（图 18-18），易累及内脏，组织病理可明确诊断。发病与人类疱疹病毒 8 型（HHV-8）感染有关。

2）恶性淋巴瘤：恶性淋巴瘤是淋巴结和（或）结外淋巴组织的肿瘤，典型表现为无痛性进行性的淋巴结肿大（图 18-19）。依据组织病理学有无镜像细胞分为霍奇金淋巴瘤和非霍奇金淋巴瘤。恶性

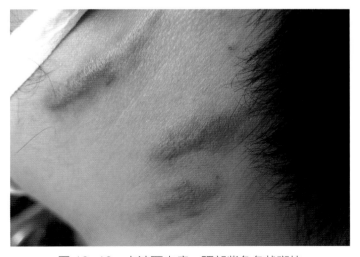

图 18-18　卡波西肉瘤：颈部紫色条状斑块

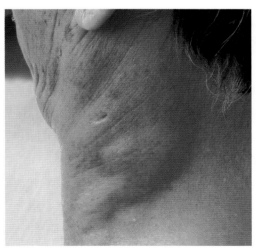

图 18-19　弥漫大 B 细胞淋巴瘤：
左颈部结节、斑块

淋巴瘤与 EB 病毒、人类嗜 T 淋巴细胞病毒 -1 型（human T-cell lymphotropic virus type-1，HTLV-1）、HHV-8 感染相关。HIV 感染者的免疫监视功能降低显著增加了淋巴瘤的发病率，淋巴瘤特别是非霍奇金淋巴瘤患者需筛查 HIV 感染。

【实验室检查】

HIV/AIDS 患者的实验室检测主要包括 HIV 抗体检测、HIV 核酸定性和定量检测、CD4$^+$ T 淋巴细胞计数、HIV 耐药检测等[13, 19]。HIV-1/2 抗体检测是 HIV 感染诊断的金标准，HIV 核酸检测（定性和定量）也用于 HIV 感染诊断。HIV 抗体检测包括筛查试验和补充试验，补充试验包括抗体补充试验（抗体确证试验）和核酸补充试验（核酸定性和定量检测）。HIV 核酸定量检测和 CD4$^+$ T 淋巴细胞计数是判断疾病进展、临床用药、疗效和预后的两项重要指标。HIV 耐药检测可为 ART 方案的选择和更换提供指导。

1. HIV 抗体检测　HIV 抗体检测法分为初筛和确认两类。筛查方法包括酶联免疫吸附试验（ELISA）、明胶颗粒凝集试验（PA）、免疫胶体金快速试验。HIV-1/2 抗体检测阴性反应见于未被 HIV 感染的个体，但窗口期感染者筛查试验也可呈阴性反应。筛查检测若呈阳性反应，用原有试剂双份（快速）/ 双孔（化学发光试验或 ELISA）或两种不同类型试剂进行重复检测，如均呈阴性反应，则报告为 HIV 抗体阴性；如一阴一阳或均呈阳性反应，需进行确证试验。确证试验常用的方法是免疫印迹法（WB）。HIV-1/2 抗体检测确证试验结果阳性，出具 HIV-1/2 抗体阳性确证报告；无 HIV 特异性条带产生，报告阴性；出现条带但不满足诊断条件的，报告不确定，可进行 HIV 核酸检测或 2~4 周后随访。

窗口期是指从机体感染 HIV 到形成可检测到的抗体所需的时间，平均为 45 天，通过输血感染者为 2~8 周，性途径感染者为 2~3 周。窗口期内使用抗体检测法为阴性，但具有传染性。

2. HIV 核酸检测

（1）病毒分离培养：是 HIV 感染最可靠的依据，但由于技术上的困难，目前尚停留在实验室研究阶段。

（2）p24 抗原检测：常用于早期诊断（窗口期抗体检测阴性者）及感染 HIV 母亲所生婴儿的早期诊断。

（3）病毒载量测定：病毒载量一般用血浆中每毫升 HIV RNA 的拷贝数（c/ml）来表示。临床意义包括预测疾病进程、评估 ART 疗效、指导 ART 方案调整；也可作为 HIV 感染诊断的补充试验，用于急性期 / 窗口期以及晚期患者的诊断、HIV 感染者的诊断和小于 18 月龄婴幼儿 HIV 感染的诊断。

3. CD4$^+$ T 淋巴细胞检测　HIV 感染后，人体免疫功能受损，出现 CD4$^+$ T 淋巴细胞进行性减少，CD4$^+$/CD8$^+$ T 淋巴细胞比例倒置现象。目前最常用的检查方法是流式细胞仪测定。通过 CD4$^+$ T 淋巴细胞计数，可了解机体的免疫状态和病程进展、疾病分期和治疗时机，判断治疗效果。

4. HIV 耐药检测　常用检测方法为基因型检测，一般在患者抗病毒治疗后病毒载量下降不明显或抗病毒治疗失败需更换方案时检测，如条件允许可在抗病毒治疗前开展。HIV 的耐药分为两类：①获得性耐药，即感染的患者经抗逆转录病毒治疗后耐药；②传播性耐药，即感染了携带耐药性的病毒。HIV 耐药性的检测方法有表型分析和基因型分析两种。

5. 其他实验室指标

（1）各种机会性感染的病原学检测：在 AIDS 患者中，机会性感染的病原学检测主要包括卡氏肺孢子菌、隐孢子虫、弓形体抗体、真菌、疱疹病毒、乙型和甲型肝炎病毒、巨细胞病毒、EB 病毒、结核分枝杆菌等细菌学检查。此外，由于 HIV 与其他类型性传播疾病的合并感染率很高，故所有 HIV 感染者都需要常规做梅毒血清学等检测。

（2）药物不良反应监测：开始接受 ART 时，患者免疫功能受损、存在机会性感染、药物不良反应、病毒耐药性等问题往往导致患者依从性下降，成为影响治疗实施和治疗成效的主要原因。因此，定期复诊、复查是观察监测疗效及不良反应所必需的。尤其是一些抗病毒药物导致的代谢紊乱、体重增加、骨质疏松、肝肾损害等不良反应需要密切观察，及时识别并给予相应处理，必要时更换方案。

开始 ART 的第 2~8 周复查肝功能，以后每 6 个月复查一次。每次进行 CD4$^+$ T 淋巴细胞计数检查时，应进行血常规检测。当不再监测 CD4$^+$ T 淋巴细胞计数时，每年复查一次。如正在使用可能导致血细胞减少的药物，需监测得更频繁[20]。使用替诺福韦（TDF）每 3 个月至半年复查一次肾功能，慢性肾病患者应监测血清磷。特殊人群在条件允许情况下可进行治疗药物监测，如儿童、妊娠妇女及肾功能不全患者等。

（3）其他检查：CT、MRI、X 线、超声等影像学或病理学检查等，有助于评估及定位深部脏器机会性感染和实体肿瘤等。实验室检查等有助于继发机会性感染的诊断和鉴别诊断。

【诊断】

1. 诊断原则 HIV 感染和艾滋病的诊断必须遵循早期、全面、慎重、咨询、保密的原则。

2. 诊断标准 HIV/AIDS 的诊断[19]需结合流行病学史（包括不安全性生活史、静脉注射毒品史、输入未经 HIV 抗体检测的血液或血液制品、HIV 抗体阳性者所生子女或职业暴露史等）、临床表现和实验室检查等进行综合分析，慎重作出诊断。

成人、青少年及 18 月龄以上儿童符合下列一项者即可诊断：①HIV 抗体筛查试验阳性和抗体补充试验阳性（抗体补充试验阳性或核酸定性检测阳性或核酸定量大于 5000 拷贝/毫升）；②有流行病学史或艾滋病相关临床表现，两次 HIV 核酸检测均为阳性；③HIV 分离试验阳性。

18 月龄及以下儿童符合下列一项者即可诊断：①为 HIV 感染母亲所生和两次 HIV 核酸检测均为阳性（第二次检测需在出生 4 周后采样进行）；②有医源性暴露史，HIV 分离试验结果阳性或两次 HIV 核酸检测均为阳性；③为 HIV 感染母亲所生和 HIV 分离试验阳性。

（1）HIV 感染早期：即 I 期。成人及 15 岁（含 15 岁）以上青少年 HIV 感染者符合下列一项即可诊断：①3~6 个月内有流行病学史和（或）有急性 HIV 感染综合征和（或）有持续性全身性淋巴结病（persistent generalized lymphadenopathy，PGL）；②抗体筛查试验无反应，两次核酸检测均为阳性；③1 年内出现 HIV 血清抗体阳转。

15 岁以下儿童 HIV 感染者 I 期的诊断需根据 CD4$^+$ T 淋巴细胞计数和相关临床表现来进行。

（2）HIV 感染中期：即 II 期。成人及 15 岁（含 15 岁）以上青少年 HIV 感染者符合下列一项即可诊断：①CD4$^+$ T 淋巴细胞计数为 200~500 个/微升；②无症状或符合无症状期相关临床表现。

15 岁以下儿童 HIV 感染者 II 期的诊断需根据 CD4$^+$ T 淋巴细胞数和相关临床表现来进行。

（3）艾滋病期：即 III 期，也称为 AIDS 期。成人及 15 岁（含 15 岁）以上青少年 HIV 感染加下述各项中的任何一项，即可确诊为艾滋病期；或者确诊 HIV 感染，且 CD4$^+$ T 淋巴细胞计数<200 个/微升，可诊断为艾滋病期：①不明原因的持续不规则发热>38 ℃，>1 个月；②腹泻（大便次数>3 次/天），>1 个月；③6 个月之内体重下降>10%；④反复发作的口腔真菌感染；⑤反复发作的单纯疱疹病毒感染或带状疱疹病毒感染；⑥肺孢子菌肺炎（PCP）；⑦反复发生的细菌性肺炎；⑧活动性结核或非结核分枝杆菌病；⑨深部真菌感染；⑩中枢神经系统占位性病变；⑪中青年人出现痴呆；⑫活动性巨细胞病毒感染；⑬弓形虫脑病；⑭马尔尼菲篮状菌病；⑮反复发生的败血症；⑯皮肤、黏膜或内脏的卡波西肉瘤、淋巴瘤。

15 岁以下儿童符合下列一项者即可诊断：HIV 感染和 CD4$^+$ T 淋巴细胞百分比<25%（<12 月龄），或<20%（12~36 月龄），或<15%（37~60 月龄），或 CD4$^+$ T 淋巴细胞计数<200 个 / 微升（5~14 岁）；HIV 感染和伴有至少一种儿童 AIDS 指征性疾病。

【鉴别诊断】

AIDS 需与原发性免疫缺陷病、继发性免疫缺陷病、特发性 CD4$^+$ T 淋巴细胞减少症、自身免疫性疾病、传染性单核细胞增多症、淋巴结肿大的疾病（如卡波西肉瘤、霍奇金病等）、中枢神经系统疾病等相鉴别。

【治疗】

1. 治疗目标　最大限度地抑制病毒复制，使病毒载量降低至检测下限并减少病毒变异；重建免疫功能；降低异常的免疫激活；减少病毒的传播，预防母婴传播；降低 HIV 感染的发病率和病死率，减少非艾滋病相关疾病的发病率和病死率，使患者获得正常的预期寿命，提高生活质量。

2. 抗逆转录病毒治疗（ART）

（1）治疗药物：目前国际上使用的抗 HIV 药物有 6 大类、30 多种药物（包括复合制剂），分别为核苷类逆转录酶抑制剂（NRTIs）、非核苷类逆转录酶抑制剂（NNRTIs）、蛋白酶抑制剂（PIs）、整合酶抑制剂（INSTIs）、融合抑制剂（fusion inhibitor，FIs）及 CCR5 抑制剂。而国内的抗逆转录病毒治疗药物有 NRTIs、NNTRIs、PIs、INSTIs 以及 FIs 5 大类（包含复合制剂）（表 18-1）。

表 18-1　抗逆转录病毒药物种类、用法和不良反应 [21]

类别	药物及缩写	推荐剂量	不良反应
NRTIs	齐多夫定（zidovudine，ZDV，AZT）	成人：300 mg，2 次 / 天 新生儿 / 婴儿：2 mg/kg，4 次 / 天 儿童：160 mg/m^2，3 次 / 天	骨髓抑制（贫血和 / 或嗜中性粒细胞减少症）、胃肠道反应、疲劳等，肌酸激酶和谷丙转氨酶升高，乳酸酸中毒和（或）肝脂肪变性
	去羟肌苷（地达诺辛）（didanosine，DDI）	成人体重>60 kg：250 mg；2 次 / 天 体重<60 kg：125 mg，2 次 / 天 新生儿 / 婴儿：2 mg/kg，2 次 / 天 儿童：4 mg/kg，2 次 / 天	胰腺炎、外周性神经病、恶心、呕吐、腹泻、乳酸酸中毒和（或）肝脂肪变性。与 IDV、RTV 合用应间隔 2 h，与 d4T 合用会使两者的不良反应叠加
	扎西他滨（zalcitabine，DDC）	0.375~0.75 mg，3 次 / 天	外周性神经病、胃炎。目前已经较少应用
	司他夫定（stavudine，d4T）	成人体重>60 kg：40 mg，2 次 / 天 体重<60 kg：30 mg，2 次 / 天 儿童：1 mg/kg，2 次 / 天（体重≥30 kg 按 30 kg 计算）	胰腺炎、外周神经病、乳酸酸中毒和（或）肝脂肪变性。不能与 AZT 合用，与 DDI 合用会使两者的不良反应叠加

续表

类别	药物及缩写	推荐剂量	不良反应
NRTIs	拉米夫定（lamivudine，3TC）	成人：150 mg，2 次/天，或 300 mg，1 次/天 新生儿：2 mg/kg，2 次/天 儿童：4 mg/kg，2 次/天	毒性小，偶有头痛、恶心、腹泻等
	阿巴卡韦（abacavir，ABC）	成人：300 mg，2 次/天 新生儿/婴儿：不建议用本药 儿童：8 mg，2 次/天，最大剂量 300 mg，2 次/天	超敏反应（可能是致命性的）：发热、皮疹、虚弱、恶心、呕吐、食欲不振、腹泻和腹痛。也可有呼吸系统症状（喉部疼痛、咳嗽等）
	替诺福韦（tenofovir disoproxil fumarate，TDF）	成人：300 mg，1 次/天，与食物同服	肾毒性；轻至中度消化道不适，腹泻、恶心、呕吐、胃肠胀气；低磷酸盐血症、脂肪分布异常；酸中毒和（或）肝脂肪变性
	齐多夫定/拉米夫定（AZT/3TC）	成人：1 片（AZT 300 mg，3TC 150 mg），2 次/天	见 AZT 与 3TC
	恩曲他滨/替诺福韦片（FTC/TDF）	1 片，1 次/天，与食物同服或单独服用	见 FTC 与 TDF
	恩曲他滨/丙酚替诺福韦片（FTC/TAF）	成人和 12 岁及以上且体重至少 35 kg 的青少年患者，1 片，1 次/天 ①200 mg/10 mg（和含有激动剂的 PI 联用） ②200 mg/25 mg（和 NNRTIs 或 INSTIs 联用）	腹泻、恶心、头痛
	拉米夫定/替诺福韦片（3TC/TDF）	1 片，1 次/天，口服	见 3TC 与 TDF
NNTRIs	奈韦拉平（nevirapine，NVP）	成人：200 mg，2 次/天 新生儿/婴儿：5 mg/kg，2 次/天 儿童≤8 岁：4 mg/kg，2 次/天 　　　＞8 岁：4 mg/kg，2 次/天 注意：NVP 有诱导期，即在开始治疗最初 14 天，需先从治疗量的一半开始（1 次/天），如果无严重的不良反应才可以增加到足量（2 次/天）	皮疹、肝功能损害
	奈韦拉平齐多拉米（NVP/AZT/3TC）	1 片，2 次/天（推荐用于 NVP 200 mg，1 次/天，2 周诱导期后耐受良好患者）	见 NVP/AZT/3TC
	利匹韦林（rilpivirine，RPV）	25 mg，1 次/天，随进餐服用	抑郁、失眠、头痛、皮疹
	地拉韦定（delavirdine，DLV）	成人：400 mg，3 次/天	皮疹、头痛

类别	药物及缩写	推荐剂量	不良反应
NNTRIs	依非韦伦 （efavirenz，EFV）	成人：600 mg，1 次 / 天，睡前服用 儿童体重 15~25 kg：200~300 mg，1 次 / 天 体重 26~40 kg：300~400 mg，1 次 / 天 体重 > 40 kg：600 mg，1 次 / 天	中枢神经系统损害、皮疹、焦虑、肝功能损害、高脂血症；孕妇禁用
PIs	茚地那韦 （indinavir，IDV）	成人：800 mg，每 8 h 一次 儿童：500 mg/m²，3 次 / 天 空腹服	肾结石、胃肠道反应、头痛、血小板减少、甲外翻、甲沟炎、脱发、溶血性贫血、高胆红素血症、高脂血症、糖耐量异常、脂肪重新分布等
	利托那韦 （ritonavir，RTV）	成人：600 mg，每 12 h 一次，尽量与食物同服	胃肠道反应、感觉异常、肝功能异常、血糖升高、血脂异常、脂肪重新分布等
	沙奎那韦 （saquinavir，SAQ）	硬胶囊（invirase）400 mg，2 次 / 天，应与 RTV 同服。软胶囊（fortovase）1200 mg，3 次 / 天，与大量食物同服	胃肠道反应、头痛、转氨酶升高、血糖升高、脂肪重新分布和血脂异常，血友病的患者可能增加出血倾向
	奈非那韦 （nelfinavir，NFV）	750 mg，3 次 / 天；或 1250 mg，2 次 / 天；与食物同服	胃肠道反应、高血糖、脂肪重新分布和血脂异常，血友病的患者可能增加出血倾向
	安普那韦 （amprenavir，APV）	1200 mg，2 次 / 天（胶囊）；1400 mg，2 次 / 天（口服溶液）	胃肠道反应、皮疹、口腔感觉异常、肝功能损害、血糖升高、脂肪重新分布和血脂异常，血友病的患者可能增加出血倾向；孕妇、< 4 岁的儿童、肝或肾衰竭患者、服用甲硝唑者禁用含丙烯乙二醇的口服溶液
	洛匹那韦利托那韦 （LPV/RTV）	LPV 400 mg RTV 100 mg（3 个胶囊或 5 ml 溶液），2 次 / 天	胃肠道反应、乏力、转氨酶升高、血糖升高、脂肪重新分布和血脂异常，血友病的患者可能增加出血倾向
INSTIs	拉替拉韦 （raltegravir，RAL）	成人：400 mg，2 次 / 天	常见有腹泻、恶心、头痛、发热等；少见的有腹痛、乏力、肝肾损害等
	多替拉韦 （dolutegravir，DTG）	成人和 12 岁以上儿童：50 mg，1 次 / 天，服药和进食无关	失眠、头痛、头晕、异常做梦、抑郁；恶心、腹泻、呕吐；皮疹；肝损伤；肾功能异常
INSTI+ NRTIs	丙酚替诺福韦 / 恩曲他滨 / 艾维雷韦 / 考比司他（TAF/FTC/EVG/c）	成人及 12 岁以上体重 35 kg 及以上的青少年：1 片，1 次 / 天，随食物服用（每片含 150 mg 艾维雷韦、150 mg 考比司他、200 mg 恩曲他滨和 10 mg 丙酚替诺福韦）	腹泻、恶心、头痛
长效融合抑制剂	艾博韦泰（albuvirtide）	每针 160 mg，1 周静脉滴注 1 次，1 次 2 针（320 mg）	血甘油三酯、胆固醇升高，腹泻等

（2）开始治疗的时机

1）成人和青少年：一旦确诊 HIV 感染，无论 CD4⁺ T 淋巴细胞水平高低，均建议立即开始治疗。出现下列情况者需加快启动治疗：妊娠、诊断为 AIDS、急性机会性感染、CD4⁺ T 淋巴细胞＜200 个 / 微升、HIV 相关肾脏疾病、急性期感染、合并活动性 HBV 或 HCV 感染。在开始 ART 前，一定要取得患者的配合和同意，教育好患者服药的依从性；有条件的患者可考虑快速启动 ART 或确诊当天启动 ART。如患者存在严重的机会性感染和处于慢性疾病急性发作期，应待机会性感染控制、病情稳定后开始治疗。启动 ART 后，需终身治疗。

2）儿童：HIV 感染儿童应当尽早开始 ART，否则艾滋病相关病死率可达 20%～30%（出生后 1 年）、50%（出生后 2 年）。对于所有儿童，不论 WHO 临床分期及 CD4⁺ T 淋巴细胞计数水平，均应开始 ART。如某种原因不能启动 ART，则需要密切观察患者的病毒学、免疫学和临床状况，建议每 3～4 个月监测一次。

3）孕妇：所有感染 HIV 的孕妇，不论其 CD4⁺ T 淋巴细胞计数多少、临床分期如何，均应终身接受 ART。

（3）一线治疗方案：成人和青少年初治 ART 方案见表 18-2。初治患者推荐方案为 2 种 NRTIs 类骨干药物联合第 3 类药物治疗。第 3 类药物包括 NNRTIs 或者增强型 PIs（含利托那韦或考比司它）、INSTIs，或者复方单片制剂（STR）。

表 18-2　成人和青少年患者初治抗逆转录病毒推荐治疗方案 [19]

方案	药物	
推荐方案	2NRTIs：TDF+3TC（FTC），TAF/FTC	+ 第 3 类药物：+NNRTIs（EFVᵈ、RPVᵉ），或 +PIs（LPV/r），或 +INSTIs（DTG、RAL）
	复方单片制剂：TAF/FTC/BIC，TAF/FTC/EVG/c，ABCa/3TC/DTG，DOR/3TC/TDF	
	1NRTI+1INSTI：DTG/3TCᵇ，或 DTG+3TCᵇ	
替代方案	AZT（ABC）+3TC	+NNRTI：EFV 或 NVPᶠ 或 RPV 或 DOR 或艾诺韦林或 +PI：LPV/r、DRV/c 或 +INSTI：DTG、RAL
	TDF+3TC（FTC）	+NNRTI：艾诺韦林
	TDF+ 阿兹夫定ᶜ	+NNRTI：EFV

注：NRTI 为核苷类逆转录酶抑制剂；TDF 为替诺福韦；3TC 为拉米夫定；FTC 为恩曲他滨；TAF 为丙酚替诺福韦；BIC 为比克替拉韦；EVG 为艾维雷韦；c 为考比司他；ABC 为阿巴卡韦；DTG 为多替拉韦；DOR 为多拉韦林；INSTI 为整合酶抑制剂；AZT 为齐多夫定；NNRTI 为非核苷类逆转录酶抑制剂；EFV 为依非韦伦；RPV 为利匹韦林；PI 为蛋白酶抑制剂；LPV/r 为洛匹那韦 / 利托那韦；RAL 为拉替拉韦；NVP 为奈韦拉平；DRV/c 为达芦那韦 / 考比司他；HLA 为人类白细胞抗原；HBsAg 为乙型肝炎表面抗原。

ᵃ 用于 HLA-B5701 阴性者；ᵇDTG+3TC 和 DTG/3TC 用于 HBsAg 阴性、病毒载量＜5×10⁵ 拷贝 / 毫升的患者；ᶜ 国产药附条件批准上市药物，用于与 NRTI 及 NNRTI 联用，治疗高病毒载量（≥1×10⁵ 拷贝 / 毫升）的成年患者；ᵈEFV 不推荐用于病毒载量＞5×10⁵ 拷贝 / 毫升的患者；ᵉRPV 仅用于病毒载量＜1×10⁵ 拷贝 / 毫升和 CD4⁺T 淋巴细胞计数＞200 个 / 微升的患者；ᶠ 对于基线 CD4⁺ T 淋巴细胞计数＞250 个 / 微升的患者，要尽量避免使用含 NVP 的治疗方案，合并丙型肝炎病毒感染者避免使用含 NVP 的方案。

（4）二线治疗方案：如果治疗失败或者发生毒性反应，则需要改用二线治疗方案。成人和青少年HIV感染者的二线治疗方案见表18-2。

3. 特殊人群治疗的考虑

（1）育龄妇女或者孕妇：在男阴女阳家庭，在女方接受ART且病毒载量已经控制的情况下，可选择体外授精。在男阳女阴家庭，选择捐赠精子人工授精可以完全避免HIV传播的风险。如果不接受捐赠精子，也可以在男方进行ART达到持续病毒抑制后，在排卵期进行自然受孕。这种情况下夫妻间传染的概率极低。HIV阳性的男方未达到病毒抑制而试图自然受孕时，HIV阴性的女方应在排卵期无套性交前、后各服用TDF/FTC（或者TDF+3TC）1个月进行暴露前和暴露后预防。阳性一方接受ART且病毒载量达到持续抑制是HIV单阳家庭备孕的关键。另外，为了提高受孕成功率，准确计算排卵期非常重要，可以寻求妇产科医生的帮助。如果病毒载量检测受限或不可及的情况下，建议进行ART半年以上再进行受孕。这种情况下建议寻求专家建议。对有怀孕意愿的或者不采取避孕措施的妇女，应选用不含DTG的其他抗病毒治疗方案。

孕妇抗病毒治疗方案参见"HIV母婴传播的阻断"。

（2）儿童：儿童抗病毒治疗方案见表18-3。由于年龄非常小的婴幼儿体内药物代谢很快，而且其免疫系统功能尚未发育完全，感染不易控制，体内病毒载量很高，因此婴幼儿治疗需要非常强有力的方案。儿童患者初治推荐方案为2种NRTI类骨干药物联合第3类药物治疗。第3类药物可以为INSTI或NNRTI或者增强型PI（含利托那韦或考比司他）。

表 18-3　儿童抗病毒治疗方案 [19]

年龄（岁）	推荐方案	备选方案
<3	ABC/AZT+3TC+LPV/r/DTG	ABC/AZT+3TC+NVP/RAL
3～10	ABC+3TC+EFV/DTG	AZT/TDF+3TC+NVP/EFV/LPV/r/RAL
>10	TDF/ABC+3TC+EFV/DTG	AZT+3TC+NVP/EFV/LPV/r/RAL

注：ABC为阿巴卡韦；AZT为齐多夫定；3TC为拉米夫定；LPV/r为洛匹那韦/利托那韦；DTG为多替拉韦；EFV为依非韦伦；TDF为替诺福韦；NVP为奈韦拉平；RAL为拉替拉韦；NNRTI为非核苷类逆转录酶抑制剂。

儿童初治失败的处理：治疗失败后，最好根据耐药结果进行治疗方案的调整。①初治NNRTI方案失败：换用多替拉韦或增强型PI+2NRTI［PI首选洛匹那韦/利托那韦（lopinavir/ritonavir，LPV/r）］。②初治LPV/r方案失败：一般不是LPV/r耐药，可以改善服药依从性，3个月后复查病毒载量。如果病毒仍未控制，则换用多替拉韦+2NRTI；如多替拉韦不可及，则换成拉替拉韦+2NRTI；如果多替拉韦和拉替拉韦均不可及，则3岁以下儿童维持原方案并进行依从性指导，3岁及以上儿童可改为NNTRI+2NRTI，NNTRI首选依非韦伦。③治疗失败后NRTI的替换：阿巴卡韦或替诺福韦更换为齐多夫定，齐多夫定更换为替诺福韦或阿巴卡韦。

（3）合并结核的HIV感染者：结核病可以发生在任何CD4⁺T淋巴细胞计数水平的艾滋病患者，所有合并结核病的HIV感染者无论CD4⁺T淋巴细胞计数水平如何均应接受ART。对于艾滋病合并结核病患者均建议先给予抗结核治疗，之后再启动ART，治疗期间需密切监测药物不良反应并注意药物相互作用，监测血药浓度，必要时调整抗结核药物或抗病毒药物剂量。

一线抗病毒治疗方案：AZT（TDF）+拉米夫定（3TC）（恩曲他滨，FTC）+EFV，也可选择含INSTIs的ART方案。正在接受DTG或RAL治疗的HIV合并结核感染患者，如果联合使用利福平，则需要增加DTG的剂量（50 mg，2次/天）；使用RAL联合使用利福平的，可考虑增加RAL剂量（800 mg，2次/天）或维持原剂量（400 mg，2次/天）。利福布汀对肝酶诱导作用较弱，使用DTG或RAL治疗的HIV合并结核感染患者可以考虑使用利福布汀替代利福平，无须调整剂量。如果患者使用利福布汀抗结核治疗，也可选择含PIs的ART方案。

（4）HIV母婴传播的阻断：预防艾滋病母婴传播，提倡尽早接受ART+安全助产+产后喂养指导。所有感染HIV的孕妇不论其CD4$^+$ T淋巴细胞计数多少或临床分期如何，均应终身接受ART。首选方案：TDF/FTC（或TDF+3TC或ABC/3TC或ABC+3TC）+LPV/r（或DTG）。替代方案：TDF/FTC（或TDF+3TC或ABC/3TC或ABC+3TC或AZT/3TC或AZT+3TC，或TAF/FTC）+EFV或利匹韦林（RPV）。

HIV感染母亲所生婴儿应在出生后6 h内服用抗病毒药物。母亲接受ART治疗依从性良好，达到长期病毒学抑制者，可给予4周AZT或NVP进行预防；对于孕期抗病毒治疗没有达到长期病毒学抑制、治疗不满12周或产时发现HIV感染的孕产妇所生婴儿，应使用三联药物AZT+3TC+NVP（或LPV/r）至出生后6周：出生后2周内使用AZT+3TC+NVP，出生2～6周使用AZT+3TC+LPV/r。有条件的情况下，出生到6周可以使用AZT+3TC+RAL。

对HIV感染孕妇所生儿童提倡人工喂养，避免母乳喂养，杜绝混合喂养。HIV阳性孕妇所生婴儿应在出生后6周、3个月进行HIV核酸检测，出生后12个月、18个月进行HIV抗体检测。核酸检测阴性而抗体检测阳性的HIV暴露儿童需在出生后24个月再进行一次HIV抗体检测。

（5）合并静脉药物依赖的艾滋病患者：由于药物滥用行为可能会影响静脉药物依赖者对治疗的依从性，或由于合并感染丙型肝炎而使患者对ART难以耐受。在静脉药物依赖者中开展ART，提高依从性和可持续性是治疗成功的关键。

对静脉药物依赖者开始ART的时机与普通患者相同。开始前应向患者提供充分信息，评估依从性所面临的潜在障碍。在自愿的基础上开展治疗可增加治疗成功率，以免导致治疗失败和耐药性。

对于静脉药物依赖者来说，最好采用简单的、固定剂量的联合方案。有条件者可考虑首选含RAL或DTG的方案。

应当特别关注ART的药物分发过程。持续督促药物分发过程可以有效提高依从性，因此，开始治疗后应当增加督导患者的频率。随着治疗过程中患者的状况逐渐稳定，药物分发的时间可以延长。如果稳定后，患者行为变得没有规律，可以重新采取更加频繁的服药方案。

要注意ART药物与其他药物尤其是美沙酮之间存在的药物相互作用。研究发现，AZT与美沙酮联用时浓度会上升约40%，但迄今没有任何经验表明可以减少静脉药物依赖者ART中AZT的剂量。对于这类患者应密切检测AZT的毒性反应或避免两药合用。DDI与美沙酮联用时浓度会降低约60%，这可能会导致DDI剂量不足、病毒抑制不完全和形成抗药性。此外，NVP、EFV会通过诱导细胞色素P450系统降低美沙酮的浓度，某些患者联用时会出现阿片戒断症状（多在开始治疗后4～8天出现），故在开始ART后，应对这些患者开展经常性的医学评估，以监控戒断症状和ART的效果。

（6）合并HBV感染者：无论CD4$^+$ T淋巴细胞水平如何，提倡尽早启动ART。HIV/HBV合并感染者应同时治疗两种病毒感染，两种抗 HBV 活性药物 +ART（核甘类药物推荐 TDF 或丙酚替诺福韦（TAF）+3TC 或 FTC（其中 TDF+FTC 及 TAF+FTC 有合剂剂型）。治疗过程中需要对 HBV 相关指标进行监测。

（7）合并 HCV 感染：宜选择肝毒性较小的药物，有条件者可考虑首选含 INSTIs［RAL 或 DTG 或考比司他（EVG/c）］的方案。$CD4^+$ T 淋巴细胞数目 <200 个 / 微升推荐先启动 ART，待免疫功能恢复，再适时开始抗 HCV 治疗。

4. 常见合并症的治疗 [21]

（1）口腔念珠菌感染：首选口服氟康唑 100 ~ 200 mg/d，共 7 ~ 14 天；替代疗法：伊曲康唑口服液 200 mg，1 次 / 天，共 7 ~ 14 天；或制霉菌素局部涂抹加碳酸氢钠漱口水漱口。食管念珠菌感染：口服或静脉注射氟康唑 100 ~ 400 mg/d，或者伊曲康唑口服液 200 mg，1 次 / 天，或伏立康唑 200 mg，2 次 / 天，口服，疗程为 14 ~ 21 天。对于合并口咽或食管真菌感染的患者应尽快开始 ART，可在抗真菌感染的同时进行 ART。

（2）卡氏肺孢子菌肺炎：治疗包括对症支持、病原治疗、糖皮质激素治疗、辅助通气、ART。病原治疗首选甲氧苄啶 - 磺胺甲噁唑（复方新诺明）（SMZ-TMP）口服，2 ~ 4 片 / 次，3 ~ 4 次 / 天，疗程 21 天，必要时延长疗程，以防复发。替代治疗包括克林霉素、氨苯砜、喷他脒等。ART 通常在抗 PCP 治疗 2 周内进行。对于 $CD4^+$ T 淋巴细胞计数 <200 个 / 微升的成人和青少年，包括孕妇，应接受 ART 治疗和 SMZ-TMP 预防治疗直至 $CD4^+$ T 淋巴细胞增加到 >200 个 / 微升并持续 ≥6 个月，可停止 SMZ-TMP 预防性用药。SMZ-TMP 一级预防为 1 片 / 天（1 片剂量 0.48 g），二级预防为 2 片 / 天。如不能耐受，预防用药替代药物有氨苯砜。

（3）隐球菌性脑膜炎：治疗包括诱导期、巩固期和维持期。诱导期治疗经典方案为两性霉素 B+5- 氟胞嘧啶。两性霉素 B 从 0.02 ~ 0.10 mg/（kg·d）开始，逐渐增加剂量至 0.5 ~ 0.7 mg/（kg·d）。两性霉素 B 不良反应较多，需严密观察。诱导期治疗至少 4 周，在脑脊液培养转阴后改为氟康唑 600 ~ 800 mg/d 进行巩固期治疗，巩固期治疗至少 6 周，而后改为氟康唑 200 mg/d 维持治疗，维持期至少 1 年，持续至患者通过抗病毒治疗后 $CD4^+$ T 淋巴细胞计数 >100 个 / 微升并持续至少 6 个月时可停药。诱导期替代方案：氟康唑 600 ~ 800 mg，1 次 / 天，联合 5- 氟胞嘧啶 100 ~ 150 mg/（kg·d）（每天分 4 次服用）。

（4）马尔尼菲篮状菌病：诱导期首选两性霉素 B 0.5 ~ 0.7 mg/（kg·d）或两性霉素 B 脂质体 3 ~ 5 mg/（kg·d），静脉滴注 2 周。替代方案：第一天伏立康唑静脉滴注或口服 6 mg/kg（负荷剂量），每 12 h 一次，然后改为 4 mg/kg，每 12 h 一次，不少于 2 周。巩固期：口服伊曲康唑或伏立康唑 200 mg，每 12 h 一次，共 10 周。随后进行二级预防：口服伊曲康唑 200 mg，1 次 / 天，至患者通过 ART 后 $CD4^+$T 淋巴细胞计数 >100 个 / 微升，并持续至少 6 个月可停药。一旦 $CD4^+$ T 淋巴细胞计数 <100 个 / 微升，需重启预防治疗。在有效的抗真菌治疗后 1 ~ 2 周内启动 ART。

（5）结核分枝杆菌感染：HIV/AIDS 患者结核病的治疗原则与普通患者相同，但抗结核药物使用时应注意与抗病毒药物之间的相互作用及配伍禁忌。如果结核分枝杆菌对一线抗结核药物敏感，则使用异烟肼 + 利福平（或利福布汀）+ 乙胺丁醇 + 吡嗪酰胺进行 2 个月的强化期治疗，然后使用异烟肼 + 利福平（或利福布汀）进行 4 个月的巩固期治疗。对抗结核治疗反应延迟（即在抗结核治疗 2 个月后仍有结核病相关临床表现或者结核分枝杆菌培养仍为阳性）、骨和关节结核病患者，抗结核治疗疗程应延长至

9个月。中枢神经系统结核患者的疗程应延长到9~12个月。

（6）疱疹病毒感染：带状疱疹可口服阿昔洛韦200 mg，5次/天，连用10天；或伐昔洛韦300 mg，2次/天，共10天。单纯疱疹或巨细胞病毒感染可口服阿昔洛韦或伐昔洛韦，用法同前，疗程7天。

（7）巨细胞病毒感染：巨细胞病毒感染是艾滋病患者最常见的疱疹病毒感染，可分为巨细胞病毒血症和器官受累的巨细胞病毒病，其中巨细胞病毒性脉络膜视网膜炎是艾滋病患者最常见的巨细胞病毒感染。治疗方案：更昔洛韦5.0~7.5 mg/kg静脉滴注，每12 h一次，共14~21天，然后5 mg/（kg·d）序贯维持；也可使用膦甲酸钠180 mg/（kg·d），分2~3次用（静脉应用需水化），2~3周后改为90 mg/（kg·d），静脉滴注，1次/天。严重病例可球后注射更昔洛韦。

（8）弓形虫脑病：首选治疗方案为乙胺嘧啶（首剂100 mg，2次/天，此后每日50~75 mg，1次/天维持）+磺胺嘧啶（每次1.0~1.5 g，4次/天），疗程一般为3周，重症患者和临床、影像学改善不满意者疗程可延长至6周以上；次选治疗为磺胺增效片（每天9片，分3次口服）+阿奇霉素（每次0.5 g，2次/天），疗程同前。不能耐受者和磺胺过敏者可以选用克林霉素每次600 mg静脉给药，每6 h给药1次，联合乙胺嘧啶。为减少血液系统不良反应，可合用甲酰四氢叶酸每日10~20 mg。配合对症降颅压、抗惊厥、抗癫痫治疗等。

（9）隐孢子虫病：SMZ-TMP口服，每次2~4片，2次/天，或者乙胺嘧啶50~100 mg，2次/周。

（10）恶性肿瘤：艾滋病相关恶性肿瘤主要有卡波西肉瘤和非霍奇金淋巴瘤，以及非HIV定义性肿瘤。恶性肿瘤确诊依赖组织病理活检。治疗强调个体化综合治疗。对发展较快的卡波西肉瘤可用长春新碱或长春花碱、博来霉素或阿霉素联合治疗；或使用干扰素，疗程6个月至1年，亦可局部放疗。所有艾滋病合并恶性肿瘤患者均建议尽早启动ART，需注意药物之间的相互作用，尽量减轻不良反应。

5. ART疗效评价　在ART过程中要定期进行临床评估和实验室检测，以评价治疗的效果，及时发现抗病毒药物的不良反应，以及是否产生病毒耐药性等，必要时更换药物以保证抗病毒治疗的成功。ART的有效性主要通过病毒学指标、免疫学指标和临床症状三方面进行评估，其中病毒学指标是最重要的指标。

（1）病毒学指标：病毒学疗效评估通过HIV核酸检测实现。感染HIV后，病毒在体内快速复制，血浆中可检测出病毒RNA（病毒载量），一般用血浆中每毫升HIV RNA的拷贝数或每毫升国际单位（IU/ml）来表示。病毒载量检测结果低于检测下限，表示本次试验没有检测出病毒载量，见于未感染HIV的个体、ART成功的患者或自身可有效抑制病毒复制的部分HIV感染者。病毒载量检测结果高于检测下限，表示本次试验检测出病毒载量，可结合流行病学史、临床症状及HIV抗体初筛结果作出判断。

病毒载量检测频率：如条件允许，建议未治疗的无症状HIV感染者每年检测1次，ART初始治疗或调整治疗方案前、初始治疗或调整治疗方案初期每4~8周检测1次，以便尽早发现病毒学失败。ART患者病毒载量低于检测下限后，每3~4个月检测1次，对于依从性好、病毒持续抑制达2~3年以上、临床和免疫学状态平稳的患者可每6个月检测1次。但如出现HIV相关临床症状或使用糖皮质激素或抗肿瘤化疗药物，则建议每3个月检测1次HIV载量。大多数患者抗病毒治疗后血浆病毒载量4周内应下降1个log以上，在治疗后的3~6个月，病毒载量应达到检测不到的水平。

病毒学失败的定义：在持续进行ART的患者，开始治疗（启动或调整）48周后，血浆HIV RNA持续>200拷贝/毫升；或病毒学反弹：在达到病毒学完全抑制后又出现HIV RNA≥200拷贝/毫升的情况。出现病毒学失败时，应首先评估患者的治疗依从性、药物-药物或药物-食物相互作用。依从性是治疗成败的决定因素。

（2）免疫学指标：免疫学评估通过 CD4⁺ T 淋巴细胞计数检测来实现。CD4⁺ T 淋巴细胞是 HIV 感染最主要的靶细胞。HIV 感染人体后，出现 CD4⁺ T 淋巴细胞进行性减少，CD4⁺/CD8⁺ T 淋巴细胞比值倒置，细胞免疫功能受损。CD4⁺ T 淋巴细胞计数的临床意义：了解机体免疫状态和病程进展，确定疾病分期，判断治疗效果和 HIV 感染者的临床并发症。CD4⁺ T 淋巴细胞检测频率需根据患者的具体情况由临床医师决定。

一般建议：对于 CD4⁺ T 淋巴细胞计数＞350 个 / 微升的（无症状）HIV 感染者，应每 6 个月检测 1 次；对于已接受 ART 的患者，在治疗的第一年内每 3 个月检测 1 次，治疗 1 年以上且病情稳定的患者可改为每 6 个月检测 1 次。对于 ART 后，患者体内病毒被充分抑制、CD4⁺ T 淋巴细胞计数长期处于稳定水平的患者、CD4⁺ T 淋巴细胞计数在 300～500 个 / 微升的患者，建议每 12 个月检测 1 次；＞500 个 / 微升的患者可选择性进行 CD4⁺ T 淋巴细胞检测。对于发生病毒学突破患者、出现艾滋病相关临床症状的患者、接受可能降低 CD4⁺ T 淋巴细胞治疗的患者，则需再次进行定期 CD4⁺ T 淋巴细胞检测。

通常情况下，经过抗病毒治疗后，在病毒被完全抑制的情况下，HIV 感染者的 CD4⁺ T 淋巴细胞计数会逐渐上升，平均每年上升 50～150 个 / 微升。CD4⁺ T 淋巴细胞计数增长速度通常在治疗后的前 3 个月里较快，并在其后的时间里逐渐增长，直至达到正常值（＞500 个 / 微升）并进入平台期。在 ART 后 1 年，CD4⁺ T 淋巴细胞计数与治疗前相比增加了 30% 或增长 100 个 / 微升，提示治疗有效。

无论病毒载量是否被完全抑制，HIV 感染者在接受抗病毒治疗后，CD4⁺ T 淋巴细胞计数降到治疗前的基线水平（或之下），或持续低于 100 个 / 微升，均考虑发生了免疫学失败。有 15%～20% 的 HIV 感染者，由于他们治疗前 CD4⁺ T 淋巴细胞计数水平较低（＜200 个 / 微升），因此即便是在病毒载量被完全抑制的情况下，其 CD4⁺ T 淋巴细胞计数仍难以达到正常水平，往往就在 CD4⁺ T 淋巴细胞计数较低的水平上进入平台期。持续低 CD4⁺ T 淋巴细胞计数水平会增加 HIV 感染者合并其他疾病以及死亡的风险。因此，在不能获得病毒载量检测的情况下，CD4⁺ T 淋巴细胞计数可以作为监测抗病毒治疗效果的指标之一。

（3）临床症状：反映 ART 效果最敏感的一个指标是体重增加，对于儿童可观察身高、营养及发育改善情况。有效 ART 后，机会性感染的发病率和艾滋病的病死率可以明显降低。

进行有效抗病毒治疗 6 个月以后，之前的机会性感染重新出现，或者出现预示临床疾病进展的新的机会性感染或恶性肿瘤，或者出现新发或复发的 WHO 临床分期Ⅳ期疾病，可考虑发生了临床失败。

6. 展望 ART 可以抑制患者血浆中的病毒并长期维持在检测限以下，显著改善 HIV 感染者的临床症状和延长患者生存时间。然而，尽管 ART 可以抑制血浆病毒，却并不能根除感染个体中的 HIV，病毒库仍存在于感染个体的外周血和淋巴组织中 [2]。近年来，旨在根除接受 ART 感染者体内病毒的治疗策略和 HIV 疫苗有望在将来根除感染个体的 HIV 病毒。

几乎所有接受有效 ART 治疗的感染者均携带有复制能力的 HIV 潜伏病毒库。研究估计潜伏病毒库的总体负荷非常小（每个感染者不到 1000 万个细胞），但这些感染细胞可以在体内长期存在。首先，潜伏感染的静息 CD4⁺ T 淋巴细胞主要表现出记忆表型（CD45RO+），这意味着这种受感染的细胞可能是长寿的。其次，携带传染性 HIV 的静息 CD4⁺ T 淋巴细胞可以在其细胞表面不表达病毒抗原，从而使它们能够逃脱宿主免疫系统的识别，并抵抗病毒诱导的细胞病变效应。

过去几年中，HIV 治疗研究的一个主要方向是制订旨在根除接受 ART 的感染者体内病毒的临床策略。

迄今为止评估的 HIV 候选疫苗功效尚有争议。现有研究包括基于诱导抗体和 T 细胞免疫的新疫苗试验、基于广泛中和抗体（bnAbs）的抗体介导的预防（AMP）试验等。广泛中和抗体（bnAbs）在自然 HIV 感染中被诱导，并且这种通过被动转移提供的抗体既可以在稳健的动物模型中保护免受 HIV 感染，也可以影响人类持续的 HIV 感染[3]。

【预防】

1. 健康教育与咨询　针对性传播途径，推广安全套的使用，提倡安全性行为；针对血液传播，不吸毒，不共用针具；推行无偿献血；加强医院感控管理，严格执行消毒制度，预防职业暴露与感染。

2. 暴露后预防（post-exposure prophylaxis，PEP）[19]　指尚未感染 HIV 的人群在暴露于高感染风险后，如与 HIV 感染者或者感染状态不明者发生明确的体液交换行为，尽早（不超过 72 h）服用特定的抗 HIV 药物，以降低 HIV 感染风险的方法。其包括医务人员的职业暴露和高危人群的非职业暴露。

（1）职业暴露

1）职业暴露后处理原则：①用肥皂液和流动的清水清洗被污染局部；②污染眼部等黏膜时，应用大量等渗氯化钠溶液反复对黏膜进行冲洗；③存在伤口时，应轻柔地由近心端向远心端挤压伤处，尽可能挤出损伤处的血液，再用肥皂液和流动的清水冲洗伤口；④用 75% 乙醇或 0.5% 碘伏对伤口局部进行消毒。

2）职业暴露后预防性用药原则：任何阻断都是在当事人自愿的前提下开展和实施，并签署知情同意书，强调规范随访。阻断前应关注 HBV 感染状态、肝肾功能和血常规的基线检测。

①阻断方案：首选推荐方案为 TDF/FTC+RAL（或 DTG）；也可考虑选择 BIC/FTC/TAF。如果 INSTIs 不可及，根据当地资源，可以使用 PIs 如 LPV/r 和 DRV/c；对合并肾功能下降并排除 HBV 感染的，可以使用 AZT/3TC。国内有研究显示含 ABT 的 PEP 方案（ABT+DTG，或 ABT+TDF+3TC）具有较高的治疗完成率和依从性以及很好的安全性，但尚需积累更多的研究证据。

②开始治疗用药的时间及疗程：在发生 HIV 暴露后尽可能在最短的时间内（尽可能在 2 h 内）进行预防性用药，最好在 24 h 内，但不超过 72 h，连续服用 28 天。

3）职业暴露后的监测：发生 HIV 职业暴露后立即、4 周、8 周、12 周和 24 周后检测 HIV 抗体。对合并 HBV 感染的暴露者，注意停药后对 HBV 相关指标进行监测。

（2）非职业暴露：非职业暴露阻断用药与职业暴露相同。非职业暴露应注意评估后阻断用药是自愿的原则及规范随访，以尽早发现感染者。

3. 暴露前预防（pre-exposure prophylaxis，PrEP）[19, 22]　指当人面临 HIV 感染高风险时，通过服用药物以降低被感染概率的生物学预防方法。

（1）适合人群：男男性行为者、与男女发生性关系的男性和不使用安全套的男性、变性人、性工作者、多性伴者、性病患者、共用针具或注射器或其他器具者。

（2）用药原则

1）每日服药：每日服用 TDF/FTC 是对所有高风险人群推荐的口服 PrEP 方案，推荐每 24 h 口服 1 片 TDF/FTC。如有计划停止或中断 PrEP，需在最后一次风险暴露后持续使用 TDF/FTC 7 天。

2）按需服药（2-1-1 方案）：仅推荐用于男男性行为者，2-1-1 方案在预期性行为发生前 2～24 h 口服 2 片 TDF/FTC；在性行为后，距上次服药 24 h 服药 1 片，48 h 再服用 1 片。

（3）随访和监测：PrEP 后 1 个月，应随访并进行 HIV 抗原抗体检测，其后每 3 个月随访一次，并关注肾功能变化。建议每次随访进行 HBV 感染指标和梅毒血清学检测。每年检测一次 HCV 抗体。

4. 积极开展 ART　ART 治疗即预防。2016 年以来，"持续检测不到 = 不具有传染性"或"U=U"倡议被广泛支持，该倡议认为将病毒载量保持在检测水平以下（通常 HIV RNA ＜20 拷贝 / 毫升或 50 拷贝 / 毫升）的个体不会通过性行为传播 HIV[23]。早期开展 ART 可降低 96% 的新发感染 [24]。对 HIV/AIDS 患者早检测、早发现、早诊断，早期开展有效的 ART 治疗可控制传染源，是防止 HIV 传播的关键。

（李玉叶　曾子珣　周晓燕）

参考文献

[1] World Health Organization. HIV/AIDS [EB/OL] [2021-10-30]. https://www.who.int/zh/news-room/fact-sheets/detail/hiv-aids.

[2] Chun TW, Fauci AS. HIV reservoirs: pathogenesis and obstacles to viral eradication and cure. Aids, 2012, 26（10）: 1261-1268.

[3] Burton DR. Advancing an HIV vaccine; advancing vaccinology. Nat Rev Immunol, 2019, 19（2）: 77-78.

[4] Carlson JM, Schaefer M, Monaco DC, et al. HIV transmission. Selection bias at the heterosexual HIV-1 transmission bottleneck. Science（New York, NY）, 2014, 345（6193）: 1254031.

[5] Rose R, Cross S, Lamers SL, et al. Persistence of HIV transmission clusters among people who inject drugs. Aids, 2020, 34（14）: 2037-2044.

[6] Moore A, Herrera G, Nyamongo J, et al. Estimated risk of HIV transmission by blood transfusion in Kenya. Lancet（London, England）, 2001, 358（9282）: 657-660.

[7] Brewer DD, Potterat JJ, Gisselquist D, et al. Valid evaluation of iatrogenic and sexual HIV transmission requires proof. Aids, 2007, 21（18）: 2556-2557; author reply 8-9.

[8] Moyo F, Mazanderani AH, Murray T, et al. Achieving maternal viral load suppression for elimination of mother-to-child transmission of HIV in South Africa. Aids, 2021, 35（2）: 307-316.

[9] Maartens G, Celum C, Lewin SR. HIV infection: epidemiology, pathogenesis, treatment, and prevention. Lancet, 2014, 384（9939）: 258-271.

[10] Pan S W, Li D, Carpiano RM, et al. Ethnicity and HIV epidemiology research in China. Lancet, 2016, 388（10049）: 1052-1053.

[11] Algeciras-Schimnich A, Vlahakis SR, Villasis-Keever A, et al. CCR5 mediates Fas-and caspase-8 dependent apoptosis of both uninfected and HIV infected primary human CD4 T cells. Aids, 2002, 16（11）: 1467-1478.

[12] Schneider E, Whitmore S, Glynn KM, et al. Revised surveillance case definitions for HIV infection among adults, adolescents, and children aged ＜18 months and for HIV infection and AIDS among children aged 18 months to ＜13 years-United States, 2008. MMWR Recomm Rep, 2008, 57（RR-10）: 1-12.

[13] 李玉叶，何黎. 性传播疾病的临床诊疗与预防. 性传播疾病的临床诊疗与预防. 云南：云南科技出版

社，2016.

[14] 李玉叶，王昆华，何黎. 艾滋病皮肤黏膜损害——早期诊断线索. 北京：人民卫生出版社，2018.

[15] Li YY, Wang KH, He L. Mucocutaneous Manifestation of HIV/AIDS—Early Diagnostic Clues. Mucocutaneous Manifestations of HIV/AIDS: Early Diagnostic Clues. Singapore: Springer Singapore, 2020: 1-35.

[16] Li YY, Yang SH, Wang RR, et al. Effects of CD4 cell count and antiretroviral therapy on mucocutaneous manifestations among HIV/AIDS patients in Yunnan, China. Int J Dermatol, 2020, 59（3）: 308-313.

[17] Castillo R L, Racaza G Z, Roa F D. Ostraceous and inverse psoriasis with psoriatic arthritis as the presenting features of advanced HIV infection. Singapore medical journal, 2014, 55（4）: e60-63.

[18] Li YY, Jin YM, He LP, et al. Clinical analysis of HIV/AIDS patients with drug eruption in Yunnan, China. Scientific reports, 2016, 6: 35938.

[19] 中国艾滋病诊疗指南（2021 年版）. 中国艾滋病性病，2021，27（11）：1182-1201.

[20] Adolescents P o AGfAa. Guidelines for the Use of Antiretroviral Agents in Adults and Adolescents with HIV[EB/OL]. https://clinicalinfohivgov/sites/default/files/guidelines/documents/AdultandAdolescentGLpdf.

[21] 中华医学会感染病学分会艾滋病丙型肝炎学组. 中国艾滋病诊疗指南（2018 版）. 中华内科杂志，2018，57（12）：867-884.

[22] 徐俊杰，黄晓婕，刘昕超，等. 中国 HIV 暴露前预防用药专家共识. 中国艾滋病性病，2020，26（11）：1265-1271.

[23] Eisinger RW, Dieffenbach CW, Fauci AS. HIV viral load and transmissibility of HIV infection: undetectable equals untransmittable. Jama, 2019, 321（5）: 451-452.

[24] Cohen MS, Chen YQ, McCauley M, et al. Prevention of HIV-1 infection with early antiretroviral therapy. N Engl J Med, 2011, 365（6）: 493-505.

第十九章

病毒性皮肤病与妊娠

妊娠期间可发生多种病毒感染性皮肤病。由于妊娠期妇女内分泌、代谢及免疫功能的变化，这些病毒性皮肤病的获得、临床表现、疾病进展和结局及预后也有所不同。妊娠是一个缓慢而渐进的经历免疫耐受的过程，胎儿和胎盘的存在会逐步改变母体的免疫和生理。妊娠期间各个系统包括内分泌、代谢、免疫等都进行了适应性调节，以保护胎儿免受母体排斥，使胎儿充分发育成长直至分娩。与产后相比，妊娠期间 $CD3^+$ T 细胞、$CD4^+$ T 细胞和 $CD8^+$ T 细胞减少；在妊娠前 3 个月，母体血液中 NK 细胞的绝对数量会增加，但在孕中期和孕晚期减少，同时 NK 细胞和 $CD4^+$ T 细胞产生的 IFN-γ、TNF、IL-6 减少；与淋巴细胞一样，B 细胞在妊娠期间减少，孕晚期最低，并且在分娩后 1 个月内仍保持较低水平。体外研究发现孕妇的 B 细胞反应性较低，细胞增殖受到抑制，自身反应性 B 细胞产生减少。同时，妊娠期间激素的变化通过调节免疫反应，减少树突状细胞和单核细胞的数量，并减少巨噬细胞、T 细胞和 B 细胞的活化。

与普通人群和非妊娠妇女相比，妊娠期间激素调节、细胞免疫与体液免疫功能改变，使母体对病毒感染的易感性增加。病毒感染会破坏母体精心维持的免疫平衡，进而导致炎症、免疫激活和失调，可能会给孕妇及胎儿带来更加严重的后果，疾病的临床症状会更重，微生物叠加感染风险增加，更易产生严重并发症，甚至危及孕妇生命。部分病毒感染可以在妊娠期间（先天性感染）、分娩和分娩期间（围产期感染）以及通过母乳喂养（产后感染）传播给胎儿。妊娠期病毒感染的时间、感染的顺序，原发性感染、再发感染或持续感染，胎膜破裂的持续时间，分娩方式和母乳喂养等都可以对母体向胎儿传播造成影响，导致各种不同程度的不良后果，包括胎儿宫内发育不全、先兆流产、自然流产、绒毛膜羊膜炎、胎膜早破、早产、胎儿先天性病毒综合征、畸胎甚至死胎等。

随着分子生物学、免疫学及病毒学等学科的发展，病毒性皮肤病的诊断和治疗已达到了基因水平，病毒疫苗的使用也有效预防和控制了相关疾病，但仍有部分病毒性疾病无法得到治疗，且缺乏对妊娠期妇女和胎儿安全的抗病毒药物，加之病毒的不断变异和新型病毒的流行肆虐，孕妇和胎儿仍面临着巨大威胁。通过了解多种病毒性皮肤病对妊娠期母体和胎儿的影响，我们可以选择适当的治疗方法和预防措施，从而降低病毒感染导致妊娠不良事件发生的风险。

一、疱疹病毒

疱疹病毒是一群具有嗜神经性和嗜皮肤性双链 DNA 病毒，包括单纯疱疹病毒、水痘-带状疱疹病毒、巨细胞病毒、EB 病毒及人类疱疹病毒（HHV-6、7、8）等。

妊娠期间疱疹病毒感染的抗病毒治疗用药包括阿昔洛韦和伐昔洛韦，这两种药物均为妊娠 FDA 等级 B 类用药，动物实验证实对胚胎无影响。阿昔洛韦是核苷类似物，生物利用度低，需要频繁给药，新生儿中性粒细胞减少可能是应用阿昔洛韦治疗的副作用，但尚未见有效的证据支持。伐昔洛韦相对于阿昔洛韦起效快，生物利用度有所改善，可降低给药频率。一般不推荐孕妇使用泛昔洛韦。

（一）单纯疱疹病毒

单纯疱疹病毒（HSV）分为单纯疱疹病毒 1 型（HSV-1）和单纯疱疹病毒 2 型（HSV-2）。HSV-1 主要累及三叉神经节，HSV-2 主要累及腰骶神经节，两种病毒都能引起口面部疱疹和生殖器疱疹。临床表现分为原发型和复发型，其中原发型感染在孕妇的发生率较低（2%），但导致的症状较非妊娠妇女更严重，并可引起严重并发症，甚至可发展为内脏疱疹，导致器官炎症性损伤，如肝炎、脑炎及血液系统疾病。多数原发性生殖器疱疹病例是由 HSV-2 引起的。

孕期母体感染 HSV 会增加自然流产、胎儿宫内生长受限、早产、死产以及先天性新生儿疱疹感染的风险。HSV 传播给新生儿的可能危险因素包括：① HSV 血清型（HSV-1＞HSV-2）；②母体感染类型（与原发性病变相比，复发性感染传播给新生儿的风险较低）；③母体血清状况；④分娩方式（阴道分娩＞剖宫产）；⑤破膜时间延长；⑥胎儿皮肤屏障受损。孕妇 HSV 感染的发生时期与新生儿感染的发生率相关，妊娠早期感染发生新生儿感染的风险＜1%，而妊娠后期原发或初次生殖器 HSV 感染的孕妇发生新生儿感染的风险为 30%～50%。母婴传播 80%～90% 发生在产道分娩过程中，妊娠期间宫内感染即 HSV 经胎盘从母体传播给胎儿是极为罕见的。

宫内 HSV 感染可能与脑软化症、脑积水、钙化和小头畸形有关。新生儿 HSV 感染可能出现不同的临床表现：①局部疱疹型，通常表现为局限于皮肤、眼睛和口腔的疱疹，不累及中枢神经系统或内脏器官，多于出生后 10～12 天出现；②中枢神经系统型，表现为颅内感染症状，60%～70% 有皮肤受累，可在出生后第一个月内发生；③全身播散型，累及多个器官包括中枢神经系统、肺、肝、肾上腺、皮肤、眼睛和口腔，可危及患儿生命。HSV 感染会损伤新生儿的神经系统并阻碍其发育，引起严重的神经系统后遗症，如失明、癫痫、智力发育迟缓和学习障碍等。血清学检查 HSV 在局部疱疹型中的病毒阳性率为 78%，在中枢神经系统型中为 64%，在全身播散型中为 100%；血浆 HSV-DNA 水平与新生儿 HSV 感染的临床分类和死亡率相关，但不能反映神经系统损伤情况。

临床工作的重点是减少母婴垂直传播的发生，从而降低妊娠不良事件的发生率。原发或复发性生殖器疱疹的孕妇常需药物治疗，可给予推荐剂量的阿昔洛韦。复发性 HSV 感染的孕妇可在妊娠 36 周后接受推荐剂量的阿昔洛韦预防性治疗，静脉给药时机为感染严重、危及母婴生命时。从孕 36 周开始至分娩进行抗病毒治疗可以减少无症状病毒屏蔽、临床 HSV 感染的复发和剖宫产病灶复发的可能性，然而以上干预或治疗措施可以减少但不能完全阻止病毒传播给新生儿。对于临产妇女要根据其感染情况选择不同的分娩方式。对于无症状 HSV 感染的临产妇女，应当避免侵入性操作如破膜、使用胎儿头皮电极和手术阴道分娩，以减少胎儿暴露于含有病毒的阴道分泌物的机会。当出现胎膜早破时，必须对早产和

HSV 传播的风险进行利弊权衡，根据胎龄和临床影像学检查进行个体化干预。若孕妇在分娩时出现了疱疹病变或前驱症状，即使已采用抗病毒治疗，仍建议采取剖宫产。

迄今为止，尚未证明任何疫苗可有效预防 HSV 感染。对于新生儿疱疹感染，通过静脉给予阿昔洛韦 6 mg/kg，每日分 3 次给药，可明显改善新生儿 HSV 感染的死亡率。临床表现不同的患儿其治疗所需时间也不相同，中枢神经系统型和全身播散型患儿应至少接受 21 天的治疗，而局部疱疹型的患儿治疗时间为 14 天。

（二）水痘–带状疱疹病毒

水痘带状疱疹病毒（VZV）也称为人类疱疹病毒 3 型（HHV-3），主要靶点是 T 淋巴细胞、上皮细胞和神经节。原发感染表现为水痘，是具有高度传染性的自限性疾病，多见于儿童。妊娠期间发生水痘的风险很低，多数女性在怀孕前就已免疫。对于抗体阴性的妊娠期妇女，原发性水痘感染出现的症状较为严重，表现为发热、持续出血性皮疹，并可合并肺炎、肝炎及脑炎等一系列并发症，特别是水痘发生在妊娠第三周时，10%～20% 的孕妇可合并重症肺炎，死亡率高达 40%。

若妊娠期间母体感染水痘，新生儿发生先天性水痘综合征（congenital varicella syndrome，CVS）的风险在妊娠前 12 周较低（0.4%），在第 13～20 周最高（2%）。虽然罕见，但其可引发严重不良后果，患儿可表现为节段性病变包括瘢痕和四肢发育不全，以及眼部异常如脉络膜视网膜炎、脉络膜视网膜瘢痕形成、白内障，脑部异常如小头畸形、脑炎、脑积水，宫内生长受限和精神发育迟滞。目前认为这种综合征是子宫内的水痘病毒再活化的结果，而不是胎儿的原发感染。孕妇围产期（产前 5～7 天和产后 2～7 天）感染水痘引发新生儿水痘的风险为 20%～50%。新生儿水痘的发生与新生儿免疫系统发育不完全和经胎盘运输的抗体有限相关，多在产后 5～12 天发病。感染途径有三种：经胎盘由母体传播、分娩时产道感染及产后接触传播。可能会表现为多系统严重疾病，包括肺炎、脑膜脑炎、小脑炎、脊髓炎、肝炎、睾丸炎、胰腺炎、心肌炎和视神经炎等，若不及时进行治疗，死亡率可达 20%～30%。

妊娠期带状疱疹的发生率远低于水痘。对于已有 VZV 抗体的孕妇，潜伏在神经细胞中的病毒再度活化引起带状疱疹，通常无病毒血症和胎盘感染的风险，母体的抗体可通过胎盘传递给胎儿，尚无引起不良胎儿后遗症的报道，引发先天性水痘综合征的风险也可以忽略不计。因此，妊娠期带状疱疹对母体和胎儿并不造成严重危害。

建议对所有水痘病史阴性且 VZV IgG 抗体阴性的育龄妇女进行疫苗接种，接种疫苗后至少 1 个月内应避孕。当孕妇与水痘患者有可疑接触时，应进行 VZV 病毒血清学检测，在结果阴性的情况下，应使用特异性免疫球蛋白进行预防。妊娠期水痘感染的治疗方案取决于疾病的严重程度：对于妊娠周期超过 20 周，症状在 24 h 内出现的，应口服阿昔洛韦（每天 800 mg，5 次/天）；当合并严重并发症如肺炎时，应静脉注射阿昔洛韦处理（每天 10～15 mg/kg，分 3 次给药，共 7～10 天）；当肺炎患者出现呼吸窘迫，应该考虑剖宫产以降低母体和胎儿的损伤风险。母亲患有水痘，产后新生儿和母亲都需要隔离，新生儿需进行为期 2 周的临床隔离观察，目前尚无依据支持阿昔洛韦预防性治疗的有效性。新生儿有水痘症状时，应立即接受水痘–带状疱疹免疫球蛋白和抗病毒治疗以降低新生儿感染死亡率，可静脉给予阿昔洛韦（每天 10～20 mg/kg，3 次/天，至少 7～14 天）。

妊娠期带状疱疹一般不需水痘–带状疱疹免疫球蛋白及核苷类似物系统治疗，但若有较重的临床症状如播散性或泛发型带状疱疹、耳带状疱疹、眼带状疱疹及黏膜受累等，可予阿昔洛韦（10～20 mg/kg，3 次/天）静脉治疗。

（三）巨细胞病毒

巨细胞病毒（CMV）是巨细胞包涵体病的病原体。妊娠期原发 CMV 感染在易感妇女中的发生率为 1%～4%，在血清反应阳性妇女中再发感染的概率约为 10%。怀孕本身不会增加感染 CMV 的风险，且妊娠期间 CMV 感染的临床症状与普通人群相比没有明显加重的表现。在妊娠期间，CMV 大部分时间呈隐性感染，但孕妇可以出现轻度发热或非特异性症状，如乏力、肌痛、鼻炎、咽炎、头痛。

原发性感染的母体经胎盘垂直传播给胎儿或新生儿的概率（20%～70%）高于复发性感染（1.0%～1.5%）。研究发现，胎儿感染的概率与妊娠周数的增加呈正相关，妊娠初期、中期和晚期传染率分别为 36.5%、40.1% 和 65.0%，但疾病的严重程度同胎龄呈负相关。CMV 感染是最常见的先天性病毒感染，主要影响心室、柯蒂氏器和第八对脑神经。体外实验发现人神经细胞能感染 CMV，这或许可以解释感染对胎儿中枢神经系统发育的影响。新生儿感染有 10%～15% 在出生时就有临床症状，而且与通过产道和母乳喂养感染的患儿相比，宫内感染的患儿症状更重，典型的临床症状包括胎儿宫内发育迟缓、小头畸形、肝脾大、瘀点、黄疸、脉络膜视网膜炎、血小板减少、贫血及神经性听力损害等。这些有症状新生儿中有 40%～60% 会出现长期后遗症，而在产后早期无症状的新生儿中，有 10%～15% 在 3 年内可继发神经系统后遗症，如智力低下、运动障碍、感觉神经性听力损害或视力障碍。

目前可用于 CMV 治疗的抗病毒药物有伐昔洛韦、更昔洛韦和缬更昔洛韦。最近的一项前瞻性随机临床试验发现，早期使用伐昔洛韦（8 g/d，2 次/天）可显著减少孕早期原发 MCV 感染后的胎儿感染率，且无不良事件发生。新生儿抗病毒治疗的目的是减少先天 CMV 感染的后遗症，静脉给予更昔洛韦（6 mg/kg，每 12 h 一次）或口服（16 mg/kg，2 次/天）治疗 6 周可改善中枢神经系统受累婴儿的听力。对于无症状的新生儿不需要治疗，但要长期随访并定期（每隔 1～6 个月）检测听力及神经系统功能，及时发现并干预后遗症。对于有临床症状的新生儿，需要权衡药物治疗的副作用（治疗婴儿中约 20% 出现中性粒细胞减少，动物实验发现可致癌及卵巢功能损伤）和益处（改善神经系统损伤远期结局），选择个体化的治疗手段。

（四）EB 病毒

EB 病毒又名人类疱疹病毒 4 型（HHV-4），主要感染 B 细胞，是传染性单核细胞增多症的病因，还与恶性肿瘤如 Burkitt 淋巴瘤、鼻咽癌的发病机制有关。传染性单核细胞增多症以发热、咽痛和广泛颈部淋巴结肿大三联征的典型形式出现，其他常见的临床症状还包括肝脾大。EB 病毒原发感染多发生在幼儿，近年发现青少年为发病高峰人群。孕妇在妊娠各时期均可能感染 EB 病毒，其中以妊娠晚期的感染率最高。

EB 病毒感染对妊娠的不良影响严重，会影响胎盘功能而导致流产、早产等。与原发性 EB 病毒感染相比，EB 病毒再激活更有可能导致胎儿死亡、早产或低出生体重。EB 病毒可能通过母婴垂直传播导致新生儿 EB 病毒感染，新生儿感染率与孕妇发生 EB 病毒感染所处的妊娠时期无关。母体针对 EB 病毒产生的多种抗体在怀孕期间会穿过胎盘，对免疫系统尚不成熟的胎儿提供保护。母体 EB 病毒抗体状态与妊娠不良结局没有直接关联，然而这些抗体可能与后代的长期慢性疾病有关，有研究显示较高的母体 EB 病毒衣壳抗原（VCA）IgG 抗体水平会增加男性后代患睾丸癌的风险。

传染性单核细胞增多症被认为是一种自限性疾病，通常采取对症治疗，不常规推荐使用皮质类固醇、阿昔洛韦和抗组胺药。

（五）人类疱疹病毒 6 型

人类疱疹病毒 6 型（HHV-6）是一种常见的病毒，可整合到人类染色体 DNA 中，初发感染后，病毒会持续存在。多数感染者为亚临床感染，怀孕期间感染 HHV-6 会导致早产和自然流产。

婴儿主要通过接触亚临床感染者的唾液感染 HHV-6，约有 1% 为先天性感染。先天性 HHV-6 感染的方式分为两种：86% 的病例由于病毒整合到母系或父系染色体中，通过生殖系统传播；其余 14% 通过胎盘途径传播。可以通过检查毛囊样本中是否存在 HHV-6 DNA 来区分不同的感染方式。婴儿原发性感染后多数无临床表现，少数可出现急性发热和婴儿玫瑰疹，严重者可有癫痫发作、脑膜脑炎和脑炎。

目前尚无疫苗可用于预防 HHV-6 感染，对于免疫功能低下、病毒载量高或患有严重疾病的患者可静脉注射更昔洛韦。

（六）人类疱疹病毒 7 型

人类疱疹病毒 7 型（HHV-7）在全世界广泛传播，是一种嗜淋巴病毒，于 1990 年首次从 T 淋巴细胞中分离出来，自分离以来就与 HHV-6 密切相关。与 HHV-6 类似，HHV-7 原发感染多发生在婴幼儿期，并长期潜伏感染。但 HHV-7 再激活较 HHV-6 少见，在胎盘和胚胎组织中未发现 HHV-7 DNA。目前尚无 HHV-7 导致妊娠不良结局或胎儿先天性感染的相关报道。

（七）人类疱疹病毒 8 型

人类疱疹病毒 8 型（HHV-8）是艾滋病患者卡波西肉瘤（Kaposi sarcoma，KS）的病原体。与其他疱疹病毒类似，在原发感染后会出现潜伏感染，在潜伏期持续存在于受感染的外周血单核细胞中。KS 的复发率和严重程度与妊娠时期相关，在孕晚期的复发率和严重程度增加。HHV-8 感染可能会增加流产的风险，垂直传播给胎儿的风险可以忽略不计。由于抗 KS 疗法会诱发胎儿毒性，因此建议对症状不严重的孕妇进行密切监测。

二、痘病毒

痘病毒是一组大的双链 DNA 病毒，包括天花、牛痘、猴痘、羊痘及传染性软疣病毒等，寄生于人和多种动物。痘病毒感染的特征是产生皮肤损伤。

（一）天花

天花野毒株于 1977 年在世界范围内绝迹，目前关注的重点在于天花疫苗接种的不良反应。妊娠是天花疫苗接种的禁忌证之一，可能增加妊娠妇女自然流产、早产或死胎的风险，但仍缺乏足够的证据。妊娠早期接种天花疫苗会导致新生儿先天性缺陷风险小幅增加及胎儿牛痘的发生，但考虑到未接种疫苗的妇女在妊娠期感染天花病毒后发生严重并发症的概率和病死率较高（超过 70%），若孕妇直接暴露或同天花患者密切接触，疫苗接种仍是必要的。

（二）传染性软疣

传染性软疣病毒（MCV）是引起传染性软疣的病原体，主要见于儿童（多为 MCV-1 感染）。妊娠妇女的临床表现同普通人群无明显差异。目前关于先天性传染性软疣感染的报道很少。母婴之间可因密切接触传播，破膜时间延长、分娩时间延长及胎儿皮肤屏障受损可能是相关危险因素，新生儿感染病变通常出现在头皮。妊娠期发生传染性软疣可以采取冷冻疗法、激光和手术刮除。

三、乳头瘤多空泡病毒

乳头瘤多空泡病毒为无包膜小 DNA 病毒，与人密切相关的为人乳头瘤病毒（HPV），最常引起的是疣和疣状表皮发育不良。

疣包括扁平疣、寻常疣、跖疣、尖锐湿疣等，其中尖锐湿疣为性传播疾病，在我国为第三大高发的性传播疾病。与非妊娠妇女相比，尖锐湿疣在妊娠妇女中发病率较高，且在孕期尤其是第 12～14 周，尖锐湿疣的增长速度更快，疣体的体积更大，这可能是由于怀孕期间雌激素水平增加、细胞介导的免疫功能减弱与生殖道的血管增生为 HPV 的复制增殖提供了有利条件。怀孕时期疣体受到刺激时也变得更加易碎、出血，巨大的疣体甚至会导致产道阻塞或功能障碍而影响分娩。这时为防止阴道分娩可能出现的失血过多，孕妇可采取剖宫产。

目前有多项研究报告显示，HPV 阳性妇女的不良妊娠结局风险增加，包括早产、流产、妊娠诱发高血压疾病、宫内生长受限、低出生体重、胎膜早破和胎儿死亡。分娩时，HPV 可经产道垂直传播给胎儿，导致新生儿肛门生殖器、口腔、眼结膜或围产期疱疹。低危型 HPV（HPV-6、11）很少引起小儿呼吸道乳头状瘤，高危型 HPV 可能与早产和胎盘异常有关。没有证据表明剖宫产可以降低胎儿呼吸道乳头状瘤的发生率，目前建议只在胎膜早破的情况下行剖宫产，以降低感染风险。HPV 感染会增加细菌感染的风险，导致胎儿绒毛膜、子宫内感染以及胎膜早破。

治疗方法包括物理治疗和药物治疗。物理治疗由于其安全性高，优于药物治疗。物理治疗通过破坏疣体组织来治疗，包括电灼烧、冷冻疗法、激光疗法及外科手术切除。药物治疗包括鬼臼毒素、5% 咪喹莫特乳膏和 5% 氟尿嘧啶霜等，妊娠时禁用鬼臼毒素（FDA 分级为 C 类）。局部治疗可以应用三氯乙酸，该药在孕期可安全使用。另外，对非孕期妇女进行 HPV 疫苗接种可以有效预防负面妊娠结局，目前尚未批准对孕妇进行疫苗接种。

四、肝炎病毒

肝炎病毒包括甲型、乙型、丙型、丁型及戊型 5 种肝炎病毒，其感染主要累及肝脏，引起病毒性肝炎。而乙型肝炎病毒（HBV）及丙型肝炎病毒（HCV）感染均可出现皮肤损害，常见的皮肤表现有血清病样表现如荨麻疹、多形红斑及关节痛等，相关的皮肤疾病包括扁平苔藓、白细胞碎裂性血管炎、结节性多动脉炎等。

（一）乙型肝炎病毒

怀孕期间 HBV 感染不增加母体或胎儿的发病率和死亡率。但患有肝硬化的孕妇在围产期发生妊娠期高血压、妊娠期糖尿病、胎盘早剥和围产期出血的概率增高，并且妊娠不良结局如自然流产的风险增加。HBV 不通过母乳传播，母婴垂直传播为主要途径，妊娠晚期感染的孕妇发生垂直传播的风险更高（80%~90%），从母体获得 HBV 感染的婴儿 90% 会发展成慢性感染。若患者无急性肝衰竭或长期重症肝炎，通常不需要抗病毒治疗。慢性 HBV 感染者有暴发肝炎的风险，因此孕期每三个月及产后要进行肝脏生化检查。HBV 高病毒载量（HBV-DNA＞200 000 IU/ml）在围产期传播的风险更高，孕妇可以在妊娠 28~32 周进行抗病毒治疗。合并肝炎的孕妇应尽量减少产前侵入性手术，仅有 HBV 感染不是进行剖宫产的指征。乙型肝炎表面抗原（HBsAg）阳性母亲所生的新生儿应在出生后 12 h 内同时进行主动免疫治疗和被动免疫治疗，并在 6 个月之内完成两次乙肝疫苗的接种，在 9 月龄进行 HBsAg 和乙型肝炎表面抗体（HBsAb）检测。若 HBsAb＞10 mIU/ml 且 HBsAg 阴性，则不需要进一步的医疗干预。

（二）丙型肝炎病毒

妊娠期的急性 HCV 感染通常是无症状的，或引起轻度非特异性症状如乏力、厌食，有 10%~20% 的概率可发生显性黄疸型肝炎。慢性 HCV 感染表现为平均病毒载量的增加和谷丙转氨酶（ALT）水平下降。感染妇女更有可能发生妊娠相关并发症，如死产、早产、低出生体重胎儿或胎儿出生缺陷，经母婴垂直传播给婴儿的风险为 6%~11%，当母亲同时合并感染 HIV 时，风险更大。母乳喂养并非禁忌。垂直传播机制目前尚不明确，亦无有效方法阻止 HCV 的垂直传播。利巴韦林和干扰素因其致畸作用禁止在孕期使用。孕期妇女应定期监测肝脏生化检查和病毒载量。分娩过程中应避免长时间胎膜破裂及有创的产科手术。剖宫产在有产科指征时仍可进行。HCV 阳性母亲所生的婴儿应检测 HCV-RNA 并定期随访长达 18 个月。

五、副黏病毒

副黏病毒为一组 RNA 病毒，包括副流感病毒、新城疫病毒、腮腺炎病毒、呼吸道合胞病毒、麻疹病毒及风疹病毒。其中与皮肤相关的病毒性疾病主要是麻疹和风疹。

（一）风疹

孕妇感染风疹后出现临床症状（约 85%）比正常人群（25%~50%）明显增高，临床表现与普通人群相似，通常有前驱症状，持续 1~5 天，而后出现典型皮疹。主要依据接触史、临床表现及血清学试验进行诊断，对于无症状的患者则需要进行血清学检查。

妊娠早期（12~16 周）内患风疹，风疹病毒可通过胎盘引起胎儿慢性感染。可根据胎儿血清的 IgM（22~24 周后）检测或羊水病毒培养对其进行诊断。胎盘垂直感染可导致先天性风疹综合征（CRS），轻者可造成胎儿先天性白内障、耳聋、先天性心脏病及智力障碍等，重者可致流产、早产、死胎或胎儿生长畸形。CRS 发生的风险与母体感染时所处的妊娠周期有关。当产妇在孕早期发生感染时，胎儿的感染率高达 50%，16 周后可低于 1%。围产期产妇的感染似乎并没有增加 CRS 的风险，但可能伴有低出生体重和一些非特异性症状，如紫癜性皮疹、肝脾大和血小板减少。因此，对胎儿的风险管理和临床指导必须依据个体化原则。

风疹无特效治疗方法，风疹减毒活疫苗是目前预防和消除风疹的有效手段，接种后抗体转阳率可达 95% 以上，抗体持续时间可达 18 年甚至更久。减毒活疫苗可以经过胎盘造成胎儿感染，因此不建议孕妇接种，而且育龄妇女接种后不建议在 28 天内妊娠。已免疫的孕妇仍有再感染的风险，但妊娠前 3 个月胎儿发生感染的概率只有 8%。对处于不同状态的孕妇应采取不同的临床措施：已免疫风疹且孕周超过 12 周的妊娠期妇女，无须进一步检测及治疗；已免疫风疹但孕周小于 12 周、风疹 IgG 抗体滴度显著升高而无 IgM 抗体的孕妇，仍有发生胎儿先天性感染的可能；孕周超过 16 周且免疫情况不明的孕妇则需要检测血清 IgG 及 IgM 抗体；对于妊娠早期，特别是妊娠 16 周前原发性感染风疹病毒的孕妇，应告知其胎儿感染风险及不良后果，由患者决定是否终止妊娠。

（二）麻疹

麻疹病毒感染多见于儿童，但近几年报道的成人病例在逐渐增加。成人麻疹的全身症状要比儿童重，并可能发生多种并发症，如腹泻、肺炎、脑炎及肝功能损害等。妊娠妇女麻疹的发病率和死亡率比非妊娠妇女高。

新生儿麻疹可有发热、上呼吸道炎症、眼结膜炎和皮疹等临床表现。虽然麻疹病毒不通过胎盘传播给胎儿，但怀孕期间麻疹感染增加了围产期不良事件的发生，可导致流产及胎儿低体重，并增加了早产及胎儿 / 新生儿发病的风险，病毒对胎盘的组织学损伤可导致胎儿死亡。目前尚没有麻疹导致先天性畸形的报道，但不能排除可能存在的致畸作用。在妊娠后期感染麻疹病毒可导致先天性感染，并增加新生儿患亚急性硬化性全脑炎的风险。

目前无特异性抗麻疹病毒的药物，早诊断、早治疗可以减少并发症及不良妊娠结局的发生。暴露于麻疹的非免疫孕妇或新生儿应该接受 6 天的免疫球蛋白预防治疗，以减少感染和合并严重并发症的风险。麻疹疫苗或减毒活疫苗不应在怀孕期间接种，可以在怀孕前或在产后接种。

六、小核糖核酸病毒

（一）柯萨奇病毒

与普通人群相比，孕妇柯萨奇病毒（CV）感染的临床表现没有明显差异。同 CVA 相比，CVB（特别是 CVB5）感染的临床症状较重，对孕妇影响较大，可以有全身症状如发热、咽痛及肌肉酸痛等，也可引起心脏疾患如心律失常，甚至出现严重病毒性心肌炎，发生心力衰竭，危及孕妇生命。对于妊娠晚期出现心力衰竭的孕妇，可行剖宫产终止妊娠。

孕妇感染 CVB 后会引起胎儿感染，感染途径分为通过胎盘感染及在分娩过程中通过阴道分泌物和血液接触感染，占主导地位的是产时传播（63%）。宫内感染可引发胎儿先天畸形，心血管系统、泌尿生殖系统、消化系统及神经系统发育均可受累，妊娠晚期感染甚至可引起死产。感染的新生儿生后 1 周内发病，临床症状轻者可以有消化道症状，重者可有心肌炎、肺炎或脑膜炎，远期出现神经功能障碍，甚至死亡。

目前尚无疫苗及特效治疗药物，主要为支持及对症治疗，控制传染源和严格消毒隔离可有效降低感染率。对于妊娠妇女，围产期早期 CVB 筛查可及时发现隐性感染。

（二）埃可病毒

妊娠期埃可病毒感染症状与普通人群无明显差异。在对胎儿的不良影响方面，目前仅有一些病例报告显示宫内感染埃可病毒可影响胎儿宫内发育，甚至导致胎儿死亡，但埃可病毒感染在怀孕期间对胎儿的直接有害影响仍未得到证实。病毒分离试验和特异性 IgM 检测可辅助诊断。目前尚无特效治疗方法，主要给予对症和支持治疗。

七、虫媒病毒

（一）埃博拉出血热

埃博拉出血热由埃博拉病毒引起，在非洲大规模暴发，呈地区性分布。然而，由于感染个体活动范围向非洲以外扩散，这一类型的病毒感染逐渐成为一个全球性的挑战，对孕妇和新生儿存在潜在威胁。流行病学数据显示，怀孕不会导致女性患者的死亡率和疾病严重程度增加。发病后 10 天内的死亡率为 93%。主要临床表现是腹泻，机体体液大量丢失。出血为本病的严重症状，与死亡风险增加相关。

孕妇感染后，早产、流产及新生儿死亡发生率显著增加。尚无证据表明人工流产会增加孕妇的生存率，因此要根据孕妇的临床表现和个人意愿来选择是否流产。目前没有特效治疗药物，也无疫苗，主要为支持治疗。感染预防控制措施是遏制疾病进展的关键，要特别注意限制埃博拉病毒从母乳和妊娠相关组织（羊水、胎盘和胎儿组织）传播的风险。

（二）登革热

登革热是由登革病毒引起的急性发热性疾病，大部分患者为无症状感染或仅有轻度自限性症状，仅小部分可发展为重症，表现为血浆渗漏，伴有出血、血小板减少和肝损伤。妊娠似乎不会增加登革热的发病率和严重程度。

有研究表明，有症状的孕妇发生胎儿不良事件的风险增高，且与疾病的严重程度相关。血小板减少、血浆渗漏或出血倾向导致胎盘循环受损，可致胎儿低出生体重和胎儿死亡。严重登革热引起内皮损伤和血管通透性增加可能有助于病毒的垂直传播，新生儿感染后会发生新生儿血小板减少症。

由于在产妇或新生儿疾病的临床表现可能是非特异性的，易与其他疾病混淆，因此登革热的诊断比较困难。目前无特效治疗方法，主要为对症支持治疗。

八、细小病毒

人类细小病毒 B19 已经鉴定出 3 种基因型，其中基因型 1 最普遍。感染主要发生在儿童和青少年时期，多数情况通过呼吸道飞沫传播。非免疫孕妇接触感染的儿童被认为是孕期感染的主要方式。孕妇感染后的临床表现和严重程度与健康人相比没有差异，并且孕妇的症状与垂直传播和胎儿疾病之间没有相关性。孕期感染后有 55% ~ 76% 完全无症状，也可表现出关节痛或皮疹。

人类细小病毒 B19 可以通过胎盘垂直传播给胎儿，在感染的产妇中垂直传播的发生率为 30%，无致畸作用。由于该病毒侵袭人红细胞，若感染胎儿，可导致贫血、组织缺氧、心肌炎、心包积液和水肿或非水肿性宫内胎儿死亡。妊娠早期感染的胎儿死亡风险较妊娠后期高。

由于与人类细小病毒 B19 相关的胎儿损伤主要是贫血，可对胎儿进行宫内输血。迄今为止，针对该病毒的抗病毒药物和疫苗仍然缺乏。

九、人类免疫缺陷病毒

人类免疫缺陷病毒（HIV）是引起人类获得性免疫缺陷综合征（AIDS）的病原体，如今在全球肆虐，对人类健康和生命造成了严重危害。全球感染 HIV 的患者中近半数为育龄期妇女。怀孕不会对 HIV 的进展或生存产生负面影响。孕期专科护理可降低产妇的死亡率，在 HIV 流行率高的地区，因护理不当，感染成为孕产妇死亡的主要原因。

HIV 感染与各种不良妊娠结局相关，会导致自然流产、死产、围产期和婴儿死亡率增加、胎儿发育迟缓和绒毛膜羊膜炎。母婴传播占全球儿童 HIV 感染的 90%，孕期母婴传播可分为宫内感染、分娩时感染及母乳喂养，多数发生在产时。先天性感染的儿童多在 3 个月后出现症状，可表现为淋巴结病、体重减轻、反复感染和渐进性发育迟缓。

高效抗逆转录病毒治疗（highly active anti-retroviral therapy，HAART）为 HIV 感染的有效治疗方法。目前尚未批准任何一种已开发的 HIV 疫苗。研究发现某些特定胎儿先天性缺陷与药物显著相关，如齐多夫定和拉米夫定可能导致男性生殖器缺陷。此外，妊娠期 HARRT 可能导致早产风险增加，然而这种关联的确切性仍未得到证实。另外，未经治疗的母亲感染 HIV，尤其是感染晚期的妇女，发生早产、新生儿低出生体重和死产的概率显著增高。因此，在妊娠期仍要坚持 HARRT。选择的方案应确保将对孕妇的副作用和对婴儿的风险降至最低。HIV 感染的孕妇容易并发其他病原体感染，要注意防护。对未接受 HARRT 的 HIV 感染孕妇进行剖宫产可以将垂直传播的风险降低 50%。用专门的配方奶粉喂养婴儿可以减少产后传播的风险。感染了 HIV 的婴儿应尽早提供 HARRT，从而减少对未发育成熟大脑的影响。

（段晓茹　林世颖　陈宏翔）

参考文献

[1] Mor G, Cardenas I. The immune system in pregnancy: a unique complexity. Am J Reprod Immunol, 2010, 63（6）: 425-433.

[2] Kraus TA, Engel SM, Sperling RS, et al. Characterizing the pregnancy immune phenotype: results of the viral immunity and pregnancy（VIP）study. J Clin Immunol, 2012, 32（2）: 300-311.

[3] Auriti C, De Rose DU, Santisi A, et al. Pregnancy and viral infections: mechanisms of fetal damage, diagnosis and prevention of neonatal adverse outcomes from cytomegalovirus to SARS-CoV-2 and Zika virus. Biochim Biophys Acta Mol Basis Dis, 2021, 1867（10）: 166198.

[4] Pasternak B, Hviid A. Use of acyclovir, valacyclovir, and famciclovir in the first trimester of pregnancy and the risk of birth defects. JAMA, 2010, 304（8）: 859-866.

[5] Racicot K, Mor G. Risks associated with viral infections during pregnancy. J Clin Invest, 2017, 127（5）: 1591-1599.

[6] James SH, Kimberlin DW. Neonatal herpes simplex virus infection: epidemiology and treatment. Clin Perinatol, 2015, 42（1）: 47-59.

[7] Neuberger I, Garcia J, Meyers ML, et al. Imaging of congenital central nervous system infections. Pediatr Radiol, 2018, 48（4）: 513-523.

[8] Kennedy PGE, Gershon AA. Clinical features of varicella-zoster virus infection. Viruses, 2018, 10（11）: 609.

[9] Gaymard A, Pichon M, Bal A, et al. How to manage chickenpox during pregnancy: case reports. Ann Biol Clin, 2018, 76（6）: 669-674.

[10] Britt WJ. Maternal immunity and the natural history of congenital human cytomegalovirus infection. Viruses, 2018, 10（8）: 405.

[11] Lim Y, Lyall H. Congenital cytomegalovirus-who, when, what-with and why to treat? J Infect, 2017, 74 Suppl 1: s89-s94.

[12] Kimberlin DW, Jester PM, Sánchez PJ, et al. Valganciclovir for symptomatic congenital cytomegalovirus disease. N Engl J Med, 2015, 372（10）: 933-943.

[13] Munger KL, Hongell K, Cortese M, et al. Epstein-barr virus and multiple sclerosis risk in the finnish maternity cohort. Ann Neurol, 2019, 86（3）: 436-442.

[14] Farsimadan M, Motamedifar M. The effects of human immunodeficiency virus, human papillomavirus, herpes simplex virus-1 and -2, human herpesvirus-6 and -8, cytomegalovirus, and hepatitis B and C virus on female fertility and pregnancy. Br J Biomed Sci, 2021, 78（1）: 1-11.

[15] Caserta MT, Hall CB, Schnabel K, et al. Human herpesvirus（HHV）-6 and HHV-7 infections in pregnant women. J Infect Dis, 2007, 196（9）: 1296-1303.

[16] Brunet-Possenti F, Pages C, Rouzier R, et al. Kaposi's sarcoma and pregnancy: case report and literature review. Dermatology, 2013, 226（4）: 311-314.

[17] Badell ML, Meaney-Delman D, Tuuli MG, et al. Risks associated with smallpox vaccination in pregnancy: a systematic review and meta-analysis. Obst Gynecol, 2015, 125（6）: 1439.

[18] Neri I, Liberati G, Virdi A, et al. Congenital molluscum contagiosum. Paediatr Child Health, 2017, 22（5）: 241-242.

[19] Condrat CE, Filip L, Gherghe M, et al. Maternal HPV infection: effects on pregnancy outcome. Viruses, 2021, 13（12）: 2455.

[20] Tan J, Xiong YQ, He Q, et al. Peri-conceptional or pregnancy exposure of HPV vaccination and the risk of spontaneous abortion: a systematic review and meta-analysis. BMC Pregnancy Childbirth, 2019, 19（1）: 302.

[21] Bartholomew ML, Lee MJ. Management of hepatitis B infection in pregnancy. Clin Obstet Gynecol, 2018, 61（1）: 137-145.

[22] Cryer AM, Imperial JC. Hepatitis B in pregnant women and their infants. Clin Liver Dis, 2019, 23（3）: 451-

462.

[23] Tran TT, Ahn J, Reau NS. ACG clinical guideline: liver disease and pregnancy. Am J Gastroenterol, 2016, 111 （2）: 176-194; quiz 96.

[24] Nwaohiri A, Schillie S, Bulterys M, et al. Hepatitis C virus infection in children: How do we prevent it and how do we treat it? Expert Rev Anti-Infect Ther, 2018, 16 （9）: 689-694.

[25] Bernstein HB, Dunkelberg JC, Leslie KK. Hepatitis C in pregnancy in the era of direct-acting antiviral treatment: potential benefits of universal screening and antepartum therapy. Clin Obstet Gynecol, 2018, 61 （1）: 146-156.

[26] Bouthry E, Picone O, Hamdi G, et al. Rubella and pregnancy: diagnosis, management and outcomes. Prenat Diagn, 2014, 34 （13）: 1246-1253.

[27] Jain M, Magon N. Rubella in pregnancy. Treat Prog Obstet Gynecol, 2014: 99.

[28] Anselem O, Tsatsaris V, Lopez E, et al. Measles and pregnancy. Presse Med, 2011, 40 （11）: 1001-1007.

[29] Rasmussen SA, Jamieson DJ. What obstetric health care providers need to know about measles and pregnancy. Obstet Gynecol, 2015, 126 （1）: 163-170.

[30] Sharma V, Goessling LS, Brar AK, et al. Coxsackievirus B3 infection early in pregnancy induces congenital heart defects through suppression of fetal cardiomyocyte proliferation. J Am Heart Assoc, 2021, 10 （2）: e017995.

[31] Ornoy A, Tenenbaum A. Pregnancy outcome following infections by coxsackie, echo, measles, mumps, hepatitis, polio and encephalitis viruses. Reprod Toxicol, 2006, 21 （4）: 446-457.

[32] Foeller ME, Carvalho Ribeiro Do Valle C, Foeller TM, et al. Pregnancy and breastfeeding in the context of Ebola: a systematic review. Lancet Infect Dis, 2020, 20 （7）: e149-e158.

[33] Bonvicini F, Bua G, Gallinella G. Parvovirus B19 infection in pregnancy-awareness and opportunities. Curr Opin Virol, 2017, 27: 8-14.

[34] De St Maurice A, Ervin E, Chu A. Ebola, dengue, chikungunya, and zika infections in neonates and infants. Clin Perinatol, 2021, 48 （2）: 311-329.

[35] Bailey H, Zash R, Rasi V, et al. HIV treatment in pregnancy. The lancet HIV, 2018, 5 （8）: e457-e467.

[36] Gray GE, Mcintyre JA. HIV and pregnancy. BMJ （Clinical research ed）, 2007, 334 （7600）: 950-953.

[37] 白玉青，王玲. 妊娠合并 EB 病毒感染 13 例临床分析. 中国实用妇科与产科杂志，2007（04）: 290-291.

[38] 段晓茹，王新，朱可，等. 病毒性皮肤病与妊娠. 中国医学文摘（皮肤科学），2016，33（05）: 574-582+2.

第二十章

新型冠状病毒感染相关皮肤表现

2019 年 12 月以来，中国湖北省武汉市部分医院陆续发现了多例不明原因肺炎病例，后被证实是由一种先前尚未发现的冠状病毒感染引起的急性呼吸道传染病。这种病毒被 WHO 命名为 2019 新型冠状病毒（2019 novel coronavirus，2019-nCoV），由该病毒感染引起的疾病被命名为 COVID-19（Corona Virus Disease 2019）。该病毒与中东呼吸综合征冠状病毒（Middle East respiratory syndrome coronavirus，MERS-CoV）和严重急性呼吸综合征冠状病毒（severe acute respiratory syndrome coronavirus，SARS-CoV）同属于 β 冠状病毒属。2020 年 8 月，有关研究揭示了新型冠状病毒的传播特征，即高传染性和高隐蔽性。同年 12 月份，自英国发现另一种传染性更强的变异新型冠状病毒后，英国、俄罗斯、南非等世界各地又相继发现多种新型冠状病毒毒株的新型变种[1-4]。截至 2022 年 9 月 1 日，全球估计有超 6 亿感染者。新冠肺炎的临床表现多种多样，各年龄段人群普遍易感，目前尚无特异的治疗方法，已成为全球重大的公共卫生问题和社会问题。

【病原学】

新型冠状病毒属于 β 属的冠状病毒，是以前从未在人体中发现的冠状病毒新毒株。该病毒有包膜，颗粒呈圆形或椭圆形，常为多形性，直径 60~140 nm。其基因特征与 SARS-CoV 和 MERS-CoV 有明显区别[5]。进化分析显示，新型冠状病毒与蝙蝠 SARS 样冠状病毒（bat-SL-CoVZC45）最为相似，核苷酸同源性达 85% 以上，与人类 SARS 病毒的核苷酸同源性达到 78%，与 MERS 病毒的同源性达到约 50%。体外分离培养时，新型冠状病毒 96 h 左右即可在人呼吸道上皮细胞内被发现，而在 Veto E6 和 Huh-7 细胞系中分离培养约需 6 天。新型冠状病毒是正链单股 RNA 病毒，基因组长度约 3 万个核苷酸。新型冠状病毒的病毒粒子被宿主细胞提供的脂质双层所包裹，其中含有核酸及核衣壳蛋白，包括 4 种主要的结构蛋白：包膜蛋白（E 蛋白）、基质蛋白（M 蛋白）、刺突蛋白（S 蛋白）和核蛋白壳（N 蛋白）[6]。E 蛋白在病毒复制过程中表达，但其在新型冠状病毒感染中的具体作用目前仍不清楚。缺失 E 蛋白的重组病毒表现出病毒滴度降低和成熟障碍，表明这种蛋白对病毒复制和成熟过程非常重要[7]。糖蛋白 M 是含量最丰富的跨膜结构蛋白，NH_2 末端留于病毒体外部，而长的 COOH 末端留于病毒体内部。N 蛋白在宿主细胞感染后的 RNA 包装和病毒释放过程中发挥重要作用[8]。S 蛋白是一种 I 型膜三聚体糖蛋白，可介导病毒进入细胞和发病，因此具有重要作用。S 蛋白表面的刺突长约 23 nm、宽 7 nm，其中在包膜刺突的表面具有宿主衍生出来的聚糖，而每一个三聚体都具有 66 个糖基化位点，新型冠状病毒的糖基化已被发现可以促进其免疫逃逸。S 蛋白可进一步分为 S1 和 S2 两个亚基，其中 S1 结构域包含受体结合域（RBD），这是受体结合所必需的，S2 结构域负责细胞膜融合[9]。S 蛋白被弗林蛋白酶（furin）和跨膜丝氨酸蛋白酶 2（TMPRSS2）两种宿主蛋白酶切割后，病毒融合进宿主细胞膜[10]。新型冠状病毒的蛋白组成上类似 SARS-CoV 和 MERS-CoV，基因组都由结构蛋白、非结构蛋白和辅助蛋白编码。其中结构蛋白包括含有受体结合域的 S 蛋白，而非结构蛋白则包括了 3- 胰凝乳蛋白酶样蛋白酶（3CLpro）、木瓜蛋白酶样蛋白酶（PLpro）、解旋酶（helicase）和 RNA 依赖性 RNA 聚合酶（Rd Rp）。

对新型冠状病毒理化特性的认识多来自对 SARS-CoV 和 MERS-CoV 的研究。新型冠状病毒对紫外线和热敏感，56 ℃ 30 min、乙醚、75% 乙醇、含氯消毒剂、过氧乙酸和氯仿等脂溶剂均可有效灭活病毒，氯己定不能有效灭活病毒。

到目前为止，对新型冠状病毒的密切监测表明，不论是环境中分离的病毒，还是人体中分离的病毒，均已发现病毒出现变异，这可能是由不同宿主的个体特征、地理分布、环境气候和其他条件的多样性所带来的选择性压力造成的。WHO 专家组建议使用希腊字母即 Alpha、Beta、Gamma、Delta 来命名变异毒株，并根据从 2020 年底至 2021 年 4 月在英国、南非、日本、美国和印度等国发现的多种 SARS-CoV-2 流行变异株的传播力、致病力，将其分为"关切变异株"（variant of concern，VOC）和"关注变异株"（variant of interest，VOI）两大类。VOC 的主要特点包括：传播力增强或流行特点出现有害变化；致病力增强或临床表现趋重，或公共卫生、社会措施、现有诊断、疫苗、治疗方法的有效性降低。VOI 的主要特点包括：与早期参考株相比，病毒表型发生变化，或氨基酸变异引起或潜在引起病毒表型发生变化；病毒变异株引起社区传播或在多个地区或国家传播。

【流行病学】

1. 传染源　目前所见传染源主要是新型冠状病毒感染的患者和无症状感染者，在潜伏期即有传染性，发病前 1~2 天和发病初期的传染性相对较强。其中，无症状感染者是指病毒的病原学检测呈阳性但无相关临床表现者。

2. 传播途径　经呼吸道飞沫传播和密切接触传播是主要的传播途径。多地已从确诊患者的粪便中检测出新型冠状病毒，存在粪-口传播风险。接触病毒污染的物品也可造成感染。在相对封闭的环境中长时间暴露于高浓度气溶胶情况下存在经气溶胶传播的可能。由于在粪便、尿液中可分离到新型冠状病毒，应注意其对环境的污染而造成接触传播或气溶胶传播。临床医务人员在进行如气管插管等操作时应注意采取空气隔离措施，如佩戴医用防护口罩、护目镜；实验室检测及研究人员在进行样本操作时应该更加注意实验室的生物安全和自身防护。新型冠状病毒检测呈阳性的母亲可能通过胎盘将病毒传染给婴儿，且病毒还可能在胎盘细胞中活跃复制。

3. 易感人群　人群普遍易感。目前被感染的主要是成年人，其中老年人和体弱多病的人似乎更容易被感染。儿童和孕产妇是新冠肺炎的易感人群。感染后或接种新型冠状病毒疫苗后可获得一定的免疫力，但持续时间尚不明确。

4. 流行特征　新型冠状病毒的起源目前尚不清楚。现呈世界性分布，各大洲均有病例发生，已成为人类面临的一种灾难性疾病。截至 2022 年 9 月 1 日，全球有超 6 亿感染者，而死亡人数为 649 万。

从分布地区来看，欧洲和北美洲是疫情受累最严重的地区。

目前我国的新冠肺炎疫情处于总体低流行、小范围和局部地区高流行的态势。自 2019 年发现首例新冠肺炎患者以来，截至 2022 年 9 月 1 日，全国累计确诊新冠肺炎感染者约 593 万例，累计治愈 32 万例，死亡报告 2.5 万例。

对相关文献进行系统性回顾后发现，儿童占所有新冠肺炎病例的 1% ~ 5%[11]，而且儿童的死亡率和重症病例的比率均较低。

【发病机制】

该病毒侵入人体后可引起宿主免疫防御功能失调，主要表现为免疫细胞数量减少和免疫细胞的超级活化等。前者使病毒清除功能下降，后者造成免疫病理损伤，两者共同构成新冠肺炎病情进展和演变的主要机制。

呼吸道和肺泡上皮细胞大量表达血管紧张素转化酶 2（ACE2），为新型冠状病毒嗜肺组织的细胞分子学基础。当病毒感染肺组织后，机体立刻激活单核巨噬细胞、自然杀伤（NK）细胞和补体系统，与 $CD4^+$ T 和 $CD8^+$ T 细胞协同对病毒进行清除。新型冠状病毒为严格细胞内寄生的非细胞型微生物，细胞免疫在消除病毒感染过程中起主导作用，如在抗病毒的同时仅产生局部炎症反应，可避免自身免疫损伤，表现为轻型和普通型；T 淋巴细胞计数下降将直接导致机体对病毒的清除能力下降，可能引起病毒播散，进一步引起淋巴细胞降低，形成恶性循环，促使病情进展。大量复制播散的病毒可攻击表达 ACE2 的目标细胞，直接引起器官损伤，亦可反复刺激处于超级活化状态的淋巴细胞，通过细胞因子释放的级联反应产生失控的炎症反应，引起双肺弥漫性肺泡上皮细胞损伤，导致难以纠正的低氧血症和呼吸窘迫，以及肝、肾和心脏等多个脏器损伤，表现为重型和危重型。

1. 免疫细胞减少　低淋巴细胞血症在新冠肺炎中相当常见。据报道约 63% 的患者存在外周血淋巴细胞计数小于 1.0×10^9/L，而重症患者此比例可高达 85%。452 例患者的回顾性研究显示，患者的 T、B 淋巴细胞和 NK 细胞计数显著降低，单核细胞、嗜酸性粒细胞和嗜碱性粒细胞比值下降。死亡患者的病理检查亦证实死者脾脏和淋巴结内 $CD4^+$ T 和 $CD8^+$ T 细胞数量减少，并可见组织变性与坏死。上述研究提示新冠肺炎患者的固有免疫与适应性免疫双重降低，使其免疫系统对病毒的清除能力明显下降。新型冠状病毒致淋巴细胞减少的机制可能涉及：①病毒直接感染破坏淋巴细胞。由于其 S 刺突蛋白与 SARS-CoV 结构类似，亦可通过 ACE2 感染淋巴细胞。②淋巴细胞在肺内大量募集，使外周血淋巴细胞计数下降。③细胞因子对骨髓的抑制作用。与一般的病毒感染不同，新型冠状病毒在诱发免疫应答的同时可诱发强烈的炎症反应，释放细胞因子，其中 IL-4、IL-10 可抑制骨髓造血功能，致淋巴细胞生成障碍。

2. 免疫细胞超级活化　免疫细胞超级活化可引起过度炎症反应。有研究显示新冠肺炎患者存在淋巴细胞明显减少，但血清中 IL-2、IL-4、IL-6、IL-10、IFN-γ 和 TNF-α 等炎症细胞因子水平显著增加，重症患者更高且持续时间更长。淋巴细胞亚群分类结果显示，重症患者 HLA-DR 和 CD38 表达双阳性的激活型 T 细胞亚群比例增加，促炎型 $CCR4^+CCR6^+$ Th17 亚群比例增加；$CD8^+$ T 细胞含有高浓度的细胞毒性颗粒，其中 31.6% 的 $CD8^+$ T 细胞穿孔素表达阳性，64.2% 的颗粒裂解肽表达阳性，30.5% 的穿孔素与颗粒裂解肽表达双阳性。新型冠状病毒反复作用于超级活化状态的 T 细胞，产生大量粒细胞-巨噬细胞集落刺激因子（GM-CSF）和 IL-6 等细胞因子，而 GM-CSF 与 IL-6 进一步激活 $CD14^+CD16^+$ 单核细胞，产生更大量的 IL-6 和其他细胞因子，从而形成细胞因子风暴，引起多器官功能障碍与死亡。

3. 新型冠状病毒的免疫逃逸　新型冠状病毒可通过多种策略来逃避免疫应答。新型冠状病毒的Nsp1蛋白与Ⅰ型干扰素mRNA结合形成复合体，阻断其蛋白翻译，实现免疫逃逸。临床研究显示，Ⅰ型干扰素表达抑制与新型冠状病毒的易感性和感染后病情的严重程度相关，可能原因为Ⅰ型干扰素合成被阻断后导致宿主对病毒的固有免疫应答能力下降。新型冠状病毒通过隐藏其受体结合域（RBD），在不影响病毒入侵宿主细胞效能的前提下，不被先前产生的抗体所中和，从而产生免疫逃逸。此外，新型冠状病毒诱导T细胞高表达程序性死亡受体（PD-1）与T细胞免疫球蛋白黏蛋白-3（Tim-3），从而使其免疫应答功能受损。新型冠状病毒的免疫逃逸延缓宿主对其的清除，病毒大量复制，反复刺激免疫系统可导致失控的炎症反应。

【临床表现】

新型冠状病毒感染后，平均潜伏期为1~14天，多为3~7天。以发热、干咳、乏力为主要表现。患者可出现以下多系统症状[12]。

1. 呼吸系统　鼻塞、流涕、咽痛，重症患者可出现呼吸困难，严重者可快速进展为急性呼吸窘迫综合征。部分患者以嗅觉、味觉减退或丧失等为首发症状。

2. 循环系统　新型冠状病毒可以引起直接和间接的心血管后遗症，包括心肌损伤、急性冠状动脉综合征、心肌病、急性肺心病、心律不齐、心源性休克以及血栓性并发症。在住院患者中，有20%~30%的患者发生心肌损伤，使心脏生物标志物升高超过参考上限的99%，在已有心血管疾病的患者中发生率更高（55%）。

3. 消化系统　新冠肺炎患者胃肠道症状的发生率为12%~61%。胃肠道症状可能与病程更长相关，但与死亡率增加没有关系。在最近对29项研究的荟萃分析中（其中大部分来自中国），患者常见的消化系统症状为厌食症（21%）、恶心和（或）呕吐（7%）、腹泻（9%）和腹痛（3%）。在美国的一项研究中，新冠肺炎患者出现这些症状的比例更高（厌食症为34.8%，腹泻为33.7%，恶心为26.4%）。此外，在纽约市一家医院进行的一项研究中，出现胃肠道症状与新型冠状病毒检出风险增加70%相关。

4. 泌尿系统　急性肾损伤（acute kidney injury，AKI）是新冠肺炎的常见并发症，与死亡率呈正相关。在中国，住院的新冠肺炎患者中AKI的发生率为0.5%~29%，多发生在入院后7~14天。纽约市近5500名新冠肺炎患者中，AKI的发生率为37%，其中14%的患者需要透析。在此研究中，入院后24 h内约有1/3的患者诊断出AKI，比率远高于SARS-CoV流行期间报告的比率。此外，近一半的患者出现血尿，在多达87%的危重患者中出现蛋白尿。高血钾和酸中毒是常见的电解质紊乱，也见于非AKI患者，与新冠肺炎患者的高细胞更新率有关。

5. 血液系统　主要表现为淋巴细胞减少，是细胞免疫受损的标志。CD4+ T细胞和CD8+ T细胞减少与重症新冠肺炎相关。此外，白细胞增多（特别是中性粒细胞增多）/血小板减少提示预后不佳。新冠肺炎相关凝血性疾病的特征是D-二聚体和纤维蛋白原水平升高，在感染初期，凝血酶原时间、活化部分凝血酶原时间和血小板计数轻度异常。入院时D-二聚体水平升高及住院期间持续上升与新冠肺炎的高死亡率相关。

6. 内分泌系统　肥胖和（或）患有糖尿病的新冠肺炎患者存在进展为重症的风险。在美国疾病控制中心的一份报告中，有24%的住院患者和32%的ICU住院患者存在基础糖尿病。纽约住院的257名重症患者中，36%患有糖尿病，46%患有肥胖。此外，住院患者还表现出一系列葡萄糖代谢异常，包括血糖异常升高、血糖正常的酮症和典型的糖尿病酮症酸中毒。在中国的一项回顾性研究中，在658例接受住院治疗的新冠肺炎患者中，有6.4%的患者在没有发热或腹泻的情况下出现酮症。其中64%的人不存在基础糖尿病（该组中的平均糖化血红蛋白水平为5.6%）。

7. 神经系统　对214例重症新冠肺炎患者的分析发现，36%的患者出现神经系统症状。住院患者的非特异性轻度神经系统症状包括头痛（8%～42%）、头晕（12%）、肌痛和（或）疲劳（11%～44%）、厌食（40%）、嗅觉丧失（5%）和耳聋（5%）。更严重的症状表现为动脉和静脉源性的急性卒中（在重症患者中高达6%）、意识混乱或意识受损（8%～9%）。急性炎症性脱髓鞘性多发性神经病（格林-巴利综合征）、脑膜脑炎、出血性可逆性后部脑病综合征和急性坏死性脑病也有报道。

8. 皮肤表现　现已有多个研究报道新冠肺炎确诊患者合并有皮肤表现，而且相关皮疹具有多形性。也有部分患者是因为使用新冠肺炎治疗药物或接种疫苗后引起的皮疹（疫苗接种相关皮肤表现详见第八章）[13]。

（1）新冠肺炎相关皮损：目前已报道的新冠肺炎相关皮损表现包括以下几种[14-21]。

1）肢端冻疮样皮损（也称"新冠趾"）：多见于足趾或足外侧，呈紫红色浸润性斑块，主要累及较年轻的轻症患者，自觉疼痛或瘙痒，平均持续12.7天，部分患者可出现水疱或糜烂。此种皮损常出现在新冠肺炎病程后期，这可能是此类患者PCR结果常为假阴性的原因[22]。儿童中也有此类病例报道[23]。临床表现如图20-1所示。

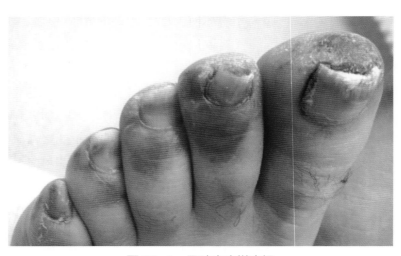

图 20-1　足趾冻疮样皮损

患者表现为左侧脚趾末端局限性红斑［图片引自：Wollina U, Karadağ AS, Rowland-Payne C, et al. Cutaneous signs in COVID-19 patients: a review. Dermatol Ther, 2020, 33(5): e13549.］

组织病理表现：有研究[24]对部分患者（17例）的冻疮样皮损进行了组织病理学检查，发现多数病例的组织切片HE染色表现出一些共同的特征。最常见的表皮变化包括角化不全（71%），以及散在或融合的坏死或凋亡角质形成细胞（41%），其中3例导致局灶性表皮坏死。真皮层存在血管周围炎性细胞浸润，主要为淋巴细胞。淋巴细胞也可分布于外泌汗腺周围，47%的病例有淋巴细胞性外泌汗腺炎，并偶尔延伸至皮下脂肪组织，呈血管周围"袖套"状淋巴细胞浸润。4例（23.5%）患者皮损样本中可见少量嗜酸性粒细胞浸润。其他常见的病理表现还包括红细胞外溢（82%），血管内皮细胞肿胀（65%），细胞间黏蛋白沉积轻度增加（41%）以及真皮乳头水肿（76%），有4例真皮乳头严重水肿，导致表皮下水疱的形成。少数病例真皮浅层毛细血管中可见明显微血栓，但在真皮小静脉中极少见。在真皮浅层和真皮小静脉壁中可见纤维蛋白样沉积物。

免疫组化表现：对 5 例代表性病例进行皮损免疫组织化学染色，发现大多数（＞75%）皮肤浸润细胞是 CD3[+] T 细胞，CD4∶CD8 比例约为 3∶2，B 细胞或浆细胞（CD20[+]/CD79a[+]）浸润很少（＜10% 所有淋巴细胞）。真皮浅层中可见散在 CD30[+] 激活的 T 细胞（＜15% 所有淋巴细胞）。所有活检组织均含 CD303/BDCA-2[+] 浆细胞样树突状细胞，通常位于真皮中部的小血管周围或小汗腺丛中，偶尔也出现在真皮乳头中。CD68[+] 组织单核细胞分散在整个真皮层中。

直接免疫荧光检查：17 例皮损冰冻活检样本的直接免疫荧光检查显示有 14 例呈阳性表现（82%），其中分别有 9 例、5 例、5 例皮损可见 IgM、IgA 和 C3 沉积于血管。

2）水疱：表现为躯干单形性播散性小水疱，水疱直径 2～3 mm，也可伴有四肢较大血疱，皮损表现如图 20-2。皮损常累及中年普通型患者，平均持续 10.4 天，多出现在病程早期，可能有助于诊断。皮疹常累及的部位为躯干，尤其是背部，无瘙痒感或仅伴轻微痒感。皮损进展无规律，通常 10～22 天后消退，愈后不留瘢痕。需注意与水痘相鉴别，水痘的水疱具有多形性，在水痘患者身上的同一部位同时可见丘疹、水疱、结痂等不同时期的皮疹。也有医生发现伴有带状疱疹样皮损表现的患者（图 20-3）。

组织病理表现：有研究[25]分别于发疹的第 6、第 7 和第 10 天对患者的皮损进行活检，HE 染色表现类似，表现为非气球样棘层松解导致的表皮内单房性疱形成。也可见嗜酸性角化不良细胞，有时呈明显的"石榴样"外观。此种病理表现与水痘明显不同。水痘的常见组织病理学表现为表皮核异型性、多核巨细胞、由气球样变引起的棘层松解、表皮基底层受累和血管炎。

3）荨麻疹样疹：持续时间较短（平均为 6.8 天），通常与其他症状同时出现，主要分布于躯干或散在分布，也可见于手掌[22]。

组织病理表现：镜下可见真皮浅层水肿，血管周围淋巴细胞及少量嗜酸性粒细胞浸润。另一例[26]荨麻疹样皮损的组织病理表现为真皮浅层血管周围淋巴细胞浸润，未见嗜酸性粒细胞；真皮乳头水肿，表皮轻度海绵水肿，苔藓样和空泡样界面皮炎，基底层偶见角化不良细胞。未见病毒引起的细胞病变或

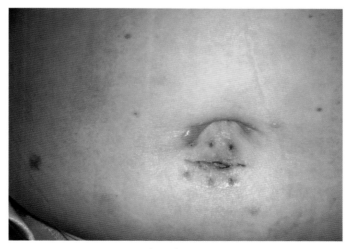

图 20-2　躯干部单形性小水疱

脐周散在小水疱，周围伴有红晕［图片引自：Wollina U, Karadağ AS, Rowland-Payne C, et al. Cutaneous signs in COVID-19 patients: a review. Dermatol Ther, 2020, 33(5): e13549.］

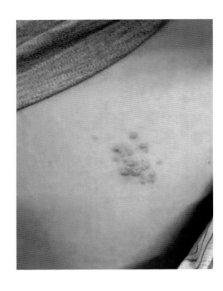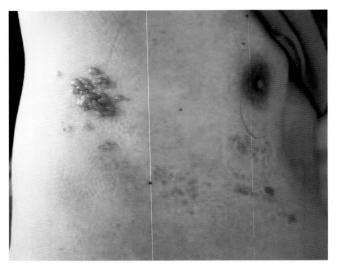

图 20-3　带状疱疹

患者右侧前胸部、侧胸壁可见簇状分布红斑、丘疱疹及水疱，水疱疱壁紧张发亮，外周有红晕，沿右侧肋间神经走行（图片由联勤保障部队第九二零医院全科／老年医学科医生提供）

核内包涵体。直接免疫荧光检查为阴性。

　　4）红斑、丘疹样皮损：该类皮损表现多样，无特异性。通常起病较急，分布广泛，与荨麻疹样疹一样，持续时间较短（平均为 8.6 天），主要累及重症患者（样本中死亡率为 2%）[22]。可伴有不同程度的脱屑，类似玫瑰糠疹；可表现为瘀点、瘀斑；也可表现为四肢（主要是手背）的浸润性皮疹，类似水肿性红斑或多形红斑。一项系列研究报道了 37 例表现为多形红斑样皮损的患者，其皮疹与典型的多形红斑相比直径更小，分布范围更小，无典型的环形改变[27-29]，皮损通常在系统性症状出现后的 2～3 周才出现。土耳其皮肤科医生发现新冠肺炎大流行期间被诊断为玫瑰糠疹的门诊患者比例（3.9%）显著高于 2019 年同期（0.8%）时的门诊量[30]，皮损通常在新冠肺炎症状出现后的 3～7 天出现，典型表现为伴有拖尾状领圈样鳞屑的前驱斑，随后沿分裂线出现较小的播散性损害。图 20-4 所示为多形红斑样病变。

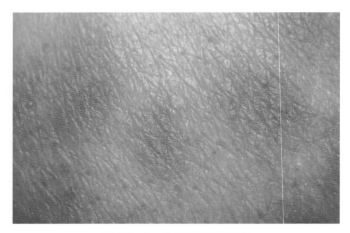

图 20-4　多形红斑样病变

躯干部可见界线清楚的红斑［图片引自：Wollina U, Karadağ AS, Rowland-Payne C, et al. Cutaneous signs in COVID-19 patients: a review. Dermatol Ther, 2020, 33(5): e13549.］

　　组织病理表现：Reymundo 等 [31] 对 4 例伴斑丘疹的新冠肺炎患者进行了皮肤活检，HE 染色切片中均可见真皮浅层血管周围轻度淋巴细胞浸润，其中 1 例还可见海绵水肿和界面皮炎改变。Herrero-Moyano 等 [32] 对 8 例皮肤表现为红斑丘疹样改变的患者行皮肤活检，发现组织学上表现出不同程度的海绵水肿性皮炎，非毛囊性角层下脓疱，嗜中性粒细胞胞吐，间质中嗜中性粒细胞和少量嗜酸性粒细胞浸润；其中 3 例患者表现出真皮毛细血管内微血栓和红细胞外溢的血管损伤迹象；均未发现血管壁的纤维蛋白样坏死；表现为多形红斑样皮损的患者皮损活检可见表皮松解，真皮血管扩张伴中性粒细胞浸润，血管周围淋巴细胞浸润，并可见红细胞外溢。Sanchez 等 [33] 发现有玫瑰糠疹样皮肤表现的患者的活检组织病理表现为表皮海绵样水肿伴角化不全，朗格汉斯细胞和淋巴细胞巢，真皮乳头水肿，以及淋巴细胞和组织细胞浸润。

　　5）网状紫癜 / 网状青斑或坏死：提示血栓栓塞性疾病，主要累及区域包括躯干或肢端，呈缺血性改变（图 20-5），主要见于老年危重型患者，死亡率为 10%[22]。

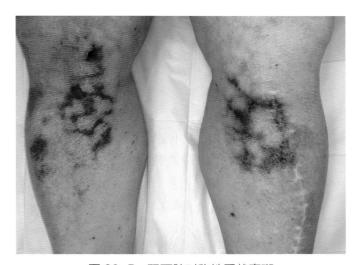

图 20-5　双下肢对称性网状青斑

双小腿胫前皮肤呈紫红色瘀斑，似网状分布，其间肤色正常［图片引自：Bosch-Amate X, Giavedoni P, Podlipnik S, et al. Retiform purpura as a dermatological sign of coronavirus disease 2019（COVID-19）coagulopathy. J Eur Acad Dermatol Venereol, 2020, 34(10): e548-e549.］

　　组织病理表现：主要表现为血栓性血管病变。镜下可见真皮浅层血管周围淋巴细胞浸润，真皮深层罕见小静脉血栓形成，无明显的血管炎表现。个别病例的组织病理学有特殊表现：1 例皮肤表现为可触及性溃疡性紫癜患者的病理学表现为白细胞碎裂性血管炎；1 例皮肤表现为掌跖部青斑样皮损的患者的组织病理学显示真皮浅层血管扩张和真皮深层闭塞性动脉血栓，缺乏炎症表现；另 1 例皮肤表现为网状紫癜的患者的皮损组织病理学提示血栓形成性血管病，表皮和附件结构广泛坏死，间质和血管周围中性粒细胞增多，伴有明显的白细胞碎裂 [34]。

　　免疫组化表现：部分患者可见 C5b-9 和 C4d 显著血管沉积；部分患者表现为 C5b-9、C3d 和 C4d 广泛的血管沉积，贯穿整个真皮，在闭塞的动脉中也有明显沉积；也有患者表现为 C5b-9 在微血管中大量沉积 [34]，这是许多微血栓综合征的关键特征。所有患者都有 D- 二聚体和国际标准化比值（international normalized ratio，INR）的升高。

6）川崎病样疹：川崎病是一种儿童的全身性血管炎。意大利的两项横断面研究均发现，在新冠肺炎大流行期间，川崎病患者的人数较前一年显著增加[30, 35]。目前报道的皮损表现有全身泛发性红斑丘疹、双侧手掌和小腿水肿、舌乳头炎、结膜炎和颈部淋巴结肿大。实验室检查见白细胞和 C 反应蛋白升高。

7）其他：其他已报道的罕见皮肤表现包括雄激素性脱发、血管内压增高性紫癜或屈侧紫癜、对称性药物相关性间擦部及屈侧疹（symmetrical drug-related intertriginous and flexural exanthema，SDRIFE）、环形皮损、眶周色素沉着等。此外，Marzano 等[36]的回顾性研究中提到了一种罕见的皮损——紫癜性血管炎，并将以上所有新冠肺炎相关皮疹分为病毒疹样炎性皮损和血管病 / 血管炎皮损两大类。其中病毒疹样皮损包括小水疱、荨麻疹、斑丘疹样皮损，血管病 / 血管炎皮损包括冻疮样皮损、网状青斑或坏死、紫癜性血管炎。

新冠肺炎相关皮肤表现与新型冠状病毒感染的相关性以及各种皮肤表现的发病机制仍不明确。目前的假说以以下三种为主：①皮损是皮肤对血管中病毒颗粒的一种免疫反应，导致淋巴细胞性血管炎；②朗格汉斯细胞在对病毒的免疫应答过程中被激活，导致表皮海绵水肿和真皮血管扩张；③补体激活可能在新冠肺炎所致的组织损伤中发挥关键作用，导致皮肤的微血栓性病变。皮肤科医生在接诊时应注意与典型的皮损表现进行鉴别，并做好防护。

（2）病毒治疗相关的皮肤表现：用于新冠肺炎的药物治疗方案中，有一些可能导致皮肤副作用，如出现新发的皮损，或使以前的皮肤疾病复发或加重。以下是文献报道中发现的最常见的皮肤不良反应。

1）羟氯喹：Sharma 等人[37]在 3578 例羟氯喹引起的皮肤不良反应患者中，共报道了 21 种特异的皮肤反应，其中最常见的是药疹，表现为丘疹、红斑和荨麻疹样皮肤损害，其次是色素沉着、瘙痒、Stevens-Johnson 综合征 / 中毒性表皮坏死松解症（SJS/TEN）和急性泛发性脓疱病。

2）阿奇霉素：可引起严重的皮肤反应，如发热、全身红色斑丘疹、颜面肢端肿胀、血管性水肿、水疱、脱屑或皮肤疼痛等[38]。

3）抗病毒药物：奥司他韦可能导致 SJS/TEN、血管性水肿；利巴韦林可引起脱发、痤疮样疹、黄斑丘疹和湿疹样皮肤改变、局部硬皮病和皮肤干燥等；其他抗逆转录病毒的药物如洛匹那韦和利他那韦所引起的皮肤不良反应主要表现为黄斑丘疹样药疹、剥脱性红皮病、SJS/TEN、严重的皮肤药物反应、注射部位皮肤局部反应等。

【实验室检查】

1. 一般检查　发病早期，外周血白细胞总数正常或减少，可见淋巴细胞计数减少，部分患者可出现转氨酶、乳酸脱氢酶、肌酶、肌红蛋白、肌钙蛋白和铁蛋白增高。多数患者 C 反应蛋白和红细胞沉降率升高，降钙素原正常。重型、危重型患者可见 D- 二聚体升高，外周血淋巴细胞进行性减少，炎症因子升高。

2. 新型冠状病毒核酸检测

（1）标本采集：标本类型包括上呼吸道标本（咽拭子、鼻拭子、鼻咽抽取物）、下呼吸道标本（痰液、气道抽取物、肺泡灌洗液）、血液、粪便、尿液和结膜分泌物等。新型冠状病毒在 Ⅱ 型肺泡细胞（alveolar cell type 2，AT2）中增殖，其释放峰值出现在发病后 3 ~ 5 天。因此，如发病初期核酸检测阴性，则应连续随访采样检测。在呼吸道标本核酸阳性的确诊患者中，30% ~ 40% 的患者可在其血液中检测到病毒核酸；50%～60%的患者可在粪便中检测到病毒核酸；尿液标本核酸检出阳性率很低。呼吸道标本、粪便、血液等多种类型标本联合检测有利于提高疑似病例的诊断灵敏度，观察患者疗效和制订合理的出院后隔离管理措施。

（2）核酸检测：核酸检测是诊断新型冠状病毒感染的首选方法。一般过程：处理痰标本，裂解病毒提取核酸，再用实时（real-time）荧光定量PCR技术扩增新型冠状病毒的3个特异性基因，检测扩增后荧光强度获得结果。多种类型标本联合检测核酸有利于提高诊断阳性率。

3. 病毒分离培养　病毒培养必须在P3实验室（生物安全防护三级实验室）开展。简要过程：留取患者痰液、粪便等新鲜标本，接种于Vero-E6细胞进行病毒培养，96 h后观察细胞病变效应，培养液病毒核酸阳性即提示培养成功。

4. 血清抗体检测　血清抗体测定方法有胶体金免疫层析法、酶联免疫吸附测定（ELISA）、化学发光免疫分析等。随访监测发现，新型冠状病毒特异性IgM抗体、IgG抗体阳性，发病1周内阳性率均较低。患者血清特异性IgM阳性，或恢复期特异性IgG抗体滴度较急性期升高4倍及以上，可作为核酸检测阴性疑似患者的诊断依据。但抗体检测可能会出现假阳性，所以一般不单独以血清学检测作为诊断依据，需结合流行病学史、临床表现和基础疾病等情况进行综合判断。对以下患者可通过抗体检测进行诊断：临床怀疑新冠肺炎且核酸检测阴性的患者、病情处于恢复期且核酸检测阴性的患者。

5. 胸部影像学　早期呈现多发小斑片影及间质改变，以肺外带明显。进而发展为双肺多发磨玻璃影、浸润影，严重者可出现肺实变，胸腔积液少见。儿童多系统炎症综合征（multisystem inflammatory syndrome in children，MIS-C）、心功能不全患者可见心影增大和肺水肿。

【诊断】

1. 诊断原则　临床上应做到早诊断、早治疗、早隔离。

2. 诊断标准　诊断标准遵循我国《新型冠状病毒肺炎诊疗方案（第九版）》，综合流行病学史（包括聚集性发病）、临床症状（发热和呼吸道症状）、肺部影像、新型冠状病毒核酸检测、血清特异性抗体等因素来明确诊断。

3. 临床分型　所有确诊患者入院时先根据诊疗方案进行临床分型，分为轻型、普通型、重型和危重型。

【鉴别诊断】

在皮肤科的临床工作中，要特别注意与发热性皮肤病进行鉴别。当患者出现皮疹并伴有发热、咳嗽等呼吸道症状时，应及时完善新冠肺炎核酸或抗体检查。

【治疗】

现行新冠肺炎的治疗措施包括一般治疗、抗病毒治疗、免疫治疗、糖皮质激素治疗、中医治疗等，并提倡要重视患者的早期康复训练。

【预防】

根据世界卫生组织的信息，全球已有超过200种新冠肺炎疫苗进入临床试验阶段，目前已有4款疫苗获批上市。截至 2022 年 8 月 30 日，31 个省（自治区、直辖市）和新疆生产建设兵团累计报告接种新型冠状病毒疫苗 343250.6 万剂次。

1. 新冠肺炎疫苗的类型　自新冠肺炎暴发初期，我国就已并行安排了 5 条技术路线，即灭活疫苗、基因工程重组亚单位疫苗、腺病毒载体疫苗、核酸疫苗以及减毒流感病毒载体疫苗。

目前我国批准使用的疫苗有 3 种技术路线，一是接种 1 剂次的腺病毒载体疫苗，二是接种 2 剂次的灭活疫苗，三是接种 3 剂次的重组蛋白疫苗。

2. 新冠肺炎疫苗的有效性　最新的 Ⅲ 期临床试验数据显示，疫苗的保护效力为 79.34%，中和抗体阳转率为 99.52%。初步估计疫苗有效期为 6 个月，但确切数据仍需长期观察。为了维持体内高水平的抗体滴度，目前建议在完成新冠肺炎疫苗全程接种超过 6 个月后尽快进行加强免疫。

3. 新冠肺炎疫苗的安全性　综合目前报道，国内研发的新冠肺炎疫苗在 Ⅲ 期临床试验和紧急试验中尚无严重不良反应的报道。国外研发的新冠肺炎疫苗曾在临床试验阶段出现 1 例疑似疫苗相关的严重不良反应，导致该疫苗的临床试验一度暂停。

4. 接种人群　基础免疫接种范围为 3 岁以上的各年龄组人群；加强免疫的接种对象为：符合条件的 18 岁以上目标人群进行 1 剂次同源或序贯加强免疫接种。

不能接种的人群：既往接种疫苗有严重过敏反应；孕妇；患有急性、严重慢性疾病，或在急性发作期的；患有经医生评估不能接种的疾病。

（李丽　魏芬　陈宏翔）

参考文献

[1] Giovanetti M, Benedetti F, Campisi G, et al. Evolution patterns of SARS-CoV-2: snapshot on its genome variants. Biochem Biophys Res Commun, 2021, 538: 88-91.

[2] Azgari C, Kilinc Z, Turhan B, et al. The mutation profile of SARS-CoV-2 is primarily shaped by the host antiviral defense. Viruses, 2021, 13（3）: 394.

[3] Callaway E. Omicron likely to weaken COVID vaccine protection. Nature, 2021, 600（7889）: 367-368.

[4] Karim SSA, Karim QA. Omicron SARS-CoV-2 variant: a new chapter in the COVID-19 pandemic. Lancet, 2021, 398（10317）: 2126-2128.

[5] Tizaoui K, Zidi I, Lee KH, et al. Update of the current knowledge on genetics, evolution, immunopathogenesis, and transmission for coronavirus disease 19（COVID-19）. Int J Biol Sci, 2020, 16（15）: 2906-2923.

[6] Mousavizadeh L, Ghasemi S. Genotype and phenotype of COVID-19: their roles in pathogenesis. J Microbiol Immunol Infect, 2021, 54（2）: 159-163.

[7] Schoeman D, Fielding BC. Coronavirus envelope protein: current knowledge. Virol J, 2019, 16（1）: 69.

[8] Zeng W, Liu G, Ma H, et al. Biochemical characterization of SARS-CoV-2 nucleocapsid protein. Biochem Biophys Res Commun, 2020, 527（3）: 618-623.

[9] Lu R, Zhao X, Li J, et al. Genomic characterisation and epidemiology of 2019 novel coronavirus: implications

for virus origins and receptor binding. Lancet, 2020, 395（10224）: 565-574.

[10] Millet JK, Whittaker GR. Host cell entry of Middle East respiratory syndrome coronavirus after two-step, furin-mediated activation of the spike protein. Proceedings of the National Academy of Sciences of the United States of America, 2014, 111（42）: 15214-15219.

[11] Ludvigsson JF. Systematic review of COVID-19 in children shows milder cases and a better prognosis than adults. Acta paediatrica（Oslo, Norway: 1992）, 2020, 109（6）: 1088-1095.

[12] Gupta A, Madhavan MV, Sehgal K, et al. Extrapulmonary manifestations of COVID-19. Nat Medi, 2020, 26（7）: 1017-1032.

[13] Türsen Ü, Türsen B, Lotti T. Cutaneous side-effects of the potential COVID-19 drugs. Dermatol Ther, 2020, 33（4）: e13476.

[14] Tomsitz D, Biedermann T, Brockow K. Skin manifestations reported in association with COVID-19 infection. J Dtsch Dermatol Ges, 2021, 19（4）: 530-534.

[15] Tan SW, Tam YC, Oh CC. Skin manifestations of COVID-19: a worldwide review. JAAD international, 2021, 2:119-133.

[16] Wang CJ, Worswick S. Cutaneous manifestations of COVID-19. Dermatol Online J, 2021, 27（1）: 13030.

[17] Wollina U, Karadağ AS, Rowland-Payne C, et al. Cutaneous signs in COVID-19 patients: a review. Dermatol Ther, 2020, 33（5）: e13549.

[18] Gisondi P, Piaserico S, Bordin C, et al. Cutaneous manifestations of SARS-CoV-2 infection: a clinical update. J Eur Acad Dermatol Venereol, 2020, 34（11）: 2499-2504.

[19] Seirafianpour F, Sodagar S, Pour Mohammad A, et al. Cutaneous manifestations and considerations in COVID-19 pandemic: A systematic review. Dermatol Ther, 2020, 33（6）: e13986.

[20] Sanchez-Flores X, Huynh T, Huang JT. Covid-19 skin manifestations: an update. Curr Opin Pediatr, 2021, 33（4）: 380-386.

[21] Sadeghzadeh-Bazargan A, Rezai M, Najar Nobari N, et al. Skin manifestations as potential symptoms of diffuse vascular injury in critical COVID-19 patients. J Cutan Pathol, 2021, 48（10）: 1266-1276.

[22] Galván Casas C, Català A, Carretero Hernández G, et al. Classification of the cutaneous manifestations of COVID-19: a rapid prospective nationwide consensus study in Spain with 375 cases. Br J Dermatol, 2020, 183（1）: 71-77.

[23] Andina D, Belloni-Fortina A, Bodemer C, et al. Skin manifestations of COVID-19 in children: Part 1. Clin Exp Dermatol, 2021, 46（3）: 444-450.

[24] Kanitakis J, Lesort C, Danset M, et al. Chilblain-like acral lesions during the COVID-19 pandemic（"COVID toes"）: histologic, immunofluorescence, and immunohistochemical study of 17 cases. J Am Acad Dermatol, 2020, 83（3）: 870-875.

[25] Mahé A, Birckel E, Merklen C, et al. Histology of skin lesions establishes that the vesicular rash associated with COVID-19 is not 'varicella-like'. J Eur Acad Dermatol Venereol, 2020, 34（10）: e559-e561.

[26] Amatore F, Macagno N, Mailhe M, et al. SARS-CoV-2 infection presenting as a febrile rash. J Eur Acad Dermatol Venereol, 2020, 34（7）: e304-e306.

[27] Jimenez-Cauhe J, Ortega-Quijano D, Carretero-Barrio I, et al. Erythema multiforme-like eruption in patients with COVID-19 infection: clinical and histological findings. Clin Exp Dermatol, 2020, 45（7）: 892-895.

[28] Janah H, Zinebi A, Elbenaye J. Atypical erythema multiforme palmar plaques lesions due to Sars-Cov-2. J Eur Acad Dermatol Venereol, 2020, 34（8）: e373-e375.

[29] Rodríguez-Jiménez P, Chicharro P, De Argila D, et al. Urticaria-like lesions in COVID-19 patients are not really urticaria-a case with clinicopathological correlation. J Eur Acad Dermatol Venereol, 2020, 34（9）: e459-e460.

[30] Dursun R, Temiz SA. The clinics of HHV-6 infection in COVID-19 pandemic: Pityriasis rosea and Kawasaki disease. Dermatol Ther, 2020, 33（4）: e13730.

[31] Reymundo A, Fernáldez-Bernáldez A, Reolid A, et al. Clinical and histological characterization of late appearance maculopapular eruptions in association with the coronavirus disease 2019. A case series of seven patients. J Eur Acad Dermatol Venereol, 2020, 34（12）: e755-e757.

[32] Herrero-Moyano M, Capusan TM, Andreu-Barasoain M, et al. A clinicopathological study of eight patients with COVID-19 pneumonia and a late-onset exanthema. J Eur Acad Dermatol Venereol, 2020, 34（9）: e460-e464.

[33] Sanchez A, Sohier P, Benghanem S, et al. Digitate papulosquamous eruption associated with severe acute respiratory syndrome coronavirus 2 infection. JAMA Dermatol, 2020, 156（7）: 819-820.

[34] Magro C, Mulvey JJ, Berlin D, et al. Complement associated microvascular injury and thrombosis in the pathogenesis of severe COVID-19 infection: a report of five cases. Transl Res, 2020, 220:1-13.

[35] Verdoni L, Mazza A, Gervasoni A, et al. An outbreak of severe Kawasaki-like disease at the Italian epicentre of the SARS-CoV-2 epidemic: an observational cohort study. Lancet, 2020, 395（10239）: 1771-1778.

[36] Marzano AV, Cassano N, Genovese G, et al. Cutaneous manifestations in patients with COVID-19: a preliminary review of an emerging issue. Br J Dermatol, 2020, 183（3）: 431-442.

[37] Sharma AN, Mesinkovska NA, Paravar T. Characterizing the adverse dermatologic effects of hydroxychloroquine: a systematic review. J Am Acad Dermatol, 2020, 83（2）: 563-578.

[38] Herman A, Matthews M, Mairlot M, et al. Drug reaction with eosinophilia and systemic symptoms syndrome in a patient with COVID-19. J Eur Acad Dermatol Venereol, 2020, 34（12）: e768-e700.